D1235555

Celiaquía, intolerancias y alergias alimentarias

TERESA TRANFAGLIA

Celiaquía, intolerancias y alergias alimentarias

De los entrantes a los postres, 800 recetas para una dieta equilibrada y una alimentación sana y natural.

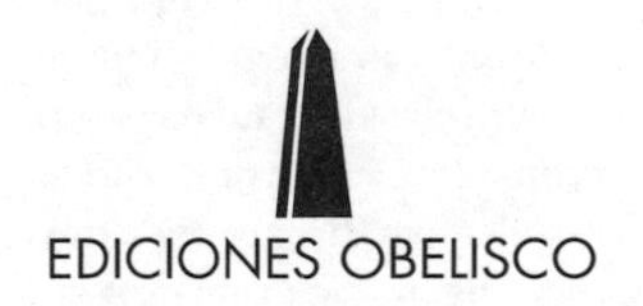

EDICIONES OBELISCO

Si este libro le ha interesado y desea que le mantengamos informado
de nuestras publicaciones, escríbanos indicándonos qué temas son de su interés
(Astrología, Autoayuda, Ciencias Ocultas, Artes Marciales, Naturismo,
Espiritualidad, Tradición...) y gustosamente le complaceremos.

Puede consultar nuestro catálogo en www.edicionesobelisco.com

Los editores no han comprobado ni la eficacia ni el resultado de las recetas, productos, fórmulas técnicas, ejercicios o similares contenidos en este libro. Instan a los lectores a consultar al médico o especialista de la salud ante cualquier duda que surja. No asumen, por lo tanto, responsabilidad alguna en cuanto a su utilización ni realizan asesoramiento al respecto.

Colección Salud y Vida Natural
CELIAQUÍA, INTOLERANCIAS Y ALERGIAS ALIMENTARIAS
Teresa Tranfaglia

1.ª edición: febrero de 2016
2.ª edición: septiembre de 2016

Título original: *Celiachia, intolleranze, allergie alimentari*

Traducción: *Manuel Manzano*
Corrección: *M.ª Ángeles Olivera*
Maquetación: *Juan Bejarano*
Diseño de cubierta: *Enrique Iborra*

Edita: Ediciones Obelisco, S. L.
Pere IV, 78 (Edif. Pedro IV) 3.ª planta, 5.ª puerta
08005 Barcelona - España
Tel. 93 309 85 25 - Fax 93 309 85 23
E-mail: info@edicionesobelisco.com

ISBN: 978-84-9111-040-8
Depósito Legal: B-24.926-2015

Printed in India

Descubrir el placer de comer bien en cada ocasión,
conviviendo en armonía,
con las intolerancias y las alergias alimentarias...

Lo que nos ayuda a superar
cada situación «difícil» es la buena
voluntad y el ánimo para buscar la
información correcta. Esto es posible
si se sigue el camino del amor que
disuelve el estúpido miedo,
emparentado con la ceguera.
La autora

AGRADECIMIENTOS

Me gustaría dar las gracias a todas las personas que me han ayudado a comprender las peculiaridades distintivas de una vida sana: Ferro Ledvinka, Carlo Guglielmo y su esposa Elena Roggero; Gianni Canora, que ha estado a mi lado con sus sugerencias en muchos momentos difíciles; el doctor G. Merolla, el profesor y doctor A. Panfili, el doctor M. Acanfora y la doctora R. Prete.

Un agradecimiento especial para el profesor y doctor David Basagni: gracias a él me decidí a escribir este libro, por su esfuerzo diligente para que naciera el texto, por su afecto transparente, por la fuerza que sabe inspirar.

Les doy las gracias a mi madre y a mi padre, que han trabajado conmigo en muchas ocasiones.

Gracias a Rita Spiezio: es un rayo de sol que entró en mi casa para mantener el estado de ánimo de mis hijas en los momentos más críticos.

Gracias al doctor A. Miclavez, del que admiro su coraje, espontaneidad, y profesionalidad en sus decisiones.

Mi más sincero agradecimiento a Enzo Trezza, Franco Angrisani, Alberto Ruggiero y Rosi Farace, del Jardín Biológico de Cava dei Tirreni y de Salerno; a Luca Capriuoli de Punto Natura y a Maria Vainieri, que abastecen de alimentos mi cocina; a Fabio Ruso, que fue quien me inició en los fogones de mi nueva vida.

Gracias a los amigos de ADOM, que luchan tanto por la difusión de información sobre la toxicidad del mercurio y de otros metales tóxicos utilizados en odontología.

Un profundo, cariñoso y muy especial agradecimiento al doctor Lorenzo Acerra. Sin su tierna y constante «dirección» no habría sido capaz de completar los aspectos más científicos de este trabajo. Porque de él se sabe que ha publicado varios libros, entre ellos *Denti tossici*, pero no que es una persona sencilla, asequible y práctica en el cuidado de los demás. En pocas palabras: es un querido, verdadero y sincero amigo.

Prefacio

Los motivos que me han llevado a escribir este libro son diversos: en particular, tuve el deseo de aportar mi experiencia a los demás, por casualidad, a finales de la década de 1980, cuando di a luz a mi segunda hija.

A menudo hablábamos de darle a la primogénita un hermano y, antes de hacer efectiva la voluntad de una nueva maternidad, me aseguré de ir a una conocida clínica dental de mi ciudad, porque quería comprobar el estado de mis dientes. En esa ocasión me eliminaron tres caries, que después cerraron con amalgama, por lo que a los tres empastes de amalgama que ya tenía se añadieron otros tres más. Di las gracias, pagué y me fui a casa feliz, segura de que había hecho lo mejor para mí y para el que deseaba concebir.

En aquella época, cocinar, es decir, alimentarme a mí misma y a los miembros de mi familia, significaba llevar a la mesa deliciosos platos que alegraban la vista y el paladar, sin importar lo que le sucediera a la salud con la ingesta de uno u otro alimento y, por supuesto, sin asociarlos a alteraciones metabólicas u otras alteraciones que pudieran derivarse.

Mi nevera y la despensa estaban llenas de alimentos tales como bebidas gaseosas, leche, nata, embutidos, queso, mayonesa, bocadillos y todo tipo de aperitivos, tentempiés... También mi congelador se jactaba de contener ricos helados, verduras y carne congelada, e incluso pan congelado, por sugerencia de alguien. En apariencia, la vida era simple: estaba lista para servir la comida en la mesa.

Seguía revistas que me aconsejaban que fuera «moderna»: una comida en la mesa sólo duraba 15 minutos, desde el aperitivo hasta el postre.

Yo era un «ama de casa», que muchos llamarían «normal», plenamente integrada en la sociedad de consumo y, madre santa, ¡cómo consumía!

La desventaja, que descubrí más tarde, era que de esta manera nos «consumíamos» también nosotros.

De hecho, a pesar de que ingeríamos alimentos muy recomendados por la publicidad, me sentía más y más cansada, y eso me llevaba a utilizar productos alimentarios que minimizaran mi trabajo en la cocina, y entonces podía descansar. En resumen, estaba en un círculo vicioso del que, como he mencionado antes, salí «por accidente», después del nacimiento de mi segunda hija.

Mi pequeña, por razones que explicaré más adelante, fue, de hecho, mi verdadera maestra, porque me condujo a un análisis profundo de mí misma y de mi entorno. Me enseñó que no podemos aceptar ser el producto «ejecutivo» de una publicidad que aceptamos «automáticamente», es decir, la pasividad y la alienación.

Es bueno recordar que somos lo que COMEMOS, lo que BEBEMOS, lo que RESPIRAMOS (e inhalamos), lo que nos SUMINISTRAN (por obligación o no, como las vacunas), lo que nos METEN EN LOS DIENTES (amalgamas de mercurio-paladio) y lo que PENSAMOS. Con demasiada frecuencia, sin embargo, nuestros pensamientos resultan condicionados y en algunos casos «atacados» por los factores antes mencionados.

No pretendo decir, entonces, que una buena alimentación puede cambiarlo «TODO», ya que son numerosos y complejos los factores que intervienen en la alteración de nuestra salud. Es cierto, sin embargo, que una nutrición apropiada puede mejorar, sin duda, y mucho, nuestras vidas. Si nos acercamos a la naturaleza, esta nos ofrece a todos maravillosas oportunidades: y yo he sentido la alegría de tener esta experiencia extraordinaria.

En este sentido, Carlo Guglielmo, fundador de la Ventana al Cielo (conocida empresa productora de alimentos orgánicos naturales), se pronuncia así: «Todo el mundo sabe que para mantener un buen estado de salud es importante comer de manera correcta, pero pocos saben en realidad en qué consiste una nutrición adecuada. Los que se lo preguntan buscan tarde o temprano una respuesta en el mundo de la alimentación natural, atraídos por la perspectiva de una comida más sencilla y saludable. Pero en ese momento pueden encontrarse más confusos que antes: en realidad un término genérico como «alimento natural» puede llegar a ser demasiado vago a la hora de tomar decisiones importantes, tales como las relativas a la propia salud. Hoy puedes encontrar muchos de los alimentos que se definen como «naturales», pero ¿son todos ellos igualmente válidos? Y si no, ¿cuál elegir? ¿Existen directrices razonablemente seguras en este campo? Muchísimas personas han comprobado que la alimentación natural macrobiótica es la más adecuada para su salud y su bienestar, la que hace que se sientan mejor sin privarles del placer de comer de un modo agradable al paladar y variado». [*Alimetazione macrobiotica: fonte de salute*, 1997]

Por estas razones, te invito, lector, a que pongas en práctica mis consejos culinarios: descubrirás, en algún momento, la concreta posibilidad de poner realmente el «amor en la cacerola». Y esos «filtros de amor», poco a poco, producirán en ti las espléndidas maravillas... Pasarás etapas cada vez mejores que potenciarán tu espíritu y, lo más importante, tu salud. ¡Sólo hay que probar para creer!

Capítulo 1

Alergias e intolerancias alimentarias

1.1
Una experiencia casual

En 1986 nació mi segunda hija: un nacimiento un poco difícil porque la pequeña se dislocó la clavícula pero, en general, no hay nada especial. Me dijeron que yo tenía poca leche y que tendría que darle también el biberón. Algo me impulsó a seguir mi instinto, es decir, a dejar que el bebé mamara hasta que yo produjera más leche. Así fue. Le di pecho hasta los nueve meses y medio, y fue maravilloso. Durante el primer mes surgieron algunos problemas debido a la adición de leche en polvo, que el bebé rechazaba categóricamente, y luego, otro problema, que diagnosticaron como serio y que duró dos meses (bronquiolitis viral), pero con mi leche se resolvió esa situación y otras que se presentaron. Después de la primera vacunación, se intensificó la secreción de mucosidad y el asma. Las cosas se pusieron difíciles cuando me vi obligada a dejar de darle el pecho porque los médicos decían que ya no tenía alimento, y que era necesario obligar a la pequeña a comer, algo que ella parecía no aceptar. Me dejé convencer. Apenas veinte días después estábamos en el Policlínico Federico II de Nápoles.

La diarrea continua y el desesperado malestar de la pequeña llevaron a los médicos a probarlo todo: la colonoscopia, la gammagrafía hepática y el TAC abdominal con contraste para descartar la sospecha de un neuroblastoma (el examen de las catecolaminas urinarias resultó alterado), la prueba de restricción de agua, diversos análisis de sangre y bacteriológicos, etc.

Al final de una larga hospitalización, salimos de la clínica con este diagnóstico: *intolerancia alimentaria múltiple*; la dieta, aún tiemblo al recordarla, fue la siguiente: almidón de maíz crudo y seis liofilizados de cordero al día. El bebé empeoraba cada vez más. Entonces pedí otra opinión y le hicieron una biopsia duodenal por vía oral, con una muestra de jugo duodenal, que se suponía que nos informaría un poco más sobre el estado de su intestino. Del análisis de la muestra se descubrió una modesta infiltración eosinofílica y mononuclear y una morfología de las vellosidades normal; el examen microbiológico de jugo duodenal llevó una carga de 10 a la quinta UFC/ml con presencia de lactobacilos, *Staphylococcus coag + acinetobacter*. No fue posible determinar siquiera la sospecha de celiaquía porque mi hija no estaba tomando gluten.

Esta vez, los pediatras del policlínico decidieron que había que suministrarle una dieta «no dieta»: un hidrolizado proteico al 12,5 % + aceite *MCT* + aminograma mineral. El hidrolizado proteico era caro; para las necesidades de la niña superaba los 7,74 euros al día. Estaba constituido por maltodextrinas y aminoácidos.

Luego estaba el hidrolizado proteico que el bebé debía tomar cada 2-3 horas, incluso por la noche, que no estaba subvencionado por la seguridad social.

Sus problemas metabólicos, incluida la «poliuria» y la «polidipsia» continuaban, y cualquier tentativa «tradicional» de curarla no servía de nada. Las cosas no cambiaron para ella hasta los dos años y medio; de hecho, su sistema inmunológico estaba perdiendo más y más capacidades: la bronquitis, el asma, la bronconeumonía, la febrícula, la diarrea y el estreñimiento estaban constantemente presentes. El eccema atópico, la fotosensibilidad y la hiperamonemia coronaban la escena, pero lo que más me molestó fue su repentino cambio de «estado de ánimo» o, para ser más explícitos, de «naturaleza». A veces parecía «desnaturalizada», es decir, era irreconocible, tanto por el color de su piel como por lo que veía marcado en su rostro: de pronto le invadía una alteración real de la conciencia, con estados de confusión que siempre anunciaban problemas vasomotores; parecía que me traspasara con los ojos, como si no me reconociera; muchas veces se me agarraba como una ventosa y empezaba a pellizcarme los brazos y continuaba así durante horas, en aquel estado del todo indescifrable para mí; otras veces la veía en el suelo tratando de alcanzarme, arrastrándose y haciendo patente la urgente necesidad de aferrarse a mi cuerpo y comenzar la «indispensable» práctica de los «pellizcos». En la historia clínica se señaló: **«Alteración de la capacidad de orientación espacio-temporal, meteorismo abdominal, halitosis, hepatomegalia»**. Más tarde, una enfermedad reumática con glomerulonefritis completó el cuadro.

Consultamos por teléfono en distintos departamentos de pediatría, a profesionales de varias clínicas, para buscar un apoyo ante aquella situación desesperada. Muchos problemas cerraban las puertas a la solución de la enfermedad, en particular sus respuestas a las penicilinas y otros antibióticos.

Reacciones como el edema de glotis, el shock anafiláctico, problemas vasomotores y de termorregulación eran las temidas respuestas del tratamiento que era necesario en aquellas condiciones.

Estábamos desesperados, y en esa ocasión, mi marido y yo nos dimos cuenta de lo que significa literalmente «darse con la cabeza contra la pared». Fue entonces cuando una amiga, Rosanna Vitola, nos sugirió que probáramos la medicina homeopática, de la que sabíamos más o menos... nada.

El famoso profesor Negro visitó a la niña, que fue enviada al cuidadoso y cariñoso doctor Gianni Merolla. A nosotros nos parecía absurdo que cuatro insignificantes azucarillos pudieran resolver una situación tan grave. Antes de aquello solíamos pensar que cuanto más tiempo durara y más doloroso fuera el tratamiento, más eficaces serían los resultados. Con enorme desconfianza (y, preciso, solo por desesperación, ya que no podíamos suministrarle a la pequeña nada más que corticosteroides) comenzamos el dulce cuidado recomendado por los homeópatas. Las cosas salieron bien y la niña se curó.

Los análisis de sangre y de orina, realizados con cuidado en el hospital del atento nefrólogo, el doctor L. Martucciello, nos aseguraron que el «azúcar» había funcionado.

Confieso que entonces pensé que había sido un milagro, aunque con el tiempo, y por suerte, seguimos utilizando esa medicación para cualquier problema de salud que aparece en la familia.

A menudo me decía a mí misma: «Debo informarme más, si realmente quiero saber si mi hija se ha curado gracias a un milagro o porque los azucarillos funcionan».

Comencé a cuestionarme cosas como el alcance de lo que yo creía que conocía mejor: la atención de la medicina oficial o alopática.

La primera pregunta que me hice fue: «¿Qué tiene, de hecho, esta medicina oficial, que pueda curar a mi hija?».

Antibióticos, y mi hija casi no podía tomarlos, y, además, hacen daño a todo el mundo; *corticoides*, y la pequeña los había consumido en abundancia sin que su enfermedad hubiera retrocedido; *antiinflamatorios*, *antihistamínicos*, aunque tampoco éstos habían proporcionado solución definitiva; *analgésicos*, pero se sabe que en la alergia sólo pueden causar daño; *inmunosupresores*, *quimioterapia*, *radioterapia*, técnicas de las que sólo había oído hablar, y que sabía que tenían una serie de contraindicaciones muy serias, y que por suerte el bebé no necesitaba.

¿Tal vez esos «médicos de bolitas dulces» (como los llamaba la pequeña) realmente tenían el remedio inocuo y adecuado para los problemas de la pobre gente?

¿Tal vez la curación de la enfermedad reumática no había sido un «milagro»?

Y, de una manera más cínica, me dije a mí misma: «Si no la cura, por lo menos no la mata».

Hoy sabemos que el «milagro» está garantizado. En casa ya no tenemos ni antibióticos, ni cortisonas, ni antihistamínicos, ni inhaladores para el asma, ni analgésicos, etc. Utilizamos «azúcar», gotas homeopáticas, y, en raras ocasiones, inyecciones homeopáticas; muchos de nuestros parientes, incluso los más reacios a creer que un poco de «agüita» y tres «bolitas dulces» pudieran dar resultados en el campo de la salud, hoy en día están muy satisfechos con la homeopatía. Superado el obstáculo de la enfermedad reumática, faltaba hacer frente al problema alimentario.

Mi hija, como señalaba el diagnóstico del Policlínico de Nápoles, tenía múltiples intolerancias alimentarias. Ciertamente, sin embargo, no podía vivir una vida a base de proteínas hidrolizadas.

Recuerdo cuando celebramos su segundo cumpleaños: un querido amigo (ahora también un maestro de shiatsu), Giovanni Mascia, licenciado en arquitectura, construyó un hermoso pastel de cartón, de muchos colores y muy bien decorado. En el interior pusimos un buen juguete y encima las dos velas, que la niña sopló feliz. Ese día me juré que su tercer cumpleaños no sería así: encontraría a toda costa algo para comer que fuera compatible con su cuerpo.

A menudo me repetía, incluso cuando amigos médicos trataban de disuadirme de que hiciera pruebas con alimentos, que por fuerza debía de existir un alimento para ella. Me dije a mí misma: «Yo no sé qué puede comer, pero seguro que en este mundo hay algo para ella, y tengo que averiguarlo».

Pero todas las pruebas fallaron: la manzana rallada con azúcar, el arroz hervido con azúcar, la pasta rellena de pera e, incluso, la soja.

Nos desaconsejaban que probáramos más cosas, teniendo en cuenta que la niña reaccionaba mal incluso ante tales alimentos inocentes.

No estaba dispuesta a aceptar que la pequeña tuviera que vivir de proteínas hidrolizadas; no parecía que existiera una manera de resolver el problema.

Nuestra vida cambió totalmente. La mía, en particular, desde el momento en que el bebé tenía que ingerir su biberón cada 2 o 3 horas, incluso por la noche, y por la mañana; en cualquier caso, me esperaba el trabajo. Como resultado de ello, mi hija no tuvo un crecimiento regular. Muchos trastornos, especialmente problemas vasomotores y reacciones alérgicas, plagaban sus pocos años de vida. Para mí era un desastre continuar así. Conciliar el trabajo, la familia, los problemas de salud y los desacuerdos familiares: ¡era muy difícil!

A menudo también dejaba de lado las necesidades emocionales de mi primera hija. En aquel caos no podía entender nada. Yo pasaba por un «oscuro medievo», pensaba que nunca podría encontrar una solución.

Buscábamos sin parar y desesperadamente el «santo» que la curase: consultamos por fax al distinguido profesor Fanconi, del Hospital Kinder de Zúrich, por teléfono al gran doctor Cadranel, en Bélgica, pero ambos nos mandaron de vuelta a la escuela médica napolitana, que una vez más cargó con el peso de mis pequeños experimentos para seguir tratando de encontrar soluciones.

Incluso convencí a mi marido para que viéramos a un ilustre inmunólogo lombardo, dado que las razones de los problemas de nuestra hija parecían deberse a un trastorno del sistema inmunológico. La cosa costó ríos de dinero: nos «acogieron» en una lujosísima clínica para practicarle por enésima vez el test de Prick. Además, para la historia clínica, incluso nos exigieron la presencia de nuestro pediatra, que nos acompañó con gran afecto, a pesar de que tenía que volver inmediatamente a Salerno para cumplir con sus compromisos de trabajo. Por enésima vez, aquellas pruebas no dieron ninguna respuesta durante toda la hospitalización. Pero después de 36 horas, la niña tuvo una reacción alérgica grave. Estábamos en el tren, por suerte casi en casa. Pero por desgracia no pudimos siquiera entender cuál de las pruebas de Prick había desencadenado la alergia, porque cuando llamamos a la clínica, nos dijeron que no guardaban los resultados de los test realizados. Tras esas enésimas y desesperadas pruebas, las proteínas hidrolizadas que estaba consumiendo fueron sustituidas por otras similares, que se fabricaban en Inglaterra. Cuando nos llegó el producto, creímos que teníamos en nuestras manos el «maná». La niña lo tomó y pronto comenzó a sentirse enferma. Regresamos así al compuesto hidrolizado prescrito por el equipo del Policlínico Federico II de Nápoles, que demostró que era, en esa situación, el mal menor. En 1988 llegó la tía María, una hermana de mi madre. Todos nos quedamos muy impresionados por su excelente aspecto (años antes no estaba tan en forma, tan bella y luminosa). Explicó que la mejora se debía a una dieta no adelgazante, pero practicada sobre la base de pruebas que habían mostrado sus intolerancias alimentarias: al evitar sólo los alimentos a los que era incompatible había recuperado la salud, la energía y la belleza, lo que me impactó profundamente. Corrí a mi pediatra con mi tía (que estaba casi más joven que yo), y se lo explicamos todo. No obtuve ninguna respuesta, ni positiva ni negativa. Mi marido y yo decidimos llevar a cabo las mismas pruebas con nuestra hija. No fue fácil. Tuvimos que ir a Roma, donde un médico asociado a un centro americano en Florida (el lugar donde se llevaban a cabo este tipo de análisis) le hizo análisis a la pequeña y luego los envió al laboratorio de Estados Unidos. Un mes después recibimos los resultados. La paciente no podía tocar azúcares, incluidos la malta y la maltodextrina, así como leche, harina, embutidos, etc. Empezamos a entender algunas cosas. Hasta entonces, toda la comida que le habíamos dado llevaba siempre azúcar. Además, el hidrolizado proteínico con el que se alimentaba estaba compuesto de maltodextrinas más aminoácidos. Poco después ocurrió el gran encuentro... Por casualidad, una mañana me detuve en una tienda de alimentos naturales a comprar unos panecillos sin azúcar (que ya me parecía un alimento particularmente odioso) para mi primera hija. El dueño de la tienda me dijo que estaba al tanto de la situación de la pequeña y me pidió que visitara a un tal Naboru Muramoto, quien en aquel momento estaba en Salerno: un maestro japonés experto en nutrición, que vivía en California. Estuve a punto de perder la paciencia: ya la habían visitado decenas de especialistas, en la familia competían por proponer tal o cual insigne eminencia que, a ciencia cierta, haría que pudiera comer, ¿y aquel hombre se permitía hacerme semejante propuesta absurda? Todo lo que esperábamos era una medicina milagrosa... que nos permitiera darle de comer de un modo «normal»... y aquel chico insistía en que la llevara a la consulta de un especialista desconocido, ¡además, japonés! «Experto en macrobiótica»... ¿Y qué significaba eso? ¡Ni siquiera era un título en medicina! Pensé: «Pero, ¿cómo se permiten ciertas personas hacer este tipo de propuestas?». No obstante, de vuelta a casa, la idea de aquel comerciante volvía a mí constantemente, hasta que me dije: «Pero, en el fondo, ¿qué tengo que perder?».

Llamé al tendero y pedí hora.

En aquella época el hidrolizado proteínico, a pesar de las molestias que le provocaban, era aún la única sustancia capaz de mantenerla con vida, pero no sabíamos hasta cuándo podría seguir consumiéndolo... y cualquier intento de introducir nuevos alimentos era un fracaso.

Recuerdo que tenía pastillas y viales de cortisona distribuidos por todas partes; una vez hasta encontré dos viales en la guantera del automóvil.

Vivíamos fuera del mundo. Yo, en particular, sólo veía la escuela y la poca vida que se vislumbraba desde la ventana de la habitación de mis niñas, casi siempre con el bebé en brazos que, día tras día, parecía que iba debilitándose, perdiendo las fuerzas. Alguna vez pensé que un vuelo desde aquella ventana liberaría al menos a mi marido y a mi primera hija de tanto trabajo. Y por las noches, cuando la niña estaba enferma, me preguntaba si allí arriba, más allá de las estrellas, habría alguien que me ayudara a encontrar el camino correcto para resolver los problemas de la pequeña...

Al parecer, alguien de allí arriba me echó una mano... Llegó el día de la consulta con el «japonés». No tengo palabras para explicar qué impresión me causó.

Antes de ese encuentro mi hija había sido visitada por distinguidos profesores de diversos hospitales tanto públicos como privados y de lujo. Habíamos consultado a las grandes eminencias de la gastroenterología nacional e incluso europea, y tal vez de la inmunología pediátrica conocida en Italia. Fue un poco duro encontrar, en un contexto del todo anómalo, a aquel anciano japonés:

1) Estaba sentado en el suelo, en el umbral de la tienda de alimentación natural macrobiótica.
2) Tenía por lo menos ochenta años de edad.
3) No tenía más de seis dientes en la boca.
4) Hablaba japonés e inglés (así que tuvimos que confiar en un intérprete que nos tradujera sus pensamientos).

5) La «visita» tuvo lugar en un cuarto trasero muy humilde, y él se sentó en una silla pequeña, como yo, que tenía al bebé en brazos, y mi marido se quedó de pie junto al intérprete.

En esa situación confusa, impresionante y única, lo único que estaba claro era el rostro de mi marido y su mirada aún más explícita que me decía en términos inequívocos: «¡Estás loca!», «Has perdido la razón». «¿Adónde narices nos has traído?».

En cambio, allí comprendí, después de escuchar al «viejo japonés», que nada ni nadie podría detenerme. Ya no tenía nada que perder, así que estaba firmemente decidida a escuchar los consejos simples y naturales de aquel hombre sabio. Obviamente, no entendí nada de lo que decía, pero absorbí con cuidado todo lo que tradujo el intérprete. Muramoto alegó que la niña estaba muy, muy débil (pero eso ya lo sabíamos), y que él podría alimentarla con productos adecuados a su condición, es decir, alimentos «limpios» y naturales. De hecho, nos dijo que él mismo le prepararía la primera comida del día siguiente.

De inmediato le respondí que por mí, bien. En cambio, en casa me di cuenta de lo mal que le había sentado todo aquello a mi marido. De hecho, me prohibió darle la poca comida que nos prepararía el japonés. Así fue. Llamé, pues, a la tienda de comida macrobiótica para informarles de que no iría a recoger la comida que el japonés habría preparado especialmente para mi bebé, sintiendo no cumplir con mi compromiso. El comerciante trató de explicar que el maestro llevaba muchas horas preparando la leche de arroz, por lo que mi rechazo resultaba muy grosero. Mientras esto ocurría, Muramoto, que estaba en la tienda de alimentos naturales, le preguntó al intérprete si sabía el motivo de la reacción un poco encendida del tendero. Y después de que le explicara los hechos, no vaciló, ni se inmutó en absoluto: tomó el cuenco destinado a mi hija y se bebió todo el contenido, y luego dijo: «En realidad lo necesitaba».

Y entonces, el comerciante, que todavía estaba al teléfono conmigo, de repente cambió de tono y dijo: «Se ha ido».

Volví dos días después en busca de Muramoto para rogarle que me preparara esa comida porque llevaba dos noches sin hacer otra cosa que pensar en esa última oportunidad. Él respondió que regresaba a California, pero me dio la receta y me mostró un libro en el que encontré muchas sugerencias.

Y entonces me encontré sola de nuevo y con un libro de recetas en las manos. Me quedé inmóvil frente a la tienda durante un buen rato.

No podía entender por qué no me sentía desesperada, ya que había perdido una gran oportunidad. Me repetía a mí misma: «Puede que no haya perdido nada, tal vez ese hombre ni siquiera podía ayudarme. O, tal vez, ¿no he perdido nada porque lo tengo todo en mis manos? ¿La respuesta del cielo a mis preguntas está en esta receta que tengo en mi mano derecha y en el libro que sostengo en mi mano izquierda?».

Me fui a casa y comencé a preparar lo que resultó ser el primer «alimento beneficioso» para mi bebé: leche de arroz integral biológico. Cuando le di el primer plato le pedí a Rosanna Vitola (una querida amiga) que estuviera presente por si teníamos que correr al hospital, por la sempiterna reacción alérgica grave que sufría la niña por lo general después de la introducción de cada nuevo alimento.

No tuvo absolutamente ninguna reacción, ni grande ni pequeña: mi hija se había alimentado, por primera vez, con una verdadera comida, un alimento producido por la madre naturaleza y no un frío hidrolizado... ¡Y no había reaccionado mal!

Me llené de esperanza, aunque, sin embargo, mantuve el recelo durante unos días, un poco por temor a algún tipo de reacción retardada, un poco para conjurar la mala suerte. Parece trivial alegrarse por una mísera comida ingerida por la propia criatura, y a muchos le parecerá exagerada y absurda tanta felicidad, pero para mí fue un verdadero milagro, algo increíble. Su cuerpo fue finalmente capaz de metabolizar, digerir y asimilar una comida de verdad, no un alimento «elaborado» en el laboratorio. Era el 1 de mayo de 1989 y nunca lo olvidaré.

A partir de ese día comenzó mi larga historia en la cocina, y comencé a vivir de nuevo, y desde ese momento una multitud de ángeles se ha mudado a mi casa para ayudarme y animarme: empiezan en cuanto me despierto y me tapan con las mantas en cuanto me duermo.

Un año y medio más tarde, el maestro Muramoto volvió a Salerno, y con gran alegría le llevé a la pequeña para que pudiera ver las mejoras por sí mismo. El sabio japonés se emocionó y se alegró de ver al bebé. La miraba sonriendo y la acariciaba con dulzura. De pronto se quedó pensativo y, volviéndose hacia el intérprete, pronunció un breve discurso. El intérprete nos tradujo sus pensamientos: «Busca una cabra sana, que, tal vez, no haya sido vacunada, que no tome medicamentos y que solo se alimente de hierba, y tráele al maestro un poco de su leche, si estás de acuerdo tratará de darle a la pequeña una pequeñísima cantidad».

Así lo hicimos, encontramos la cabra, tomamos la leche y se la llevamos a Muramoto.

El maestro la hirvió un poco y le dio una cucharadita a la niña.

Nos despedimos y dejamos una pequeña suma de dinero.

Por la noche la pequeña se puso a 40 fiebre, pero a la mañana siguiente estaba en perfecto estado de salud, y lo que más me sorprendió fue que no tenía dolores gastrointestinales.

Llamé al maestro para explicarle el incidente. Él me dijo que fuera a verlo. Al llegar, Muramoto me entregó un sobre y me aconsejó que lo abriera solo cuando llegara a casa, y luego me dijo que no intentara introducir la leche en la alimentación de la pequeña, y que, en cambio, le administrara aceite de hígado de bacalao dos veces por semana. Se disculpó varias veces por causarle molestias a mi hija y con gestos muy «orientales» hizo varias inclinaciones obsequiosas.

Inmediatamente compré el aceite que me había aconsejado. Cuando llegué a casa, con mucho miedo, le di el aceite a mi hija, sabiendo que no era agradable y que muchos niños lo odian. Con gran asombro vi que no sólo lo aceptaba, sino que incluso tuve que esconder la botella, porque una y otra vez trataba de beber.

De repente me acordé del sobre que me dio el maestro y corrí a abrirlo.

Nunca podría nadie adivinar lo que encontré dentro; en aquel momento mi asombro llegó a cotas inusitadas: había una frase escrita en inglés en un papel, que decía «Lo siento», junto al dinero que le habíamos dado unos días antes.

Cuando pregunté las razones de aquello me dijeron que en Oriente sólo se le paga al médico cuando el paciente mejora, de lo contrario, es el médico el que paga al paciente.

(Dos años más tarde mi hija era capaz de tomar, de vez en cuando y sin tener problemas, un poco de queso de leche de cabra y queso fresco biológico de cabra y de oveja. ¡Muramoto se había adelantado al tiempo!)

Con los años he desarrollado una discreta habilidad que me ha permitido hacer crecer a mi hija, que, con el tiempo, ha superado casi todos sus problemas. Los ingredientes esenciales para el logro de este objetivo son tan antiguos como el mundo: la atención, la dedicación, la perseverancia, la buena voluntad y mucho amor. Este camino brillante (que en ocasiones se presentó muy complejo), me ha dado mucho: una hermosa hija, sana, alegre, dulce, interesada por la vida, que participa en el estudio, en los deportes, en la música, simpática y buena con los amigos. Y lo que más me maravilla, es que, si bien ahora puede finalmente elegir, opta por la naturaleza, es decir, por una alimentación sana y natural del tipo macrobiótico.

No puedo decir que ha sido fácil llegar al nivel actual de conocimiento y conciencia acerca de este «arte» en particular, ni que haya sido del todo casual el encuentro, hace trece años, con la «guía» correcta.

En cambio, es oportuno afirmar que «quien busca encuentra», y que «quien camina halla». Una serie de «coincidencias» me puso en contacto con los principales expertos en alimentación natural y macrobiótica, lo que dio profundidad a mi fuerte deseo de aprender y de hacerlo con rapidez. Desde entonces, las policlínicas y los hospitales ya no han tenido a mi pequeña de paciente, a excepción de alguna dislocación accidental.

Nuestros únicos referentes en medicina han sido los homeópatas y los homotoxicólogos. Durante trece años, mi hija no toma medicamentos químicos alopáticos. Gracias a Dios, las pocas y leves enfermedades que ha tenido se han curado siempre con las «bolitas y las gotas homeopáticas», pero sobre todo con la alimentación.

Hoy me muevo en la cocina con cierta competencia, gracias a muchas lecturas extraordinarias, a una clase de cocina específica organizada por Gianni Canora y, sobre todo, a los encuentros antes mencionados. Cada una de las personas que he tenido la suerte de conocer ha sumado a mi previa pobreza de conocimiento cada vez mayores riquezas. Si el encuentro con Muramoto fue «esencial y determinante», el que tuve con Ferro Ledvinka fue decisivo para introducirme en la cocina natural macrobiótica y descubrir más a fondo sus principios.

También doy las gracias a Carlo Guglielmo, con el que me encontré hace años en Perugia, y que a menudo he tenido ocasión de consultar por teléfono: me enseñó a equilibrar el yin (energía expansiva) y el yang (energía contractiva).

Un día, mientras le explicaba por teléfono los alimentos que solía darle a mi hija, se echó a reír a carcajadas. Nerviosa, esperé a que terminara de reírse para tratar de comprender las razones. Finalmente empezó a decir, «Yo, si fuera tu hija, desvalijaría una panadería». Me hizo comprender con rapidez que le daba de comer demasiado yang, y que, por tanto, eran necesarios unos alimentos más yin, es decir, en ese caso, más dulces. Claro que cometí muchos errores, pero era bonito el hecho de que «supiera muy bien lo que no sabía» y, por tanto, buscaba continuamente a quien pudiera enseñarme a hacerlo mejor, y me alegraba tanto cuando alguien me enseñaba una manera, un principio, para mejorar, que sentía que «crecía» cada vez que podía «encontrar» más alimentos nuevos para mis hijas, más buenos, más equilibrados y, por tanto, más saludables.

En este sentido, recuerdo cuando Gianni Canora, durante el curso de cocina, nos enseñó a hacer las «bolitas de palomitas de maíz». Me fui a casa tan contenta y emocionada que me costó conciliar el sueño. Al día siguiente preparé ese manjar debidamente decorado y llamé a mis dos hijas para que degustaran ese hermoso y original aperitivo. La mayor me dijo: «Mamá, ¿estás segura de que mi hermana puede comer esto?». En cuanto dije que sí las vi lanzarse al ataque contra las bolitas de palomitas de maíz, que devoraron con gran entusiasmo. Una dieta estricta y atípica, que en mi caso no era una elección, pone a prueba (lo he experimentado) las relaciones con las personas que no tienen experiencia en este campo. Todos los que por alergias, intolerancias o dietas estrictas u otras razones de salud deben estar sujetos a normas específicas de alimentación son muy conscientes de lo desagradable que es hacer frente a la soledad que a veces los acompaña.

Hay muchos factores que entran en juego que pueden frustrar a aquellos que tienen que ajustarse a la dieta. Se sienten marginados incluso cuando los otros «fingen que no pasa nada»; oprimidos por los discursos de los «sabios de turno» que insisten en definir la dieta como una «fijación estúpida»; y por citar la sátira de Guglielmo Giannini, «¡De vez en cuando despunta un tonto!; más a menudo, especialmente cuando los alimentos son desconocidos, son considerados incluso como especímenes de extrañas sectas.

Quien te acepta por lo que eres en la mesa, con facilidad y sin compromiso, es, sin duda, una persona de inteligencia viva, sensibilidad, receptividad y atención, que te ama con toda su alma. Los pocos que permanezcan próximos, entonces, serán los mejores.

Y para que los «intolerantes» puedan participar con alegría y sin anhelar la golosina de «los otros», he dedicado mucho tiempo a la preparación de dulces, aperitivos, helados, etc., que podrían ser similares a los que, por lo general, se elaboran para las diversas fiestas: delicias que, por supuesto, no contienen los ingredientes que hay que evitar.

La siguiente sección se ha recopilado a partir de manuales de medicina, publicaciones científicas, revistas y libros, por lo que el lector advertirá un repentino y brusco cambio de estilo respecto a las partes que la preceden y suceden.

1.2
La celiaquía

Antecedentes históricos

La primera descripción moderna de la celiaquía fue la de Samuel Gee, un médico británico con un profundo conocimiento de la historia de la medicina y, en particular, de los escritos de medicina que se remontan a la antigüedad clásica. Tomó prestado el nombre de «celíaco» del famoso médico griego Areteo de Capadocia, que vivió en el siglo I d. C., quien describió la «diátesis celíaca», un síndrome clínico caracterizado por diarrea crónica. Por tanto, no se consideraba el descubridor de una nueva enfermedad, ya que se conocía muchos siglos antes. Su descripción precisa fue la base para el gran progreso que tuvo lugar en la segunda mitad del siglo XX. Más tarde, en los Países Bajos, en 1989, se descubrió que el responsable de la celiaquía en individuos susceptibles es la ingesta diaria de una proteína del trigo, la gliadina.

Esta noción se debe a un médico holandés, Dicke. Convencido de que el trigo era el agente tóxico para los celíacos observó una disminución drástica de los casos de celiaquía durante la segunda guerra mundial, un período de gran hambre y absoluta falta de productos elaborados con cereales.

Ya en las décadas de 1920 y 1930, las dietas a base de plátanos, frutas y verduras propuestas por Fanconi se habían utilizado en el tratamiento de la celiaquía. Desde 1945 hasta 1948, Dicke pasó a trabajar en La Haya, tratando con éxito a celíacos con dietas sin trigo. Posteriormente, Dicke demostró que la gliadina era la responsable de la mala absorción de grasa. Las observaciones de Dicke abrieron una nueva era en el tratamiento de la celiaquía. Inmediatamente después de la introducción de la dieta sin gluten, la mortalidad de los pacientes con celiaquía descendió en picado. En los años posteriores hubo otros momentos clave para la comprensión y el tratamiento de la celiaquía. En particular, el desarrollo de métodos para la biopsia por vía oral del intestino delgado permitió el reconocimiento de la histología característica, y sentó las bases para el diagnóstico como se hace hoy en día.

La sabiduría clínica y el rigor científico fue la contribución más importante de Dicke a la comprensión y el tratamiento de lo que puede considerarse la intolerancia a los alimentos más comunes en nuestra población.

¿Qué es la celiaquía?

«La celiaquía es una intolerancia permanente a la gliadina del trigo y a la proteína correspondiente, llamada prolamina, de centeno, cebada y avena. Estos últimos cereales son responsables, en individuos genéticamente susceptibles, de profundas alteraciones de la mucosa intestinal. La mayoría de las evidencias reunidas en los últimos años están a favor de la hipótesis de que la celiaquía es el resultado de una respuesta inmune anormal contra la gliadina y las prolaminas tóxicas relacionadas».

DEFINICIÓN DEL DOCTOR R. TRONCONE [AIC, 1994]

La celiaquía en niños y adultos

Dietologia Clinica. Alimenti e malattia, tomo IV, 1999.

«La celiaquía crea en el niño un cuadro de mala absorción en el que predomina la esteatorrea, que se asocia con pérdida de peso, distensión abdominal, signos de deficiencias vitamínicas y neuropatía.

En los adultos, sin embargo, el cuadro clínico puede ser menos importante, ya que la esteatorrea y la pérdida de peso corporal pueden ser leves o incluso inexistentes, mientras que algunos tienen síntomas de desnutrición secundaria (anemia, deficiencia de hierro y folato y vitamina B_{12}; edema de hipoalbuminemia; tetania y osteomalacia por la deficiencia de calcio, etc.), de ahí la necesidad de llevar a cabo las investigaciones correspondientes».

La celiaquía: causa ambiental externa sobre base genética (HLA)

A partir de los resultados obtenidos hasta ahora en la investigación genética, parece que la mayor diferencia entre una persona con predisposición a la celiaquía y una que no la tiene está en los genes de un sistema en particular, llamado HLA (antígenos leucocitarios humanos, en castellano), muy importante, porque es el sistema que identifica antígenos extraños.

El sistema HLA funciona más o menos así: cuando detecta un agente extraño, «advierte» a otras partes del sistema inmunológico, que se activan para detener o destruir al huésped. El sistema HLA del sujeto predispuesto a la celiaquía identifica al gluten como «extraño», de modo activo, como es su deber, y pone en marcha el ejército de defensa inmune. No todas las personas «predispuestas», sin embargo, son intolerantes al gluten; para que lo sean es necesario que el organismo desarrolle algunos anticuerpos específicos (es decir, más allá de las condiciones particulares de los inmunoensayos individuales para la intervención de las agresiones ambientales externas, tales como vacunas, mercurio, paladio y otros metales tóxicos en los dientes de la madre durante la gestación del bebé, etc.). El gluten, un complejo de proteínas, se encuentra en los cereales y su digestión comienza en el estómago, donde empieza a descomponerse en subunidades más pequeñas. La gliadina del trigo, la cebadina en la cebada, la segalina en la harina de centeno y la avenina en la avena son partes de estas subunidades.

Cuando alcanzan el intestino delgado se someten a un proceso adicional de división en fragmentos cada vez más pequeños. Uno de ellos, el péptido 31-49, es reconocido por las estructuras particulares (fenotipos) del sistema HLA de la mucosa intestinal como un agente nocivo.

Esta situación desencadena la respuesta inmune y se activan los linfocitos T, que liberan toxinas específicas, las citoquinas, que, a su vez, activan los linfocitos asesinos. Éstos dirigen su acción destructiva sobre las células de la pared intestinal, es decir, las vellosidades de la mucosa encargadas de la absorción de nutrientes.

Las vellosidades se ven atacadas progresivamente hasta ser alisadas y atrofiadas. La mucosa dañada aparece plana, con criptas y rica en linfocitos intraepiteliales, no absorbe más nutrientes, y por tanto, surge una serie de problemas. Debido al mecanismo antes descrito, la celiaquía se considera una enfermedad autoinmune, en la que el organismo se ataca a sí mismo, al considerarse un agente perjudicial. Sin embargo, el paciente, una vez comienza la dieta sin gluten, recupera un estado de salud normal.

La celiaquía tiene dos caras: la enfermedad grave si se mantiene una dieta con gluten, y la condición normal si se consume una dieta que no lo tenga.

Celiaquía subsónica o atípica

La sintomatología es muy diversa y está repleta de matices. En ella se definen los síntomas atípicos presentes como extraintestinales. La celiaquía subclínica es menos grave que la clásica, pero al ser más difícil de diagnosticar, si no se trata puede afectar a la funcionalidad de otros órganos y sistemas.

Incluso sólo uno de los síntomas que se describen a continuación puede ser un signo de que se padece celiaquía:

- Anemia resistente a la administración de hierro.
- Alteración del esmalte de los dientes.
- Astenia asociada a menudo con la presión arterial baja.
- Diarrea.
- Distensión y dolor abdominal.
- Anorexia.
- Náuseas.
- Vómitos.
- Osteoporosis.
- Osteomalacia.
- Calambres y crisis tetánicas.
- Edema periférico.
- Trastornos neurológicos graves, como la neuropatía periférica, la esquizofrenia, la demencia, particulares formas de epilepsia asociadas a calcificaciones intracraneales occipitales.
- Trastornos dermatológicos tales como dermatitis herpetiforme, fragilidad del cabello y de las uñas, lesiones en la piel.
- **En las mujeres:** disfunciones sexuales y de la fertilidad, menarquia tardía, menopausia precoz, amenorrea, infertilidad, abortos repetidos, nacimientos prematuros.
- **En los hombres:** impotencia, movilidad y morfología anormal de los espermatozoides.

También el sobrepeso es un síntoma compatible con la celiaquía.

Esto se demuestra por el hecho de que el 35 % de los adultos diagnosticados de celiaquía tenía sobrepeso.

Así que incluso el sobrepeso es un síntoma compatible con la celiaquía.

Estos síntomas pueden aparecer a cualquier edad. Incluso en los casos de celiaquía subclínica, el único tratamiento posible es la dieta, es decir, abstenerse de consumir gluten.

Celiaquía silenciosa

Sin síntomas, pero cuando existen alteraciones en la mucosa intestinal, se denomina celiaquía silenciosa. Esto es posible debido a que el daño en la mucosa se limita a sólo una porción del intestino delgado, permitiendo que la parte restante lleve a cabo sus funciones. El organismo encuentra su equilibrio en la enfermedad, pero ésta no se detiene, sino que sigue actuando. El sistema inmune es sobreestimulado, la mucosa intestinal comprometida, en parte, puede sufrir problemas más serios con el paso del tiempo.

La celiaquía no tratada puede conducir a enfermedades graves como el esprue refractario, por la que los celíacos ya no responden a la dieta sin gluten; la ileítis ulcerosa, que se caracteriza por la presencia de lesiones en la pared intestinal, y la hipofuncionalidad del bazo, a veces mortal. También puede aparecer un linfoma intestinal y cáncer, especialmente de boca, garganta y esófago.

Celiaquía potencial

Se habla de celiaquía potencial cuando se encuentran en la sangre marcadores serológicos de celiaquía, pero el examen endoscópico de la mucosa aparece intacto, sin daños.

A estas personas no se les prohíbe el gluten, sino que deben someterse a exámenes periódicos para evaluar el progreso de la enfermedad.

El diagnóstico de la celiaquía

El diagnóstico de la enfermedad es a menudo muy largo y pasa por una serie de observaciones clínicas y pruebas de laboratorio.

Los que presentan los síntomas de celiaquía o los que pertenecen a grupos de riesgo se someten a análisis de anticuerpos específicos en la sangre:

- Anticuerpos anti-gliadina (AGA), una de las partes del gluten de trigo.
  Esta prueba puede dar falsos positivos en el caso de molestias gastrointestinales, diarrea o alergias a otros alimentos.
- Anticuerpos anti-endomisio (EMA).
  Son anticuerpos dirigidos contra las proteínas del intestino, y que provocan daño intestinal. Es un examen más fiable. La determinación de estos anticuerpos requiere mucha experiencia por parte del analizador.

- Anticuerpos anti-transglutaminasa (tTG).

  Es el examen de mayor valor en el diagnóstico y el más indicativo para el futuro.

Si estos anticuerpos están presentes, se procederá a una biopsia intestinal. Se toma una muestra de la mucosa intestinal y se analiza bajo el microscopio, en el que la mucosa celíaca aparece plana, sin vellosidades intestinales, con criptas alargadas y tortuosas que se abren directamente sobre la superficie.

La biopsia se repite después de un año de dieta sin gluten para controlar el efecto terapéutico.

En caso de duda, para la posterior confirmación, se realiza una prueba llamada Challenge. Se expone al sujeto al gluten durante 3 meses y se toma una biopsia al final de este período. Si la mucosa parece normal, se sigue con una dieta libre durante 2 años y luego se vuelve a hacer una biopsia. En caso contrario, se confirma el diagnóstico de la celiaquía y la prohibición del gluten será permanente.

También debo expresar mi gratitud al Dr. Lorenzo Acerra por haber estado a mi lado durante la redacción de muchas partes científicas del texto: le doy las gracias por los estudios e investigaciones que me ha proporcionado, por las muchas y largas «lecciones» que me facilitó. El lector reconocerá, sobre todo en el apartado siguiente, el trabajo de documentación que él ha hecho posible.

1.3

La permeabilidad intestinal en el centro de nuestro universo bioquímico

Existe una relación entre el estado alterado de la mucosa intestinal y la enfermedad. Estudios epidemiológicos estiman que en España hay unos 450.000 celíacos (FACE[1] 25-6-2013), pero los registros nacionales de la celiaquía conocen sólo unas pocas decenas de miles de casos. ¿Qué pasa, entonces, con estos cientos de miles de personas no diagnosticadas (que, por tanto, no dejarán de consumir gluten)?

Podemos imaginarlos vagando durante años por los hospitales, por las consultas de eminentes especialistas en neurología, endocrinología, reumatología, dermatología, cardiología, inmunología, ginecología, etc., sin que nadie les proponga que se hagan el test sanguíneo para detectar anticuerpos de la celiaquía.

Su problema más importante es el aumento del riesgo de padecer cáncer, documentado en numerosas ocasiones en los celíacos que no evitan el consumo de gluten: existe un riesgo hasta 100 veces mayor en celíacos en el caso de los linfomas [Collin, 1994]. Egan [1995] indica que, en estos tiempos de superavanzadas combinaciones de quimioterapia, en la evaluación de un grupo de 30 pacientes con linfoma, 23 fueron diagnosticados de celiaquía durante la hospitalización. Y concluye: «El linfoma asociado con la celiaquía es una complicación frecuente que suele ser mortal». Johnston [2000] confirma que, al evaluar sistemáticamente la celiaquía en pacientes con linfomas (tanto de células T como de células B), un alto porcentaje de ellos tenía la característica atrofia de las vellosidades intestinales.

No eliminar el gluten de la dieta, pues, puede dar lugar a esa patología.

La principal causa de muerte de las personas con celiaquía no «reconocida» son linfomas y carcinomas (además, por supuesto, de la avalancha

1. FACE (Federación de Asociaciones de Celíacos de España).

de los síntomas físicos y mentales y sus complicaciones propias de la enfermedad celíaca latente). Egan [1995] afirma que «no identificar inmediatamente los casos de la celiaquía y, por tanto, no excluir el gluten de la diera de los pacientes con linfoma socavará gravemente las posibilidades de recuperación». Y Cooper [1980] describe 55 pacientes con un tumor maligno que no mostraron ningún síntoma de celiaquía: «No hubo características específicas que ayudaran a hacer el diagnóstico antes de esa fecha». Así, siempre sometía a los pacientes a la prueba de anticuerpos de la celiaquía. El resultado: todos celíacos. Existe una extensa literatura sobre el tema.

1.4

De la permeabilidad intestinal a la celiaquía: clasificación de las enfermedades

Los investigadores saben que no todos los casos de celiaquía están bien definidos. En la celiaquía, cuando la mayor parte o la totalidad de la mucosa intestinal está involucrada, los síntomas serán mala absorción grave y generalizada. Sólo en el 20 % de los casos se produce una atrofia de las vellosidades intestinales, repartidas por casi toda la mucosa intestinal.

En la mayoría de casos, sin embargo, las lesiones de la mucosa se limitan a uno o varios parches a la altura del duodeno, por tanto, los síntomas gastrointestinales obvios (diarrea, deposiciones aceitosas, pesadez o pérdida de peso) y otras manifestaciones clínicas estarán ausentes.

En estos pacientes, los síntomas, cuando existen, pueden reflejar la mala absorción de una o dos sustancias, en particular hierro y ácido fólico, que se absorben selectivamente en el primer tramo del intestino [Trier, 1993].

Un estudio, publicado por Depla en 1990, se titula: «Anemia: la presentación de la celiaquía monosintomática».

Depla escribe: «Presentamos tres casos de anemia sin otros síntomas en los que la celiaquía fue considerada y se diagnosticó muchos años después de la aparición clínica de la anemia. Los pacientes con celiaquía monosintomática pueden evitar el diagnóstico durante mucho tiempo. La anemia es uno de los síntomas más frecuentes en la celiaquía pero, por desgracia, como único síntoma a menudo no da lugar a una investigación inmediata sobre la posibilidad de la celiaquía».

Egan-Mitchell [1981] presenta un caso muy importante en el que la mucosa duodenal es normal, lo mismo que los linfocitos interepiteliales, la fosfatasa alcalina y sacarasa, y son normales las pruebas de lactosa y xilosa: es el caso de una niña de dos años con retraso en el crecimiento y déficit de hierro. La actividad de la lactasa en la mucosa era baja.

En el nuevo examen a los 14 meses a partir de los primeros resultados negativos, se encontraron alteraciones de la mucosa compatibles con la celiaquía. Los investigadores llegaron a la conclusión de que en algunos pacientes las lesiones de la mucosa, en relación con la celiaquía, ocurren muy gradualmente, por lo que existe una fase temprana con morfología normal y sólo unas pocas anomalías, tales como la supresión de la actividad de la lactasa y la posible interferencia en la absorción de hierro.

Vivaldi [1995] presenta el caso de una mujer que sufre anemia durante unos 20 años, y que ni siquiera las inyecciones regulares intravenosas de hierro podían resolver el trastorno. Sólo a la edad de 30 años apareció el síndrome de mala absorción por el que fue descubierta y diagnosticada la celiaquía. La eliminación del gluten significó la curación de la anemia.

A una mujer de 38 años de edad le diagnosticaron anemia severa en 1983 [Glikberg], ocho años después de haber desarrollado los síntomas clásicos de la celiaquía, es decir, diarrea, pérdida de peso, signos de déficit de vitaminas, neuropatía, disminución del apetito, y así sucesivamente.

Hay cientos de investigadores que han identificado la necesidad de comprobar una posible celiaquía en los casos de anemia de etiología desconocida.

Pero ¿cuándo sucede esto? Sólo en raras ocasiones. Cuando algún investigador médico se sale de la norma y se encarga de ello.

La peregrinación de los pacientes no diagnosticados de celiaquía por el proceso de progresión puede durar 20 años o más [Hankey 1994].

De hecho, 38 de estos pacientes, sólo después de ir de un lugar a otro durante veinte años, les diagnosticaron celiaquía, y fueron capaces de adoptar una dieta sin gluten, lo que conllevó la eliminación de los síntomas y después de la suspensión de gluten durante un año, registraron una mejora significativa en el peso y en la hemoglobina, albúmina, calcio y fosfatasa alcalina.

Gobbi [1992] estudió a 31 pacientes con epilepsia inexplicable y a 24 de ellos se les encontró celiaquía. De éstos, sólo 2 tenían los síntomas gastrointestinales evidentes de la celiaquía; todos los demás no habrían sido diagnosticado sin un examen específico. Se ha establecido una correlación entre la epilepsia y la celiaquía no diagnosticada. Algunos investigadores también la asocian a estados de morfología alterada (sin celiaquía). ¡Los síntomas de la celiaquía sin diagnóstico de laboratorio están aumentando poco a poco!

En una paciente con diagnóstico de celiaquía a los 4 años, le diagnosticaron a los 14 años (a través de TAC) calcificaciones cerebrales bilaterales. Después de varios años de una dieta sin gluten, la paciente lo ha podido reintroducir en su dieta. La adopción de una dieta sin gluten pudo controlar sus ataques epilépticos occipitales, y cuatro años después de seguir esta dieta la paciente pudo prescindir de los fármacos antiepilépticos. En la actualidad, la paciente tiene 25 años, y después de una dieta sin gluten ya no ha tenido convulsiones [Cernibori, 1995].

¿Por qué la celiaquía tiene una importante relación directa con la epilepsia y las calcificaciones occipitales?

Una mucosa intestinal inflamada y permeable permite el paso de macromoléculas y material degradado que normalmente no entrarían en el torrente sanguíneo. Y este estímulo crónico, junto con los metales pesados, derriba la barrera hematoencefálica. En estas condiciones, cada vez que se consume gluten en los tejidos del cerebro aparece un bombardeo de los fragmentos de gluten sin digerir, o péptidos opioides (gluteomorfina).

Al examinar los tejidos del cerebro mediante autopsias, los investigadores descubrieron que estos fragmentos de origen alimentario se encontraban en 32 áreas diferentes del cerebro [Panksepp, 1979; Sandyk, 1986; Sahley, 1987].

En 1970, Cockel documentó que las calcificaciones cerebrales son un síntoma relacionado con otro síndrome de mala absorción, la esteatorrea (heces que presentan grasa sin digerir).

Dos hermanas que sufrían epilepsia parcial confirmada clínica, radiológica y electrofisiológicamente presentaron atrofia de las vellosidades, pero se les encontraron caracteres inmunogenéticos (HLA) de celiaquía [Tortorella, 1993].

Echemos un vistazo a las siguientes otras posibles consecuencias de la celiaquía silenciosa o en los primeros años de progresión hacia la manifestación clínica completa.

Hasta el 50 % de las mujeres con celiaquía silenciosa que continúan consumiendo gluten sufren abortos o alteraciones durante el embarazo. En la mayoría de los casos, después de 6 a 12 meses de dieta sin gluten, la incidencia de episodios adversos se reduce hasta que se normaliza.

Varios investigadores han tratado de hacer hincapié en este aspecto, entre otros Ciacci [1996] recordó que en los pacientes con celiaquía una dieta sin gluten reduce el riesgo relativo de aborto 9,18 veces. Martinelli [2000] reportó 7 casos de abortos en mujeres a las que más tarde se les diagnosticó celiaquía. Posteriormente, las mujeres con celiaquía que habían estado consumiendo una dieta sin gluten durante un año fueron por último capaces de llevar a buen fin sus embarazos. Caramaschi [2000] escribe: «Una mejor comprensión de esta relación puede llevar a un diagnóstico correcto y, por tanto, excluir el gluten y así eliminar la causa del aborto, y esto en todos los casos de aborto que estén etiquetados como de origen desconocido».

Con respecto a la relación entre celiaquía y alopecia, Naveh [1999] presenta tres casos de niños que mostraron dicha relación. El que había sido diagnosticado como celíaco años antes desarrolló alopecia después de 4 años de consumir una dieta con gluten; en los otros dos casos, la alopecia sólo se presentó como único síntoma de la celiaquía. La suspensión de gluten llevó a nuevo crecimiento parcial de pelo en el primer niño y el crecimiento completo en los otros dos.

Bhatia [1995] informó de 4 pacientes con síndrome de ataxia mioclónica progresiva asociada con la celiaquía, incluso sin síntomas y sin mala absorción o déficits nutricionales obvios. La autopsia del cerebro mostró una atrofia selectiva simétrica de los hemisferios del cerebelo, con la pérdida de células de Purkinje y astrocitosis de Bergmann.

Bhatia concluye invitando a considerar la celiaquía como diagnóstico diferencial de los pacientes que presentan síndrome de ataxia mioclónica progresiva. Existe una extensa literatura médica disponible que muestra esta relación.

Se sabe que la inflamación de los ligamentos ocurre en algunos pacientes con celiaquía adulta, o que desarrollan una enfermedad reumática inflamatoria específica, o una poliartropatía atípica progresiva; a veces, esta es la primera manifestación de la celiaquía [Carli, 1995]. Es útil recordar que la relación entre la artropatía y la permeabilidad intestinal alterada es muy conocida en la literatura médica.

Consideremos también una enfermedad como los cálculos renales. Alrededor del 80 % de todos los cálculos renales contiene oxalato de calcio y fosfato de calcio como su principal ingrediente cristalino, y la hiperabsorción, desde el intestino a la sangre, de oxalato es el factor de riesgo más importante de la cristalización de oxalato de calcio [Hess, 1995].

Cuanto más grave sea la hiperoxaluria, más avanzados serán los cálculos [Thomas, 1983] y «hasta el mínimo aumento de oxalato urinario causa inmediatamente en los pacientes un aumento en la cristalización de oxalatos».

La relación entre los casos de mala absorción y la aparición de piedras en el riñón está documentada por Bohles [1982; Abdullah, 1992; Johnes, 1987; Bennett, 1987]. Jones señala: «Los pediatras, en los casos de niños con problemas de absorción, deben prestar atención al riesgo de formación de cálculos renales como consecuencia del aumento de absorción de oxalato de los alimentos».

Los pacientes con celiaquía que siguen tomando gluten (del mismo modo que aquellos con alteración de la permeabilidad intestinal) tienen un alto riesgo de sufrir cálculos renales. Esto nos ayuda a entender cuán próximas y similares son los dos síntomas, incluso si el primero es subclínico y el otro, la celiaquía, se determina por los parámetros relacionados con una verdadera intolerancia.

La multiplicidad de las manifestaciones de la celiaquía, en la piel, en el sistema nervioso central y el cerebro, en los órganos reproductores y en el sistema endocrino, es conocida por muchos, y debería hacernos reflexionar sobre el hecho de que las mismas enfermedades subclínicas pueden estar llegando «en formación» en la situación de permeabilidad intestinal.

En la celiaquía, con la suspensión de gluten, se evidencia la desaparición no solo de los anticuerpos específicos de la enfermedad, sino que con la normalización de la morfología de la mucosa intestinal, incluso se detienen las convulsiones, la calcificación, las anomalías cardiovasculares, la anemia, la infertilidad, la impotencia, los abortos involuntarios y las menstruaciones irregulares y se resuelven algunas dermatitis, desaparecen autoanticuerpos relacionados con la tiroides, el páncreas, la artritis reumatoide, y así sucesivamente.

Esta revisión de publicaciones científicas se cierra haciendo hincapié en la relación entre la autoinmunidad y el estado de permeabilidad intestinal alterada.

La mucosa intestinal del intestino delgado está constantemente expuesta a la estimulación antigénica por sustancias ingeridas y la flora microbiana presente en el lumen. Tales sustancias son, dentro de la mucosa intestinal, las placas de Peyer, y allí los antígenos son ensayados en la superficie de la célula que se llama HLA.

En individuos sanos, la mucosa procesa antígenos que modifica la mayoría de sus propiedades antigénicas, haciendo, por tanto, que sean parcialmente inertes a la inmunidad sistémica [Brooks, 1993]. En cambio, una barrera epitelial dañada/permeable predispone a una presentación anómala del antígeno a través de la mucosa [Teichberg, 1990] y éste es un fenómeno que se produce antes de que comience a desarrollarse un proceso autoinmune.

Un estado alterado de la mucosa intestinal determina la permeabilidad del órgano. Este síntoma se produce un mes antes de la deficiencia pancreática aguda que precede a la diabetes. Del mismo modo, si se busca adecuadamente en la literatura médica, es evidente que esta permeabilidad intestinal anormal se ha informado en pacientes con enfermedades autoinmunes, pero no en los controles sanos. También es característica de la artritis reumatoide, el síndrome de Sjogren, la espondilitis anquilosante, la enfermedad de Behcet, la vasculitis autoinmune, la tiroiditis, la enfermedad de Crohn, el lupus, la esclerosis múltiple, etc.

El Dr. Sigrid Flade en su libro *Allergien behandeln natuerlkich* (1988) escribe: «Incluso en la base del resfriado de tipo alérgico existe a menudo una intolerancia alimentaria sobre la que se incluye la alergia al polen. Por tanto, si se sigue una dieta, también el molesto resfriado alérgico puede mejorar. A veces es suficiente con eliminar la leche durante el período de polinización».

Acerca de las alergias de primavera, el Dr. Lorenzo Acerra añade su propia experiencia personal: «Recuerdo cuando, hace ya una década, salí de excursión algunos domingos de un mes de mayo con un grupo de personas discapacitadas y con los voluntarios de Marigliano (Nápoles). A lo largo de la mañana, todos los que tenían la alergia conocida como fiebre del heno tuvieron ataques de estornudos en un momento u otro (¡a diferencia de mí, que todavía tenía la costumbre de desayunar sopa de leche!). Yo, que había sufrido la fiebre del heno desde siempre, una de aquellas mañanas de primavera me regodeé pensando que ya había superado mis problemas de alergia. En cambio, cuando un mediodía me senté a la mesa, la realidad hizo acto de presencia. Mi comida campestre de aquel día consistió, como siempre, en pasta con queso, pan y mozzarella, y a las pocas horas sufrí un ataque de fiebre del heno que me duró hasta la noche. Padecí el mismo tormento que había visto en la piel de los demás durante la mañana. Por tanto, mientras no los comiera, y no se renovara la inflamación de la mucosa intestinal, era inexpugnable, pero con la ingesta de aquellos alimentos atacaba mi punto débil, el intestino».

¿De dónde procede la permeabilidad intestinal?

Además del consumo prolongado y excesivo de lactosa-caseína y gluten hay factores ambientales tóxicos que la determinan.

Las vacunas pueden ser eventos agudos que afectan al estado de la mucosa intestinal y que conducen a un cambio acelerado de material sulfatado en el intestino, por tanto, a la pérdida de revestimiento y daños subclínicos.

El mismo fenómeno puede ser inducido, o al menos puede ser fruto de otros factores: la exposición al aluminio y al mercurio, las infecciones latentes, la candidiasis, el uso prolongado de los antibióticos, y así sucesivamente. Pero, sobre todo, el uso de medicamentos antiinflamatorios no esteroideos.

Veamos un ejemplo de la escalera que a menudo se recorre en descenso:

1) Tracto digestivo normal y saludable.
2) Acidificación causada por una dieta desequilibrada, con un consumo excesivo de queso y trigo (pan, pasta, pizza), y especialmente de azúcar.
3) Disbiosis intestinal.
4) Respuesta inmune alterada.
5) Degradación de la mucosa intestinal.
6) Deterioro de la función pancreática (producción deficiente de insulina y enzimas digestivas).
7) Incapacidad de detener las infecciones parasitarias.
8) Redimensionamiento de la capacidad para absorber los micronutrientes.
9) La acción de filtrado de la mucosa intestinal es menos voluminosa y, por tanto, se absorben fragmentos tales como proteínas no digeridas (casomorfina y gluteomorfina, derivados de la lactosa-caseína y del gluten), que desencadenan la curiosidad y a veces el ataque de los anticuerpos.

A lo largo de este recorrido hay que añadir las consecuencias, a veces importantes, determinadas por los empastes de mercurio que los dentistas han colocado en la boca, además de las vacunas.

Todo esto, si no se corrige, con el tiempo conduce a un deterioro de la salud, e incluso a enfermedades crónicas y autoinmunes. En estos casos no hace falta ser un genio para eliminar el gluten y la lactosa-caseína.

El consumo de dichos alimentos ataca continuamente a las vellosidades, y esto provoca el estancamiento intestinal de los alimentos.

Para normalizar la situación no existe una píldora «mágica», y una buena forma de hacerlo es limpiar el organismo con la eliminación del gluten y de la lactosa-caseína. Y, para ello, es necesario un período de solo unos meses de suspensión o más, dependiendo de la situación.

Los que sufren «cólicos» a menudo informan de que no pueden comer verduras, porque sienten que agravan la situación de su intestino. Hablamos, por supuesto, de «cólicos» en personas que consumen gluten. Una vez eliminadas las prolaminas tóxicas, los celíacos a menudo redescubren la posibilidad de consumir verduras y hortalizas, al darse cuenta de que la causa de la «inflamación» gastroenterológica era el pan, la pasta, la pizza, etc.

Que el intestino recupere una actividad normal tras la eliminación del gluten y de la lactosa-caseína (y evitar el azúcar blanco) da paso a que el páncreas y el tracto intestinal se «restauren». Da tiempo al sistema para que regule la glucosa en sangre y para que restablezca y reequilibre la flora intestinal, así como para que los sistemas digestivo e inmunológico vuelvan a la normalidad. Por lo general, los pacientes pierden mucho peso y se sienten más ligeros y menos «hinchados». También adquieren más energía y vitalidad, y la claridad mental que nunca habían pensado que tenían.

1.5

En Medicina, por fin 1+1 también es igual a 2

En este momento me siento en la obligación de presentar el trabajo del profesor Dr. Massimo Montinari. En su libro *Autismo* (2002) encontré muchísimas respuestas que hacía mucho que buscaba, al hallarme confusa acerca de los acontecimientos que le sucedieron a mi hija.

Para resolver cualquier problema en particular, primero es necesario entender completa y exactamente en qué situación nos encontramos, sin dar nada por sentado, sin dejar nada a la aproximación o los protocolos estándar. De este punto parte el Dr. Massimo Montinari.

Él examinó 650 casos de autismo, y en su obra muestra el resultado de los primeros 25. El diagnóstico para todos los casos fue «autismo después de la vacunación». Todos los sujetos sufrían trastornos gastrointestinales (mala absorción), y eran celíacos. En todos los casos, también se evidenció la presencia de amalgamas dentales en las madres (situación que intoxica y sensibiliza al feto) y reacción alterada a las vacunaciones infantiles, es decir, un estado de intoxicación por mercurio, aluminio y otros excipientes tóxicos inoculados con las vacunas. Estos factores habían representado una causa que habría facilitado que apareciera la enfermedad (autismo).

Recordemos: antes de concebir a mi hija me aseguré de ir al dentista para que me añadiera otras amalgamas a las ya existentes.

En resumen, una vez comprometida (en este deterioro a menudo participan las vacunas) la función normal de protección de la mucosa intestinal, la agresión tóxica ambiental tiene luz verde y ataca, desde el interior de la mucosa intestinal, al centro del sistema inmunológico: el sitio inmunogenético HLA.

Montinari revisa todos los detalles que se refieren a la dinámica de las funciones bioquímicas de los diversos sistemas: «Nuestro estudio sugiere un papel importante desempeñado por las funciones bioquímicas de las mitocondrias, en particular en el ciclo de Krebs, que representan el motor energético celular, y en las cuales, la eventual carencia enzimática, podría conducir a la acumulación de radicales libres con el consiguiente bloqueo de las funciones celulares».

Y recordemos:

¿Qué hizo Muramoto para reactivar el ciclo de Krebs en mi hija? Aconsejarme el uso de las ciruelas umeboshi *(véase «Alimentos especiales»).*

Montinari, además, afronta un tema fascinante y al mismo tiempo delicado: el papel de los neuropéptidos. Demuestra cómo la mala absorción, especialmente del gluten y de la caseína, afecta en particular a los ámbitos neurológico, endocrino, gastrointestinal, y así sucesivamente.

Muy interesante es el papel que asumen el gluten y la lactosa-caseína en varios estudios de autismo o esquizofrenia. Dichos alimentos actúan en el sistema nervioso central en forma de péptidos opioides: gluteomorfina y casomorfina, inhibiendo la maduración neuronal normal.

La publicación del Dr. Montinari describe a niños diagnosticados de autismo y mala absorción después de ser sometidos a vacunas, y la aplicación de un protocolo homotoxicológico que se asocia con la desintoxicación.

Y recordemos:

¿Qué hizo Muramoto primero? Desintoxicó y alimentó a mi hija. ¿Cómo? *En primer lugar con leche de arroz integral orgánico preparada en casa.*

El protocolo Montinari se lleva a cabo de 6 a 18 meses y puede ser modificado de acuerdo con el cuadro clínico del paciente. La cuestión clave es la dieta: «La eliminación del gluten, de la leche de vaca, y, en algunos casos, también de la soja y las legumbres».

Los resultados

«Mayor atención con los sujetos con respecto al mundo circundante, reducción de los estereotipos, mayor educación, coordinación de los movimientos diseñados y pensados, adquisición de nuevo léxico; respuesta precisa a las órdenes y solicitud motivada y diseñada, participación de la esfera afectiva con evidente aparición de afectividad y participación en la vida familiar y social. El progreso ha sido constante y estable» [Montinari, M., *Autismo*, 2002].

Y, digámoslo en voz alta, también en medicina, cuando los números son los correctos y se cuenta bien, 1 + 1 = 2. Cuando «igual a dos» se puede definir como una experiencia reciente.

Hace unos meses decidimos redecorar la casa y le pedimos a un tapicero, que nos habían recomendado, que nos hiciera unas cortinas para la sala de estar. Me encontré con la persona en cuestión y le encargué el pedido.

Era un hombre tranquilo que me garantizó que haría el trabajo en poco tiempo.

Así fue: me entregó las cortinas según los términos establecidos. Mientras tanto, decidimos hacer un pequeño cambio en la idea inicial. El tapicero garantizó una vez más que haría la nueva entrega en un tiempo muy breve. Esta vez, sin embargo, desapareció sin dejar rastro, y a pesar de mi investigación telefónica, no pude encontrarlo.

Decidí llamar a otras personas que lo conocían, pero incluso estas fallaron en sus pesquisas. Unos días después, el tapicero dio señales de vida. Me explicó que su hijo, un bebé de 7 meses, estaba muy enfermo, que después de las vacunas sufrió una bronquitis grave con asma y eczema, y que se pasaba el día y la noche con él en el hospital, donde lo estaban sometiendo a un tratamiento con esteroides y antibióticos, y que por estas razones no podía llevar una vida laboral normal.

Éste, al igual que otros miles de casos, nunca será denunciado, ni nunca se mencionarán estos u otros «accidentes» más graves.

Acerca de esto, Montinari escribe: «Conocí a cientos y cientos de familias cuyos hijos recibieron la visita de los «fantasmas negros» (efectos patológicos después de la vacunación), niños que pedían ayuda a unos padres que no podían hacer nada por ellos, y la historia de Giorgio Tremante y de su familia la he visto multiplicada cientos de veces. Existen cientos de historias similares, de gritos sin respuesta, de diagnósticos negados, de interminables y esperanzados viajes a centros médicos internacionales».

Y de nuevo: «He encontrado un gran número de publicaciones internacionales que documentan el daño después de la vacunación. ¿Por qué este tema era tabú? Las vacunas pueden ser consideradas responsables de muchas enfermedades cerebrales de origen desconocido. ¿Qué intereses se atacan, qué economías sumergidas se han sentido socavadas por la demostración de la verdad?» [Montinari, M., presentación de Tremante, G., *Maggiorenne e vaccinato o diritto a la vitta?*, 2001].

Me pregunto qué tipo de cultura del pasado ha convertido en autistas a muchísimos niños que habían nacido sanos. ¿Acaso se nos ha roto alguna válvula de humanidad? Mientras que por un lado aumenta el número de «hipnotizados», por otro, existen personas que, inmunizadas por la fuerza de los «eventos», nos explican el todo y el detalle: Giorgio Tremante, Lorenzo Acerra, Massimo Montinari, Antonio Miclavez y otros mil. ¡Estas personas han salido de la oscuridad y han decidido amar!

Su mensaje y el mío es el siguiente: ¡Abre los ojos, y hazlo pronto! ¡Es un deber y un derecho para ti y para los demás!

Un gran santo y un gran médico nos deja este mensaje:

Ama la verdad,
muéstrate como eres.
Y sin pretensión
y sin miedos y sin preocupaciones.
Y si la verdad
te cuesta la persecución
acéptala;
y si te cuesta el tormento,
sopórtalo.
Y si por la verdad
tuvieras que sacrificarte,
sé fuerte en el sacrificio.
San Giuseppe Moscati

1.6

La revolución «copernicana»

Volvamos a 1987 (mi medievo). Estábamos hospitalizados en el Policlínico Federico II, cuando al lado de la cuna de mi hija trajeron a una niña de unos doce años de edad, hermosa, y aparentemente en buen estado de salud. Iba acompañada de su madre, en cuyo rostro se leía un dolor profundo, una mirada de miedo y desesperación; parecía que no tenía fuerzas para vivir. Yo pensé: «Es la madre la que debe ser ingresada».

Al día siguiente me dijo que estaban en el hospital por los problemas intestinales graves que su hija sufría desde la infancia, debido a la celiaquía que le habían diagnosticado a la edad de tres años en aquel mismo hospital.

La niña seguía una dieta sin gluten y eso había mejorado su estado. Pero precisamente debido a que volvía a gozar de buena salud, hacia los diez años, para no ser excluida de las fiestas o para aceptar una pizza que sus amigos le ofrecían, había empezado a comer sin gluten y sin (al principio) aparente desorden alimentario alguno. La madre estaba convencida de que su hija estaba curada.

Un año más tarde, la chica empezó a no sentirse bien, pero esta vez no sólo tenía problemas abdominales. Comenzó el proceso de pruebas, incluidos rayos X, y descubrieron que la paciente tenía un «punto negro» en el área del pecho (así es como lo describió la madre).

En este punto de la historia, la mujer ella se echó a llorar, porque los médicos le habían dicho que se trataba de un problema grave. Como tratamiento, el equipo de la clínica sólo le prescribió la eliminación del gluten en la dieta, además de que se realizara una tomografía computarizada para comprobar su estado transcurridos unos meses.

La pobre estaba aterrorizada, porque no podía creer que la situación de su hija realmente pudiera mejorar sólo con la eliminación del gluten. No podía animarla, y, de hecho, me parecía muy extraño que no le hubieran prescrito ninguna terapia para un diagnóstico tan grave. Incluso pensé: «Tal vez miente».

Rezamos un poco juntas, porque al día siguiente también mi pequeña tenía que hacerse un TAC con contraste debido a la sospecha de un neuroblastoma.

Al día siguiente acompañamos a nuestras dos hijas en la ambulancia hasta la sede de la clínica donde les practicaron el TAC.

¿Los resultados? Ya no tenía el «punto negro», y a mi pequeña no le encontraron ningún neuroblastoma.

Como era muy inexperta, no encontré los resultados tan inexplicables. Entendí (o adiviné): «Hay un camino para enfermar, y hay un camino para salir de la enfermedad, cuando se detecta el vector».

Desde entonces he conservado aquel día en mi mente, porque me permitió interpretar una serie de eventos cotidianos simples y reales.

También por estas razones acepté, sin más, los «preceptos» del maestro Muramoto, que basaba la restauración de la salud en un viaje de vuelta sin «errores» (arroz integral 40-50 %, vegetales orgánicos 30 %, proteínas, sobre todo vegetales, 20 %, algas, raíces, prohibidos los azúcares refinados, los aditivos químicos, etc.), y yo acepté sus sugerencias «inusuales»: el uso de *kuzu*, un antiinflamatorio natural que también consigue la restauración de la flora intestinal, la sopa de *miso* de arroz, con enzimas que mejoran el sistema inmunológico, y la *umeboshi*, milagrosa para restaurar la acidez (pH), y que mejora la función del hígado y de los intestinos y reactiva el ciclo de Krebs (*véase* la sección «Alimentos especiales» en el capítulo 3).

Evidentemente, yo estaba lista para «probar» la verdad y la validez de estos principios, por eso tuve la fuerza para llevarlas adelante con perseverancia y obstinación.

Yo misma, desde el comienzo de este cambio a una macrobiótica sin gluten, comencé a comer como mi niña, para ser su espejo y compañía en la mesa. En ese momento yo sufría de un terrible dolor de artritis reumatoide que me habían diagnosticado en la «Sapienza» de Roma, asociada al síndrome de Sjogren. Y tras la eliminación del gluten, lactosa, caseína, conservantes, embutidos, azúcar refinado, chocolate, dulces, levadura, etc., también mi salud mejoró cada vez más.

¿Y cómo pasé de mi Edad Media al Renacimiento y la Ilustración? Por un verdadero milagro. El milagro no fue la curación instantánea o impredecible, sino la «casualidad» de una serie de hechos que me proporcionaron la respuesta milagrosa, que se encuentra en el trayecto de un camino sensato, inteligente y brillante, y basado en lo que dicta la naturaleza.

Un camino que me ha dado tantas respuestas al «por qué» de pesadilla, que erróneamente vivía con ira y arrogancia, y que me dirigía hacia un cielo que no tiene nada que ver con todo esto. ¿Un camino agotador? Sí, un poco, pero puedo decir que era importante seguirlo, porque me proporcionó la alegría de ver mejorar cada día más a mi pequeña estrella.

Sin embargo, debo señalar que incluso antes de dirigirme a ese camino, cuando no usaba la cocina porque mi hija vivía de proteínas hidrolizadas, mi vida era terrible, alienada y desesperada, y casi nunca dormía, y cada día se manifestaba un nuevo síntoma «incomprensible» que hundía a toda la familia en los temores más oscuros.

Cuando fuimos a pedir explicaciones, que seguía su caso con mucha atención, a menudo oía la siguiente respuesta: «Por desgracia, en medicina, 1 + 1 no siempre es dos». Estas afirmaciones eran para un dilema, y me preguntaba: «¿Por qué la enfermedad de mi hija es un misterio de fe? ¿Por qué no se resuelve?».

Este viaje me ha enseñado que muchos «misterios» pueden ser «revelados».

«Antes» de esta experiencia, ¿qué era para mí la enfermedad? Un «miedo» enorme e inútil, donde la causa y el efecto no eran evidentes, y en realidad no se buscaban.

Lo importante no era «entender la causa» de la enfermedad, sino acabar con ella a toda costa.

La enfermedad vino porque... ¡llegó!

Recuerdo que muy a menudo me repetía a mí misma el siguiente pensamiento: «Es así... no hay nada que hacer, nada que entender, sólo hay que aceptarlo... puede que protestando un poco, pero lamentablemente es así».

A la enfermedad de inmediato le seguía la pregunta: «Doctor, ¿qué medicina tengo que darle para mejorar su situación rápidamente?» Y si la medicina no producía la mejora esperada, el miedo aumentaba muchísimo.

Pero ¿cuándo se desencadena el miedo?

Cuando no tienes la información necesaria y correcta, porque las causas reales siguen siendo oscuras, confusas, y entonces se deja todo a los «bolígrafos» de los médicos, siempre listos para prescribir la química milagrosa que hará que nos «recuperemos».

En el mejor de los casos se puede resumir de esta manera: pastillas «venenosas» y «milagrosas» que implican la ocultación temporal de los síntomas, por lo que el «retorno» de los trastornos puede ser importante en el futuro.

Invito al lector a que abra los ojos y mire a su alrededor. Descubrirá que las causas del sufrimiento están justo a su lado (vacunas, amalgamas, implantes y puentes dentales con núcleo de metal –paladio, plata, aluminio– drogas tóxicas, plaguicidas, etc.) y más visibles de lo que pueda imaginar (gluten, lactosa-caseína).

Como Copérnico, descubrí que el Sol estaba en el centro y los planetas giraban a su alrededor, así que usted puede encontrar que el foco de muchas enfermedades crónicas y degenerativas se debe a las razones descritas anteriormente, y pasar por alto el error –es decir, la causa– puede cambiar por completo el juego.

1.7
Recobrar la salud mediante la eliminación del gluten y de la lactosa-caseína

La celiaquía, una vez establecida, es sólo la punta del iceberg: muchos síntomas, daños leves y patologías subclínicas, causados por el consumo de gluten, pueden estar presentes en muchos sujetos sin que se produzca una autoinmunidad grave declarada y evidente.

Un discurso paralelo es el de la intolerancia a la lactosa y la caseína (en particular, bovina).

Muchas personas, que viven esta alteración sin saberlo, siguen preguntándose durante años por qué no están sanos.

Los intolerantes al gluten o a la lactosa y la caseína, una vez diagnosticados, saben muy bien por qué deben mantenerse alejados de estos alimentos, y su salud mejora.

Son los demás los que ni se imaginan lo más mínimo que alguna vez han podido pertenecer a ese particular «conjunto», o que podían estar «en riesgo», los que no se dan cuenta de que el problema del gluten y/o lactosa y caseína no sólo implica a la «raza aparte» de los celíacos o la otra «raza atípica» con la «enfermedad de la leche». Los estudios más recientes confirman que estas «sensibilidades» son bastante frecuentes y siguen en aumento. El hecho preocupante es que se incrementa aún más el número de personas que por diversas razones no han sido diagnosticadas.

Desde hace varios años (como resultado de un accidente con mercurio dental), me convertí en presidenta de una pequeña asociación que da apoyo a las personas afectadas por las «amalgamas». He visto a cientos de personas con amalgamas a quienes los homeópatas o toxicólogos les han prescrito la supresión de la leche y de los productos lácteos (lactosa-caseína) y, a menudo, la harina que contiene gluten.

He leído los estudios del profesor Reichelt [1996] de la Universidad de Oslo, sobre el tema, así como los trabajos del profesor Shattock [1998] de la Universidad de Sunderland, y del profesor Montinari [2002], de la

Universidad de Bari, acerca de la curación de algunas «víctimas de vacunas» (principalmente niños), y ambos indican que el punto de inicio del protocolo del tratamiento es la eliminación del gluten y la caseína.

Estos estudios no sólo demuestran curas o mejoras como resultado de la suspensión del gluten y la caseína, y han documentado gracias a los análisis la presencia de fragmentos de caseína mal digerida y de gluten en la sangre, la orina y la médula ósea de pacientes con enfermedades degenerativas crónicas. Dicha presencia no destacaba, en cambio, en los sujetos que pertenecían a los «grupos de control» sanos.

¿Qué es la caseína? ¿Qué es la lactosa? ¿Y qué es el gluten? ¿En qué alimentos se encuentran?

La caseína representa el 80 % de las proteínas de la leche de vaca. Se encuentra en todos los derivados de los quesos de leche de vaca, en la mozzarella, en el requesón, en los helados, en la mantequilla, etc. La leche de búfala contiene cantidades similares de caseína, y un poco menos la leche de cabra y de oveja.

Muchas personas tienen dificultades para digerir la **caseína,** y provoca alergias en un buen número de sujetos. Además de emplearse en muchos alimentos de la dieta común, la caseína se utiliza también en adhesivos, en el moldeado en plásticos y en pinturas.

La **lactosa,** también conocida como azúcar de la leche y lactobiosa, se forma a partir de una molécula de glucosa y una de galactosa. Se encuentra en la leche materna en cantidades variables, aproximadamente en un 3-6 %, dependiendo de las especies animales.

En algunas personas, la acción laxante de la lactosa se explica por una producción deficiente de la enzima lactasa, por lo que la lactosa no se escinde y, por tanto, no se absorbe y actúa como un purgante salino.

El **gluten** es una proteína que se encuentra en muchos cereales: harina de trigo, cebada, avena, centeno, espelta, cuscús, kamut, bulgur, etc. Traducido a términos relacionados con la vida cotidiana, esto significa que se halla en los siguientes alimentos: pan, pasta, pizza, galletas, bizcochos, palitos de pan, croissants, pasteles, sándwiches, postres, helados, malteado de cebada y de trigo, levadura, licores de malta o de la fermentación de la cebada o el trigo, y cualquier otro alimento o compuesto en el que también aparezca sólo una pequeña porción de los cereales mencionados, como el chocolate relleno de cereales, la goma de mascar y las bebidas con almidones que contienen gluten, y ciertos fármacos, etc.

Los hospitales que diagnostican la «enfermedad» les dan a los celíacos un manual con todos los alimentos sin gluten y los que no están permitidos, y otro donde se mencionan los medicamentos que no contienen gluten entre sus ingredientes. Es interesante tener estas guías para conocer qué alimentos y medicinas se preparan con y sin gluten.

Los intolerantes a la lactosa y a la caseína son invitados por los médicos que dan el diagnóstico a que no prueben los productos que las contienen. Por tanto, tienen que lidiar con este problema específico: ¿qué es «lícito» comer?

Este texto puede contener la respuesta. De hecho, ofrece un gran número de soluciones. Contiene alrededor de 800 recetas, desde el desayuno hasta el postre, y, en particular, 140 recetas de postres sin gluten y sin lactosa-caseína, así como recetas para pan y pizza siempre sin gluten.

En estos 13 años, nuestra vida a la mesa continúa siendo saludable y satisfactoria, incluso para beneficio de muchos invitados ocasionales, que con el tiempo han mostrado gran interés por este aspecto.

¿En qué caso es necesario eliminar el gluten de la dieta? ¿Y en qué caso también se deberá evitar la leche y el queso? Aparte de los casos de los sujetos con celiaquía e intolerancia a la lactosa y la caseína, el doctor Montinari, en *Autismo*, menciona 400 publicaciones científicas, entre las cuales existen varias que demuestran la relación entre la intolerancia al gluten y la caseína y un gran número de enfermedades autoinmunes, neurológicas y endocrinas.

Si ya has estado en el dermatólogo, en el neurólogo, en el inmunólogo, en el endocrinólogo, o en el reumatólogo, y quizás también en el curandero; si los ataques continúan, si la anemia persiste, si siguen los abortos involuntarios, y no eres capaz de encontrar una respuesta razonable a tus problemas, este texto trata de sugerir una posibilidad, o más bien un elemento útil para la salud.

Se debe investigar para buscar hechos que demuestren la intolerancia al gluten y la caseína o la leche, y no hay que dudar en evitar el gluten y la lactosa-caseína, porque puede mejorar la salud y la cantidad de dinero en tus bolsillos.

1.8

Una manera saludable de alimentarse

De acuerdo con la prescripción de un gastroenterólogo (que todavía conservo celosamente, ¡y con ganas de enmarcarla!), mi bebé, en el período de diarrea aguda, tendría que haber consumido carne de cerdo sazonada y arroz cocinado con aceite de maíz (es decir, frito), jamón de Parma, plátanos y azúcar refinado. Basta pensar que en aquel momento yo estaba desesperada y que intenté todo. Y no me dio resultados.

¿Pero alguien cree realmente que los problemas de mi hija podrían haberse resuelto de esta manera?

La cosa no acaba ahí. De hecho, un poco más tarde, apareció una nueva dieta «científica». Esta vez debía de comer siguiendo las recomendaciones de un equipo médico nutricionista: almidón de maíz sin cocer (maicena) + 2 unidades de cordero liofilizado, agua, aceite de maíz y crudo. Tres veces al día.

No sirvió de nada y, esta vez, a mi pequeña le prescribieron una dieta de maltodextrina + aminoácidos, un hidrolizado de proteínas y triglicéridos de cadena media «MCT».

Los médicos pensaron que de esa manera harían que el intestino descansara. Pero las cosas no se resolvieron tampoco de ese modo. Se esperaba que la niña pudiera soportar, por fin, la introducción de al menos un poco de comida sencilla.

¿Resultado? Otro fracaso. Y a veces los pediatras, con afecto y dolor repiten: «¿Pero qué vamos a hacer con esta niña, que no se cura?».

Para ellos, mi hija era un caso muy complicado, difícil de resolver y, a menudo, aburrido.

¿Cómo se sentiría alguien en perfecto estado de salud después de comer durante dos meses almidón de maíz, alguna cosa cruda sólo de vez en cuando y cordero liofilizado? ¿Cómo te sentirías? Me gustaría saberlo.

De acuerdo con la teoría de Muramoto, cuanto más enfermo está un organismo, más atención necesita a nivel alimentario.

Teniendo en cuenta que el cuerpo de mi hija estaba completamente colapsado, Muramoto, en aquel momento, sólo podía recomendar leche de arroz integral. Ése era, de hecho, el único alimento que podía «solventar» los errores anteriores. Por eso, al introducir este elemento natural en el cuerpo, el metabolismo de la niña empezó a dar los primeros pasos hacia la curación.

El mejor alimento para un cuerpo muy débil, por tanto, es la leche de arroz integral preparada en casa (receta en la página 145), porque la que se comercializa a veces favorece la fermentación intestinal.

Una vez que haya pasado la etapa crítica, se puede cambiar a la crema de arroz integral (siempre casera, con arroz integral orgánico), a continuación, a los granos de arroz enteros semiintegrales y después de mijo. Sólo cuando la flora intestinal esté en buenas condiciones, se puede cambiar al arroz integral, al amaranto, a la quinoa, al arroz blanco, a la pasta y a la pasta de arroz, maíz o alforfón, pero siempre integrales.

La recomendación del japonés fue, sin embargo, que nunca abusara de la harina (es decir, del pan y la pasta, etc.), también sin gluten, y que masticara muy bien los alimentos antes de tragarlos: por lo menos 50 veces.

Para la restauración de la flora bacteriana me aconsejó sopa de *miso* y arroz; para un mejor funcionamiento intestinal me aconsejó *kuzu*; para neutralizar la acidez y activar el ciclo de Krebs me recomendó el uso moderado de *umeboshi*, consejos que, con el tiempo, han demostrado que eran las piedras angulares de un tracto gastrointestinal saludable.

La primera proteína que tomó el bebé fue judías *azuki* de Hokkaido pasadas por el pasapurés, por supuesto integrales y cocinadas según la receta del maestro. Las primeras hortalizas fueron raíces. Un cuerpo débil debe fortalecerse desde la raíz con raíces biológicas: zanahorias, cebolla, apio, colinabo, *daikon*, raíz de bardana. Los primeros vegetales fueron de hoja verde: escarola, acelga, lechuga, borraja fresca. Por último, la fruta: manzana al horno con *kuzu*. El aceite se recomienda que sea de sésamo biológico.

¡Comparado con el hidrolizado de proteína, era mucho! ¡Y aquello era sólo el principio!

Eliminar el gluten y la lactosa-caseína en una persona debilitada es una buena opción, pero esto no permite seguir consumiendo alimentos ricos en almidón refinado, manipulados, alterados y químicamente tratados.

Si se desea alcanzar con rapidez una buena salud, es necesario que la alimentación sin gluten ni lactosa-caseína se componga de los mejores nutrientes que ofrece la naturaleza: arroz integral biológico, mijo biológico, judías *azuki* de Hokkaido, leche de arroz preparada en casa, malta de arroz puro (100 %), las mejores hortalizas y verduras, etc. De hecho, todo biológico y no modificado genéticamente.

En el texto *Carta al teólogo*, de mi querida amiga Paola Barone Inghilleri, se menciona una frase muy interesante: «Un poco de ciencia aleja de Dios, pero mucha ciencia conduce de regreso a Dios». Por analogía, podemos decir que esta información no debe entenderse a medias, ni aplicarse a medias; de lo contrario, no es posible llegar a la meta deseada.

Recordemos: la pequeña siguió sintiéndose mal a pesar de la eliminación del gluten y la lactosa-caseína. ¿Por qué? Alimentos sin gluten y sin lactosa-caseína, pero también con un poco de sentido común.

Volvamos, pues, a estudiar la razón por la cual el primer alimento que mi hija toleró fue la leche de arroz integral biológico preparada en casa. Primero, este ingrediente es «sano», en tanto que «integral», sin adición de pesticidas y sin gluten, con excepción de que se ha preparado de acuerdo con la receta sugerida por el maestro japonés, que tuvo en cuenta no sólo el equilibrio de las propiedades de los alimentos, sino también el estado débil del cuerpo que debía ingerirlo: por eso me sugirió que cocinara a fuego muy lento.

El maestro Muramoto me explicó con mucha precisión que los organismos débiles deben comer cereales sin gluten y arroz integral orgánico especialmente preparado en casa en forma de leche o crema. Y me puntualizó que estos organismos necesitan ingerir granos, no harinas.

Aquella afirmación me sorprendió un poco. ¿Qué podría cambiar si en lugar de granos de maíz consumía harina?

¡Estos japoneses saben más que el diablo!

Mientras hablaba para «ilustrarme», Muramoto tomó un libro que estaba sobre la mesa y se inclinó sobre él. Luego, dejó caer un puñado de granos de arroz en el libro, y después harina de arroz integral. ¿Resultado? El arroz integral se deslizó con gran velocidad hacia el centro, mientras que una parte de harina bajó, y otra se quedó en el mismo lugar donde había caído.

El profesor me miró para asegurarse de que había entendido el mensaje. Sí, con aquella demostración había descubierto la función del grano, la de la harina y el cambio del componente energético.

Y pensar que la mayoría de los celíacos come productos farmacéuticos sin gluten pero «súper-refinados»: galletas, bizcochos, harina para pan y pasteles obtenidos principalmente a partir de almidón de maíz no orgánico o almidón de arroz mezclado con almidón de patata, goma guar, carragenanos, emulsionantes, etc. Y que también contienen un poco de leche en polvo o de huevo en polvo, azúcar blanco refinado, etc...

No, el mundo de la «dietética farmacéutica sin gluten» se encuentra a 100 km de las teorías sanas del profesor Muramoto. Su línea, a una mirada más de cerca, no es tan difícil de entender. De hecho, también se encuentra en nuestra cultura. Cuando éramos pequeños y no teníamos bien los intestinos, la tía Fiorina, «nuestro pariente más querido y cercano, ángel de la guarda de mi madre», nos aconsejaba que tomáramos sólo agua de arroz durante todo un día, y luego que continuáramos dos días más con arroz blanco y un poco de pollo al vapor, si queríamos.

La tecnología y los medios de comunicación ultramodernos, que deberían permitir un diagnóstico rápido, exacto y preciso, quizá sean confusos, y a veces nos alejan de lo que se cree que es la reina en la medicina: la lectura cuidadosa del historial que lleva al diagnóstico correcto, del que nace la terapia apropiada consecuente.

«No se puede negar que el resto de nuestras opciones de tratamiento tradicionales convencionales están condicionadas en gran medida por una cultura farmacológica inspirada en la comercialización de los productos farmacéuticos: cultura valiosa e indispensable para nosotros, pero sobre la que no puede recaer el derecho de exclusividad. Existen, de hecho, principios activos, fármacos huérfanos, terapias recesivas no soportadas por una industria dominante «en la que el paciente asume la parte fármaco-económica y en la que el médico hace lo propio con la parte de la cultura médica». (Profesor Beniamino Palmieri, de la Universidad de Módena y Reggio Emilia, *Medicine naturali per mali innaturali*, en *Natura e Benessere*, diciembre de 2002).

El historial es el rey, el diagnóstico la corona y la terapia el cetro.

Una tríada que se aplica a cerebro «encendido» y sin «compromiso» puede llevarnos realmente al «Reino de la salud».

Y Muramoto así lo hizo, y sin TAC y sin exámenes, dio su diagnóstico y, sobre todo, sin medicinas (hidrolizado de proteínas, antibióticos, esteroides, antiinflamatorios, analgésicos, antipiréticos, agentes desensibilizantes, antihistamínicos, etc.) dictó la terapia. Así se ganó el juego de una «paciente que no podía sanar».

El maestro, además de traer la alegría y el bienestar a mi familia, también le hizo un favor al gasto público, porque desde entonces ya no fuimos más a la farmacia a buscar el hidrolizado de proteína que le costaba al estado muchísimo dinero.

«Los médicos son hombres que
prescriben medicamentos que conocen poco,
curan enfermedades que conocen menos
a seres humanos de los cuales no saben nada».
VOLTAIRE

Bibliografía

Abdullah, A. M.; Abdullah, M. A.; Abdurrah-man, M. B.; al Husain, M. A., «Glucose-galactose malabsorption with renal stones in a Saudi child», en *Ann Trop Paediatr*, vol. 12(3), 1932, páginas 327-329.

Bennett, W. G.; Watson, R. A.; Heard, J. K.; Vesely, D. L., «Home hyperalimentation for common variable hypogammaglobulinemia with malabsorption secondary to intestinal nodular lymphoid hiperplasia», en *Am J Gastroenterol*, vol. 82(10), octubre 1987, páginas 1091-1095.

Bhatia, K. P.; Brown, P.; Gregory, R., *et al.*, «Progressive myoclonic ataxia associated with coeliac disease. The myoclonus is of cortical origin, but the pathology is in the cerebellum», en *Brain*, vol. 118, n.º 5, 1995, páginas 1087-1093.

Bohles, H.; Michalk, D., «Is there a risk for kidney stone formation in cystic fibrosis?», en *Helv Paediatr Acta*, vol. 37(3), junio 1982, páginas 267-272.

Brooks, R. R.; Moorehead, T. J.; Pong, S. F., «Gastric toxicity and prostaglandin content in rats dosed with two chemically similar, nonsteroidal anti-inflammatory agents», en *Proc Soc Exp Biol Med*, vol. 202(2), febrero 1993, páginas 233-238.

Caramaschi, P.; Biasi, D.; Carletto, A., *et al.*, «Celiac disease and abortion: focusing on a possible relationship», en *Recenti Prog Med*, vol. 91(2), febrero 2000, páginas 72-75.

Carli, P.; Chagnon, A.; Harle, J. R., *et al.*, «In-flammatory rheu matism and celiac disease in adults. Coincidence or pathogenic rela-tionship?», en *Presse Med*, vol. 24(13), abril 1995, páginas 606-610.

Cernibori, A., «Partial seizures, cerebral calcifications and celiac disease», en *Ital. J. Neurol Sci.*, vol. 16(3), 1995, páginas 187-191.

Ciacci, C.; Cirillo, M.; Auriemma, G., *et al.*, «Celiac disease and pregnancy outcome», en *Am J Gastroenterol*, vol. 91(4), aprile 1996, páginas 718-722.

Cockel, R.; Anderson, C. M.; Hill, E. E.; Hawk-ins, C. F., «Familial steatorrhoea with calcification of the basal ganglia and mental retardation», en *Gut*, vol. 11(12), diciembre 1970, página 1064.

Collin, P.; Reunala, T.; Pukkala, E., *et al.*, «Coeli-ac disease-associated disorders and survival», en *Gut*, vol. 35, 1994, páginas 1215-1218.

Cooper, B. T.; Holmes, G. K.; Ferguson, R.; Cooke W. T., «Celiac disease and malignancy», en *Medicine* (Baltimore), vol. 59(4), julio 1980, páginas 249-261.

Depla, A. C.; Bartelsman, J. F.; Mulder, C. J.; Tyt-gat, G. N., «Anemia: monosymptomatic celiac disease. A report of 3 cases», en *Hepatogas-troenterology*, vol. 37(1), febrero 1990, páginas 90-91.

Dezi, R.; Niveloni, S.; Sugai, E., *et al.*, «Gluten sensitivity in the rectal mucosa of first degree relatives of celiac disease patients», en *Am J Gastroenterol*, vol. 92(8), agosto 1997, páginas 1326-1330.

Egan, L. J.; Walsh, S. V.; Stevens, F. M., *et al.*, «Celiac-associated lymphoma. A single institution experience of 30 cases in the combination chemotherapy era», en *J Clin Gastroenterol*, vol. 21(2), septiembre 1995, páginas 123-129.

Egan-Mitchell, B.; Fottrell, P. F.; McNicholl, B., «Early or pre-coeliac mucosa: develop-ment of gluten enteropathy», en *Gut*, vol. 22(1), enero 1981, páginas 65-69.

Flade, S., «Allergien natuerlkich behandeln», *Grafe und Unzer*, 1988.

Glikberg, F.; Eliakim, R., «Isolate iron defi-ciency: an atypical manifestation of celiac disease», en *J Fam Pract*, vol. 40(1), enero 1995, páginas 89-91.

Gobbi, G.; Bouquet, F.; Greco, L., *et al.*, «Coeliac disease, epilepsy, and cerebral calcifications. The Italian Working Group on Coeliac Disease and Epilepsy», en *Lancet*, vol. 340(8817), 22 agosto 1992, páginas 439-443.

Hankey, G. L.; Holmes, G. K., «Coeliac disease in the elderly», en *Gut*, vol. 35(1), enero 1994, páginas 65-67.

Hess, B., «Diagnostic markers in calcium neph-rolithiasis: current and traditional ideas with a new look», en *Schweiz Med Wochen-schr*, vol. 125(51-52), diciembre 1995, páginas 2460-2470.

Johnston, S. D.; Watson, R. G., «Small bowel lymphoma in unrecognized coeliac disease: a cause for concern?», en *Eur J Gastroen-terol Hepatol*, vol. 12(6), junio 2000, páginas 645-648.

Jones, D. P.; Stapleton, F. B.; Whitington, G.; Noe, H. N., «Urolithiasis and enteric hyperoxaluria in a child with steatorrhea», en *Clin Pediatr*, (Phila), vol. 26(6), junio 1987, páginas 304-306.

Martinelli, P.; Troncone, R.; Paparo, F., *et al.*, «Coeliac disease and unfavourable outcome of pregnancy», en *Gut*, vol. 46(3), marzo 2000, páginas 332-335.

Naveh, Y.; Rosenthal, E.; Ben-Arieh, Y.; Etzioni, A., «Celiac disease-associate alopecia in childhood, en *J Pediatr*, vol. 134(3), marzo 1999, páginas 362-364.

Panksepp, J., *A neurochemical theory of autism*, en *Trends in Neuroscience*, vol. 2, 1979, páginas 174-177.

Sahley, T. L.; Panksepp, J., «Brain opioids and autism: an update analysis of possible linkages», en *J Autism Dev Disord*, vol. 17(2), junio 1987, páginas 201-216.

Sandyk, R.; Gillman, M. A., «Infantile autism: a dysfunction of the opioids?», en *Med Hypotheses*, vol. 19(1), enero 1986, páginas 41-45.

Teichberg, S.; Isolauri, E.; Wapnir, R. A., *et al.*, «Development of the neonatal rat small intestinal barrier to nonspecific macromolecular absorption: effect of early weaning to artificial diets», en *Pediatr Res*, vol. 28(1), julio 1990, páginas 31-37.

Thomas, J.; Charransol, G.; Barthelemy, C., *et al.*, «Oxaluria in urinary lithiasis», en *Presse Med*, vol. 12(32), 17 septiembre 1983, páginas 1991-1994.

Tortorella, G.; Magaudda, A.; Mercuri, E., *et al.*, «Familial unilateral and bilateral occipital calcifications and epilepsy», en *Neuropediatrics*, vol. 24(6), diciembre 1993, páginas 341-342.

Trier, J. S., «Diagnosis and treatment of celiac sprue», en *Hosp Pract*, (Off Ed), vol. 28(4A), abril 1993, páginas 41-44;46, 48.

Vivaldi, P.; Prevedello, C.; Pedrazzoli, M., «A case of resistant sideropenic anemia. Adult celiac disease», en *Recenti Prog Med*, vol. 86(9), septiembre 1995, páginas 345-347.

Capítulo 2

Una guía para una alimentación sana

2.1

Orientación para una alimentación sana

Antes de pasar a las recetas, hay que tratar algunos principios clave inherentes al consumo del tipo de comida que propongo.

Los alimentos, considerados individualmente, son como las letras del alfabeto o las notas musicales. Por ello es importante, en primer lugar, conocer a fondo su identidad, saber cómo se utilizarán y con qué se combinarán; de lo contrario (al igual que puede suceder con las letras del alfabeto o las notas musicales), lo más probable es que juntemos elementos que al final no tengan un sentido completo, no posean una armonía o un equilibrio en el plato.

Un plato es perfecto cuando al saborearlo se nota la armonía de las partes, y después de haberlo ingerido, no quieres más, no te ves obligado a beber grandes cantidades de agua, no vas a buscar algo dulce, o con alcohol, y lo más importante, no necesitas antiácidos o digestivos.

Un plato es, por tanto, perfecto, cuando no te obliga a buscar otra cosa, que, en algunos casos, empeora tu estado. Citando las palabras de William Elena Roggero, una comida es buena cuando es «más natural, más limpia, más adecuada para crear una cualidad dentro y fuera de nosotros: la felicidad».

Estas afirmaciones no son «juicios» que procedan de un especialista en ciencia de la alimentación sino del mundo académico en el que me he «formado», que era mi casa, y en ella he leído docenas de libros y he quemado kilos de alimentos antes de empezar a entender algo.

Pronto me di cuenta de que no podía trabajar partiendo de la «fantasía», así que asistí a algunas clases de cocina serias y he mantenido contacto con expertos del sector que me han enseñado las reglas a seguir y los textos que hay que consultar para adquirir esa «brújula» que al final te indica con certeza el buen camino al que dirigirte, para que mi pequeña pudiera superar el estado crítico en que se encontraba. ¡Un estado caracterizado no sólo por su sufrimiento, sino, sobre todo, por las aproximaciones, intentos (a menudo errados), por la prisa y el ruido!

Entre las paredes domésticas me he dedicado a la lectura de varios textos, para ser honesta, que al principio me impresionaron un poco. Libros de dietética clínica, literatura médica, de asociaciones de celíacos, manuales de medicina, libros de médicos rusos, libros... de maestros japoneses... de expertos macrobióticos... ¡Y pensar que había pasado tanto tiempo en aprender a preparar la salsa como le gusta a mi marido!

¡Y qué eran aquellos términos de los últimos libros! «Cosas extrañas»... yin, yang, chi, pero ¿de qué hablaban? ¡Coma el grano con vida, no ingiera alimentos que se molieron hace mucho tiempo! Pero perseveré. Aprendí de estos expertos. Y todas las veces que había estudiado bien obtenía resultados. Las cosas mejoraron. ¡Mi hija recuperó la salud! Y los análisis lo confirmaron.

En mi recorrido ha sido fundamental la comprensión del significado del yin y el yang, el concepto de chi y la teoría de los cinco elementos.

En una síntesis extrema, el yin y el yang son un «monismo dualista». Es muy conocido el símbolo que representa dicha dualidad: un círculo dividido en dos por una especie de S.

Para la cultura oriental, yin indica la fuerza que produce la expansión (por ejemplo, la palma de la mano abierta y relajada). Yin es cualquier cosa que tienda a ampliar el espacio. Cuando leí esta expresión pensé inmediatamente en una explosión, y en el vientre de mi hija, siempre hinchado, grande y dolorido. Yin indica fuerza en expansión que centrifuga hacia el exterior; por ejemplo, una persona obesa es yin. Probablemente haga una dieta desequilibrada en la que los alimentos yin prevalecen sobre los yang, o tal vez consuma muchos medicamentos que se clasifican como yin, o ingiere yin a través del uso de drogas, alcohol, azúcares, etc. Yin indica dispersión, además de expansión, basta pensar en el efecto de un whisky: altera todos nuestros sentidos hasta que nos sentimos borrachos, débiles, frágiles, confundidos, yin.

Yin indica grande (entendido como medida); por ejemplo, una sandía es más yin que una cereza; yin indica alto: un apio cultivado con pesticidas es más yin comparado con un apio cultivado al natural, ya que es mucho más grande y más largo.

En resumen, yin es una fuerza que se expande.

En la alimentación, se consideran yin los azúcares, especialmente aquellos considerados *light*, los alcoholes y superalcoholes, los alimentos hidrogenados, los que contienen conservantes químicos, colorantes y emulsionantes, los alimentos grasos en exceso.

Pero no sólo los fármacos son yin, también existe el yin bueno: frutos orgánicos sanos, malta, miel, azúcar de caña integral, jarabe de agave o leche vegetal, postres y helados no alterados.

El yin es tan importante como el yang, porque se complementan, y en la sinergia equilibrada de los dos se tiende a la armonía.

La primera vez que leí la descripción de yang, enseguida me resultó un concepto más simpático. En realidad, fue una simpatía derivada del hecho de que mi hija (me explicaron), en yin en aquel momento, debía equilibrarse hacia el yang.

De inmediato asocié a este término el camino a seguir para conseguir buenos resultados. Con el tiempo me di cuenta de que no se trata de uno bueno y uno malo, sino de que el yin y el yang son equivalentes, y tanto el uno como el otro puede ser nuestra solución, dependiendo de la situación individual y específica. ¿Qué es el yang? Yang es la fuerza centrípeta, que tiende a disminuir (la palma de la mano cerrada).

Una cosa puede ser llamada yang si es compacta, está comprimida, es densa. Por ejemplo, en una fruta, la parte yang es el hueso, mientras que la parte que lo recubre, es decir, la pulpa, es yin, porque se expande. Un prototipo de yang es la sal. De hecho, cualquiera puede observar lo contraída que está la sal y cómo conserva esas características. Si le ponemos sal a un vegetal, este tenderá a contraerse y a liberar agua (es decir, el yin).

Yang es una persona robusta, no muy alta, pesada en general, con un carácter que tiende a ser agresivo, tenso, nervioso y siempre activo, y que tiene dificultades para relajarse.

Con respecto al mundo de las plantas, las raíces son generalmente yang, como zanahorias, rábanos, raíz de bardana, etc. No hay que confundir, sin embargo, las raíces con tubérculos: la patata crece bajo tierra, como las raíces, pero es yin.

Yang se asocia a la luz del día, al calor, a la actividad; yin, sin embargo, a la noche, a la oscuridad, al frío, a la pasividad.

Yang es de género masculino, yin es femenino. El yang no se puede separar del yin. Juntos crean la vida, que está en constante cambio. El latido del corazón, por ejemplo, es a la vez yin y yang, ya que el corazón se expande y se contrae.

Inclinarse demasiado hacia el yin implica desear el yang; por ejemplo, beber demasiada agua elimina minerales, y esto nos obliga a desear cosas saladas; por el contrario, ingerir demasiada sal conduce a beber constantemente. En este sentido, el maestro Muramoto dice: «El hombre sabio y razonable, consciente de la atracción natural entre el yin y el yang, se preocupa de que sus deseos no oculten su sabiduría. Sólo el tonto se rige por las atracciones repentinas; cuando tiene hambre come hasta sentirse lleno, cuando tiene sed bebe hasta que se siente enfermo. Aprendemos que el hombre libre es aquel que acepta las dos fuerzas como expresión de la ley de la naturaleza, sin ser controlado o dominado por ellas».

Observemos las fases de la luna: crece hasta su máximo, lo que representa una situación yang, y luego disminuye en una etapa que podemos describir como yin, para empezar de nuevo el proceso. Esto ilustra cómo la consecución del máximo yang conduce al yin, y viceversa. Yin y yang se persiguen, se repiten, y perpetúan inevitablemente.

Éstas son las dos primeras llaves que abren las puertas a una vida más consciente. Empecé a sentirme más orientada porque descodificaba algo más de este planeta que por primera vez consideraba ahora como mi casa.

Pero ¿qué hace mover al yin y al yang? La medicina china cree que es el chi.

Chi: el carácter japonés para la palabra *chi*, traducido literalmente es «energía de arroz». El chi japonés se pronuncia *chi* en China, y *yi* en coreano. No es fácil definir el chi. Podría ser «carga electromagnética» o «vibración» [Kushi, M., *Il libro dei remedi macrobiótici*, página 24].

El chi es atribuido, en Oriente, a cada ámbito existente; de hecho, toda la filosofía oriental se basa en la visión de la existencia como chi. El chi de los alimentos, o la energía chi en un alimento, es examinado por los médicos orientales antes de recomendar una dieta al paciente, con el fin de comprender plenamente los beneficios que el organismo obtendrá de esa energía chi específica (la comida) cuando la consuma.

Los médicos orientales consideran los síntomas y las enfermedades como manifestaciones diferenciadas del chi, y establecen los medios para actuar sobre ellos. Por ejemplo, la expresión *BIO CHI*, literalmente, significa «el chi está sufriendo», «el chi está dañado», que para nosotros sería el término «enfermedad». A partir de este concepto se desarrollan la medicina, los tratamientos dietéticos, el shiatsu, la moxibustión, la pranoterapia, la acupuntura, etc.

El chi podría considerarse como «energía vital»; el bloqueo del chi constituye la enfermedad. El bloqueo es el resultado de un desequilibrio energético producido por la «sobrecarga de energía» en ciertos órganos o sistemas y por la «escasez de energía» en otros.

La fluidez del chi se muestra, de una forma tangible y sencilla, en la interacción correcta (en diversos campos como la alimentación, el estilo de vida, etc.) entre el yin y el yang.

La aplicación correcta del yin y el yang mejora el chi, que es la fuerza de la vida, o la fuerza original: la aplicación incorrecta de estos dos principios conduce a bloqueos o desequilibrios del chi.

El perfecto flujo del chi se determina mediante el mantenimiento de un equilibrio constante, ya sea de los factores emocionales (modo de vivir, de pensar, manera de sentir y reaccionar, la influencia de los colores, etc.) o de los factores bioquímicos (alimentos, sabores, amalgamas dentales, vacunas, temperatura, estaciones, clima, agresiones ambientales de diversa índole, etc.).

En este momento es apropiado hablar de los cinco pilares que sustentan la filosofía y los principios fundamentales de la medicina oriental, «los cinco elementos», que son: metal, agua, madera, fuego y tierra.

El metal, considerado sales minerales, nutre el agua, que alimenta la madera (los árboles), que quema y da lugar al fuego y las cenizas vuelven a la tierra. Éste es el ciclo vital perpetuo identificado por los orientales.

- El **metal** está relacionado con la comunicación «interna-externa», y los órganos correspondientes son los pulmones y el intestino grueso.

  Los primeros, al entrar en comunicación con el aire, retienen el oxígeno y liberan dióxido de carbono; el segundo, a cargo de la asimilación, retiene los nutrientes necesarios y libera lo que no necesita. El sabor que corresponde al metal es el picante; por ejemplo, el jengibre; la estación es el otoño, la sensación es la tristeza, el color es el blanco.

- El **agua** se relaciona con la vejiga y los riñones; el sabor es el salado, la estación es el invierno; la emoción es el miedo y el color es el negro.
- La **madera** se relaciona con el hígado y la vesícula biliar; el sabor es el ácido, como el del *umeboshi*; la estación es la primavera; la emoción es la ira y el color es el verde.
- El **fuego** está relacionado con el corazón y el intestino delgado. Este elemento nutre el espíritu y el cuerpo y también lleva a cabo tareas tales como la interpretación, la asimilación y la selección. El fuego está relacionado con el «triple», que incluye el sistema endocrino, que controla la actividad de la termorregulación del sistema inmune. Relacionado con el fuego está el «maestro del corazón», que tiene el control de la circulación de la sangre, la sexualidad y la emotividad. La emoción es la alegría, el color es el rojo, la estación es el verano y el sabor es el amargo.
- La **tierra** se relaciona con el estómago, el bazo y el páncreas; el sabor es el dulce; la estación es a finales de verano y todos los cambios de estación; la emoción es la ansiedad mezclada con la aprehensión y el color es el amarillo.

Estos elementos son esenciales en la medicina oriental para entender la enfermedad que sufre el paciente. La investigación también se lleva a cabo a través de un análisis cuidadoso al escuchar el pulso de los aspectos somáticos que caracterizan a una persona, para poder determinar las causas de la enfermedad, para tener un diagnóstico y organizar la atención personalizada, que consiste sobre todo en la dieta, así como en diversos recursos, como la acupuntura, la moxibustión, y así sucesivamente.

(El médico oriental por tradición es muy cuidadoso en el diagnóstico y, después, en el tratamiento. De hecho, en Oriente, el médico sólo recibe el pago del paciente si lo ha curado; si el paciente sigue enfermo, deja de pagar al médico, que ha reducido sus esfuerzos para mejorar su salud).

El asesoramiento dietético está, por tanto, basado en tres principios fundamentales:

1. El análisis del chi.
2. La correcta aplicación del yin y el yang.
3. La teoría de los cinco elementos.

Como todos sabemos, la alimentación humana se sustenta en seis nutrientes, que a nivel químico son:

- Nutrientes orgánicos (proteínas, lípidos, hidratos de carbono y vitaminas);
- Nutrientes inorgánicos (minerales y agua).

Todos los nutrientes contribuyen a la formación de la célula, pero cuando se examinan a nivel individual, cada uno realiza una actividad básica sobre las otras:

- Las **proteínas** tienen principalmente una función plástica.
- Los **carbohidratos** tienen principalmente una función energética dinámica.
- Los **lípidos** tienen principalmente funciones energéticas y térmicas.
- Las **vitaminas** tienen especialmente funciones de protección.
- Los **minerales** tienen tanto funciones protectoras como plásticas.
- El **agua** tiene una función plástica por excelencia.

Así que, resumiendo en términos más simples, el hombre necesita alimentarse de cereales, proteínas, verduras, frutas, grasas, aceites, azúcares, agua, vitaminas y minerales.

A partir de estos elementos consumimos los nutrientes para nuestra supervivencia. Pero orientarnos correctamente dentro de las categorías enumeradas no siempre es fácil, sobre todo ante una enfermedad que requiera tener una idea muy clara para disponer de la dieta óptima para la recuperación de la persona y que no añada otro tipo de daños debido a una introducción incorrecta. Las teorías antes enunciadas pueden ser el camino idóneo para alcanzar una experiencia culinaria satisfactoria y saludable. Otro dato importante que hay que tener en cuenta es la acidez y la alcalinidad de los alimentos, así como el conocimiento de nuestro pH urinario y pH salival, a partir del análisis matutino, antes de tomar líquidos o sólidos, con los test estándar que pueden encontrarse en las farmacias. Una persona perfectamente sana debe tener un pH de la orina y de la saliva que se aproxime a 7, que es un valor neutro (*véase* ficha informativa n.º 23 sobre el pH).

2.2

Acidez y alcalinidad de los alimentos

El grado de acidez de una sustancia se mide mediante el pH (potencial Hidrogenum).

Considerando que el pH 7 indica el valor de una sustancia neutra, se llaman soluciones ácidas aquellas en las que el pH es inferior a 7, y soluciones básicas aquellas en las que el pH es superior a 7. Algunas sustancias producidas por el organismo tienen un pH ácido, como los jugos gástricos; otras, en cambio, son (o deberían ser) neutras-alcalinas, como la sangre y la saliva. El organismo funciona bien cuando todos los tejidos y órganos mantienen su pH muy próximo a su valor óptimo. Una alteración del pH orgánico provoca desequilibrios en el organismo.

Cada alimento contiene tanto sustancias ácidas como alcalinas. Se consideran alimentos ácidos aquellos en los que prevalecen muchos ácidos orgánicos y elementos como el azufre, el fósforo y el cloro; son ácidos las frutas, los tomates, las verduras, las legumbres, las patatas, el vinagre, el queso...

Se llaman alimentos alcalinos aquellos en los que los ácidos están ausentes o casi ausentes, y hay elementos tales como el sodio, el potasio, el hierro, el calcio, etc., y son alcalinos todos los alimentos ricos en proteínas.

Algunos ácidos orgánicos, en cantidades apropiadas, son beneficiosos y necesarios para el organismo. Estos ácidos son: ácido cítrico, láctico, málico, tartárico, fólico, acético, etc.

En cambio, otros ácidos pueden ser dañinos o tóxicos si se consumen en exceso; dentro de estos encontramos:

- El ácido oxálico, que se encuentra en espinacas, tomates, café, té con teína, etc.; este ácido potencia la formación de cálculos en los riñones y reduce la absorción de los minerales.
- El ácido tánico está presente en el café, el té, el vino, etc.; impide la correcta digestión de las proteínas.

- El ácido benzoico, que se halla, por ejemplo, en las ciruelas, cuando se combina con el ácido úrico, causa cálculos biliares, cálculos renales y gota.
- El ácido butírico, producto del enranciamiento de los aceites hidrogenados, frutos secos y productos animales grasos, se opone a la acción de las vitaminas y daña los riñones y el hígado.
- El ácido úrico (legumbres, carne, pescado...) provoca la formación de cálculos renales.
- El ácido fítico, presente en las naranjas, las nueces, el salvado, etc., disminuye la absorción del calcio y del magnesio.

Cuando un alimento ácido, como la fruta, rica en ácidos orgánicos, se metaboliza, produce una reacción que deja en el organismo restos alcalinizantes. Se dice entonces que la fruta tiene un efecto alcalinizante. La carne, en cambio, es alcalina porque es rica en proteínas, y después de ser metabolizada deja restos acidificantes, es decir, que tiene un efecto acidificante. Los alimentos se pueden dividir en tres categorías.

- **Alimentos acidificantes:** todos los productos animales y sus derivados, como la carne, el pescado, los huevos, el queso, la mantequilla, la margarina y los aceites refinados, el vinagre de vino, el azúcar, la harina refinada y los cereales refinados, el chocolate, todos los alimentos, bebidas, postres y helados con conservantes y aditivos químicos, los cereales industriales no biológicos, etc.
- **Alimentos menos acidificantes:** aceite virgen prensado en frío y sin refinar, miel, malta no industrial, cereales enteros biológicos, frutas o cereales aceitosos pequeños (excepto las almendras), las legumbres, cuando se consume en pequeñas cantidades, el azúcar integral de caña, el té natural sin teína, etc.
- **Alimentos alcalinizantes:** sal, hortalizas, fruta fresca consumida entre las comidas, frutos secos (pasas, higos, orejones de albaricoque), almendras.

El exceso de alimentos acidificantes y la escasez o carencia de los alcalinizantes, comer demasiado, masticar muy poco, una cocción no adecuada y combinaciones incorrectas de alimentos se encuentran entre los factores más comunes causantes de la acidificación de la sangre [Rosel, D., *Saper mangiare*, Pegasus, 1990].

Sin embargo, sin un modelo preciso por el que regirse, es muy difícil orientarse en la alimentación.

Un esquema muy claro, que encontré en el libro del maestro Muramoto *El medico di se stesso,* me ayudó a superar muchos problemas y me condujo a una aproximación correcta de una ingesta dietética saludable. Lo extraigo de la página 88, tal como él lo escribió, y lo propongo en las páginas siguientes, revisado adecuadamente para aquellos que quieren seguir una dieta natural sin gluten, ni leche de vaca, ni caseína bovina, ni azúcar refinado, ni carne de cerdo.

2.3

Los alimentos: la diferencia existe, nosotros no la vemos... pero nuestro organismo... ¡sí!

Cabe señalar que los cereales no son todos iguales. Ingerir cereales biológicos, integrales, en grano, es mucho más saludable que consumir cereales refinados, en forma de pasta, galletas, dulces o incluso en productos a base de almidón refinado, entre otras cosas [Kousmine, 1989]; una proteína no sustituye a otra, ya sea animal o vegetal, porque, de hecho, hay que hacer hincapié en que las diferencias residen en el origen y en el lugar y en la forma en la que se cultiva o se cría.

«La diferencia está ahí, pero no la vemos» es un discurso particularmente cierto en el caso de los cultivos de organismos genéticamente modificados (OGM) tratado en una investigación científica en la «Ficha informativa n.º 10» en la página 614. Para evitar el consumo de soja o derivados de la soja, maíz, cacao, etc., genéticamente modificados, es bueno comprar los productos con certificación biológica, lo que garantiza que no es un OGM.

En cuanto a las proteínas animales, el pescado de mar es muy diferente del de vivero, y esto también se aplica a las aves de corral, a los conejos o a la carne roja de las granjas biológicas, que tienen un valor nutricional más alto que los de la cría intensiva.

La cocina macrobiótica contempla, por regla general, las proteínas vegetales, pero también las animales, como los huevos y el pescado; sin embargo, en varias ocasiones, los expertos a los que consulté me han aconsejado que le diera a mi hija, una o dos veces por semana, pequeñas cantidades de carne blanca biológica como conejo, pollo, cordero y, en ocasiones, ternera ecológica y, en cinco años, los consejos incluyeron también, de 2 a 3 veces al mes, queso fresco de cabra o de oveja, limitando al mínimo, en cambio, el consumo de quesos curados. Me gustaría señalar que estos alimentos, incluso cuando no se tienen intolerancias especificas a la leche y al queso y el sistema gastrointestinal funciona perfectamente, se deben comer con moderación.

Es importante no consumir salchichas industriales que, con frecuencia, contienen lactosa para la compactación, así como, a veces, gluten.

Sólo en ocasiones especiales se pueden consumir embutidos artesanales biológicos, después de asegurarse de que realmente estén libres de lactosa y gluten. Por último, hay que evitar las salchichas frescas, por las razones que se exponen a continuación.

En septiembre de 2002 fui a un supermercado muy conocido de Salerno, miré el mostrador de la carne, donde había unos paquetes de «salchichas de pollo con verduras» (decía la etiqueta). Traté de enterarme de qué contenía el producto, pero la etiqueta no decía nada más. Le pregunté al carnicero y a los empleados, que dieron poca importancia a mi pregunta y me dijeron: «Señora, esté tranquila, no lleva nada más».

Pero seguí mirando en el mostrador, y observé que en el envase de unas salchichas de pavo de un fabricante conocido ponía la lista de los ingredientes: lactosa y otros agentes compactantes. Estaba a punto de comprar el paquete anterior que había bautizado como «libre de lactosa y otros» cuando la duda se apoderó de mí.

Busqué al encargado del supermercado y le pregunté si podía asegurarme que el paquete en cuestión sólo contenía pollo y verduras.

Muy cortésmente me contestó que aquel producto no era local, que venía envasado y que se presentaba en una caja que contenía una sola etiqueta con todos los ingredientes del paquete, y que ésta (según él) no iba destinada al expositor, y que sólo se mostraba al consumidor si éste lo requería.

LAS ETIQUETAS AYUDAN MUCHO A IDENTIFICAR LOS INGREDIENTES	
Sustancias peligrosas	**Sustancias no peligrosas**
Trigo, cebada, centeno, harina de trigo, de cebada y de centeno, almidón, almidón de trigo, malta (de cebada).	Harina y almidón de arroz, de maíz, de soja, de patatas, de castañas, de mijo, alforfón, maltosa, maltitol, maltodextrina, glutamato y aditivos varios, semillas de guar, de algarrobo, carragenina.
[Greco, L., *Vivere felice senza glutine*, AIC Campania, 1999]	

Permitió que la leyera. Para mi gran sorpresa, leí lo que contenían las salchichas de pollo y verduras (lo mismo que la otra): lactosa como compactante y otras «cosas», todas «según la ley».

Moraleja de la historia. Para comer salchichas de pollo u otras carnes, es recomendable acudir a un carnicero serio y de confianza, pedir pollo de corral, picar la carne y que las haga delante de uno mismo. Sólo así se está seguro de que no hay nada en el producto.

Sin embargo, la Comisión Mundial «Codex Alimentarius» aprobó en julio de 1999 un documento en el que se recomienda que el etiquetado debe indicar todos los ingredientes que pueden causar hipersensibilidad. La lista de ingredientes que deben figurar incluye todos los cereales que contienen gluten (trigo, cebada, centeno, avena, espelta o sus derivados) y también la lactosa.

Debo señalar en este punto que en las etiquetas de todos los fabricantes más conocidos de alimentos biológicos a menudo se explica cada mínimo detalle. Por ejemplo, si se compra en una tienda de alimentos sanos un paquete de galletas elaboradas con harina de arroz, harina de maíz, margarina vegetal no hidrogenada y malta de maíz, en la etiqueta se especificará que la margarina es de pipas de girasol y que los ingredientes con los que se ha preparado la malta de maíz son: maíz, cebada y agua. Así que si se es celíaco uno puede saber que ese alimento contiene gluten.

Si las galletas tienen los siguientes ingredientes: harina de arroz, harina de maíz, margarina no hidrogenada de girasol y malta de maíz 100 %, en la etiqueta encontrará una explicación detallada en la que se relacionan los ingredientes específicos de la malta en cuestión, a saber: maíz, agua. El producto no contiene gluten y es apto para el consumo de los celíacos. Así que no hay ningún misterio en el asunto.

El único misterio para mí es, en cambio, comprender por qué sólo algunas personas hoy en día leen las etiquetas.

Así, en las tiendas de alimentos naturales existen productos disponibles para los celíacos que se pueden identificar por el símbolo de la espiga en el embalaje, que señala la no presencia de gluten, y también hay otros que, a pesar de no tener esta marca, se incluyen en el manual oficial para celíacos, y aparecen identificados con el texto «100 % arroz» o «100 % maíz».

Cuando estoy en un supermercado y leo la etiqueta de un producto, la gente con frecuencia se acerca y me pregunta intrigada: «¿Ha caducado? No está bueno. ¿Quién sabe lo que le ponen?». Yo respondo: «No se preocupe señora, sólo estoy leyendo la etiqueta».

Leer las etiquetas parece que causa «preocupación» o «pánico». En cambio, es un hábito sabio, y es nuestro deber saber lo que compramos y, sobre todo, un derecho si tenemos alergias alimentarias graves, como la celiaquía o la intolerancia a la lactosa y a la caseína.

Las farmacias proporcionan muchos productos para celíacos, y eso, en teoría, debería ser una garantía para los intolerantes, por lo que casi nadie se detiene a leer los ingredientes, ya que se consideran «seguros».

Estos productos sin gluten, sin embargo, a menudo se elaboran a partir de almidón refinado, fécula de patata, carragenina, emulsionantes, etc. ¡Seamos realistas, no es lo mejor que puede ofrecer la naturaleza!

En este sentido, el profesor L. Greco, gastroenterólogo del Policlínico «Federico II» de Nápoles afirma: «Los productos especiales sin gluten, proporcionados por la farmacia, tienen un papel de menor importancia en la dieta del celíaco. [...] De hecho, es muy importante que no nos acostumbremos a vivir de «sustitutivos» [...], sino a desarrollar alternativas alimentarias [...]. Un niño o un adulto que trabaja en Europa debe ser educado para que elija las cosas más buenas entre los alimentos libres de gluten [...] se trata de adquirir el placer de la alternativa a la pasta y al pan, no vivir de falso pan y falsa pasta» [Greco, L., *Vivire felice senza gluten*, Campania AIC, 1999]. El profesor Luigi Greco incluye en su texto la tabla anterior para informar a los celíacos de que con la lectura de las etiquetas podemos identificar los ingredientes del producto para ver si se ha elaborado con o sin gluten.

- Antes de cocer los cereales en grano sin gluten se recomienda lavarlos muy bien.
- En cuanto al pescado blanco, se puede elegir entre lenguado, filete de mero, lubina, filete de bacalao, etc. Nunca pescado de vivero, sino rigurosamente fresco y de mar. En cuanto a los crustáceos y los moluscos no hay que abusar. Se recomienda consumir pescado azul de gran tamaño (pez espada, atún, etc.) con menor frecuencia, porque cuanto más grande es el pescado, mayor será la posibilidad de que pueda contener mercurio.
- Hay que tener presente que la proteína siempre debe estar asociada a las verduras y a las hortalizas, y la misma norma se aplica a los cereales.
- Si se practica deporte, es bueno consumir ambas proteínas, animales y vegetales, evitando ingerirlas en la misma comida.

- Es importante consumir verduras biológicas y de temporada (lechuga, escarola, brócoli, repollo, rúcula, acelga, etc.), tanto cocinadas como crudas, y usar de manera regular las raíces (rábano, raíz de bardana, zanahoria, cebolla, apio, nabo, etc.). Para orientarnos mejor en la elección de los alimentos es útil consultar la tabla de alimentos presentada por el profesor Muramoto, que se incluye en este capítulo, y las tablas para los intolerantes de las páginas siguientes.
- En cuanto a los ingredientes, hay que recordar que entre los más sabrosos y los más beneficios se encuentran: gomasio, *umeboshi*, *miso*, arroz y sal entera (que contenga cloruro de magnesio).
- La alimentación macrobiótica también prevé el uso de *shoyu* y *tamari*. Pero hay que evitar el consumo de *shoyu*, ya que contiene trigo, por lo que no es apto para celíacos.

El *tamari* está elaborado sobre todo con soja y sal. Puede ser consumido por los celíacos, ya que no contiene gluten. En el año 2003 se hizo un análisis de los ingredientes del *tamari* de una conocida marca de productos ecológicos, y el resultado documentó con gran precisión la no existencia de gluten.

De hecho, la investigación (realizada en busca de la más mínima traza de gluten) se realizó sobre una muestra de 250 ml en el Centro de Investigación y Análisis Químico «Chemicalcontrol s.l.r.» con un método muy moderno y sensible, el VN 02 MI 1284/2002, e indicó lo siguiente: Gluten: examen negativo inferior a 3 mg/kg, donde «negativo inferior que 3 mg/kg» representa el valor mínimo de gluten registrable por el método de búsqueda utilizado en el análisis.

Es importante recordar que el Codex Alimentarius de 1999 establece que el umbral de tolerabilidad aceptable de trazas de gluten en los productos sin gluten es de 200 mg/kg. Así que el *tamari*, si nos regimos por los parámetros del Codex Alimentarius de 1999, es un alimento sin gluten.

Es un producto óptimo para condimentar, pero no se recomienda para las personas con intolerancia manifiesta a la soja. No es adecuado para el uso diario ni para los niños menores de seis años. Así que si este producto no es del agrado del consumidor, siempre puede continuar condimentando las comidas con sal y aceite de oliva virgen extra.

Sobre el aceite, Kousmine afirma en su *Salvate il vostro corpo* [Tecniche Nuove, 1987] que: «En la década de 1940, la técnica de extracción del aceite vegetal sufrió un cambio importante. Se observó en el hecho de que la presión en frío extraía la mitad del contenido de aceite de las semillas, mientras que la presión en caliente (de 160 a 200 grados) daba el doble de rendimiento, exactamente como la extracción con hexano (disolvente similar al benceno, ¡que es imposible de eliminar por completo!). A partir de ese momento se empezaron a vender sólo grasas cocidas y refinadas, y se olvidó el viejo hábito de sazonar los alimentos con un chorrito de aceite de oliva natural. Hoy existen aceites estables, fácilmente almacenables, que han perdido su sabor característico y la capacidad de ponerse rancios, pero dichos alimentos están muertos, desprovistos de los elementos necesarios para el buen funcionamiento de nuestro organismo y para la renovación de los tejidos. Las vitaminas del grupo F, por ejemplo, o ácidos grasos poliinsaturados, que se hallan en el aceite y que son esenciales para el organismo, bajo la acción del calor se alteran y se convierten en biológicamente inactivos».

En el mismo texto (página 20), Kousmine se pronuncia así sobre las grasas vegetales y las margarinas: «En un momento dado, se introdujeron las grasas vegetales en la industria alimentaria. Se sabe que los vegetales, a una temperatura normal de 20 °C, no producen grasas sólidas, sino sólo aceites, y para transformar el aceite en grasa sólida es necesaria la intervención de sustancias químicas. Si se calientan materias primas de escasa calidad (como el aceite de palma o de palmiste) en presencia de níquel e hidrógeno, se eleva el punto de fusión de estos cuerpos grasos y se producen sustancias sólidas a 20 °C. Este proceso se llama hidrogenación».

La doctora Catherine Kousmine añade: «El consumo de alimentos demasiado refinados, a veces incluso viejos, carentes de sustancias vitales, como la harina blanca y el azúcar refinado, la ausencia de cereales vivos y completos, el uso de aceites de extracción en caliente, de sustancias grasas inadecuadas en dosis excesivas, la falta de grasas esenciales, el uso excesivo de la carne y de los alimentos enlatados y la escasez de verduras y frutas frescas, especialmente ricas en vitaminas, minerales y fibras esenciales para el buen funcionamiento de los intestinos, son los errores más comunes que cometemos todos los días en la preparación de nuestros platos, y, sin embargo, son fácilmente corregibles. Las diversas enfermedades que nos aquejan, ya sean funcionales u orgánicas, se deben a la debilidad de nuestro organismo y su sistema inmunológico, a su vez causada por una mala alimentación... El progreso científico sin duda puede hacer un análisis más preciso de los elementos que componen nuestro cuerpo y de las leyes que rigen su equilibrio, aunque, por supuesto, el número es enorme, y puede ser emocionante, pero también complejo, incierto y costoso. Además, me pregunto si ese conocimiento se puede aplicar indiscriminadamente. Yo no estoy tan segura. Así que creo que es más útil reajustar el equilibrio de la comida de nuestros antepasados que dio resultados concretos, en lugar de esperar algo de un gran avance científico que por ahora sigue siendo muy problemático».

Por lo que respecta a los azúcares *light*, es decir, esos productos químicos sin calorías añadidas» (aspartamo, sacarina, etc.), deben evitarse a toda costa [Acerra, L., *Sugar blues 2. Nuovi veleni senza calorie aggunte*, Macro Edizioni, 2000], como también debe evitarse el azúcar refinado. Es más adecuado el uso de azúcares menos agresivos para nuestro metabolismo, como el azúcar de caña sin refinar, la miel biológica, la malta 100 % de arroz, la malta 100 % de maíz, el jarabe de arce, el jarabe de agave, etc.

Es importante el discurso inherente al agua. Ya se informó de que «también somos lo que bebemos». Pasteur dijo: «Bebemos el 90 % de nuestras enfermedades». Con esa afirmación probablemente se estaba refiriendo a las muchas aguas no aptas para el consumo humano porque no son potables pero, por supuesto, no podía imaginar que 70 años después, el agua se convertiría en un problema mucho más grave, aunque poco conocido: las tuberías que conducen el agua a los grifos de nuestras casas, de hecho, contienen «eternit», es decir, «amianto», y en algunos casos incluso están corroídas (sólo hay que ver los proyectos hídricos y los materiales empleados en las décadas de 1970 y 1980).

Además de esto, es importante saber que el agua «dura», contaminada, tratada y clorada está directamente relacionada con un mayor índice de enfermedades y de mortalidad. La presencia de nitritos en el agua contaminada por fertilizantes utilizados en la agricultura es una de las causas de los tumores intestinales en adultos. Los nitratos son en especial peligrosos para los niños pequeños, el aluminio está implicado en la génesis de la demencia senil (enfermedad de Alzheimer), mientras que el flúor desencadena otro tipo de problemas igualmente graves. El fluoruro se usa para desinfectar el agua potable en Estados Unidos, y parece que está relacionado con las tendencias agresivas y homicidas de los «asesinos en serie», de acuerdo con los últimos estudios realizados en Estados Unidos [Yates, A., *Medicina Ortomolecolare,* Tecniche Nuove, 1998, página 168].

Entonces, ¿qué hacemos? ¿Qué agua usamos para cocinar, lavar las frutas y verduras, y, sobre todo, para beber?

Incluso el doctor A. Yates, en su examen sobre el agua, recomienda elegir un agua con un pH que se encuentre entre 6 y 6,8 y un residuo fijo de

50 mg/l calculado a 180 °C. No es casualidad que las aguas de este tipo tengan precios altos, porque su calidad es excelente.

Una discreta solución, que se puede adoptar una vez y para siempre, puede ser la de instalar, sólo en la cocina, un depurador de agua de ósmosis inversa, que permite utilizar el agua de las cañerías, pero purificada. Esto asegurará, si no una calidad excelente, al menos ciertamente potable.

En cuanto a la sal, la necesidad nutricional del ser humano se fijó en medio gramo de sal por día para un adulto promedio. Tres gramos aún se consideran una cantidad razonable.

Annemarie Colbin escribe: «El estadounidense promedio consume de 12 a 18 gramos de sal por día. Esta cantidad incluye no sólo la sal añadida a los alimentos durante la cocción o la utilizada en la mesa, sino que, como el cloruro de sodio se utiliza como conservante o para dar sabor, lo encontramos en el queso, la carne, las legumbres y hortalizas en conserva, la salsa de tomate, los aperitivos salados, etc. Otras fuentes de sodio son los productos horneados, ya que para su elaboración suele emplearse la levadura de bicarbonato de sodio, y también conservantes a base de compuestos de sodio, e incluso agua de Seltz. Si una cantidad moderada de sal es esencial para la vida, ya que estimula la digestión, un exceso puede causar muchas enfermedades. No sólo potencia la rigidez y el endurecimiento de las arterias, sino que también actúa como un freno, mantiene la grasa. Un exceso de sodio implica trastornos renales, retención de líquidos, hipertensión, enfermedades cardiovasculares, migrañas y, posiblemente, incluso cáncer de estómago.

La sal que se comercializa actualmente tiene un contenido en sodio mayor que el de la sal marina tradicional, ya sea porque se extrae del suelo, o porque se incorporan varios compuestos de sodio. Es más que probable que estos aditivos ejerzan una influencia perjudicial en el organismo. La sal marina contiene cloruro de sodio aproximadamente en el 78 %, un 12 % de cloruro de magnesio y cantidades más bajas de sulfato de calcio y magnesio, mientras que la sal de roca extraída de Utah, por ejemplo, contiene cloruro de sodio al 98 %, más un 0,2 % de hierro, un 0,31 % de calcio y porcentajes incluso inferiores de azufre, aluminio y estroncio».

Los expertos en alimentación macrobiótica natural recomiendan consumir sal marina. Elena Roggero Guglielmo, sin embargo, señala: «En cualquier caso, no hay que utilizar sal marina gris: es demasiado fuerte para nuestro organismo y puede causar fácilmente problemas renales. La variedad blanca de sal marina es más adecuada para nuestra alimentación».

La sal marina integral es un alimento/condimento extremadamente yang: el más yang de todos los condimentos utilizados en la cocina, ya que tiene características muy especiales, así que es importante aprender el uso adecuado.

Además, la sal integral contiene muchos otros minerales que son esenciales para nuestro metabolismo (aunque en pequeñas cantidades), y que difícilmente podemos obtener de otros alimentos.

Se debe recordar que también existen grandes cantidades de minerales presentes en las algas marinas, en los vegetales, en los cereales en grano, en el pescado. Si no utilizas azúcar refinado y todo lo que lo contiene (que consume la sal del organismo), el mínimo uso de la sal marina y de los alimentos descritos antes ya proporciona una buena cantidad de elementos esenciales. Así, para una dieta más saludable, es necesario disminuir la cantidad de este condimento, educar al paladar para que consuma menos sal.

Por la tarde, es bueno tomar fruta fresca, o zumo de zanahorias orgánicas o de arándanos sin azúcar. Y, si se desea, también sin piel.

En este texto se presentarán recetas que satisfacen las necesidades tanto de aquellos cuyas razones de salud específicas deben seguir una dieta más cercana a los principios macrobióticos, como de aquellos que sólo tienen que evitar alimentos como el gluten, la leche y los quesos de vaca, los huevos, la carne y los embutidos de cerdo, la proteína animal, el azúcar refinado, los azúcares *light*, los cereales o el almidón refinados, los tomates, la levadura, la margarina, los aceites hidrogenados, etc.

Este texto también contiene varias recetas dulces y saladas deliciosas, que también incluyen algunos ingredientes de origen animal. Deben consumirse en pequeñas cantidades y sólo en ocasiones especiales, cuando la persona tiene un buen estado de salud (por ejemplo, canelones, pizza rústica a la napolitana, cordero con guisantes y huevos a la napolitana, pollo relleno, ternera asada con leche de soja, empanada de Pascua, dulce de chocolate, etc.). Incluso los postres y helados no excesivamente procesados deben consumirse ocasionalmente.

Hay que recordar que si se ingieren cosas sencillas que no incorporen muchos ingredientes, uno se siente mejor.

RESUMEN

- Se recomienda utilizar aceites obtenidos por prensado en frío y productos cultivados biológicamente.
- El aceite de sésamo se utiliza sólo cocinado.
- El aceite de linaza se usa solamente crudo.
- El aceite de girasol se emplea principalmente crudo.
- El aceite de oliva debe ser virgen extra y puede utilizarse tanto crudo como cocinado.
- Comer sólo salchichas y embutidos artesanales biológicos y asegurarse de que no contengan lactosa ni gluten. Los «industriales» a menudo contienen lactosa y a veces gluten.
- Se recomienda el uso del *tahini*. Es más sabroso el claro (la mantequilla de sésamo), o margarina vegetal biológica no hidrogenada de pipas de girasol.
- Se recomiendan los siguientes vinagres:
  - acidulado de arroz
  - acidulado de *umeboshi*
  - vinagre de manzana
- Se recomiendan los siguientes azúcares:
  - miel biológica
  - malta 100 % de arroz
  - malta 100 % de maíz
  - jarabe de agave;
  - jarabe de arce
  - azúcar moreno de caña
  - fructosa orgánica (ocasionalmente)
  - *amasake* (si está elaborado con arroz *koji*: *véase* la investigación en la sección de alimentos especiales)

Acerca de la malta, es necesario señalar que en la actualidad también se produce industrialmente con ácidos o enzimas, y a veces con la adición de cebada, o trigo, es decir, que contienen gluten. El producto que se recomienda en su lugar se prepara según el método natural. La malta de cereales se elabora con la germinación de arroz o de maíz. En los brotes se desarrollan enzimas que descomponen el almidón de los cereales en dulce de malta (el azúcar de que están constituidos los almidones); la mezcla obtenida se filtra y se cuece para que se concentre, lo que da lugar a un líquido espeso similar a la miel.

Algunas maltas naturales de arroz y de maíz, que se encuentran actualmente en las tiendas de alimentos naturales, contienen cebada; son la malta de arroz y de maíz (la etiqueta hace referencia a la cebada añadida), mientras que otras no llevan cebada; en las denominadas malta 100 % de arroz y malta 100 % de maíz, la etiqueta es clara y precisa: la malta 100 % arroz se compone de los siguientes ingredientes: arroz y agua. La malta 100 % maíz se compone de maíz y agua.

- Se recomienda el uso del té natural sin teína:
  - té *kukicha* en ramitas;
  - té *mu*.
- No se recomienda el uso de aguas gaseosas, bebidas azucaradas, bebidas gaseosas, bebidas que contengan edulcorantes químicos, caramelos, ni de goma de mascar con edulcorantes químicos, etc.
- Evitar la manteca y la mantequilla.
- Evitar el uso de margarinas y condimentos hidrogenados, y, sobre todo, de margarinas de aceites de semillas varias, ya que pueden contener gluten.
- Evitar también los aceites de diversas semillas, ya que pueden contener gluten.
- No se recomienda el uso de vinagre comercial.
- No se recomienda el uso de azúcar refinado, especialmente el *light*, es decir, de los edulcorantes químicos (*véase* ficha informativa n.° 6).
- No se recomienda, en particular a los intolerantes a la leche y a la caseína, el uso de leche animal, queso, budines, flanes, helados, chocolates, etc., ya que contienen leche animal y productos lácteos de vaca, búfala, oveja o cabra.
- Atención con la compra de productos como salchichas, carne preparada, pizzas, sándwiches preparados, pan de leche, galletas y pastelería, y a la adición de lactosa en los medicamentos.

Johann Abel, autor de la *Urinoterapia* (Tecniche Nuove, 1998), con respecto a la leche de vaca, escribió: «Una alergia a los productos lácteos derivados de la vaca es una enfermedad que no debe someterse a terapia, ya que la leche de vaca no es parte del nicho ecológico del hombre».

En todo caso, es más oportuno aprender a escuchar la parte sabia que hay en nosotros: entender las necesidades reales del organismo, sin confiar ciegamente en los protocolos fijos y acorazados que no siempre son la mejor opción. En mi casa hay días que queremos alimentarnos sobre todo de verduras y cereales, y otras veces sentimos la necesidad de consumir más proteínas y vegetales crudos, sopas, y en ocasiones nos apetecen sabores dulces.

Lo que realmente importa es establecer una relación sincera y auténtica con nosotros mismos a partir de la identificación de nuestras necesidades reales y no reales. Se cae con demasiada frecuencia en la «trampa clásica» que nos arrastra a la comida por gula neurótica, y un cuerpo sano no necesita eso.

La alimentación natural de tipo macrobiótica ayuda a resolver este problema. Nos recuerda el sabor natural de los alimentos, resolviendo, poco a poco, muchas adicciones a alimentos producidas por los gustos alterados de la industria alimentaria moderna. Esta fuente de alimentación, además de proporcionarnos una mejor salud y un aspecto agradable, nos ayuda a alcanzar un bienestar interior que se reconoce: «Paz».

2.4

Las levaduras químicas sin gluten

Son indispensables en ciertas recetas como el pan, las pizzas y los postres.

Como el lector podrá observar, suelo aconsejar preparaciones que no las contengan (de hecho, en este texto encontrará pan de arroz de fermentación natural, pizza de arroz sin levadura, etc., y muchos postres sin levadura).

A muchas personas, las levaduras, incluso las que no contienen gluten, puede causarles problemas. Están contraindicadas en casos de micosis, candidiasis, enfermedades de la piel, obesidad, etc. Recomiendo emplearlas de forma moderada. Si se desea utilizarlas en ocasiones especiales, en el mercado se pueden encontrar sin gluten.

La levadura más inocua es la masa madre natural, preparada en casa con agua, harina de arroz biológico y harina de maíz biológico (la receta está en la página 244).

2.5

La alimentación macrobiótica diaria

En esta sección, presento un esquema diario estándar macrobiótico que Ferro Ledvinka me dio cuando fui a pedirle consejo dietético. Por supuesto, las personas que sufren enfermedades graves y degenerativas deben respetar los los consejos de los expertos con respecto a la patología específica.

40-50 % de cereales integrales biológicos
5-10 % de sopas y menestras de verduras
20-30 % de verduras
10-30 % de leguminosas o proteínas de origen animal (pescado)
0-5 % de algas marinas como acompañamiento

40-50 % de cereales integrales biológicos: siempre vamos a dar prioridad a los granos, pero sin excluir los copos, la pasta de arroz o de maíz, la harina de arroz fresca integral y la harina de maíz. La harina debe ser fresca, y deber utilizarse dentro de los 8 días posteriores a la molienda. Se recomienda consumir el 50 % de cereales, o un poco más, en invierno, y el 40 %, o un poco menos, en verano. Los granos también se deben reducir un poco en la cena, si se aumenta la ración de proteínas en caso de actividad física diaria.

5-10 % de sopas y menestras de verduras: sazonadas con *miso* de arroz o sal y aceite de oliva virgen extra.

20-30 % de verduras: la mitad de las cuales deben ser crudas o semicrudas (salteadas, o escaldadas durante unos minutos) y la otra mitad cocidas (no más de 10 minutos de cocción, incluso en invierno, a excepción de alguna receta especial).

10-30 % de leguminosas: todas las variedades y derivados de 3 a 5 veces por semana. Daremos preferencia a las legumbres que se digieren mejor, teniendo en cuenta que las más pequeñas y menos coloridas contienen menos grasa y son más ligeras para el hígado, por lo que si sufrimos alguna pesadez o digestión lenta, es mejor consumir con más frecuencia las judías *azuki* Hokkaido, los garbanzos y las lentejas peladas.

Pescado: de 3 a 4 veces por semana, recién capturado.

Huevos: de 1 a 2 veces por semana, de gallinas en libertad.

Se recomienda consumir más proteínas en el caso de realizar una actividad física intensa; en particular, los huevos deben limitarse a los momentos en que se requiera un alto rendimiento físico, o para compensar las deficiencias.

5 % de algas de acompañamiento: es bueno consumir una pequeña cantidad de algas con las sopas o las legumbres; el acompañamiento de algas solas debe limitarse a los casos en que se necesite abundancia de minerales y yodo para mantenerse activo y saludable.

10 % de semillas oleaginosas, o frutos secos o frescos: se pueden comer tal cual o tostados. Se utilizan en diversas recetas.

UNA SEMANA «MACROBIÓTICA»

Muchos amigos y conocidos que decidieron cambiarse a una dieta natural biológica de tipo «macrobiótico» me preguntaron los «principios» básicos de un menú semanal.

Por experiencia, puedo decir que es la asimilación y la aceptación de los principios que ayudan a desarrollar una habilidad natural para procesarlos y aplicarlos en la cocina.

Parece correcto, por tanto, insistir en la importancia de «metabolizar» los principios, porque sólo así uno se vuelve más creativo y se motiva más, y así se puede integrar de manera armoniosa la necesidad de comer sano y de satisfacer el paladar a la vez.

Pero para no escapar a la solicitud de los interesados, aquí está una idea para una «semana tipo».

El esquema de una semana *(las recetas que aparecen en el menú de la semana se muestran en los siguientes capítulos).*

Lunes

Desayuno

- Crema de arroz integral enriquecida

Almuerzo

- Sopa de *miso* de arroz (al gusto entre los que aparecen en las recetas de sopa de *miso* de arroz)
- Ensalada verde mixta
- *Soba* 100 % de alforfón con judías *azuki*, bardana y calabaza.
- Una cucharada de pipas de girasol con poca malta (opcional)

Cena

- Sopa rápida con copos de arroz integral
- Pescado blanco hervido (opcional)
- Ensalada de algas *hiziki*
- Brócoli hervido aromatizado con limón
- Raíces variadas al horno

Martes

Desayuno

- Crema de mijo con almendras

Almuerzo

- Sopa de *miso* de arroz
- *Minestrone* de arroz integral con *kombu* y verduras
- Huevo pasado por agua
- Acelgas escaldadas
- Algas *hiziki* con semillas de sésamo

Cena

- Sopa de mijo y verduras
- Estofado de tofu con raíces
- Crema de cebolla con *miso* de arroz
- Remolacha

Miércoles

Desayuno

- Muesli de copos de arroz integral

Almuerzo

- Sopa de *miso* de arroz
- Mijo y brócoli
- Zanahorias salteadas con *kombu* e hinojo
- Verduras al vapor
- Lentejas rosas peladas cocidas con *kombu* y sazonadas con aceite de oliva, sal, un poco de ajo crudo y perejil (opcional)
- Manzana al horno, más un poco de malta 100 % de arroz (opcional)

Cena

- Crema de arroz integral con gomasio
- Pescado blanco al vapor
- Ensalada verde mixta
- Zanahorias y rábanos al vapor

Jueves

Desayuno

- Crema de pudin

Almuerzo

- Sopa de *miso* de arroz con *mochi* de artemisa
- Ensalada mixta
- Rollos de repollo escaldado con mijo o arroz integral, hortalizas y *umeboshi*
- Acompañamiento de algas *kombu* con semillas y raíces
- Escarola escaldada y luego salteada

Cena

- Sopa con pasta de arroz
- Estofado de tofu con verduras
- Acelgas salteadas con pipas de girasol
- Raíces al vapor

Viernes

Desayuno

(Como el lunes)

Almuerzo

- Sopa de *miso* de arroz
- Tallarines de arroz con zumo de zanahoria
- Pescado al vapor (opcional)
- Brócoli hervido con limón

Cena

- Pizza de mijo con calabaza
- Estofado de *tempeh* a la veneciana
- Escarola hervida
- Rábanos al vapor

Sábado	
Desayuno (Como el martes) **Almuerzo** • Sopa de *miso* de arroz • Arroz integral con repollo salteado, cebolla, zanahoria y *kombu* • Estofado de tofu (opcional)	• Verduras hervidas **Cena** • Sopa de arroz integral y coliflor • Rábanos al vapor • Brócoli • Pescado blanco al vapor

Domingo	
Desayuno (Como el jueves) **Almuerzo** • Sopa de *miso* con arroz • Ensalada mixta • Mijo con calabacines	• Conejo con arándanos • *Daikon* o rábanos al vapor **Cena** • Caldo vegetal con pasta de arroz • Alcachofas rellenas • Ensalada verde

2.6
Los métodos de cocción

Algunos argumentan que los alimentos se deben comer crudos, ya que la cocción destruye cualquier propiedad de éstos. No debemos, sin embargo, olvidar que el fuego es considerado uno de los elementos fundamentales del universo, y esta realidad no puede, por tanto, oponerse al estado bioquímico del hombre.

De hecho, para que se puedan llevar a cabo los procesos de asimilación (una vez ingeridos los productos de la tierra), el ser humano necesita sustancias como el agua, el aire y el calor. El individuo tiende, por supuesto, a gobernar los opuestos, así que suele optar por introducir tanto los alimentos crudos como los cocidos.

Las cocciones tienen efectos positivos en la mayoría de los alimentos, a excepción de algunos que, si se cuecen, se vuelven tóxicos (como, por ejemplo, el perejil).

La comida, al cocerse, mejora en sabor y aspecto, y resulta comestible cuando no es asimilable cruda.

La cocción permite una digestibilidad segura de los almidones, esteriliza, contrarresta las bacterias patógenas y neutraliza parte de los pesticidas.

Sin embargo, cuando la cocción se prolonga en exceso, sobre todo si la temperatura es demasiado alta, se pierden sustancias importantes (por ejemplo, las vitaminas de las verduras, las enzimas). Si quemamos un alimento, se vuelve tóxico y cancerígeno.

Es importante señalar que, si el aceite excede el punto de calor, produce agentes irritantes y es muy perjudicial. Recordemos que la comida demasiado cocinada en el horno o en aceite demasiado caliente se acidifica.

Con respecto a los productos cocinados en el horno, es importante aclarar que deben comerse con moderación, ya que esta cocción tiende «a secar» la comida, ya se trate de preparaciones con cereales en grano (como el arroz con leche), como las que incluyen harinas (como la pizza de arroz, la *focaccia*, etc.).

Comer productos horneados a menudo provoca molestias en el intestino, porque se ve obligado a reclamar agua. Si se come arroz hervido apenas se tiene sed. Sin embargo, al acabar una pizza se tiene sed enseguida. Las frituras se deben consumir con moderación por una razón semejante.

Lo ideal sería cocinar con leña, pero muchos no se lo pueden permitir. Se recomienda, por tanto, el uso de la cocina de gas, que permite controlar el calor bastante bien.

No se recomienda el uso frecuente de las cocinas eléctricas. Hay que evitar cocinar en el microondas (*véase* la ficha informativa n.º 7 en la página 611).

Hay que señalar que la cocción convierte a los alimentos en yang, por lo que hay que cocinarlos a fuego lento, con la excepción de los salteados, sofritos y algunos hervidos que requieren altas temperaturas.

En invierno, la comida puede necesitar más tiempo de cocción, y en pleno verano es mejor cocinar durante tiempos breves o al vapor, y priorizar el consumo de ensaladas crudas.

2.7
Técnicas de cocina

Las mejores técnicas de cocina son la cocción a presión, al vapor, hervir, guisar sin agua (*nishimé*), saltear sin aceite, las sopas, potajes o caldos, escaldar, cocinar a fuego lento, la salmuera o los encurtidos. Para uso ocasional también se puede:

- saltear (con aceite a baja temperatura).
- freír (con aceite a alta temperatura).
- *tempura* (rebozar).
- hornear.
- asar.
- cocinar a la plancha.
- asar a la parrilla.

Los cereales y las legumbres deben cocerse a presión (cocción más yang) o mediante ebullición normal en agua (cocción más yin).

Cocción al vapor: este tipo de cocción, además de ser recomendable para hortalizas y verduras, es excelente para calentar las sobras. Para eso se utiliza una rejilla de cocción especial; la del tipo paraguas es la mejor porque se ajusta a todos los tamaños y todos los diámetros de las ollas. También se puede usar un filtro o un colador de acero inoxidable, siempre apoyado en una olla con agua hirviendo y un poco de sal. Hay que poner los alimentos (verduras, legumbres, tofu, *tempeh*, pescado, etc.) en el recipiente que se coloca encima de la olla de agua hirviendo, taparlos y cocinarlos durante el tiempo indicado para cada alimento.

Hervir: este método es ideal para los cereales, las legumbres, las verduras y las hortalizas. Cuando hiervas hojas verdes como acelga, escarola o brócoli, recuerda poner una olla bastante grande, con abundante agua y un poco de sal. Lleva a ebullición y pon un puñado de verduras a la vez, dejándolo sumergido unos 3 minutos. Las verduras deben sacarse en cuanto adquieran ese hermoso color verde oscuro tan típico. Si se dejan cocinar más, estos alimentos pierden vitaminas y algunos minerales.

Saltear en agua: puede ser útil para la preparación de muchos platos; si se desea elaborar, por ejemplo, una salsa a base de cebollas, nunca las frías con aceite en la sartén, porque de esta manera al consumirlas se causa tensión en el estómago. Se puede cocinar en dos dedos de agua, una pizca de sal y luego la cantidad de cebolla al gusto. Hay que dejarla en el agua hasta que se vuelva transparente y luego añadir el aceite y los demás ingredientes de la receta. De esta manera, el plato resultará muy agradable y particularmente digerible. El salteado en agua sirve para muchas otras verduras.

Cocer con poca agua (o *nishimé*): es ideal para las verduras, ya que no requiere aceite, y evita que los nutrientes se disuelvan en el agua. Para este tipo de guiso se pone un par de tiras de *kombu* en rodajas en una olla de fondo grueso con tapa. Se añaden las raíces cortadas en trozos de unos 4 centímetros. Se vierten dos dedos de agua y una pizca de sal marina. Se tapa y se sube el fuego hasta que hierva. Luego se baja el fuego y se cocina a fuego lento hasta que las verduras estén blandas (unos 20 minutos). Se sazonan con un poco de *tamari* o con aceite y sal, y se continúa la cocción hasta que el agua se absorba por completo.

Escaldar: para escaldar las verduras hay que untar con un poco de aceite de sésamo el fondo de un molde de acero inoxidable o de hierro fundido, ponerlo al fuego, y, a continuación, agregar las verduras y cocinarlas a fuego moderado. O si se quieren más al dente, cocinar a fuego fuerte. Hay que añadir una pizca de sal al principio y un poco de *tamari* o sal y el aceite al final. Las verduras salteadas deben estar muy crujientes, pero no crudas. Para evitar que se peguen, hay que remover de vez en cuando, añadiendo unas cucharadas de agua.

Tempura: «tempura» es una palabra japonesa que se utiliza para indicar la masa de fritura, pero hay quienes consideran que este método es de origen veneciano, y que luego fue introducido en Oriente por los primeros comerciantes que siguieron a Marco Polo. Es cierto, sin embargo, que la masa de fritura es muy común en todas las regiones y se reserva para ocasiones especiales.

¿Qué se puede freír? Hortalizas y verduras cortadas muy finas. Si se usan verduras particularmente duras, como la coliflor, se pueden hervir unos minutos en agua, luego se cuelan, se sumergen en la mezcla y se fríen. Además de las verduras, con este método se puede freír *tempeh*, tofu y algas. Es imprescindible el uso de mucho aceite, porque cuanto más haya, más ligera resulta la fritura.

Es esencial comprobar la temperatura del aceite. Los chefs enseñan que la temperatura ideal para freír verduras o productos vegetales es de 140 °C. Esta temperatura está por debajo del punto en que los aceites comienzan a humear: de sésamo, de maíz, de girasol.

PASTA PARA TEMPURA

INGREDIENTES PARA 250 G DE PRODUCTO

1 taza de harina de arroz • *1 ½ taza de agua* • *1 cucharadita de* kuzu • *Sal*

Estofar: este método es el más recomendado, ya que proporciona mucho sabor a los alimentos.

¿Cómo se prepara un estofado?

Introducir el *kombu* en un poco de agua durante unos 10 minutos, luego cortar en cuadrados y colocar en el fondo de una olla grande con un poco de aceite. Cortar las verduras en trozos de aproximadamente 2 a 3 centímetros y añadirlos al *kombu* en el siguiente orden: primero la cebolla y luego lo demás, formando capas, desde las más duras a las más tiernas, y sazonar con una pizca de sal. Agregar agua para cubrir las dos primeras capas. Poner a fuego fuerte hasta que el agua comience a formar vapor, y, luego, a fuego medio. Tapar la olla y cocinar, sin remover, de 20 a 25 minutos. Antes de apagar, añadir *tamari* o arroz *miso* o *kuzu* con sal, o simplemente sal.

Hornear: este método suele convertir las verduras en yang y proporciona una gran cantidad de calor. Por estas razones, se recomienda el uso de este método en los meses fríos.

Las verduras más adecuadas para este tipo de cocción son: cebollas, remolacha roja, col, calabaza, puerros, coles de Bruselas, col china, calabacín, champiñones, etc. Se puede usar un molde de horno, engrasado con aceite, o una olla para la cocción, y poner un poco de agua en el fondo. En el primer caso, las verduras quedarán más crujientes y ligeramente marchitadas, en el segundo más suaves. Sazonar con sal y hornear de 30 a 60 minutos entre 250 y 270 °C.

En el horno también se pueden calentar alimentos ya cocinados: tartas, empanadas con salsa, etc.

2.8
Los utensilios

En un libro que podría titularse *El amor en la cacerola* llega el momento de aclarar qué cacerolas hay que usar y por qué. Cuando nuestra salud no es excesivamente buena, además de alimentarnos con comida sana y preparada con métodos de cocción específicos, también es necesario el uso de utensilios tan «inofensivos» como sea posible.

Los expertos macrobióticos recomiendan ollas de acero inoxidable o de hierro fundido pesado sin esmaltar, sobre todo japonesas. Estas últimas, por la información recibida durante las clases de cocina a las que asistí, creo que liberan hierro.

Las sartenes de hierro fundido son óptimas para los cereales y las semillas tostadas, para cocinar verduras, pero también salsas o galletas.

Una alternativa adecuada son las cacerolas de cristal y loza sin esmaltar.

Después de conocer a famosos eruditos que han estudiado la toxicidad de los metales y algunos de los efectos nocivos que producen en el cuerpo humano, y después de leer algunos de los escritos del toxicólogo Daunderer de Mónaco, confieso que no sé qué elegir en recetas específicas como las galletas, los panqueques, etc.

Me di cuenta de que el dicho «El diablo hace las ollas pero no las tapas» puede simplificarse a: «El diablo hace la mayoría de las cacerolas, y con eso debemos conformarnos», sobre todo si tenemos alergia a los metales o nos hemos intoxicado.

Hasta ahora, yo también me he ceñido a los consejos macrobióticos, tratando de excluir las sartenes antiadherentes «mágicas»; confieso, sin embargo, que aún busco la sartén «milagrosa» antiadherente «que supere cualquier sospecha».

En este sentido, vale la pena señalar que las sartenes recubiertas de teflón, o las fabricadas con teflón, liberan politetrafluoroetileno. En los últimos 15 años, las tiendas de menaje del hogar y los supermercados ofrecen a precios muy razonables incontables utensilios antiadherentes de cocina para guisar, freír, hornear panqueques, tortitas, etc.

Casi nunca nos preguntamos: «Pero ¿qué tienen esas sartenes milagrosas que permiten que la comida no se pegue?». Algunos dicen que son inofensivas, otros que son dañinas, y otros que sólo son dañinas si las rayas. ¿Sabemos la verdad acerca de estos materiales?

Visité varias tiendas de renombre de menaje para la cocina, de mi ciudad y de ciudades vecinas, para preguntar cuáles son los elementos específicos con los que fabrican las sartenes antiadherentes. Me dijeron que el material se llama Teflón, pero nadie sabía exactamente qué metales, aleaciones o demás se añadían al compuesto. No hay folletos del distribuidor o del fabricante en que se mencionen, y en los envoltorios o en los paquetes de los productos no se especifica exactamente qué materiales se emplean.

Un vendedor me explicó que el teflón es el remanente de una variedad de metales, que se utiliza en las sartenes, y que éstas son seguras, y me juró por su patrona que en su casa las utilizaba de tres tamaños diferentes. Continuando mi investigación, encontré sartenes antiadherentes de un solo cuerpo, es decir, fabricadas por completo con el material antiadherente. El coste de estas últimas es muy alto en comparación con las primeras, y de acuerdo con los fabricantes, estas sartenes producen una transferencia molecular mínima y, sobre todo, no se desgastan. He recibido varios folletos descriptivos de este último tipo de sartén. Cuando busqué los materiales específicos leí: «Los materiales utilizados para la fabricación se ajustan a las leyes relacionadas con el contacto con los alimentos». ¿Eso aclara algo? Yo creo que no.

Confieso que no descubrí con qué estaban fabricadas estas sartenes, y, de hecho, pensé que las amalgamas dentales también están fabricadas de acuerdo con las leyes.

Moraleja de la historia: hay que utilizar lo mínimo posible las sartenes antiadherentes, y son completamente desaconsejables, por supuesto, las que tienen materiales como el aluminio, el cobre o el estaño. Es necesario señalar que en ese tipo de sartenes no se deben poner ingredientes ácidos (tomates o salsas), porque pueden aumentar la liberación de níquel en los alimentos.

La naturaleza no ha pensado en proporcionarnos árboles de sartenes. Mi madre me cuenta que antes las pizzas de maíz se cocinaban junto a la chimenea en hojas de col o de higuera, así que los utensilios de cocina antiadherente estaban garantizados por la madre naturaleza.

Una buena alternativa para cocer gofres es la piedra de lava, previamente calentada en la cocina de gas, o también los moldes eléctricos para gofres y galletas.

Para que no se pegue la comida (tortillas, gofres, etc.), una solución aceptable es el uso de una cacerola de acero inoxidable 18/10 con el fondo estriado que, al ser muy ligero, se debe utilizar solo a fuego lento.

Es conveniente usar un horno de gas o eléctrico, nunca el microondas (*véase* ficha informativa).

Es esencial tener un pequeño molinillo eléctrico o uno manual de piedra para los cereales, para que los que tengan intolerancia al gluten no se arriesguen lo más mínimo a la contaminación de otros cereales que lo contienen.

De esta manera se pueden moler las cantidades deseadas de los granos de los cereales sin gluten o alimentos tales como nueces, almendras, etc. Esto permite consumir alimentos frescos y, sin duda, no contaminados. Es obvio que ese molinillo se utilizará únicamente para el cereal sin gluten o para las legumbres, frutos secos, etc. Nunca (ni siquiera una sola vez) para cereales que lo contengan.

La olla a presión es útil para cocinar verduras y cereales.

Es necesario contar con un colador de acero denso (de 15 o 20 cm de diámetro), muy práctico para lavar las semillas y los granos más pequeños.

Los peladores de verduras y las licuadoras resultan de gran ayuda en la cocina.

Hay que evitar las tazas de cerámica decorada para las bebidas, porque liberan plomo y cadmio. Además, las tazas que utilizamos para el té o la leche, si están esmaltadas, podrían liberar cantidades discretas de cadmio, plomo, manganeso, níquel, cromo o cobre, sobre todo cuando se vierte agua hirviendo o líquidos calientes. Al hacerlo, el líquido que bebemos tiene niveles por encima del umbral de aceptación internacional para el contenido de metales en el agua. La conclusión es que lo más adecuado para beber líquidos calientes son las tazas de porcelana o cristal.

Para conservar los alimentos es necesario utilizar únicamente envases de cristal. Los botes de ese material son excelentes, entre otras cosas, porque ocupan poco espacio en la nevera. No es bueno usar cuencos y recipientes de plástico. En el mercado hay hermosas ensaladeras de madera: hay que elegir las que no estén pintadas ni barnizadas.

Incluso los cubiertos más saludables son los de madera. Cuando mi hija tenía dos amalgamas en la boca, y comía algo caliente con una cuchara de acero, decía: «Tengo gusto de hierro en la boca». Cuando reemplacé los cubiertos de acero por los de madera no volvió a quejarse. Cuando le retiraron las amalgamas aceptó de nuevo los cubiertos de acero. Incluso para remover la comida durante la cocción, hay que usar siempre cucharas y tenedores de madera.

Hay que comprar una espumadera y cucharas de acero, cuchillos de acero inoxidable para cortar las verduras y una tabla de cortar de madera. No deben olvidarse las esterillas para el *sushi* y una parrilla para cocinar verduras, pescados, carnes blancas, etc.

En toda cocina debe haber un germinador de semillas para que cuando crezcan se puedan añadir a las ensaladas. Y luego un wok de hierro fundido para saltear vegetales y una prensa de madera para los encurtidos; se puede sustituir por frascos de vidrio, teniendo cuidado de colocar encima un peso.

El *suribachi* de terracota dura y superficie interior estriada será útil para hacer gomasio.

Los quemadores de hierro que se ponen encima de los fogones son ideales para mantener al mínimo el calor debajo de la sartén; igualmente útil es la canasta de metal que va dentro de la olla de acero para cocinar al vapor.

Para rallar el jengibre, se necesita un rallador sin agujeros de porcelana o de acero inoxidable, para el resto se usa el de acero con agujeros.

No hay que olvidar el pincel para pincelar el aceite en la sartén, un cepillo de fibras vegetales si se quiere saltear las verduras orgánicas sin quitarles las pieles y un colador de acero inoxidable.

También es muy útil una taza de cristal graduada para medir volúmenes.

El mezclador y la licuadora pueden ser muy eficaces para diversas recetas.

El pasapurés también lo es, pero requiere mayor esfuerzo.

Para la preparación de helados se necesita una heladera, y para sacarlo en «bolitas» hay que comprar la cuchara especial para ese fin.

Para algunas recetas, también es esencial el molinillo de café.

Un rodillo será útil para la preparación de dulces, galletas y pan, y un molde para el pan de molde, un molde para las tartas, otro para magdalenas y una batidora eléctrica. Para las jaleas se necesitarán cuencos de cristal de 10 a 12 centímetros de diámetro.

Por último, un exprimidor será ideal para la elaboración de bebidas y zumos naturales.

TABLA DE MURAMOTO

Leyenda:

+ Alimento principal
> Alimento de acompañamiento
º De vez en cuando
* En contadas ocasiones
= A evitar

Verduras

> acelga
* ajo
* alcachofa
º apio
> bardana
* batata
* berenjena
> berro
> brócoli
º calabacín
> calabaza amarilla
> calabaza naranja
> cebollas
º chirivía
> col china
> col rizada
º coles de Bruselas
> coliflor
º colza amarilla
> endivia
> escalonia
* espárrago
* espinacas
* guindilla
º guisantes
* hongos
º judías
> lechuga
> nabo
º nabos blancos
* patata
* pepino
> perejil
* pimiento
> rábanos
> raíz de loto
º remolacha
> repollo
* tomates
> zanahorias

Frutas

* aguacate
* albaricoque
* arándano
º castaña
º cereza
* ciruelas pasas
* dátiles
* frambuesa
º fresa
º granada
º grosella
* higos
* limón
º manzana
º melocotón
º melón
* mora
* naranja
= papaya
* pasas
º pera
* piña
* pomelo
* ruibarbo
º sandía
* uvas

Cereales

+ alforfón
+ arroz
+ avena
+ bulgur
+ cebada
+ centeno
+ cuscús
+ maíz
+ mijo
+ trigo

Legumbres

º alubia blanca
º alubia roja
> *azuki*
º frijol amarillo
º garbanzos
* guisante
º haba
º judía verde (*mung*)
º judías pintas
º lenteja
* soja amarilla

Frutos secos

º almendras
º anacardos
º cacahuetes
* nueces
* pacanas

Varios = azúcar de melaza = azúcar refinado * especias * jarabe de arce o manteca de cacahuete o mantequilla de manzana o mantequilla de sésamo (*tahini*) = mermeladas * miel = vinagre químico **Productos lácteos** * leche de cabra = leche de vaca = mantequilla	= mozzarella = provolone * queso de cabra = queso de vaca * requesón de oveja o de cabra = yogur **Algas** > agar > *dulse* > *hiziki* > *kombu* > *nori* > *wakame* **Semillas** o pipas de calabaza o pipas de girasol o semillas de sésamo	**Pescado** o bacalao o besugo o caviar o lenguado = marisco o perca o salmón o salmonete o sardinas **Alimentos animales** * cordero = cerdo * buey * oca * pollo * pavo o huevos * ternera	**Bebidas** * agua mineral * bebidas carbonatadas = café > café de cereales * manzanilla * poleo menta > té *bancha* = té con colorantes o té *mu* * zumos de frutas **Bebidas alcohólicas** = brandy o cerveza * sake * vino = vodka = whisky

Las referencias alimentarias que siguen en la tabla modificada con respecto a los cereales son esencialmente para los celíacos. Los que no son intolerantes al gluten, pero son intolerantes a otros alimentos, no deben tener en cuenta las advertencias proporcionadas sobre la cebada, la avena, el trigo, el centeno, el kamut, la espelta, el cuscús, el bulgur, las obleas de trigo, etc.

TABLA DE MURAMOTO MODIFICADA PARA UNA VIDA SANA PARA LOS QUE TIENEN INTOLERANCIA AL GLUTEN, A LA LECHE DE VACA Y OTROS

Leyenda:

+ Alimento principal
> Alimento de acompañamiento
o De vez en cuando
* En ocasiones especiales
= A evitar
\ ¡Contiene gluten!
bio. Biológico
s.g. Sin gluten

Verduras

> acelga
o ajo
* alcachofa
o apio
> bardana
* batata
* berenjena
> berro
> borraja
> brócoli
o calabacín
> calabaza
> calabaza amarilla
> calabaza verde
* champiñones
> col china
o col de Bruselas
> coliflor
> endivia
> escalonia
* espárrago
* espinaca
o guisante
o judía blanca
> lechuga
o nabo blanco
* patata
* pepino
> perejil
* pimiento rojo
* pimiento verde
> rábano
> raíz de loto
o remolacha
> repollo
* tomate
\ vegetales congelados preparados
> zanahoria

Frutos secos y semillas

* almendras
* anacardos
* cacahuetes
o leche de almendras
* nueces
= nueces de macadamia
+ pipas de calabaza
+ pipas de girasol
+ semillas de lino
+ semillas de sésamo

Cereales

o alforfón en grano
= almidón de arroz
* almidón de arroz natural (producto de herboristería)
= almidón de maíz
+ amaranto
+ amaranto soplado s.g.
o arroz blanco
o arroz dulce glutinoso
o arroz inflado s.g.
+ arroz integral en grano
+ arroz semiintegral
\ avena
\ bulgur
\ cebada
\ centeno
\ copos de maíz o arroz inflado malteado
* cornflakes s.g.
\ cuscús
\ escanda
\ *fu*
* galletas bio. s.g.
+ galletas de arroz integral bio. s.g.

<table>
<tr>
<td>o galletas de arroz integral, gofres, buñuelos elaborados en casa con harina bio. integral de arroz
\ kamut
* leche de arroz envasada s.g.
+ leche de arroz hecha en casa
o leche fresca de arroz s.g.
+ maíz en grano bio. s.g.
+ mijo
\ oblea de trigo
* pan alemán bio. s.g.</td>
<td>o pan de harina de arroz bio. integral molida fresca y levadura de masa madre (arroz + maíz + agua)
\ pan rallado
* pan rallado preparado en casa con cereales o galletas de arroz s.g.
o pasta 100 % de arroz semicrudo bio. s.g.
o pasta 100 % de arroz bio. s.g.
o pasta 100 % de arroz y maíz bio. s.g.</td>
<td>* pasta 100 % de maíz bio. s.g.
* pasta 100 % de maíz y alforfón bio. s.g.
+ pastas elaboradas en casa con harina s.g. recién molida bio.
\ pastas, pizzas, pan, pasteles, y todos los productos horneados elaborados con harina de cereales que contienen gluten
o pasteles de arroz integral, tostado y molido s.g.</td>
<td>* polenta instantánea bio.
o polenta integral bio.
* polenta refinada bio.
+ quinoa
\ seitán
= tapioca
\ todas las harinas, almidones, muesli, derivados de los cereales
\ trigo
\ trigo duro, trigo blando (grano, harina, copos y derivados)</td>
</tr>
</table>

TABLA DE MURAMOTO MODIFICADA PARA UNA VIDA SANA PARA CELÍACOS, REFERENCIAS ALIMENTARIAS PARA LOS INTOLERANTES A LA LACTOSA Y A LA CASEÍNA BOVINA, AZÚCAR REFINADO, CERDO Y MÁS

Leyenda:

+ Alimento principal
> Alimento de acompañamiento
o De vez en cuando
* En ocasiones especiales
= A evitar
\ ¡Contiene gluten!
bio. Biológico
s.g. Sin gluten

Fruta

* aguacate
* albaricoque
o arándano
o castaña
o cereza
o ciruela pasa
* dátil
* frambuesa
o fresa
\ frutos secos enharinados
o granada
o grosella
* higo
* higo seco
o limón
o manzana
o melocotón
o melón
o mora
* naranja
* orejones
o pasas
o pera
* piña
* pomelo
* ruibarbo
o sandía
* uvas

Algas

> agar
> *dulse*
> *hiziki*
> *kombu*
> *nori*
> *wakame*

Aceites

\ aceite de germen de trigo
o aceite de girasol bio.
+ aceite de lino bio.
o aceite de maíz bio.
= aceite de oliva
\ aceite de semillas mezcladas
+ aceite de sésamo bio.
+ aceite extra de oliva bio. prensado en frío
o margarina de girasol, no hidrogenada bio.
\ margarina de semillas mezcladas
= margarina hidrogenada s.g.

Condimentos

\ alimentos con *shoyu*
o colado de anchoas de Cetara
* encurtidos con *tamari*
\ encurtidos en salsa de soja
o encurtidos s.g.
* especias s.g.
+ gomasio
* *hatcho miso*
o jengibre
* mantequilla de cacahuete bio.
+ *miso* de arroz
\ *miso* de cebada
\ *natto miso*
o pasta de sésamo bio.
\ *shoyu*
* *tamari* bio.
* *tekka* bio. s.g.
o *umeboshi*
= vinagre de vino
o vinagre de arroz bio.

o vinagre de sidra bio.

o vinagre de *umeboshi* bio.

= vinagre químico

Legumbres

o alubia blanca

o *azuki*

> *azuki* de Hokkaido

o caupí

\ croquetas de soja

o frijol amarillo

o garbanzo

* guisante

o haba

* harina de soja orgánica

o judía pinta

o judía verde (*mung*)

\ leche de soja

o leche de soja s.g.

o lenteja

> lenteja rosada

* soja amarilla

\ tofu ahumado

o tofu blanco

\ tofu marinado

Pescado fresco

o bacalao

o besugo

o carpa

o caviar s.g.

o lenguado

= mariscos

o perca

o salmón

o salmonete

o sardinas

Otros pescados

o anchoas

* atún en aceite de oliva virgen extra

\ atún en aceite de semillas

* atún en salmuera

= pescado congelado

= pescado congelado no empanado

Carne

\ carne en conserva

= cerdo

* conejo criado en libertad

* cordero bio.

* embutidos artesanales s.g.

= huevos de cría intensiva

o huevos de gallinas en libertad

* oca bio.

* pavo bio.

* pollo de corral

\ salchichas

\ salchichas alemanas

* salchichas de carne blanca preparadas sin aditivos por su carnicero

= salchichas industriales s.g.

= salchichas s.g.

* ternera bio.

Lácteos

\ crema montada

= leche de vaca

* leche, yogur, queso, queso de cabra o de oveja bio. y s.g.

= mantequilla

= mozzarella de leche de vaca o de búfala

= nata fresca

= queso elaborado con leche de vaca o de búfala

\ queso fundido y en porciones

\ rebanadas con queso fundido

= requesón de leche de vaca

\ yogur de malta

= yogur elaborado con leche de vaca

Yogures vegetales

\ yogur de arroz

o yogur de arroz s.g.

\ yogur de soja

o yogur de soja s.g.

TABLA DE MURAMOTO MODIFICADA A MEDIDA DE UNA VIDA SANA PARA CELÍACOS, REFERENCIAS ALIMENTARIAS PARA LOS INTOLERANTES A LA LACTOSA Y A LA CASEÍNA BOVINA, AZÚCAR BLANCO, CERDO Y MÁS

Leyenda:

+ Alimento principal
> Alimento de acompañamiento
o De vez en cuando
* En ocasiones especiales
= A evitar
\ ¡Contiene gluten!
bio. Biológico
s.g. Sin gluten

Compotas, mermeladas y edulcorantes

o *amasake* (con *koji* de arroz)

o azúcar integral de caña

= azúcar refinado

o compota de manzana

* compota de otras frutas

\ confitería, gelatinas y gomas

= confitería, gelatinas y gomas s.g.

* crema de avellanas

= edulcorantes artificiales

* fructosa bio.

= fructosa industrial

* glucosa

* jarabe de agave

* jarabe de arce

* malta 100 % de arroz bio.

* malta 100 % de maíz bio.

\ malta de cebada

\ malta de manzana, fresa, etc.

\ malta de nuez

\ malta de trigo

= mermelada con azúcar añadido

o mermelada sin azúcar añadido y s.g.

* miel

Pastelería

* cacao amargo bio.

= cacao con azúcar

= caramelo con azúcar refinado s.g.

* chocolate bio. sin gluten ni azúcar refinado

= chocolate con azúcar refinado

\ chocolate con cereales

* pastelería bio. s.g. sin leche, con azúcar refinado sin aceite hidrogenado

o pastelería casera sin gluten, sin leche, sin azúcar refinado ni aceite hidrogenado

\ pastelería clásica

= pastelería sin gluten con azúcar refinado

Levadura y fermento

o crémor tártaro + bicarbonato de sodio

* enzimas naturales para obtener el queso de oveja o de cabra

+ *koji* de arroz

= levadura con carbonato de amonio

\ levadura química

* levadura química s.g.

o masa madre casera s.g.

Helados

\ heladería clásica

* helado casero sin gluten ni azúcar refinado ni leche de vaca

= helado industrial s.g.

= sorbete con azúcar refinado

° sorbete sin azúcar refinado

Bebidas alcohólicas

\ brandy

\ cerveza

\ destilados

* licores s.g.

* vino de Marsala

* vino orgánico. D.O.C.

\ vodka

\ whisky

Varios

\ alimentos congelados

\ alimentos conservados en aceites de semillas

\ alimentos empanados

\ alimentos empanados industriales

= almidón de patata

+ *kuzu*

\ mayonesa con gluten

* mayonesa bio. s.g.

= mayonesa industrial s.g.

\ mostaza industrial

\ pastillas de caldo

= pastillas de caldo s.g.

\ productos conservados en aceite de semillas

* productos s.g. conservados en aceite virgen extra

\ relleno de chocolate

\ salsas

Bebidas

* achicoria 100 % liofilizada

+ agua con pH 6,8 y residuo fijo inferior a 50 mg/l a 180 °C

= agua mineral carbonatada y sin gas con residuo fijo superior a 50 mg/l

° batidos naturales sin azúcar

° bebidas 100 % naturales s.g.

= bebidas carbonatadas s.g.

= café

\ café de cereales

= café instantáneo s.g.

° licuados naturales sin azúcar

* manzanilla

\ sucedáneos del café

> té *bancha*

= té con colorantes

* té de menta casero y s.g.

° té *mu*

= zumos con azúcar refinado

° zumos de frutas 100 % naturales sin azúcar refinado

TABLA DE COMPOSICIÓN DE ALIMENTOS

Los números entre paréntesis indican los valores probables, deducibles de otra variedad de la misma comida o una comida similar a ella. Cero indica la carencia (o presencia) del componente en una medida no evaluable. El asterisco (*) indica la falta de información. Los valores calculados, tales como los basados en una receta, no están dentro de paréntesis. Los corchetes indican equivalentes retinoicos.

Fuentes: Manual n.° 8 (1975) del Ministerio de Agricultura de Estados Unidos, las Tablas de composición de alimentos (1964, 1984) de la Asociación japonesa para la alimentación, las Tablas alemanas de composición de los alimentos y de la nutrición (1981-1982), la Tablas de composición de alimentos para su uso en Oriente Medio (1970) y los datos de los fabricantes y de las asociaciones comerciales.

(Composición del alimento, 100 g, una porción)

	Agua	Valor energético	Proteína	Grasas	Hidratos de carbono Total	Fibra	Cenizas	Calcio	Fósforo	Hierro	Sodio	Potasio	Vit. A	Vit. B_1	Vit. B_2	Niacina (Ác. Nicotínico)	Vit. C (Ác. Ascórbico)
Alimentos y descripción	%	Calorías	g	g	g	g	g	mg	mg	mg	mg	mg	LU	mg	mg	mg	mg
1. CEREALES																	
Alforfón integral	11	335	11,7	2,4	72,9	9,9	2	114	282	3,1	-	448	(0)	0,6	-	4,4	(0)
Amaranto	9,4	391	15,3	7,1	63,1	2,9	2,3	490	455	3,9	2	*	0	0,14	0,32	1	3
Arroz dulce	-	360	7,4	2,1	77,1	0,8	1,3	21	243	3,4	11	288	0	0,3	0,12	5	0
Arroz en bruto	12	360	7,5	1,9	77,4	0,9	1,2	32	221	1,6	9	214	(0)	0,34	0,05	4,7	(0)
Arroz *koji*	-	334	6	0,7	73,4		0,4	-	-	-	-	-	-	-	-	-	-
Arroz *mochi* en bruto	15,5	336	7,6	2,3	73,2	1,2	1,4	10	290	1,1	3	*	0	0,36	0,1	4,5	(0)

Alimentos y descripción	Agua	Valor energético	Proteína	Grasas	Hidratos de carbono Total	Fibra	Cenizas	Calcio	Fósforo	Hierro	Sodio	Potasio	Vit. A	Vit. B_1	Vit. B_2	Niacina (Ác. Nicotínico)	Vit. C (Ác. Ascórbico)
	%	Calorías	g	g	g	g	g	mg	mg	mg	mg	mg	LU	mg	mg	mg	mg
Arroz *mochi* pulido	40	249	4,5	0,4	54,8	0,3	0,3	4	60	0,3	2	*	0	0,04	0,02	1	0
Arroz pulido	15,5	351	6,1	0,8	76,9	0,3	0,6	6	150	0,4	2	*	0	0,09	0,03	1,4	0
Arroz salvaje duro	8,5	353	14,1	0,7	75,3	1	1,4	19	339	4,2	7	220	0	0,45	0,63	6,2	0
Avena	12,5	313	13	5,4	66,1	10,6	3	55	320	4,6	10	-	0	0,3	0,1	1,5	0
Cebada en bruto	14	335	10	1,9	71,7	5,2	2,4	40	320	4,5	4	-	(0)	-	-	-	(0)
Cebada pulida	11,1	349	8,2	1	78,8	0,5	0,9	16	189	2	3	160	(0)	0,12	0,05	3,1	(0)
Centeno integral	11	357	9,4	1	77,9	0,4	0,7	22	185	1,1	(1)	156	(0)	0,15	0,07	0,6	0
Quinoa	11,4	-	16,2	6,9	63,9	3,5	3,3	141	449	6,6	-	220	-	-	-	-	-
Copos o harina de avena (secos)	8,3	390	14,2	7,4	68,2	1,2	1,9	53	405	4,5	2	352	(0)	0,6	0,14	1	(0)
Cuscús	12	354	11,3	0,8	75	0,2	0,7	48	128	1	31	135	0	0,07	0,06	1,2	0
Fu	-	365	28,5	-	-	-	0,5	33	130	3,3	30	-	0	0,15	0,05	1	0
Harina de arroz	-	366	6,4	1,8	80,4	0,3	0,6	24	135	1,9	5	41	0	0,1	0,05	2,1	0
Harina de arroz dulce	-	372	6,6	0,4	82,7	0,3	1,5	12	148	0,8	4	84	0	0,1	0,02	1,7	0
Harina de maíz	12	355	9,2	3,9	73,7	1,6	1,2	20	256	2,4	(1)	2	510	0,38	0,11	2	(0)

Alimentos y descripción	Agua	Valor energético	Proteína	Grasas	Hidratos de carbono Total	Fibra	Cenizas	Calcio	Fósforo	Hierro	Sodio	Potasio	Vit. A	Vit. B_1	Vit. B_2	Niacina (Ác. Nicotínico)	Vit. C (Ác. Ascórbico)
	%	Calorías	g	g	g	g	g	mg	mg	mg	mg	mg	LU	mg	mg	mg	mg
Harina de trigo integral	12	333	13,3	2	71	2,3	1,7	41	372	3,3	3	(284)	(0)	0,55	0,12	4,3	(0)
Maíz blanco y amarillo	72,7	96	3,5	1	22,1	0,7	0,7	3	111	0,7	tr.	280	400	0,15	0,12	1,7	12
Milla integral	11,8	327	9,9	2,9	72,9	3,2	2,5	20	311	6,8	-	430	(0)	0,73	0,38	2,3	(0)
Seitán fresco	-	118	18	-	-	0,1	0,2	19	44	3,6	-	38	0	0,03	0,02	0,8	0
Soba	13,5	360	10,8	1,8	73	0,4	0,9	30	210	5	700	*	0	0,2	0,08	1,2	0
Somen	14	341	8,4	1,3	71,8	0,3	4,5	24	110	1,8	1200	*	0	0,12	0,04	1	0
Sorgo	11	332	11	3,3	73	1,7	1,7	28	287	4,4	-	350	0	0,38	0,15	3,9	0
Tortas de arroz	-	235	3,7	1,2	52,8	0,47	0,6	32	164	1,9	3,3	370	0	0,04	0,03	2,8	0
Trigo integral variedad rosa primaveral	13	330	14	2,2	69,1	2,3	1,7	36	383	3,1	(3)	370	0	0,59	0,12	4,3	0
Udon	72	116	2,6	0,3	24,9	0,1	0,2	5	25	0,3	120	*	0	0,04	0,01	0,2	0
2. HORTALIZAS (crudas)																	
Azuki	15,5	326	21,5	1,6	58,4	4,3	3	75	350	4,8	7	*	6	0,5	0,1	2,5	0
Brotes de soja	86,3	46	6,2	1,4	5,3	0,8	0,8	48	67	1	-	-	80	0,23	0,2	0,8	13
Falafel	28,6	195	5,8	12	49,3	0,3	4	40	186	4,9	-	-	[7]	0,06	0,05	8	-
Frijoles blancos	10,9	340	22,3	1,6	61,3	4,3	3,9	144	425	7,8	19	1196	0	0,65	0,22	2,4	-

	Agua	Valor energético	Proteína	Grasas	Hidratos de carbono Total	Hidratos de carbono Fibra	Cenizas	Calcio	Fósforo	Hierro	Sodio	Potasio	Vit. A	Vit. B_1	Vit. B_2	Niacina (Ác. Nicotínico)	Vit. C (Ác. Ascórbico)
Alimentos y descripción	%	Calorías	g	g	g	g	g	mg	mg	mg	mg	mg	LU	mg	mg	mg	mg
Frijoles *mung* germinados	88,8	35	3,8	0,2	6,6	0,7	0,6	19	64	1,3	5	223	20	0,13	0,13	0,8	19
Frijoles negros	11,2	339	22,3	1,5	61,2	4,4	3,8	135	440	7,9	25	1038	30	0,55	0,2	2,2	-
Garbanzos	10,7	360	20,5	4,8	61	5	3	150	331	6,9	26	797	50	0,31	0,15	2	-
Guisantes enteros	11,7	340	24,1	1,3	60,3	4,9	2,6	64	340	5,1	35	1005	120	0,74	0,29	3	-
Guisantes partidos	9,3	348	24,2	1	62,7	1,2	2,8	33	268	5,1	40	895	120	0,74	0,29	3	-
Guisantes pintados de color crudo y mexicanos	8,3	349	22,9	1,2	63,7	4,3	3,9	135	457	6,4	10	984		0,84	0,21	2,2	-
Habas	10,3	345	20,4	1,6	64	4,3	3,7	72	385	7,8	4	1529	tr.	0,48	0,17	1,9	-
Harina de soja	-	292	20,3	12	27,1	3,8	4,8	189	540	7,5	-	-	[90]	0,4	0,16	2	0
Kinako (harina de soja tostada)	5	426	38,4	19,2	32,4	2,9	5	190	500	9	4	*	5	0,4	0,15	2	-
Leche de soja	90,8	42	3,6	2	2,9	0,02	0,5	15	49	1,2	2	58	[30]	0,03	0,02	0,5	0
Lentejas enteras	11,1	340	24,7	1,1	60,1	3,9	3	79	377	6,8	30	790	60	0,37	0,22	2	-
Miso: amarillo, ligero	49	155	13,5	4,6	19,6	1,8	12,8	90	160	4	4100	*	0	0,03	0,1	1,5	0
Miso: blanco, dulce	57	215	12,3	1,4	27,5	1,3	4,9	31	138	1,3	3200	*	0	0,03	0,1	1,5	0
Miso: estriado	40	224	21	10,2	12	1,8	16,8	154	264	7,1	4100	*	0	0,04	0,13	1,3	0

Alimentos y descripción	Agua	Valor energético	Proteína	Grasas	Hidratos de carbono Total	Hidratos de carbono Fibra	Cenizas	Calcio	Fósforo	Hierro	Sodio	Potasio	Vit. A	Vit. B_1	Vit. B_2	Niacina (Ác. Nicotínico)	Vit. C (Ác. Ascórbico)
	%	Calorías	g	g	g	g	g	mg	mg	mg	mg	mg	LU	mg	mg	mg	mg
Miso: granulado	48	154	12,8	5	21	1,9	14,9	116	190	3,5	4600	*	0	0,04	0,1	1,5	0
Miso: rojo	50	153	13,5	5,8	19,1	1,9	14,8	115	190	4	4600	*	0	0,03	0,1	1,5	0
Natto (habas de soja fermentadas)	62,7	167	16,9	7,4	11,5	3,2	1,5	103	182	3,7	-	249	0	0,07	0,5	1,1	0
Okara	84,5	65	3,5	1,9	9,2	2,3	0,9	76	43	1,4	4	*	0	0,07	0,56	1,1	0
Soja en bruto	10	403	34,1	17,7	33,5	4,9	4,7	226	554	8,4	5	1677	80	1,1	0,31	2,2	-
Tempeh	60,4	157	19,5	7,5	11,3	1,4	1,3	142	240	5	-	-	[18]	0,28	0,05	2,5	0
Tofu: fresco	84,9	72	7,8	4,3	2,3	0	0,7	146	105	1,7	6	42	0	0,02	0,02	0,5	0
Tofu: frito	44	346	18,6	31,4	4,6	0,1	1,4	300	230	4,2	20	*	0	0,02	0,02	0,5	0
Tofu: seco	10,4	436	53,4	26,4	7,2	0,2	2,6	590	710	9,4	(18)	*	0	0,05	0,04	0,6	0
Yuba	8,7	432	52,3	24,1	11,9	0	3	270	590	11	80	*	20	0,2	0,08	2	0
3. PATATAS Y ALMIDONES																	
Almidón de maíz	92,8	21	2	0,4	3,6	0,8	1,22	-	-	-	-	-	-	-	-	-	-
Almidón de *Maranta* o arruz	342	0,4	0,1	84,5	-	0,3	9,9	31	1,7	-	-	0	0,06	0	0	-	
Boniato	70,6	114	1,7	0,4	26,3	0,7	1	32	47	0,7	10	243	8800	0,1	0,06	0,6	21

	Agua	Valor energético	Proteína	Grasas	Hidratos de carbono Total	Fibra	Cenizas	Calcio	Fósforo	Hierro	Sodio	Potasio	Vit. A	Vit. B_1	Vit. B_2	Niacina (Ác. Nicotínico)	Vit. C (Ác. Ascórbico)
Alimentos y descripción	%	Calorías	g	g	g	g	g	mg	mg	mg	mg	mg	LU	mg	mg	mg	mg
Jinenjo	68	121	3,5	0,1	27,5	0,9	0,9	21	46	0,7	7	*	0	0,08	0,02	1	5
Kuzu: polvo	16,5	336	0,2	0,1	83,1	0	0,1	17	10	2	2	*	0	0	0	0	0
Kuzu: seco	13,6	-	13,3	2,2	321	31,4	7,4	-	-	-	-	-	-	-	-	-	-
Patata blanca	79,8	76	2,1	0,1	17,1	0,5	0,9	7	53	0,6	3	407	tr.	0,1	0,04	105	20
Patata taro	73	98	1,9	0,2	23,7	0,8	1,2	28	61	1	7	514	20	0,13	0,04	1,1	4
4. AZÚCAR Y DULCES																	
Azúcar moreno	3,1	373	0	0	96,4	0	1,5	85	19	3,4	30	344	0	0,01	0,03	0,02	0
Azúcar refinado	0,5	385	0	0	99,5	0	tr.	0	0	0,1	1	3	0	0	0	0	0
Chocolate líquido	31,6	245	2,3	2	62,7	0,6	1	17	92	1,6	52	282	tr.	0,02	0,07	0,4	0
Jarabe de arce	8	348	0,3	0	90	-	0,9	143	11	1,4	14	242	-	-	-	-	0
Jarabe de arroz	17	321	0	0	83	0	0	2	1	0,1	1	*	0	0	0	0	0
Malta de cebada	3,2	367	6	tr.	89,2	tr.	1,6	48	294	8,7	80	230	-	0,36	0,45	9,8	-
Melaza	24	232	-	-	60	-	8,5	290	69	6	37	1063	-	-	0,12	1,2	-
Miel	17,2	304	-	-	82,3	-	0,2	5	6	0,5	5	51	0	tr.	0,04	0,3	1

	Agua	Valor energético	Proteína	Grasas	Hidratos de carbono Total	Hidratos de carbono Fibra	Cenizas	Calcio	Fósforo	Hierro	Sodio	Potasio	Vit. A	Vit. B_1	Vit. B_2	Niacina (Ác. Nicotínico)	Vit. C (Ác. Ascórbico)
Alimentos y descripción	%	Calorías	g	g	g	g	g	mg	mg	mg	mg	mg	LU	mg	mg	mg	mg
5. ACEITES Y GRASAS																	
Aceite de azafrán	-	925	-	99,5	-	-	-	-	-	-	-	-	-	-	-	-	-
Aceite de girasol	0,2	928	-	99,8	-	-	-	-	-	0,3	-	-	0,03	-	-	-	-
Aceite de maíz	-	930	-	100	-	-	-	15	-	1,3	1	1	0,14	-	-	-	-
Aceite de oliva	0,2	926	-	99,6	0,2	-	-	-	-	-	1	-	0,12	-	-	-	-
Aceite de sésamo	-	879	22	100	0	0	0	1,3	0,66	0,01	26	2,6	0	tr.	tr.	0,01	0
Aceite de soja	-	917	-	98,6	-	-	-	-	-	-	-	-	(3,5)	-	-	-	-
Manteca de cerdo	0	9,02	0	100	0	0	0	0	0	0	0	0	0	0	0	0	0
Mantequilla	15.5	716	0,6	81	0,4	0	2,5	20	16	0	987	23	3300	-	-	-	0
Margarina	15,5	720	0,6	81	0,4	0	2,5	20	16	0	987	23	3300	-	-	-	0
6. SEMILLAS Y FRUTOS SECOS																	
Almendras	4,7	598	18,6	54,2	19,5	2,6	3	234	504	4,7	4	773	0	000	0,01	3,5	tr.
Anacardos	5,2	561	17,2	45,7	29,3	1,4	2,6	38	373	3,8	15	464	100	000	000	1,8	-
Avellanas	5,8	634	12,6	62,4	16,7	3	2,5	209	337	3,4	2	704	-	000	-	0,9	tr.

Alimentos y descripción	Agua	Valor energético	Proteína	Grasas	Hidratos de carbono Total	Fibra	Cenizas	Calcio	Fósforo	Hierro	Sodio	Potasio	Vit. A	Vit. B_1	Vit. B_2	Niacina (Ác. Nicotínico)	Vit. C (Ác. Ascórbico)
	%	Calorías	g	g	g	g	g	mg	mg	mg	mg	mg	LU	mg	mg	mg	mg
Cacahuetes	5,6	564	26	47,5	18,6	2,4	2,3	69	401	2,1	5	674	-	0,01	000	17,2	0
Castañas: frescas	52,5	194	2,9	1,5	42,1	1,1	1	27	88	1,7	6	454	-	000	000	0,6	-
Castañas: secas	8,4	377	6,7	4,1	78,6	2,5	2,2	52	162	3,3	12	875	-	000	000	1,2	-
Manteca de cacahuete	1,8	581	27,8	49,4	17,2	1,9	3,8	63	407	2	607	670	-	000	000	15,7	0
Mantequilla de sésamo	-	448	17,9	38,8	14,9	0	0	52	43	0,01	3,4	35,5	0,01	000	000	0	0
Nueces	3,5	651	14,8	64	15,8	2,1	1,9	99	380	3,1	2	450	30	000	000	0,9	2
Nueces de Brasil	4,6	654	14,3	66,9	10,9	3,1	3,3	186	693	3,4	1	715	tr.	0,01	000	1,6	-
Nueces de pecan	3,4	687	9,2	71,2	14,6	2,3	1,6	73	289	2,4	tr.	603	130	0,01	000	0,9	2
Piñones	5,6	552	31,1	47,4	11,6	0,9	4,3	-	-	-	-	-	-	0,01	-	-	-
Semillas de calabaza	4,4	553	29	46,7	15	1,9	4,9	51	1144	11,2	-	-	70	000	000	2,4	-
Semillas de girasol	4,8	560	24	47,3	19,9	3,8	4	120	637	7,1	30	920	50	0,02	000	5,4	-
Semillas de sésamo	5,4	563	18,6	49,1	21,6	6,3	5,3	1160	616	10,5	60	725	30	0,01	000	5,4	0
Tahini	2,5	692	21,5	62	10,2	1	2,8	100	840	9	-	-	0	0,01	000	4,5	0

Alimentos y descripción	Agua	Valor energético	Proteína	Grasas	Hidratos de carbono Total	Hidratos de carbono Fibra	Cenizas	Calcio	Fósforo	Hierro	Sodio	Potasio	Vit. A	Vit. B_1	Vit. B_2	Niacina (Ác. Nicotínico)	Vit. C (Ác. Ascórbico)
	%	Calorías	g	g	g	g	g	mg	mg	mg	mg	mg	LU	mg	mg	mg	mg
7. PESCADOS, MARISCOS																	
Pescados																	
Anguila	64,6	233	15,9	18,3	0	0	1	18	202	0,7	-	-	1610	000	000	1,4	-
Arenque	69	176	17,3	11,3	0	0	2,1	-	256	1,1	-	-	110	000	000	3,6	-
Atún	70,5	145	25,2	4,1	0	0	1,3	-	-	-	-	-	-	000	0,2	8,4	-
Bacalao	81,2	78	17,6	0,3	0	0	1,2	10	194	0,4	70	382	0	000	000	2,2	2
Bonito	67,6	168	24	7,3	0	0	1,4	-	-	-	-	-	-	-	-	-	-
Caballa	67,2	191	19	12,2	0	0	1,6	5	239	1,0	-	-	450	000	000	8,2	-
Carpa	77,8	115	18	4,2	0	0	1,1	50	253	0,9	50	286	170	000	000	1,5	1
Gado	80,5	79	18,3	0,1	0	0	1,4	23	197	0,7	61	304	-	000	000	3	-
Iriko	-	327	68,2	4	0	0	14,4	2062	1377	20,3	885	1154	-	000	0,2	14,2	-
Eperlano	79,0	98	18,6	2,1	0	0	1,1	-	272	0,4	-	-	-	000	000	1,4	-
Pérsico sin piel	77,7	105	18,9	2,7	0	0	1,2	-	212	-	-	-	-	-	-	-	-
Pescado azul	75,4	117	20,5	5,3	0	0	1,2	23	243	0,6	74	-	-	000	000	1,9	-

Alimentos y descripción	Agua	Valor energético	Proteína	Grasas	Hidratos de carbono Total	Fibra	Cenizas	Calcio	Fósforo	Hierro	Sodio	Potasio	Vit. A	Vit. B_1	Vit. B_2	Niacina (Ác. Nicotínico)	Vit. C (Ác. Ascórbico)
	%	Calorías	g	g	g	g	g	mg	mg	mg	mg	mg	LU	mg	mg	mg	mg
Pescado blanco de río	71,7	155	18,9	8,2	0	0	1,2	-	270	0,4	52	299	2260	000	000	3	-
Platija (lenguado)	81,3	79	16,7	0,8	0	0	1,2	12	195	0,8	78	342	-	000	000	1,7	-
Salmón	63,6	217	22,5	13,4	0	0	1,4	79	186	0,9	-	-	-	-	000	7,2	9
Salmonete	78,5	93	19,8	0,9	0	0	1,3	16	214	0,8	67	323	-	000	000	-	-
Sarda	61,8	203	24	11,1	-	-	3,1	437	499	2,9	823	590	220	000	0,2	5,4	-
Trucha asalmonada	66,3	195	21,5	11,4	0	0	1,3	-	-	1,3	-	-	-	-	-	-	-
Mariscos																	
Calamares	80,2	84	16,4	0,9	1,5	-	1	12	119	0,5	-	-	-	000	000	-	-
Camarones	78,2	91	18,1	0,8	1,5	-	1,4	63	166	1,6	140	220	-	000	000	3,2	-
Cangrejo	78,5	93	17,3	1,9	0,5	-	1,8	43	175	0,8	-	-	2170	000	000	2,8	2
Caracolas	75,8	98	18,7	0,5	3,4	0	1,6	37	191	2,4	-	-	-	000	000	-	-
Moluscos bivalvos	85,8	54	8,6	1	2	-	2,6	-	208	-	-	-	-	-	-	-	
Ostra	84,6	66	8,4	1,8	3,4	-	1,8	94	143	5,5	73	121	310	000	000	2,5	-
Pulpo	82,2	73	15,3	0,8	0	0	1,5	29	173	-	-	-	-	0	0,1	1,8	-

Alimentos y descripción	Agua	Valor energético	Proteína	Grasas	Hidratos de carbono Total	Hidratos de carbono Fibra	Cenizas	Calcio	Fósforo	Hierro	Sodio	Potasio	Vit. A	Vit. B_1	Vit. B_2	Niacina (Ác. Nicotínico)	Vit. C (Ác. Ascórbico)
	%	Calorías	g	g	g	g	g	mg	mg	mg	mg	mg	LU	mg	mg	mg	mg
Totano	85,4	63	10,6	1,3	1,5	0	1,2	80	180	7	200	*	180	0	0,2	1,5	10
8. CARNE ROJA Y AVES DE CORRAL																	
Caballo	73,6	125	20,5	3,7	1	0	0,2	4	200	2	100	*	20	000	0,1	3,5	0
Cabrito	74,2	123	20,6	3,8	0,1	0	1,3	8	-	2	90	*	0	0,15	000	4	0
Cerdo	54,8	323	16,4	28	0	0	0,8	9	185	2,5	70	285	0	0,8	000	4,2	-
Cordero	60,8	262	16,9	21	0	0	1,3	10	152	1,3	75	295	-	0,15	000	4,9	-
Faisán	69,2	151	24,3	5,2	0	0	1,2	-	-	-	-	-	-	-	-	-	-
Hamburguesas	60,2	268	17,9	21,2	0	0	0,7	10	156	2,7	-	236	40	000	000	4,3	-
Huevo: blanco	87,6	51	10,9	tr.	0,8	0	0,7	9	15	0,1	146	139	0	tr.	000	0,1	0
Huevo: entero	73,7	163	12,9	11,5	0,9	0	1	54	205	2,3	122	129	1180	000	0,3	0,1	0
Huevo: moreno	51,1	348	16	30,6	0,6	0	0,7	9	15	0,1	146	139	0	tr.	000	0,1	0
Jamón	54,3	327	15,2	29,1	0	0	0,8	9	170	2,3	70	285	0	0,01	000	4	-
Oca	54,3	326	16	28,6	0	0	1	(10)	(176)	(1,6)	-	-	-	(0,08)	(0,19)	(6,7)	-
Pollo	63	239	18,2	17,9	0	0	0,9	10	176	1,6	-	-	920	000	000	6,7	-

Alimentos y descripción	Agua	Valor energético	Proteína	Grasas	Hidratos de carbono Total	Hidratos de carbono Fibra	Cenizas	Calcio	Fósforo	Hierro	Sodio	Potasio	Vit. A	Vit. B_1	Vit. B_2	Niacina (Ác. Nicotínico)	Vit. C (Ác. Ascórbico)
	%	Calorías	g	g	g	g	g	mg	mg	mg	mg	mg	LU	mg	mg	mg	mg
Salchicha	55,6	309	12,5	27,6	1,8	-	2,5	7	133	1,9	1100	220	-	000	0,2	2,7	-
Ternera (lomo)	55,7	313	16,9	26,7	0	0	0,8	10	155	2,5	65	355	50	000	000	4,1	-
9. LECHE Y PRODUCTOS LÁCTEOS																	
Leche																	
Cabra	87,5	67	3,2	4	4,6	0	0,7	129	106	0,1	34	180	(160)	0,4	000	0,3	1
Condensada	27,1	321	81	8,7	54,3	0	1,8	262	206	0,1	112	314	360	000	000	0,2	1
Desnatada	90,5	36	3,6	1,0	5,1	0	0,7	121	95	tr.	52	145	tr.	000	000	0,1	1
Entera	87,4	65	3,5	3,5	4,9	0	0,7	118	93	tr.	50	144	140	000	000	0,1	1
Helado de leche	67	134	0,9	1,2	30,8	0	0,1	16	13	tr.	10	22	60	000	000	tr.	2
Materna	88,2	61	1,4	3,1	7,1	0	0,2	35	25	0,2	15	*	120	000	000	0,2	5
Polvo	2	502	26,4	27,5	38,2	0	5,9	909	708	0,5	405	1330	1130	000	0,01	0,7	6
Yogur	89	50	3,4	1,7	5,2	0	0,7	120	94	tr.	51	143	74	000	000	0,1	1
Quesos																	
Cheddar, americano	37,7	398	25	32,2	2,1	0	3,7	750	478	1	700	82	1310	000	000	0,1	(0)

	Agua	Valor energético	Proteína	Grasas	Hidratos de carbono Total	Fibra	Cenizas	Calcio	Fósforo	Hierro	Sodio	Potasio	Vit. A	Vit. B_1	Vit. B_2	Niacina (Ác. Nicotínico)	Vit. C (Ác. Ascórbico)
Alimentos y descripción	%	Calorías	g	g	g	g	g	mg	mg	mg	mg	mg	LU	mg	mg	mg	mg
Edamer	33,8	389	31,7	28,4	1	0	5,1	850	640	0,6	1300	*	1100	000	0,01	0,3	0
Helado	63,2	193	4,5	10,6	20,8	0	0,9	146	115	0,1	63	181	440	000	000	0,1	1
Nata cruda	71,5	201	3	20,6	4,3	0	0,6	102	80	tr.	43	122	840	000	000	0,1	1
Requesón	78,3	106	13,6	4,2	2,9	0	1	94	152	0,3	229	85	(170)	000	000	0,1	(0)
10. VERDURAS (crudas)																	
Ajo	61,3	137	6,2	0,2	30,8	1,5	1,5	29	202	1,5	1,9	529	tr.	000	000	0,5	15
Apio	94,1	17	0,9	0,1	3,9	0,6	1	39	28	0,3	126	341	240	000	000	0,3	9
Bardana	78,8	75	4,1	0,1	16,3	1,5	0,7	47	71	0,8	45	*	0	0,3	000	0	2
Berenjena	92,4	25	1,2	0,2	5,6	0,9	0,6	12	26	0,7	2	214	10	000	000	0,6	5
Berro	93,3	19	2,2	0,3	3	0,7	1,2	151	54	1,7	52	282	4900	000	000	0,9	79
Brócoli	89,1	32	3,6	0,3	509	1,5	1,1	103	78	1,1	15	382	2500	0,1	000	0,9	113
Brotes de bambú	91	27	2,6	0,3	5,2	0,7	0,9	13	59	0,5	-	533	20	000	000	0,6	4
Calabacín	94,6	17	1,2	0,1	6,5	0,6	0,5	28	29	0,4	1	202	320	000	000	1	19
Calabaza	91,6	26	1	0,1	3,6	1,1	0,8	21	44	0,8	1	340	1600	000	000	0,6	9

	Agua	Valor energético	Proteína	Grasas	Hidratos de carbono Total	Fibra	Cenizas	Calcio	Fósforo	Hierro	Sodio	Potasio	Vit. A	Vit. B_1	Vit. B_2	Niacina (Ác. Nicotínico)	Vit. C (Ác. Ascórbico)
Alimentos y descripción	%	Calorías	g	g	g	g	g	mg	mg	mg	mg	mg	LU	mg	mg	mg	mg
Cardo	91,1	25	2,4	0,3	4,6	0,8	1,6	88	39	3,2	147	550	6500	000	000	0,5	32
Cebolla	89,1	38	1,5	0,1	8,7	0,6	0,6	27	36	0,5	10	157	40	000	000	0,2	10
Chirivía	79,1	76	1,7	0,5	17,5	2	1,2	50	77	0,7	12	541	30	000	000	0,2	16
Col china	95	14	1,2	0,1	3	0,6	0,7	43	40	0,6	23	253	150	000	000	0,6	25
Col común	92,4	24	1,3	0,2	5,4	0,8	0,7	49	29	0,4	20	233	130	000	000	0,3	47
Col rizada	87,5	38	4,2	0,8	6,0	1,3	1,5	179	73	2,2	75	378	8900	-	-	-	125
Coles de Bruselas	85,2	45	4,9	0,4	8,3	1,6	1,2	36	80	1,5	14	390	550	0,1	000	0,9	102
Coliflor	91	27	2,7	0,2	5,2	1	0,9	25	56	1,1	13	295	60	000	0,1	0,7	78
Colinabo	90,3	29	2	0,1	8,7	0,6	0,5	41	51	0,5	8	372	20	000	000	0,3	66
Daikon (rábano alargado)	94,1	19	0,9	0,1	4,2	0,7	0,7	35	26	0,6	-	180	10	000	000	0,4	32
Endivia	93,1	20	1,7	0,1	4,1	0,9	1	81	54	1,7	14	294	3300	000	000	0,5	10
Escalonia	89,4	36	1,5	0,2	8,2	(1,2)	0,7	51	39	1,0	5	231	2000	000	000	0,4	32
Espárrago	91,7	26	2,5	0,2	5	0,7	0,6	22	62	1	2	278	900	000	000	1,5	33
Espinaca	90,7	26	3,2	0,3	4,3	0,6	1,5	93	51	3,1	71	470	8100	0,1	000	0,6	51

	Agua	Valor energético	Proteína	Grasas	Hidratos de carbono Total	Fibra	Cenizas	Calcio	Fósforo	Hierro	Sodio	Potasio	Vit. A	Vit. B_1	Vit. B_2	Niacina (Ác. Nicotínico)	Vit. C (Ác. Ascórbico)
Alimentos y descripción	%	Calorías	g	g	g	g	g	mg	mg	mg	mg	mg	LU	mg	mg	mg	mg
Guisantes frescos	78	84	6,3	0,4	14,4	2	0,9	26	116	1,9	2	316	640	000	0,1	2,9	27
Habas	72,3	105	804	0,4	17,8	2,2	1,1	27	157	2,2	4	471	220	000	000	1,6	30
Habas amarillas	91,4	27	1,7	0,2	6,0	1	0,7	56	43	0,8	7	243	250	000	000	0,5	20
Okra	88,9	36	2,4	0,3	7,6	1	0,8	92	51	0,6	3	249	520	000	000	1	31
Hojas de col	86,9	40	3,6	0,7	7,2	0,9	1,6	203	63	1,0	43	401	6500	0,2	000	(1,7)	92
Hojas de *Daikon*	83,5	49	5,2	0,7	8,5	1,4	2,1	190	30	1,4	100	*	3000	0,1	0,3	0,5	90
Hojas de diente de león	85,6	45.0	2,7	0,7	9,2	1,6	1,8	187	66	3,1	76	397	14000	000	000	-	35
Hojas de la remolacha	90,9	24	2,2	0,3	4,6	1,3	2	119	40	3,3	130	570	6100	0,1	000	0,4	30
Hojas de mostaza	89,5	31	3	0,5	5,6	1,1	1,4	183	50	3	32	377	7000	000	000	0,8	97
Hojas de nabo	90,3	28	3	0,3	5,0	0,8	1,4	246	58	1,8	-	-	7600	000	000	0,8	189
Hojas de parra	75,5	97	3,8	1	15,6	2,6	1,5	392	44	3,9	55	370	1566	000	000	1,5	120
Jengibre fresco	87	49	1,4	1	9,5	1,1	1,1	23	36	2,1	6	264	10	0,2	000	000	4
Judías verdes	90,1	32	1,9	0,2	7,1	1	0,7	56	44	0,8	7	243	600	000	000	0,5	19
Lechuga	95,5	13	0,9	0,1	2,9	0,5	0,6	20	22	0,5	9	175	330	0,1	0,1	0,3	6

	Agua	Valor energético	Proteína	Grasas	Hidratos de carbono Total	Fibra	Cenizas	Calcio	Fósforo	Hierro	Sodio	Potasio	Vit. A	Vit. B_1	Vit. B_2	Niacina (Ác. Nicotínico)	Vit. C (Ác. Ascórbico)
Alimentos y descripción	%	Calorías	g	g	g	g	g	mg	mg	mg	mg	mg	LU	mg	mg	mg	mg
Loto	82,6	62	2,4	0,1	14,3	0,9	0,6	20	80	0,5	30	*	0	000	000	0,5	20
Melón de invierno: todos los tipos	85,1	50	1,4	0,3	12,4	1,4	0,8	22	38	0,6	1	369	3700	000	000	0,6	13
Melón: bellota (arrugado)	86,3	44	1,5	0,1	11,2	1,4	0,9	31	23	0,9	1	384	1200	000	000	0,6	14
Melón: Hubard	88,1	39	1,4	0,3	9,4	1,4	0,8	19	31	0,6	1	217	4300	000	000	0,6	11
Melón: suave	83,7	54	1,4	0,1	14	1,4	0,8	32	58	0,8	1	487	570	000	000	0,6	9
Melón: verano	94,0	19	1,1	0,1	4,2	0,6	0,6	28	29	0,4	1	202	410	000	000	1,0	22
Nabo	91,5	30	1	0,2	6,6	0,9	0,7	39	30	0,5	4,9	268	tr.	000	000	0,6	36
Pepino	95,1	15	0,9	0,1	3,4	0,6	0,5	25	27	1,1	6	160	250	000	000	0,2	11
Perejil	85,1	44	3,6	0,6	8,5	1,5	2,2	205	63	6,2	45	727	8500	000	000	1,2	172
Pimienta: dulce	93,4	22	1,2	0,2	4,8	1,4	0,4	9	22	0,7	13	213	420	000	0,1	0,5	128
Pimienta: roja	74,3	93	3,7	2,3	18,1	9	1,6	29	78	1,2	-	-	21600	000	000	4,4	369
Puerro	85,4	52	2,2	0,3	11,2	1,3	0,9	52	50	1,1	5	347	40	000	000	0,5	17
Remolacha	87,3	43	1,6	0,1	9,9	0,8	1,1	16	33	0,7	60	335	20	000	000	0,4	10
Ruta - baga (*Brassica napus*)	87	46	1,1	0,1	11	1,1	0,8	66	39	0,4	5	239	580	000	000	1,1	43

Alimentos y descripción	Agua	Valor energético	Proteína	Grasas	Hidratos de carbono Total	Fibra	Cenizas	Calcio	Fósforo	Hierro	Sodio	Potasio	Vit. A	Vit. B_1	Vit. B_2	Niacina (Ác. Nicotínico)	Vit. C (Ác. Ascórbico)
	%	Calorías	g	g	g	g	g	mg	mg	mg	mg	mg	LU	mg	mg	mg	mg
Setas: *shiitake*	15,8	-	12,5	1,6	65,5	5,5	4,6	16	240	0	-	*	0	000	0,01	10	0
Setas: variedades comunes	90,4	28	2,7	0,3	4,4	0,8	0,9	6	116	0,8	15	414	tr.	0,1	000	4,2	3
Tomate	93,5	22	1,1	0,2	4,7	0,5	0,5	13	27	0,5	3	244	900	000	0,7	0,7	23
Zanahoria	83,2	42	1,1	0,2	9,7	1	0,8	37	36	0,7	47	341	11000	000	000	0,6	8
11. FRUTAS Y ZUMO DE FRUTAS																	
Aceituna negra	80	129	1,1	1,3	2,6	1,4	2,5	84	16	1,6	813	34	60	tr.	tr.	-	-
Aceituna verde	78,2	116	1,4	12,7	1,3	1,3	6,4	61	17	1,6	2400	55	300	-	-	-	-
Aguacate	74	167	2,1	16,4	6,3	1,6	1,2	10	42	0,6	4	604	290	000	0,2	1,6	14
Albaricoque	85,3	51	1	0,2	12,8	0,6	0,7	17	23	0,5	1	281	2700	000	000	0,6	10
Arándano agrio	87,9	46	0,4	0,7	10,8	1,4	0,2	14	10	0,5	2	82	40	000	000	0,1	11
Arándano negro	83,2	62	0,7	0,5	15,3	1,5	0,3	15	13	1	1	81	100	000	000	0,5	14
Caqui	64,4	127	0,8	0,4	33,5	1,5	0,9	27	26	2,5	1	310	-	-	-	-	66
Cereza	80,4	70	1,3	0,3	17,4	0,4	0,6	22	19	0,4	2	191	110	000	000	0,4	10
Ciruela	81,1	66	0,5	tr.	17,8	0,4	0,6	18	17	0,5	2	299	[300]	000	000	0,5	-

	Agua	Valor energético	Proteína	Grasas	Hidratos de carbono Total	Fibra	Cenizas	Calcio	Fósforo	Hierro	Sodio	Potasio	Vit. A	Vit. B_1	Vit. B_2	Niacina (Ác. Nicotínico)	Vit. C (Ác. Ascórbico)
Alimentos y descripción	%	Calorías	g	g	g	g	g	mg	mg	mg	mg	mg	LU	mg	mg	mg	mg
Dátil	22,5	274	2,2	0,5	72,9	2,3	1,9	59	63	3	1	648	50	000	0,1	2,2	0
Fresa	89,9	37	0,7	0,5	8,4	1,3	0,5	21	21	1	1	164	60	000	000	0,6	59
Grosella	84,2	54	1,7	0,1	13,1	2,4	0,9	60	40	1,1	3	372	230	000	000	0,3	200
Higo	77,5	80	1,2	0,3	20,3	1,2	0,7	35	22	0,6	2	194	80	000	000	0,4	2
Limón	87,4	20	1,2	0,3	10,7	-	0,4	61	15	0,7	3	145	30	000	000	0,2	77
Mandarina	87	46	0,8	0,2	11,6	0,5	0,4	40	18	0,4	2	126	420	000	000	0,1	31
Manzanas	84,4	58	0,2	0,6	14,5	1	0,3	7	10	0,3	1	110	90	000	000	0,1	4
Melocotón	89,1	38	0,6	0,1	9,7	0,6	0,5	8	19	0,5	1	202	1330	000	000	1	7
Membrillo	83,1	68	0,4	0,5	15,5	-	-	10	21	0,6	2	201	0	-	-	-	13
Mora	84,5	58	1,2	0,9	0,5	4,1	0,5	32	19	0,9	1	170	200	000	000	0,4	21
Naranja amarga	81,3	65	0,9	0,1	17,1	3,7	0,6	63	23	0,4	7	236	600	000	0,1	-	36
Naranja dulce	86	49	1	0,2	12,2	0,5	0,6	41	20	0,4	1	200	200	0,1	000	0,4	50
Nectarina	81,8	64	0,6	tr.	17,1	0,4	0,5	4	24	0,5	6	294	1650	-	-	-	13
Papaya	88,7	39	0,6	0,1	10	0,9	0,6	20	16	0,3	3	234	1750	000	000	0,3	56

Alimentos y descripción	Agua	Valor energético	Proteína	Grasas	Hidratos de carbono Total	Fibra	Cenizas	Calcio	Fósforo	Hierro	Sodio	Potasio	Vit. A	Vit. B_1	Vit. B_2	Niacina (Ác. Nicotínico)	Vit. C (Ác. Ascórbico)
	%	Calorías	g	g	g	g	g	mg	mg	mg	mg	mg	LU	mg	mg	mg	mg
Pasa	18	289	2,5	0,2	77,4	0,9	1,9	62	101	3,5	27	763	20	000	000	0,5	1
Pera	83,2	61	0,7	0,4	15,3	1,4	0,4	8	11	0,3	2	130	20	000	000	0,1	4
Piña	85,3	52	0,4	0,2	13,7	0,4	0,4	17	8	0,5	1	146	70	000	000	0,2	17
Plátano	75,7	85	1,1	0,2	22,2	0,5	0,8	8	26	0,7	1	370	190	000	000	0,7	10
Pomelo	88,4	41	0,5	0,1	10,6	0,2	0,4	16	16	0,4	1	135	80	000	000	0,2	38
Ruibarbo	94,8	16	0,6	0,1	3,7	0,7	0,8	96	18	0,8	2	251	100	000	000	0,3	9
Sandía	92,6	26	0,5	0,2	6,4	0,3	0,3	7	10	0,5	1	100	590	000	000	0,2	7
Uva	81,6	69	1,3	1	15,7	0,6	0,4	16	12	0,4	3	158	100	(0,05)	(0,03)	(0,3)	1
Zumo de manzana	87,8	47	0,1	tr.	11,9	0,1	0,2	6	9	0,6	1	101	-	000	000	0,1	1
Zumo de naranja	88,3	45	0,7	0,2	10,4	0,1	0,4	11	17	0,2	1	200	200	000	000	0,4	50
12. ALGAS MARINAS																	
Agar-agar (*kanten*)	20,1	-	2,3	0,1	74,6	0	2,9	400	8	5	-	*	0	0	0	0	0
Alga marina	21,7	-	-	1,1	-	6,8	22,8	1093	240	-	3007	5273	-	-	-	-	-
Arame	19,3	-	7,5	0,1	60,6	9,8	12,5	1170	150	12	-	3900	50	000	0,2	2,6	0

Alimentos y descripción	Agua	Valor energético	Proteína	Grasas	Hidratos de carbono Total	Fibra	Cenizas	Calcio	Fósforo	Hierro	Sodio	Potasio	Vit. A	Vit. B_1	Vit. B_2	Niacina (Ác. Nicotínico)	Vit. C (Ác. Ascórbico)
	%	Calorías	g	g	g	g	g	mg	mg	mg	mg	mg	LU	mg	mg	mg	mg
Dulse	16,6	-	-	3	-	0,7	3,7	587	22	6,3	-	-	-	-	-	-	-
Hiziki	16,8	-	5,6	0,8	42,8	13	34	1400	56	29	-	14700	150	000	0,2	4	0
Kombu	14,7	-	7,3	1,1	54,9	3	22	800	150	-	2500	5800	430	000	000	1,8	11
Musgo irlandés	18,8	-	9,4	-	57,6	2,2	14,2	-	-	-	-	-	-	-	-	-	-
Nori	11,4	-	35,6	0,7	44,3	4,7	8	260	510	12	600	*	11000	000	0,01	10	20
Wakame	16	-	12,7	1,5	51,4	3,6	18,4	1300	260	13	2500	6800	140	000	000	19	15
13. BEBIDAS																	
Amasake	-	50	1,1	0	10,4	0	0	6,1	93	1,1	1,9	76,8	0	000	000	1,9	0
Bancha (hojas)	-	-	0	0	0	0	*	3	1	0,1	1	21	0	0	0,2	0,1	2
Bancha (ramas)	7	-	20,3	4,3	61	19	5,4	720	200	37	60	*	9000	000	0,09	9	130
Café	98,1	1	tr.	tr.	tr.	tr.	0,1	2	4	0,1	1	36	0	0	tr.	0,3	0
Cerveza	92,1	42	0,3	0	3,8	-	0,2	5	30	tr.	7	25	-	tr.	000	0,6	-
Ginebra, ron, vodka, whisky: 100°	57,5	295	-	-	tr.	-	-	-	-	-	1	2	-	-	-	-	-
Ginebra, ron, vodka, whisky: 80°	66,6	231	-	-	tr.	-	*	-	-	-	1	2	-	-	-	-	-

	Agua	Valor energético	Proteína	Grasas	Hidratos de carbono Total	Fibra	Cenizas	Calcio	Fósforo	Hierro	Sodio	Potasio	Vit. A	Vit. B_1	Vit. B_2	Niacina (Ác. Nicotínico)	Vit. C (Ác. Ascórbico)
Alimentos y descripción	%	Calorías	g	g	g	g	g	mg	mg	mg	mg	mg	LU	mg	mg	mg	mg
Sake (vino de arroz)	-	110	0,5	0	5	0	0	5	6	0,1	-	*	0	0	0	0	0
Té negro	9	-	22,6	2,4	58,2	10,7	5,1	460	310	17	50	*	1300	000	0,09	10	0
Té verde	6	-	31,6	4,6	49,6	10,6	5,4	440	280	20	60	*	9000	000	1,4	4	280
Vino: postre (18° de alcohol)	76,7	137	0,1	0	7,7	-	0,2	8	-	-	4	75	-	000	000	0,2	-
Vinos de mesa (12,2° de alcohol)	85,6	85	0,1	0	4,2	-	0,2	9	10	0,4	5	92	-	tr.	000	0,1	-
14. CONDIMENTOS																	
Mayonesa	15,1	718	1,1	79,9	2,2	tr.	1,7	18	28	0,5	597	34	280	000	000	tr.	-
Pimienta	10,6	-	8,7	5,5	58,8	2,6	16,4	-	-	-	-	*	0	000	0	0	0
Rábano picante (listo para usar)	87,1	38	1,3	0,2	9,6	0,9	1,2	61	32	0,9	96	290	-	-	-	-	-
Salsa de tomate	68,6	106	2	0,4	25,4	0,5	3,6	22	50	0,8	1042	363	1400	000	000	1,6	15
Tamari	62,8	68	5,6	1,3	9,5	0	20,8	82	104	4,8	7325	366	0	000	000	0,4	0
Tekka	40	249	9	5,2	42,8	2	3	150	250	60	*	*	0	0,1	000	1,3	0
Umeboshi	69,8	17	0,3	0,8	3,4	0,3	25,7	6	26	2	9400	*	0	000	000	0,6	0
Vinagre	93,8	14	tr.	(0)	5,9	-	0,3	(6)	(9)	(0,6)	1	100	-	-	-	-	-

TABLA DE LECTURA DE SIGLAS E INGREDIENTES	
INGREDIENTES: RECOMENDACIONES	
S.G.	Sin gluten
C.G.	Con gluten
agua	agua oligomineral, con un pH 6-6,8 y residuo fijo a 180 °C no superior a 50 mg/l o al menos agua depurada por osmosis inversa
aceite de girasol, aceite de oliva virgen extra, aceite de sésamo o de maíz, aceite de lino	deben ser biológicos y prensados en frío
sal	marina integral
fruta, hortalizas, verduras	de temporada, no de invernadero, y biológicas cuando sea posible
margarina vegetal	de girasol, biológica, no hidrogenada, sin gluten
tahini	mejor el claro, biológico, no hidrogenado de semillas de sésamo
leche de arroz, leche de soja, leche de almendras, yogur de arroz, yogur de soja	biológicas y sin gluten añadido, malta de cebada ni trigo
maíz (harina y pasta)	biológico y no manipulado genéticamente
cereales sin gluten (harinas, pastas, copos y compuestos)	biológicos cuando sea posible
cereales con gluten (harinas, pastas, copos y compuestos)	biológicos cuando sea posible
cereales biológicos sin gluten para moler en harina	molidos en casa con un molinillo de piedra, o eléctrico, utilizado sólo para estos cereales
pasta de alforfón, pasta de maíz y alforfón	100 % alforfón, 100 % maíz y alforfón biológico y gluten añadido
galletas de arroz integral, gofres de arroz y maíz	biológicas sin cereales con gluten añadidos

koji	fermento aspergillus orizae inoculado en soja o cereales cocidos. Los celíacos sólo pueden consumir el *koji* de arroz y de soja
leguminosas, semillas, nueces, avellanas, brotes germinados	biológicos (excepto los brotes derivados de cereales con gluten si se es celíaco)
especias, mostaza	biológicas cuando sea posible, sin lactosa ni gluten añadido
pescado	rigurosamente fresco y de mar, nunca congelado ni de vivero. Reducir el consumo de pescados grandes porque contienen una mayor cantidad de mercurio
huevos	preferiblemente de gallinas en libertad alimentadas de manera natural
carnes blancas o rojas	de cría biológica
leche de cabra o de oveja	de procedencia biológica
quesos frescos o curados de cabra o de oveja	de procedencia biológica
miso de arroz, *miso hatcho*, encurtidos, *umeboshi*, *kuzu*, *tekka*, mostaza, *amasake* de arroz, *tamari*	de origen biológico, sin gluten y sin lactosa
encurtidos en *tamari*, *tamari*, *miso* de arroz, *miso hatcho*, *tekka*, encurtidos en *miso*	son productos sin gluten a base de soja; los que no quieren o no pueden consumirlos pueden sustituirlos por sal y aceite
miso de arroz, *miso natto*, con cebada, *amasake* con cebada o trigo, encurtidos en *shoyu*	de origen biológico, contienen gluten, pueden ser consumidos por los no celíacos
sin leche, o sin leche y derivados	sin leche de vaca y sus derivados
jarabe de agave, miel, jarabe de arce, malta 100 % de arroz, malta 100 % de maíz	de origen biológico y no industrial y sin cereales con gluten añadidos; pueden ser consumidos por celíacos
malta de fruta, malta de avellanas	contienen gluten, pueden ser consumidos por los no celíacos

crema 100 % de avellanas y 100 % de almendras	no contienen gluten
azúcar de caña integral	de origen biológico (y no industrial)
almidón de arroz	producto natural de herboristería (consumir en raras ocasiones)
levadura química	sólo la que no lleva gluten o crémor tártaro + bicarbonato de sodio (poco), evitar el bicarbonato de amonio
masa madre para celíacos	es casera, elaborada a base de harina de arroz + harina de maíz + agua

TABLA DE MEDIDAS
Taza: de leche
Tacita: de café
Cucharada: de sopa
Cucharadita: de café
Vaso: de vino

CAPÍTULO 3

Las recetas

Todas las recetas descritas en el texto y referidas a la celiaquía también son aptas para aquellos que no tienen dicha intolerancia, reemplazando el cereal sin gluten por el cereal con gluten.

3.1

Los desayunos

«Comenzar el día con un desayuno natural, es decir, sano y equilibrado, nos acerca a la armonía y el buen humor. Hoy en día se tiende a dar poca importancia a este momento crucial. El desayuno de la mañana es el gran olvidado». Así comienza un párrafo de *Dietologia clinica, scienza dell'alimentazone nell'uomo*. Y continúa: «La recomendación de desayunar procede de la observación de que, en la escuela, los estudiantes que han desayunado están más atentos, tienen una mejor concentración y mejores notas».

Un café y ya está. Luego, por el camino, un cruasán, un bollo... ¿y qué más debemos comer? ¿Qué otra cosa podría ser?... Para los niños un tazón de leche, a lo mejor con cacao o chocolate soluble, donde mojar la diversidad de galletas o de bollos que nos ofrece la publicidad. Así tenemos la certeza de que hemos hecho lo mejor para ellos...

Y, sin embargo, a menudo nuestros hijos nos lanzan mensajes claros: «No quiero leche», «¿Otra vez leche, mamá?». Pero una madre difícilmente acepta esa negativa. Será una rabieta, lo hace por incordiar... ¿Y qué más se puede hacer para el desayuno?

Cuando, por diversas razones, la leche se elimina de la dieta del niño, la madre se ve a menudo en medio de un desierto, se siente confundida, condenada. Parece que la leche, como el petróleo, hace que el mundo gire. La leche nos da la garantía ilusoria de que ofrecemos lo mejor y más rápido.

Según Naboru Muramoto, autor del libro *El medico di se stessi*, la leche de vaca no es un «alimento perfecto para los humanos», y continúa: «Los bebés y los niños nunca deben ser alimentados con leche de vaca». Esta afirmación me animó porque hasta entonces me había sentido una madre «minusválida» de una hija «minusválida» porque ni siquiera podía tomar leche.

Y, de nuevo, el texto *Dietologia clínica, alimenti e malattie* comenta que un 3 %, de 1.310 personas seleccionadas, sufrieron migrañas después de consumir leche y sus derivados. El mismo manual recomienda la «dieta Mc Ewen» para enfermedades de la piel, que en el primer punto excluye totalmente los alimentos elaborados a partir de leche de vaca.

LA LECHE DE LA VACA ES MALA

De un artículo en *La Repubblica*, 1 de octubre de 1992, página 19:

Alarma en Estados Unidos, causa diabetes

Washington – ¡Hay que mantenerse alejado de la leche, es dañina! Un grupo de médicos estadounidenses dirigidos por dos pediatras famosos, Benjamin Spoke y Frank Oski, han declarado la guerra a los productos lácteos de vaca. Según su teoría, la leche podría causar incluso enfermedades muy graves, como la diabetes, y varios tipos de alergias. Y ahora ya se ha convertido en motivo de una feroz polémica. El director del Departamento de Pediatría de la prestigiosa Universidad Johns Hopkins de Baltimore, el profesor Oski, es categórico: «No veo la razón para tomar leche de vaca en ninguna etapa de nuestra vida. Es algo para las vacas, no para los seres humanos. Debemos dejar de beberla por completo. Desde hoy mismo». Autor de una verdadera biblia del cuidado del bebé (40 millones de ejemplares vendidos sólo en Estados Unidos), Oski, en sus acusaciones contra la leche, se encontró como compañero de viaje a Benjamin Spoke, el padre de la pediatría moderna, que ha enseñado a generaciones, no solo de estadounidenses, cómo criar a los niños.

«REACCIONES ALÉRGICAS, ASMA, PROBLEMAS RESPIRATORIOS...»

Las manifestaciones patológicas debidas a factores alimentarios son un problema creciente en las poblaciones de los países industrializados. Por otra parte, sobre todo en los niños, hay muchos factores que predisponen a la alergia a los alimentos, y a los síntomas respiratorios y al asma, pero los más comunes son los alimentos como la leche de vaca, los huevos y el pescado...». El artículo continúa: «No siempre existe una clara relación temporal entre la ingestión de alimentos y la obstrucción bronquial, porque en el niño asmático también existe, y a menudo es engañosa la interferencia de algunos desencadenantes inespecíficos en unos bronquios hiperreactivos. Sin embargo, más a menudo, el asma de la alergia alimentaria se asocia a los neumoalérgenos» [Profesor Cantani, A., *L'Asma nel piatto*, Universidad La Sapienza, Roma, *Naturaleza y bienestar*, diciembre de 2002].

Robert Cohen en su libro, *Milk, A-Z*, de 1999, explica: «Cada vaso de leche de vaca duplica la cantidad de la hormona IGF-1 en el cuerpo humano, sustancia que aumenta el tamaño de los tumores».

La información hormonal de la leche, la de crecimiento rápido (que sirve para que el ternero crezca hasta 300 kg en pocos meses), ¿puede tener algo que ver con las células de rápido crecimiento, tales como los tumores fibroides, los sarcomas, el cáncer, etc.?

Un estudio publicado por Li [1994] muestra que «el contenido de hormona IGF-1 en los productos lácteos produce un aumento de 10 veces la concentración de células cancerosas humanas».

Outwater y Nicholson [1997] han presentado una revisión de la literatura de todos los estudios epidemiológicos que «ha demostrado una relación positiva entre el consumo de lácteos y el riesgo de padecer cáncer de mama» [«Latticini e cancro alla mammella: l'ipotesi da ormoni caseari IGF-1 e bGH», *Medical Hypothesis*,1997]. Stocks ha encontrado una baja incidencia de muertes por cáncer de mama cuando el consumo de productos lácteos fue bajo. Salamini ha verificado un aumento en el riesgo relativo de cáncer de mama en relación con la cantidad de productos lácteos consumidos. Otros estudios han hallado un aumento dosis-dependiente en el riesgo de padecer cáncer de mama entre mujeres que consumían leche y productos lácteos.

En el adulto, la fase de crecimiento rápido ha terminado, pero las hormonas de la leche y de los productos lácteos continúan estimulando las glándulas y las células en un crecimiento anormal que lleva a un desequilibrio hormonal y al mal funcionamiento de las glándulas.

La exposición de los animales adultos a las hormonas de crecimiento bovino conduce a alteraciones en la función del eje hipotálamico-pituitario-gonadal [Bartke, 1994].

Annemarie Colbin describe también los efectos nocivos que determinan la combinación de «azúcar refinado con la leche y productos lácteos» en la sexualidad: «De todos los alimentos potencialmente perjudiciales para el rendimiento sexual y la salud del sistema reproductor, sin duda, el azúcar refinado y los productos lácteos son los más dañinos. Se ha demostrado que un alto consumo de alimentos ricos en azúcar puede causar no sólo impotencia y eyaculación precoz, sino también comportamientos y expectativas sexuales irreales, fuertes estímulos, fantasías morbosas e incluso violencia sexual. [...]

Un número creciente de estudiosos relaciona el comportamiento criminal con el consumo de azúcar. [...] Más de un ginecólogo ha observado que las pacientes con los trastornos más graves –quistes, tumores, pérdidas e infecciones– consumían muchos productos lácteos. Cualquier problema de acumulación o disfunción de los órganos reproductores, tanto en el hombre como en la mujer, inevitablemente se reflejará en nuestra vitalidad y en nuestro placer sexual en general» [*Cibo e Guarigione*, Macro Edizioni, 1995].

Los que sufren sensibilidad o intolerancia a la lactosa deben tener especial cuidado en evitarla. Es bien sabido que se encuentran pequeñas cantidades en muchos fármacos alopáticos, tales como pastillas y cápsulas. Para evitar incluso este mínimo consumo, los que consumen medicamentos homeopáticos pueden recurrir a las gotas.

Tuve la suerte de conocer personalmente al maestro Muramoto y, en las ocasiones en que me reuní con él, me explicó que antes de los tres años aún no es aconsejable dar leche de soja a los niños, que tanto recomienda la publicidad para los bebés con intolerancia manifiesta a la leche de vaca, ya que contiene proteínas que no son compatibles con la edad temprana de los niños.

En este punto, por supuesto, surge la pregunta: ¿cómo alimentar a un bebé que no puede tomar leche de vaca si también la de soja está contraindicada para los niños?

«Las mujeres parece que sufren más que los hombres los efectos acumulativos y obstructivos de los productos lácteos. De acuerdo con la concepción natural y sistémica, es una consecuencia obvia: la leche debe salir de la mujer y no entrar en ella.

Al invertir este flujo natural, el sistema energético se bloquea. Se cree que el consumo de productos lácteos está estrechamente relacionado con varios de los trastornos del aparato reproductor femenino, incluyendo tumores, quistes ováricos, infecciones y flujo vaginal. Una dieta sin lácteos también ha resuelto muchos casos de infertilidad, un fenómeno del todo consecuente si se tiene en cuenta que a menudo la causa de la infertilidad es la obstrucción de las trompas de Falopio causada por el moco. Al eliminar el derivado del consumo de los productos lácteos, también aumentan las posibilidades de concepción».

[Colbin, A., *Cibo e Guarigione*, Macro Edizioni, 1995]

Además de poder preparar en casa leche de arroz o de avena, por suerte hoy en día están disponibles en las tiendas de alimentos naturales diversos tipos de leche vegetal, al mismo tiempo que se garantiza que sea orgánica y no modificada genéticamente (mucha de la leche soja que se vende en los supermercados lo es).

La leche de arroz fresco con fecha de caducidad y la leche vegetal de arroz y de soja de larga duración pueden encontrarse tanto sin gluten como con él, y todas deben proceder de fuentes biológicas. Los celíacos deben comprobar cuidadosamente la etiqueta para saber cuáles son las que no llevan gluten.

Tener la seguridad de que nuestro hijo se alimenta con leche vegetal no manipulada genéticamente cambia mucho las cosas. Para una criatura con trastornos de alergias o de intolerancias a los alimentos también es algo crucial.

Los tipos de leches vegetales disponibles en una tienda de alimentos naturales son diversos:

- leche de arroz
- leche de arroz con vainilla
- leche de arroz con cebada
- leche de avena
- leche de almendras

- leche de avena y soja
- leche de arroz y soja
- leche de soja
- leche de soja con vainilla
- leche de soja con chocolate
- leche de soja enriquecida con manzana y calcio
- leche de soja con frutas
- leche de cebada tostada

Y, por último, pero no menos importante, para aquellos que quieren una leche animal a toda costa, hay leche biológica de cabra. En las tiendas también se pueden encontrar yogures de leche de soja y de arroz estrictamente biológica. El yogur de soja o de arroz, como la leche de arroz o la leche de soja y muchos otros productos a base de harina de maíz, arroz o soja, pueden consumirlos los celíacos sólo si el edulcorante añadido no contiene gluten, o si se especifican en la etiqueta los ingredientes del edulcorante utilizado, que no debe contener gluten.

Cuando el producto indica malta de arroz o malta de maíz sin especificar que es 100 %, o cualquier otra especificación que aclare al consumidor los elementos precisos que componen el edulcorante y no es posible excluir la cebada o el trigo, entonces el celíaco debe abstenerse de consumir ese producto.

El maestro Muramoto afirma que la única leche animal realmente compatible con el niño es la leche materna humana, que, en realidad, por razones relacionadas con los tiempos en que vivimos, tendemos a usar cada vez menos.

Cuando no es posible amamantar a un niño, el profesor sugiere que se le dé leche de arroz o leche de avena (la avena contiene gluten) preparada en casa, sobre todo si el niño es débil o muy pequeño.

Además de los diferentes tipos de leche mencionados antes, también es bueno consumir en el desayuno otros tipos de bebidas.

Nada más levantarse es muy sano tomar un vaso de agua, antes que ningún otro alimento. Para una cura depurativa casera y económica es ideal añadir a ese vaso de agua tibia el zumo de medio limón y una cucharadita de miel.

O también es bueno beberse un zumo de verduras o de fruta natural. El zumo de manzana, con su sabor ligeramente dulce, es ideal para cualquier época del año, y se puede diluir en agua fría o incluso caliente para conseguir una especie de té de hierbas muy agradable. Se puede alternar con zumo de albaricoque, rico en potasio, o de arándanos, para fortalecer la vista y la circulación, o zumo de zanahoria, para tener una piel sedosa a prueba de bronceado.

Existe un gran número de infusiones para alternar con el habitual té de la mañana: menta, melisa, hierba luisa, azahar, carcade, escaramujo, dependiendo de las necesidades de cada uno y de las propiedades de las plantas.

La bebida por excelencia de los macrobióticos es el té *kukicha*: según la tradición oriental da fuerza, incluso si no contiene teína, por lo que no es excitante. Se prepara poniendo 2 o 3 cucharadas de té *kukicha* en un litro de agua fría y se lleva a ebullición durante 5 minutos. Se puede mejorar el sabor añadiendo una cucharadita de pasas, una rodaja de naranja, anís estrellado, etc.

Si queremos una bebida que nos caliente, pero que no sea excitante y que no lleve cafeína, existen mezclas de especias que incluyen canela, cardamomo, jengibre, clavo de olor, con las que se elabora un té de intensa fragancia conocido como té yogi, al que se puede añadir leche de arroz o leche de soja para un desayuno más abundante.

En esta y otras secciones he introducido también el pan alemán de cereales sin gluten, el pan de arroz elaborado en casa o las galletas caseras de harina de arroz integral obtenida como explico en la «cesta para un día fuera de casa». Lo que recomiendo a todos, especialmente a los celíacos, es que eviten los alimentos sin gluten «sustitutivos», y que se alimenten de productos sin gluten más sanos, biológicos, integral y no OGM.

Para aquellos que temen una posible «contaminación», existe una línea de productos biológicos con la marca de la espiga barrada que incluye también tortitas de arroz integral (PROBIOS) y pan alemán sin gluten de la marca SCHNITZER, importados a Italia por la conocida marca BAULE VOLANTE; los tipos de pan sin gluten que ofrece esta casa son: pan de mijo, pan de sésamo, pan de maíz y pan de amaranto.

Sin leche de vaca, sin levadura, sin huevos, con cereales biológicos sin gluten

---

NARANJAS, ARÁNDANOS + TORTITAS DE ARROZ

INGREDIENTES PARA 2 PERSONAS

4 naranjas para exprimir • Zumo de arándanos biológico 100 % • 8 galletas de arroz integral s.g. • Pasta de sésamo • Mermelada biológica (por ejemplo, de arándanos sin azúcar)

– Añadir a ¾ de taza de zumo de arándanos el zumo de 2 naranjas.
– Servir la bebida con las tortitas de arroz cubiertas con la pasta de sésamo y la mermelada.

BRUNNE

INGREDIENTES PARA 4-5 PERSONAS
(CREMA DE QUINOA A LA CANELA, CLAVO DE OLOR Y ANÍS)

1 litro de leche de soja a la vainilla • 6 granos de anís • ½ cucharadita de canela en polvo • 1 ramita de canela • 1 clavo de olor • 200 g de quinoa bien lavada y colada • 150 g de azúcar de caña sin refinar • 2 cucharadas de coco rallado • 2 cucharadas de nueces picadas • 2 cucharadas de uvas pasas

– Verter la leche en un cazo.
– Añadir el anís, la canela en polvo y en rama, y el clavo de olor.
– Llevar a ebullición. Poner la quinoa en la leche y cocer a fuego lento 20 minutos.
– Retirar la canela y clavo de olor.
– Agregar el azúcar de caña en un cazo, cubrir con agua. Hervir hasta conseguir almíbar.
– Verter la crema de quinoa en un plato de servir y cubrir con el almíbar. Incorporar el coco, las nueces y las pasas.
– Servir tanto caliente como fría.

CAFÉ DE AMASAKE DE ARROZ CON FOCACCIA DE AMASAKE Y COMPOTA DE ARÁNDANOS

La receta del *amasake* de arroz se encuentra en la sección «Alimentos especiales».

El *amasake* de arroz fue uno de los primeros placeres macrobióticos que conoció mi hija. Este alimento fermentado sustituía en gran medida al yogur de procedencia animal (los de soja aún no se comercializaban en las tiendas de alimentos naturales) que no podía tomar.

El *amasake* es una solución excelente para el desayuno; es muy dulce y sabroso. Se puede preparar en casa o adquirirlo en tiendas de alimentos naturales. Se puede añadir a la leche de soja o de arroz, y es ideal para elaborar dulces ligeros y suaves. Es importante que la preparación no incluya cebada ni en una mínima cantidad, porque contiene gluten.

INGREDIENTES PARA EL CAFÉ

½ taza de amasake *de arroz (*véase *la receta en la página 200) • ½ taza de agua (o leche de arroz o de soja) • 1 cucharada de achicoria liofilizada*

- Verter los ingredientes en un cazo y llevar a ebullición sin dejar de mezclar.
- Apagar el fuego y batir con una batidora durante 1 minuto.
- Servir en copas.

El sabor de esta bebida es similar al de la crema de café.

INGREDIENTES PARA LA *FOCACCIA*

2 tazas rasas de harina de arroz • 1 ½ taza de arroz amasake (véase *receta en la página 200) • ½ taza de agua • ¼ de taza de pipas de girasol • 2 cucharadas de aceite de sésamo • 1 cucharada de harina de almendras • ½ cucharadita de sal • ½ cucharadita de vainilla en polvo*

- Precalentar el horno a 200 °C.
- En un tazón, mezclar bien los ingredientes.
- Verter la preparación en un molde forrado con papel sulfurizado y hornear de 40 a 50 minutos, hasta que la superficie esté ligeramente dorada.
- Retirar del horno y consumir con la compota de arándanos sin azúcar.

Capuchino vegetal con galletas

Si deseas a toda costa tener tu «sopa de leche», prueba esta receta.

Ingredientes para 1-2 personas

*1 taza de leche de soja a la vainilla • 1 cucharada de achicoria soluble (achicoria 100 %) • 2 cucharadas de azúcar de caña sin refinar • Galletas de arroz sin gluten para mojar (*véase *receta en la página 453)*

- Disolver lentamente la achicoria liofilizada en la leche vegetal, añadir el azúcar y poner al fuego.
- Cuando esté bien caliente, apagar el fuego. Verter la leche de la cacerola a la taza con un poco de distancia entre ambas. Esto hará que la leche haga espuma, y que se parezca a un capuchino, donde podrá mojar las galletas de arroz o de maíz.
- Respecto a esto último, hay varios tipos de galletas biológicas sin gluten, cuyos ingredientes no están genéticamente modificados.

Capuchino de leche de soja a la avellana

Ingredientes para 1 persona

1 taza de leche de soja a la vainilla • 1 cucharada de crema de avellanas • 2 cucharadas de miel biológica o azúcar de caña sin refinar

- Verter la leche de soja en un cazo, añadir la crema de avellanas y el edulcorante y poner en el fuego.
- Cuando la mezcla esté a punto de hervir, apagar el fuego.
- Verter la preparación en una batidora. Batir brevemente y servir.

Crema Budwig

Mi amigo John Canora me dio esta receta hace muchos años. Es una recomendación de la doctora Katherine Kousmine. La preparo para desayunar y en casa la llamamos «la receta de la fiebre» porque es lo único que queremos cuando estamos enfermos.

Ingredientes para 1-2 personas

2 cucharadas de arroz integral o de alforfón o de mijo, molido en crudo • 4 cucharaditas de tofu fresco o de requesón de oveja o de cabra o de yogur de soja (el tofu primero se debe cocer al vapor durante 5 minutos) • 1 plátano pequeño maduro o 2 cucharaditas de miel biológica • El zumo de ½ limón

• 2 cucharaditas de aceite de girasol o de aceite de linaza • 2 cucharaditas de pipas de girasol o lino o sésamo • 1 fruta fresca de temporada

- En un molinillo de café, moler las semillas y los cereales. En una licuadora, mezclar el tofu (u otra proteína elegida) con el plátano y la fruta fresca, agregar las semillas y el cereal molido, el aceite de oliva, el zumo de limón y mezclar.
- La crema está lista. Es muy sabrosa, rica en vitaminas, proteínas, grasas y carbohidratos.

Crema de mijo

1 taza de mijo • 7-8 tazas de agua • Una pizca de sal

- Lavar el mijo y ponerlo en una cacerola.
- Añadir el agua y la sal, cubrir la cacerola con una tapa.
- Llevar a ebullición, bajar el fuego, levantar un poco la tapa y cocinar durante aproximadamente 1 hora, hasta que el mijo esté bien cocido y quede el agua necesaria para una textura cremosa.
- Batir con la batidora.

Esta crema también se puede utilizar tanto para el desayuno como para la cena, y puede usarse como base en la preparación de otras cremas o para espesar la mezcla de un helado. Esta crema no puede conservarse en el frigorífico durante más de 36 horas.

Crema de mijo a la avellana

Ingredientes para 1-2 personas

6 cucharadas de mijo cocido • 1 cucharada de crema de avellanas (atención, crema y no malta, ya que esta última contiene una pequeña cantidad de gluten) • 2 tazas de leche de arroz y 2 cucharadas de miel biológica o azúcar de caña sin refinar

- Poner los ingredientes en una cacerola y llevar a ebullición durante 2 minutos.
- Apagar y mezclarlo todo. Esta crema es sabrosa y nutritiva. Quien tenga un robot de cocina puede realizar todo el proceso directamente en el recipiente del aparato.

Crema de mijo a la fruta

Ingredientes para 1-2 personas

3 cucharadas de mijo ya cocido y tibio • 1 plátano • 1 pera • 1 cucharadita de tahini *• 1 cucharada de miel biológica • 1 cucharada de pipas de girasol • 1 taza de zumo de naranja*

- Poner los ingredientes en una batidora, mezclarlo todo y servir a unos 30 °C. Es una buena crema, sabrosa y nutritiva.

Crema de mijo con almendras y fresas

Ingredientes para 1-2 personas

1 taza de crema de mijo caliente • 8 almendras peladas • 60 g de leche de arroz o de agua • 1 cucharada de miel orgánica • 3 cucharadas de fresas silvestres (opcional) o 3 ciruelas pasas remojadas en agua y luego picadas

- Batir las almendras junto con la leche de arroz o el agua en una batidora de vaso.
- Añadir la crema de mijo. Agregar la miel y mezclar bien.
- Por último, incorporar las ciruelas o las fresas y servir.

Crema de arroz integral

1 taza de arroz integral • 6 tazas de agua • Una pizca de sal

- Lavar muy bien el arroz integral. Tostar ligeramente y añadir el agua.
- Tapar, llevar a ebullición, bajar el fuego y levantar un poco la tapa.
- Cocinar al menos 2 horas, hasta que el arroz esté muy cocido. Atención: el arroz nunca debe removerse.
- Pasar el arroz por la batidora hasta que adquiera una consistencia suave y cremosa.
- Conservar en el frigorífico y consumir durante las 36 horas siguientes.

Esta crema se puede utilizar tanto para el desayuno (como se verá más adelante), como para la cena, añadiendo, por ejemplo, gomasio, verduras y raíces. Responde muy bien a la debilidad o enfermedades de los intestinos. Se puede conservar en la nevera durante 2 días como máximo.

Crema de arroz dulce

2 cucharadas colmadas de harina de arroz dulce recién molido • 300 ml de leche de arroz o de leche de soja • 2 cucharadas de aceite de girasol • 1-2 cucharadas de miel biológica

- Verter la harina de arroz y la leche de arroz en una cacerola pequeña y remover hasta que la mezcla esté suave y sin grumos.
- Añadir el aceite y llevar a ebullición, removiendo constantemente.
- Bajar el fuego y seguir removiendo durante 4-5 minutos.
- Retirar del fuego y agregar el edulcorante. Servir caliente.

Variación: antes de servir, se puede incorporar 1 cucharada de semillas de sésamo o de almendras finamente molidas, o 1 cucharada de pasas, o mermelada sin azúcar. Las uvas pasas antes de añadirse a la crema deben ponerse en remojo en agua y picarse finas.

Crema de arroz integral enriquecido

Ingredientes para 1-2 personas

1 taza de leche de crema de arroz integral caliente • 1 cucharada de uvas pasas (primero remojadas en agua) • 2 orejones de albaricoque remojados en agua y picados • 1 cucharada de semillas de sésamo • 1 cucharada de pipas de girasol 1 cucharadita de pasta de sésamo • 1 cucharada de miel orgánica

- Verter la crema de arroz caliente en un plato, añadir el *tahini* y mezclar bien.
- A continuación, añadir las pasas, las semillas y, finalmente, la miel. Incorporar bien y está lista para ser servida.

Muesli con copos de arroz

Ingredientes para 1-2 personas

8 cucharadas de copos de arroz integral • 3 cucharadas de uvas pasas • 1 cucharadita de semillas de sésamo • 1 cucharadita de pipas de girasol • 1 cucharadita de semillas de lino • 1 cucharada colmada de tahini *• 1 o 2 cucharadas de azúcar de caña integral • Una pizca de sal • 1 vaso de agua • 1 taza de leche de soja o de leche de arroz • Arándanos (opcional)*

- Poner todos los ingredientes en una cacerola y llevar a ebullición removiendo a menudo.
- Cocer durante 4-5 minutos, luego verter en un plato y servir.

- Este desayuno es muy equilibrado y nutritivo, hasta el punto de que incluso los chicos a menudo renuncian al almuerzo de media mañana.

FRUTA DULCE CON COPOS DE MAÍZ SIN GLUTEN

INGREDIENTES PARA 1-2 PERSONAS

2 plátanos en trozos pequeños • Miel orgánica (para rociar las bananas) • Semillas de sésamo • Copos de maíz • 1 vaso de zumo de manzana • ½ taza de zumo de grosellas negras biológicas • ½ taza de zumo de naranja

- Incorporar los líquidos. Se obtiene una bebida sabrosa y saludable que acompañará el plato elaborado con la mezcla de los ingredientes restantes.

PAN DE ARROZ Y LECHE VEGETAL

INGREDIENTES PARA 1-2 PERSONAS

PARA EL PAN

2 tazas de harina de arroz integral recién molido • 1 vaso lleno de agua • Una pizca de sal • 1 cucharadita de aceite de oliva virgen extra • 1 taza de leche de soja a la vainilla

PARA UNTAR EN EL PAN

2 cucharadas de miel biológica • 2 cucharadas de crema de avellanas

- Mezclar los ingredientes hasta obtener un líquido bastante cremoso, calentar una sartén y verter un cucharón de la preparación. Cocer el panecillo a fuego medio y darle la vuelta para que se cueza por el otro lado.
- Untar los panecillos con la crema de avellanas y la miel, y acompañar con una taza caliente de leche de soja a la vainilla.

Puedes comprar el arroz integral en cualquier tienda de alimentos biológicos y pedirle al tendero que lo muela allí mismo, ya que en este tipo de establecimientos suelen tener molinillos de piedra exclusivamente para los cereales sin gluten, o también se puede moler en casa en pequeñas cantidades cada vez.

PANQUEQUES DE ALFORFÓN E INFUSIÓN DE ESCARAMUJO

INGREDIENTES PARA 4 PERSONAS

1 ½ taza de harina de alforfón • 3 tazas de agua • Una pizca de sal • ½ taza de almendras tostadas • Unas gotas de agua de azahar • ½ taza de pasas • ½ taza de galletas de arroz tostado y molido

- Verter las 3 tazas de agua con la pizca de sal en una cacerola y llevarlas a ebullición, añadir la harina de alforfón, la almendra molida, el agua de azahar y las pasas.
- Cuando empiece a hervir de nuevo, tapar y cocer a fuego lento durante media hora. Dejar que se enfríe.
- A continuación, cortar en rebanadas de unos 2 cm de espesor y rebozarlas en las galletas picadas.
- Freír en aceite caliente o pasarlas por una sartén engrasada con aceite hasta que estén muy crujientes.
- Servir calientes y acompañar con una infusión de rosa silvestre.

LECHE DE ARROZ

1 taza de arroz integral bien lavado (y tostado, si es necesario, en los casos en que el intestino sea particularmente débil) • 7-10 tazas de agua • Una pizca de sal

Ésta fue la primera receta que probó mi hija, y me la dio el propio maestro Muramoto. En su libro está escrito: «Es muy fácil de preparar la leche de arroz».

- Hervir el arroz integral, después de haberlo lavado cuidadosamente, en 7 veces su volumen de agua (1 taza de arroz integral y 7 o más tazas de agua) durante 2 horas y a fuego lento.
- Cuando el arroz esté cocido, colarlo, reservar el agua de cocción en la cacerola, poner el arroz colado en una gasa, y escurrirlo hasta que suelte toda la crema que contiene. Añadir la crema al agua de cocción y cocinar de 10 minutos a 2 horas, dependiendo de la textura deseada.

Para bebés y personas muy débiles debe ser muy líquido. La leche de arroz es un excelente remedio para los trastornos gastrointestinales y diversas formas de alergia. Se puede agregar 1 cucharadita de semillas de hinojo o de anís para darle un sabor dulce y agradable.

Esta leche puede conservarse en una botella en el frigorífico durante 2 días.

Leche de almendras

200 g de almendras crudas • 800 ml de agua • Miel • Una pizca de sal (opcional) • 1 cucharadita de aceite de germen de maíz (opcional)

- Poner las almendras en remojo de 2 a 3 minutos en agua muy caliente, para que la piel se desprenda fácilmente y pelar.
- Poner las almendras en una batidora con ½ taza de agua. Batir hasta obtener una pasta.
- Añadir el agua restante y mezclar de nuevo.
- Verter la preparación en una botella de cristal y refrigerar durante 12 horas.
- A continuación, filtrar el líquido y endulzarlo con la miel. La bebida puede conservarse en el frigorífico durante 2 o 3 días como máximo.

Esta bebida es ideal en verano, porque se puede diluir en agua fría.

Leche de arroz con copos de maíz sin gluten

Hay que usar copos de maíz sin malta, porque a menudo la malta se elabora con cebada o trigo que contienen gluten. Siempre hay que leer las etiquetas cuidadosamente.

- Sumergir los copos de maíz en 1 taza de leche de arroz caliente generosa, a la que se le ha añadido un poco de miel.

Leche de arroz con copos de maíz sin gluten, pan sin gluten, con mermelada sin azúcar

1 taza de leche de arroz • Copos de maíz 100 % sin gluten • 2 rebanadas de pan alemán sin gluten • Tahini *• Mermelada sin azúcar*

Es una segunda versión de este desayuno que consiste en sustituir la leche de arroz por leche biológica de soja a la vainilla.

Bolitas de las palomitas

- Preparar las palomitas de maíz con un poco de aceite de oliva virgen extra, añadir la miel orgánica (unas 4 cucharadas), mezclar bien y poner 3 cucharadas de pipas de girasol y 3 de semillas de sésamo. Mezclar de nuevo y, con las manos un poco húmedas, hacer bolitas con la preparación.

– Poner las bolitas de palomitas de maíz en un plato y rociarlas con crema de avellana (no de malta, ya que contiene gluten).

Esta receta es de mi amigo Gianni Canora de un curso de cocina y siempre ha tenido un gran éxito.

Pan alemán sin gluten con mermelada y batido de manzana

2 rebanadas de pan alemán (que se encuentra en tiendas de alimentos naturales, sin gluten, con la espiga barrada) • Tahini • *Mermelada sin azúcar* • *1 taza de batido de manzana*

Hay muchas tiendas de alimentos naturales que venden tanto excelentes compotas de frutas como deliciosas mermeladas con fructosa. La de arándanos es la que más nos gusta a nosotros.

Muesli de arroz integral

Ingredientes para 1-2 personas

6 cucharadas de arroz integral cocido • 3 cucharadas de pasas remojadas en agua • 3 cucharaditas de semillas de sésamo • 3 cucharaditas de pipas de girasol • 2 cucharaditas de semillas de lino • 2 tacitas de té kukicha *en ramitas (no contiene teína y es buenísimo) • 2 cucharadas de miel o de azúcar de caña sin refinar*

– Poner todos los ingredientes en una cacerola; en cuanto comience a hervir, apagar el fuego, colar y servir con ralladura de limón.

Arroz blanco con almendras

Ingredientes para 1-2 personas

6 cucharadas de arroz blanco cocido • 10 almendras peladas • 3 cucharadas de miel • 2-3 tazas de leche de arroz

– Batir las almendras con la leche de arroz.
– Añadir el arroz y la miel. Batir de nuevo, calentar al baño maría y servir.
– Si tienes un robot de cocina que cuece y mezcla, puedes ahorrar tiempo.

TÉ KUKICHA EN RAMITAS

Es apto para todo el mundo, y se puede tomar a diario, ya que no contiene teína. Es ideal para acompañar muchos platos salados o dulces.

1 litro de agua fría • 1 cucharada colmada de ramitas de kukicha

– Verter el agua en una cacerola, agregar las ramitas y llevar a ebullición.
– Hervir durante 5 minutos.
– Apagar y colar.

Este té puede endulzarse con los azúcares que se recomiendan en este texto y es idóneo tanto paro el desayuno como para otros momentos del día.

YOGUR DE SOJA SIN GLUTEN CON SEMILLAS, FRUTA Y MAÍZ

INGREDIENTES PARA 1 PERSONA

1 yogur de soja • 1 manzana pequeña • ½ plátano • 1 cucharada de miel biológica • 1 cucharada de pipas de girasol • 3 cucharadas de copos de maíz sin gluten

– Poner en una taza el yogur, la miel, la fruta pelada, lavada y cortada en trozos pequeños y el resto de ingredientes.
– Mezclar bien y servir.

YOGUR DE SOJA SIN GLUTEN CON ARROZ INFLADO Y FRUTA

INGREDIENTES PARA 1 PERSONA

1 yogur de soja a la fruta • 1 pera • 5 almendras • 3 cucharadas de arándanos frescos • 8 cucharadas de arroz inflado • 1 cucharada de miel

– Sacar el yogur de la nevera durante unos minutos, hasta que esté a la temperatura ambiente; verterlo en una taza y añadir la pera pelada, cortada en trozos pequeños y lavada y los arándanos lavados y el resto de ingredientes. Mezclar bien y servir.

Con huevos, sin leche de vaca, sin levadura, con cereales biológicos sin gluten

Si quieres disfrutar del capuchino de leche de arroz o de las galletas de soja sin gluten puedes hacerlo: además de comercializarse un gran número de galletas biológicas sin gluten, sin proteínas de leche de vaca, sin azúcar refinado y sin aceites hidrogenados, también se puede preparar en casa. En la sección de dulces y aperitivos, encontrarás muchas posibilidades para elaborar estas recetas. A continuación se muestra una receta de galletas que se preparan con mucha facilidad.

GALLETAS SIN GLUTEN

INGREDIENTES PARA 5-6 PERSONAS

600 g de harina de arroz biológico finamente molido y tamizado • 3 cucharadas de tahini *• 2 cucharadas de aceite de oliva virgen extra • Una pizca de sal • 180 g de azúcar integral de caña • 1 tacita de jarabe de agave • 3 huevos enteros • 1 vaso de leche de soja a la vainilla • Ralladura de 1 limón*

– Mezclar bien todos los ingredientes a mano o en un robot de cocina.
– Verter la preparación sobre papel sulfurizado tratando de formar círculos, que se colocarán dejando un espacio de 2 a 3 cm de distancia entre ellos.
– Hornear a 180 °C de 20 a 30 minutos.

DESAYUNO AMERICANO

INGREDIENTES PARA 1-2 PERSONAS

3 rebanadas de pan de arroz integral preparado en casa (receta de la página 244) o 3 rebanadas de pan alemán sin gluten • 1 huevo • Una pizca de sal • 2 cucharadas de jarabe de arce • 1 taza de zumo de naranja recién exprimido • Aceite de oliva virgen extra o margarina de girasol biológica para freír

– Cascar el huevo, ponerlo en una cacerola, agregar la sal y batirlo.
– Remojar las rebanadas de pan en el huevo y freírlas en una sartén con un poco de aceite o margarina.
– Escurrirlas durante 1 minuto en papel de cocina.

- Verter el jarabe de arce encima de las rebanadas dispuestas en un plato.
- Acompañar con el zumo de naranja recién exprimido.

CRÊPES RELLENAS Y TÉ KUKICHA

INGREDIENTES PARA 12 *CRÊPES*

8 cucharadas colmadas de arroz hervido y pasado por la batidora • 4 huevos • 150 g de leche de arroz preparada en casa • ½ cucharadita de sal • 3 cucharadas de aceite de oliva virgen extra • Un poco de margarina vegetal biológica

- Poner en la batidora o el robot de cocina el arroz, los huevos, la sal y el aceite; batir todo durante dos minutos y luego agregar la leche de arroz y continuar batiendo.
- Tan pronto como la mezcla sea homogénea, tomar un poco con una cuchara, verterla en una sartén (de unos 18 cm de diámetro) caliente y engrasada con margarina.
- Cocer las *crêpes* por ambos lados a fuego moderado.
- Continuar este proceso hasta que acabar la mezcla. Se pueden comer solas o con rellenos tanto dulces como salados.
- Para el desayuno, rellenarlas con compota de frutas y acompañar con una taza de té *kukicha* caliente.

CRÊPES DE ALFORFÓN

INGREDIENTES PARA 8 *CRÊPES*

300 g de harina de alforfón • 1 huevo • 2 cucharadas de aceite de oliva virgen extra • Sal marina • Mejorana • 300 ml de leche de soja o agua para la mezcla

- La harina de alforfón es ideal para hacer las *crêpes* más imaginativas, tanto dulces como saladas.
- Mezclar la harina, el huevo, la leche de soja o el agua hasta que la masa esté bastante líquida.
- Dejar reposar durante al menos 2 horas.
- Cocinar las *crêpes* por ambos lados en una sartén ligeramente engrasada.

Para el relleno se pueden usar vegetales mixtos al vapor y requesón, e incluso se puede empapar con una salsa de tomate ligera al horno de 5 a 10 minutos. Si se quiere una *crêpe* dulce, rellenar con compota de frutas, miel, jarabe de agave, etc.

Cereales con gluten. Desayuno con avena, sin leche de vaca

LECHE DE AVENA

1 taza de avena integral • 8-10 tazas de agua

- Lavar bien la avena integral, poner en una cacerola, agregar 8 tazas de agua depurada y dejar en remojo durante toda la noche.
- Al día siguiente, poner la cacerola en el fuego y llevar la avena a ebullición, bajar el fuego y cocer a fuego lento durante 3 horas.
- Apagar el fuego y pasar el contenido por una gasa, presionando la avena restante.
- Verter el líquido en una olla, mezclar y cocer durante otros 2-3 minutos.

Se puede añadir un poco de miel biológica.

MUESLI DE AVENA

INGREDIENTES PARA 1-2 PERSONAS

8 cucharadas de copos de avena integral • 3 cucharadas de uvas pasas • 2 cucharadas de semillas de lino • 2 cucharadas de pipas de girasol • 1 cucharadita de tahini *• 2 cucharadas de azúcar integral de caña • Una pizca de sal • 1 vaso de agua • 1 taza de leche de soja o de leche de avena*

- Poner todos los ingredientes en una cacerola y llevar a ebullición sin dejar de remover.
- Cocer durante 5-6 minutos, luego verter en un plato y servir.

Este desayuno es muy equilibrado, nutritivo y saciante, hasta el punto de que los niños incluso renuncian al almuerzo de media mañana.

3.2
Las ensaladas

Por muchas razones, considero que las ensaladas son una riqueza insustituible para nuestra salud, por la alegría que traen a la mesa, y, sobre todo, por las beneficiosas vitaminas y minerales que contienen.

Todos sabemos lo importante que es comer verduras, en especial crudas, pero muy pocos pensamos por qué. Sabemos que son antioxidantes, que hidratan nuestro cuerpo, que participan activamente en la regulación de las funciones del intestino, etc., pero hay otros aspectos clave bastante desconocidos y que merece la pena tener en cuenta.

¿Alguna vez has observado que los bueyes, las ovejas, las cabras y las vacas lecheras se alimentan (o más bien se alimentaban hasta la llegada de la producción industrial) casi exclusivamente de hierba? Bueno, estos animales tienen una estructura ósea sólida y producen leche, que contiene calcio. Si lees cuidadosamente la «Tabla de composición de alimentos», de la página 106, te sorprenderás de cuántos alimentos además de la leche, incluidos las semillas y los vegetales, contienen calcio.

Espero ofrecer una visión para evitar el predominio de los alimentos fritos y los productos lácteos. Hoy, afortunadamente, también se pueden encontrar en el supermercado los vegetales crudos biológicos, incluso ya lavados, por lo que puede servir a la hora de elaborar ensaladas alegres y sanas y sin demasiado esfuerzo. ¡Vamos! Eduquémonos en este alimento saludable y descubriremos lo que nos perdemos por culpa de las prisas.

- Comer verdura cruda o cocida significa alcalinizarse, y no sólo eso.
- Las zanahorias, las calabazas, la achicoria, el brócoli, la col rizada, las espinacas, el perejil, la rúcula, el berro y la albahaca son particularmente ricos en beta-caroteno.
- De la col rizada, las coles de Bruselas, los guisantes, el ruibarbo y la calabaza amarilla se asimila la luteína.
- Las espinacas, las verduras de hoja verde y la lechuga romana son ricas en zeaxantina.

- Flavonas como la luteolina y la apigenina abundan en el apio, el perejil y las alcachofas.
- Flavonoides como la quercetina y la rutina se encuentran en las cebollas, la lechuga (especialmente la variedad roja Lollo), las coles, los puerros, las endivias, el brócoli y la coliflor.

Para dar una idea del contenido de vitaminas que se hallan en las ensaladas de verduras, señalo al lector que la col, la lechuga y el repollo tienen contenidos de vitamina K de 729, 129 y 125 microgramos por cada 100 gramos respectivamente, en comparación con 19 y 17, respectivamente, de la avena y el trigo.

Los brotes

Los brotes son una forma particularmente eficaz de consumir cualquier tipo de cereales, leguminosas o semillas, obteniendo así beneficios nutricionales incomparables. Durante la germinación de las semillas, de hecho, el contenido de los principales nutrientes aumenta significativamente. Por ejemplo, en las semillas de soja, la vitamina A en forma de beta-caroteno cuadruplica su nivel, la vitamina B se multiplica por 2 y la vitamina PP se triplica. En el trigo germinado, la vitamina C aumenta un 600 % y la vitamina E un 400 %. Además, todas las transformaciones que se producen en la semilla mejoran la digestibilidad y el sabor; los almidones son predigeridos en azúcares simples, las proteínas se descomponen en aminoácidos y los minerales y los oligoelementos se vuelven fisiológicamente más asimilables.

Para los celíacos obviamente no se recomiendan los brotes de trigo, de cebada, de centeno y todas las semillas de los cereales que contengan gluten. Cabe señalar que los brotes de alfalfa (sin gluten) contienen gran cantidad de calcio, fósforo, potasio, hierro y todas las vitaminas. Por eso son considerados los más idóneos.

La alfalfa es una leguminosa con raíces profundas, rica en vitaminas, minerales y otros nutrientes esenciales. Es una fuente importante de proteína vegetal y contiene muchos aminoácidos esenciales. Esta planta contiene ocho enzimas útiles para regularizar la digestión. Los minerales están presentes de una forma equilibrada y, por tanto, son fácilmente asimilables. Estos minerales son alcalinos, pero tienen un efecto neutralizante en el tracto intestinal (Ficha informativa «Natural Point», Milán, 1998).

¿Cómo se preparan los brotes? Obtenerlos en casa no es nada difícil. Se ponen las semillas en remojo; por ejemplo, algunas legumbres como garbanzos, lentejas, frijoles de soja, frijoles *azuki* o semillas de alfalfa alrededor de una hora, luego se lavan, se ponen en un contenedor plano, que se deja en un lugar cálido y con poca luz. Las semillas deberán enjuagarse todos los días con agua corriente y luego ponerse de nuevo en el contenedor. En unos 5-6 días, la planta tendrá yemas bien formadas y estarán listas para su consumo. Lo más práctico consiste en tener un recipiente especial de varios niveles de contenedores, disponibles en las tiendas que ofrecen alimentos naturales y orgánicos, y si se siguen las instrucciones del producto, siempre se obtendrán las mejores yemas. Y enriquecen tanto las ensaladas como el organismo.

Una buena costumbre es comer ensaladas al principio de la comida, especialmente durante los meses más cálidos.

Ensaladas de verduras y hortalizas

Ingredientes para 2 personas

1 cogollo de lechuga • 2 zanahorias • 1 cebolla • 3 rábanos • El zumo de 1 limón • Sal al gusto • Aceite de oliva virgen extra

– Limpiar, lavar y cortar las verduras y hortalizas en juliana.
– Ponerlas en un cuenco, aliñar y servir.

Ensalada de remolacha y cebollas tiernas

Ingredientes para 2 personas

3 remolachas rojas al vapor • 3 cebollas tiernas • Aceite al gusto • Sal al gusto • 2 cucharadas de vinagre de sidra

– Pelar y cortar la remolacha en dados.
– Pelar, lavar y cortar la cebolla en trozos pequeños.
– Poner en un cuenco, aliñar, mezclar y servir.

Ensalada de hinojo con aceitunas negras y anchoas

Ingredientes para 2 personas

3 hinojos • 20 aceitunas negras sin hueso • 3 anchoas saladas bien lavadas • Aceite de oliva virgen extra • Sal • El zumo de 1 limón

– Pelar, lavar y picar el hinojo.
– Poner en un cuenco y agregar las anchoas y las aceitunas picadas. Aliñar, remover y servir.

Ensalada de rúcula, tomate y puerro

Ingredientes para 2 personas

2 manojos de rúcula • 2 tomates • 2 puerros • Aceite de oliva virgen extra • Sal • 1 diente de ajo

– Pelar y lavar las verduras y las hortalizas.
– Picar los puerros, los tomates y la rúcula.
– Pelar y picar el ajo y ponerlo todo en un cuenco.
– Aliñar, remover y servir.

Ensalada de escarola, apio, rábanos, zanahorias y atún

Ingredientes para 2 personas

2 endivias • 1 tallo de apio • 6 rábanos redondos • 2 zanahorias • 100 g de atún en salmuera • Aceite de oliva virgen extra • Sal • El zumo de 1 limón

– Pelar, lavar y cortar las verduras y las hortalizas en trozos pequeños.
– Ponerlas en un cuenco y añadir el atún.
– Aliñar, remover y servir.

Ensalada de *radicchio*, endivia y pipas de girasol

Ingredientes para 2 personas

1 radicchio *pequeño y redondo • 1 endivia • 5 cucharadas de pipas de girasol • 3 cucharadas de vinagre de sidra • Aceite de oliva virgen extra • Sal*

– Pelar, lavar y cortar las verduras en trozos pequeños. Poner en un cuenco, añadir las pipas de girasol y aliñar.
– Remover y servir.

Ensalada de corazones de escarola con nueces, semillas y aceitunas

Ingredientes para 2 personas

3 corazones de escarola • 15 nueces • 2 cucharadas de semillas de lino • 15 aceitunas verdes sin hueso • Aceite de oliva virgen extra • Sal • 3 cucharadas de acidulado de arroz

– Pelar, lavar y cortar las verduras en trozos pequeños. Ponerlas en un cuenco y agregar las nueces, las semillas y las aceitunas.
– Aliñar, remover y servir

Tomates con tallos de apio, cebolla y pimiento

Ingredientes para 2 personas

2 tomates • 1 tallo de apio • 2 cebolletas • 1 pimiento verde pequeño • ½ cucharadita de orégano • Aceite de oliva virgen extra • Sal • 1 diente de ajo

– Pelar, lavar y cortar las verduras en trozos pequeños.
– El pimiento verde se debe cortar en tiras muy finas.
– Picar el ajo, poner todo en un cuenco, añadir el aliño, mezclar y servir.

Ensalada de puerros, rúcula, rábanos, zanahorias, pizza de anchoas y maíz blanco

Ingredientes para 3 personas

3 puerros • 2 manojos de rúcula • 5 rábanos redondos • 2 zanahorias • 3 anchoas • 400 g de pizza de maíz blanco, cortada en dados (véase *página 259) • Aceite de oliva virgen extra • Sal • El zumo de medio limón • 1 cucharada de vinagre de arroz*

- Pelar, lavar y cortar las verduras en trozos pequeños, lavar bien las anchoas.
- Poner todo en un cuenco y añadir la pizza de maíz.
- Aliñar, remover y servir.

Ensalada de tomate «a la campana» con pan de arroz

Ingredientes para 3 personas

8 tomates no del todo maduros • 1 tallo de apio • 2 cebolletas • 1 diente de ajo • ½ cucharadita de orégano • 400 g de pan de arroz duro cortado en dados y empapado en agua tibia durante 1 minuto y colado • Aceite de oliva virgen extra • Sal • 10 hojas de albahaca

- Pelar, lavar y cortar todas las verduras en trozos pequeños. Ponerlas en un cuenco con el pan de arroz.
- Aliñar, remover y servir.

Ensalada de verduras y hortalizas

Ingredientes para 2 personas

200 g de maíz biológico cocido • 2 endivias • 3 rábanos • 1 pimiento amarillo • 10 aceitunas negras sin hueso • 1 manojo de rúcula • Aceite de oliva virgen extra • Sal • 2 cucharadas de vinagre de arroz

- Pelar, lavar y cortar todas las verduras en trozos pequeños.
- Ponerlas en un cuenco y añadir el maíz colado.
- Aliñar, remover y servir.

Ensalada de coliflor

Ingredientes para 3 personas

1 coliflor hervida • 20 aceitunas negras sin hueso • 3 anchoas • 1 cebolla • 1 tallo de apio • 2 pimientos rojos aliñados con vinagre de manzana • 10 aceitunas verdes sin hueso • Aceite de oliva virgen extra • Sal

- Lavar muy bien las anchoas, cortarlas en trozos pequeños y ponerlas en la ensaladera, junto a las verduras lavadas y cortadas en trozos pequeños.
- Lavar muy bien los pimientos, pelarlos y cortarlos en tiras finas.
- Añadir el resto de ingredientes.
- Agregar la coliflor, aliñar con el aceite de oliva y la sal, remover y servir.

Ensalada de judías con hortalizas y verduras

Ingredientes para 2-3 personas

1 endivia • 200 g de judías blancas cocidas • 2 cebolletas • 1 zanahoria, lavada y cortadas en juliana • 1 cucharadita de alcaparras • 15 aceitunas negras sin hueso • 1 trozo de pimiento amarillo lavado y cortado en tiras finas • Aceite de oliva virgen extra • Sal • 3 cucharadas de vinagre de sidra

- Pelar, lavar y cortar las verduras y las hortalizas.
- Lavar las alcaparras muy bien y añadir las aceitunas y las judías.
- Aliñar, remover y servir.

Ensalada de patatas, tomates, puerros, escarola, pipas de calabaza y aceitunas negras

Ingredientes para 2-3 personas

4 patatas hervidas y peladas • 3 tomates no muy maduros • 1 puerro • 1 escarola • 4 cucharadas de pipas de calabaza • 15 aceitunas negras sin hueso • Aceite de oliva virgen extra • Sal • 1 diente de ajo picado

- Cortar las patatas en trozos pequeños, lavar y cortar los tomates, los puerros y la escarola. Añadir las pipas de calabaza, las aceitunas y el ajo.
- Aliñar, remover y servir.

Col roja o blanca con nueces crudas condimentadas

Ingredientes para 2 personas

1 col roja pequeña • 10 nueces • Aceite de oliva virgen extra • Sal • 3 cucharadas de vinagre de sidra

– Pelar, lavar y cortar la col en tiras finas.
– Añadir las nueces, aliñar, remover y servir.

Col con semillas en condimento

Ingredientes para 2 personas

1 col pequeña • 2 cucharadas de pipas de girasol • 2 cucharadas de semillas de sésamo • 1 cucharada de semillas de lino • Aceite de oliva virgen extra • Sal • 3 cucharadas de vinagre de sidra

– Pelar, lavar y cortar el repollo en tiras muy finas. Añadir las semillas y el aliño.
– Remueve y sirve.

Ensalada mixta a los 6 sabores

Ingredientes para 2 personas

2 endivias • 1 cogollo de lechuga romana • 1 cogollo de escarola • 10 aceitunas negras sin hueso • 1 cucharadita de alcaparras en vinagre de sidra • 2 cucharadas de pipas de calabaza • El zumo de 2 limones • Aceite de oliva virgen extra • Sal

– Pelar, lavar y cortar en juliana las endivias, la lechuga y la escarola.
– Poner en una ensaladera.
– Añadir las aceitunas, las alcaparras y las pipas de calabaza, aliñar, remover bien y servir.

Ensalada de zanahorias y mejorana

Ingredientes para 2 personas

6 zanahorias • Una pizca de mejorana • Una pizca de almendras crudas peladas picadas • Aceite de oliva virgen extra • Sal

– Picar las zanahorias y sazonar con sal, aceite de oliva y una pizca de mejorana, un chorrito de zumo de limón y unas cuantas almendras.

Ensalada de escarola e hinojo

Ingredientes para 2 personas

1 cogollo de escarola • 1 tallo de apio • 3 hinojos • El zumo de medio limón • Aceite de oliva virgen extra • Sal

– Pelar y lavar la escarola, el hinojo y el apio.
– Cortar el hinojo en tiras finas y picar finamente la endivia y el apio.
– Ponerlo todo en un cuenco y aliñar. Mezclar bien y servir.

Ensalada de coles

Ingredientes para 2 personas

½ repollo finamente cortado en tiras • 2 zanahorias cortadas en juliana • 1 tallo de apio cortado en rodajas finas • Unos cuantos rábanos en rodajas • Unas cuantas nueces picadas • Aceite de oliva virgen extra • 3 cucharadas de vinagre de sidra • Sal

– Poner los vegetales en un cuenco y añadir una pizca de sal.
– Remover y poner un plato sobre el recipiente, sobre el que se pondrá una olla llena de agua para que presione los vegetales.
– Después de una hora, retirar las verduras (que deberían haber soltado el líquido) y enjuagar rápidamente.
– Colar las verduras y ponerlas en una ensaladera.
– Aliñar con aceite, vinagre y las nueces picadas.

Ensalada de colores

Ingredientes para 2 personas

2 tomates • 2 zanahorias • 1 hinojo • 1 tallo de apio • Unas hojas de lechuga • 1 pepino • 1 escalonia • Algunas hojas de albahaca • 1 cucharada de vinagre de sidra (opcional) • Aceite de oliva virgen extra • Sal

– Cortar los tomates en tiras finas; el hinojo y el apio en rodajas finas; las hojas de lechuga en trozos y el pepino y la escalonia en odajas.
– Poner en un cuenco y aliñar con sal, aceite de oliva y vinagre de sidra.

Ensalada de hinojo y zanahorias

Ingredientes para 2 personas

4 zanahorias • 2 hinojos • 1 cucharada de gomasio • El zumo de 1 limón • Aceite de oliva virgen extra • Sal

– Pelar, lavar y cortar el hinojo en tiras finas y picar las zanahorias. Ponerlos en un cuenco y aliñar.
– Remover y servir.

Ensalada de tomates y pepinos

Ingredientes para 2 personas

3 tomates no muy maduros • 2 pepinos • 1 escalonia • 1 cucharada de pipas de calabaza • Orégano • Albahaca • Aceite de oliva virgen extra • Sal

– Pelar y cortar las escalonias, los pepinos y los tomates.
– Verterlo todo en un cuenco, añadir las pipas, la sal y el aliño.

Ensalada con brotes de soja

Ingredientes para 2 personas

100 g de brotes de soja • 1 cogollo de lechuga tierna • ½ manojo de berros • 4 tomates pequeños duros • Vinagre de sidra • Aceite de oliva virgen extra • Sal

– Lavar los brotes de soja y ponerlos en un cuenco con la lechuga picada, el tomate en rodajas y los berros en tiras.
– Aliñar y servir.
– Los brotes de soja, si se desea, también se pueden escaldar durante 1-2 minutos.

Ensalada de calabacín y zanahorias con menta

Ingredientes para 2 personas

3 calabacines muy tiernos • 2 zanahorias ralladas • Unas hojas de menta • Aceite de oliva virgen extra • Sal

– Cortar el calabacín en rodajas muy finas y poner en un cuenco.
– Añadir las zanahorias y las hojas de menta.
– Aliñar con sal y aceite de oliva.

Ensalada de judías

Ingredientes para 2 personas

400 g de judías blancas cocidas • 3 rábanos • 2 cebolletas • 10 hojas de menta • 1 diente de ajo • 2 cucharadas de semillas de sésamo • Aceite de oliva virgen extra • Sal • 2 cucharadas de vinagre de sidra

- Pelar y lavar los rábanos y las cebolletas y cortarlas en trozos pequeños.
- Poner las judías cocidas en un cuenco, añadir el ajo picado, la cebolla, los rábanos, la menta y las semillas.
- Aliñar, remover y servir.

Ensalada de brotes de alfalfa

Ingredientes para 3 personas

300 g de brotes de alfalfa • 1 manzana golden • 50 g de tahini *• 1 cucharadita de mostaza biológica natural suave (sin gluten) • 6 cucharadas de aceite de oliva virgen extra • Sal • 1 cucharada de vinagre de sidra*

- Enjuagar los brotes y escurrirlos, cortar la manzana en dados pequeños.
- En un cuenco, mezclar el *tahini* con la mostaza, el vinagre de sidra, el aceite de oliva y la sal.
- Cuando la mezcla esté homogénea, añadir los brotes y remover.
- Servir con una oblea de arroz y maíz crujiente.

3.3
Aperitivos y acompañamientos

Desde siempre, los mejores acompañamientos están elaborados con verduras y frutas, especialmente biológicas, y, por supuesto, de temporada.

Las verduras son alimentos esenciales para el organismo, dada su riqueza en azúcares, vitaminas y minerales, y su capacidad de proporcionar al cuerpo la mayor parte de sus necesidades de agua.

Sin un consumo diario y atento de verduras se pueden producir déficits nutricionales e incluso alteraciones peligrosas de una serie de mecanismos del metabolismo funcional del organismo.

Los vegetales deben consumirse durante la temporada en la que llevan a cabo su ciclo vital, y solo de vez en cuando fuera de ella.

Los vegetales que componen nuestra dieta diaria deben tener, en la medida de lo posible, la certificación biológica y estar libres de pesticidas y fertilizantes químicos, porque las verduras no biológicas pueden contener no sólo residuos de sustancias dañinas, sino que además son menos biológicamente viables y pobres en nutrientes.

Las verduras deben consumirse sobre todo frescas, y no congeladas. En la actualidad, y debido a las prisas, las personas llegan a la mesa con los minutos contados, y prefieren los hidratos de carbono y las proteínas, y descartan rotundamente un plato o un aperitivo vegetal porque consideran innecesarias sus propiedades nutricionales. Tal vez, en la carrera cotidiana, la mayoría acepta de buen grado las patatas fritas, propuestas hoy con demasiada frecuencia en la familia.

Si los hidratos de carbono refinados (azúcar refinado y harina blanca) no se asocian a la cantidad suficiente de minerales y proteínas, el cuerpo aprovecha las reservas de proteínas y minerales del cuerpo, debilitándolo. Las caries y el deterioro de la función nerviosa (a menudo resultado de la pérdida de calcio) son dos de los efectos más inmediatos.

El 30 de mayo de 2002 apareció un artículo de Gianna Milano en *Panorama* acerca de las patatas fritas, que decía así:

«La acrilamida es un carcinógeno conocido, y se encuentra en altos niveles en los alimentos que contienen almidón cocido a altas temperaturas, como las patatas fritas. El descubrimiento lo realizaron investigadores de Suecia, pero el anuncio no fue seguido por la publicación de un artículo científico. Se trata de datos preliminares que requieren investigación. Las pruebas con animales recopiladas hasta ahora acerca de los riesgos de la acrilamida, enfatiza la OMS (Organización Mundial de la Salud), nos dicen que causa cáncer en ratas».

También es interesante observar que, cuando nos distraemos y ponemos demasiada sal en el agua donde hervimos el arroz, para poder neutralizarlo hay que pelar inmediatamente unas patatas y meterlas en la olla. De hecho, absorben la sal, y podremos comernos el arroz no salado. Esto demuestra que el consumo continuo de patatas nos lleva, con el tiempo, a ceder a dichos tubérculos minerales esenciales para nuestro organismo.

Con mucho gusto he de señalar que en mi ciudad hace ya mucho tiempo que algunos restaurantes sirven sólo verduras y frutas de temporada.

A estas alturas está claro (y esto no es sólo para los aperitivos y los acompañamientos) que si los productos que utilizamos son de temporada y biológicos, además de disfrutarlos aún más, harán un gran favor a nuestra salud.

Aquello que más atención despierta en una mesa llena suele ser el aperitivo, porque en general es tentador y atractivo, aunque sólo sea por la vista que despliega. Es importante, por tanto, dedicarle espacio y cariño.

También en esta sección se pueden encontrar platos muy simples, como la gelatina de verduras con *umeboshi*, y otros más elaborados y ricos, como las flores de calabacín rellenas.

Para la vida cotidiana se debe optar por los platos más «humildes», y sólo en contadas ocasiones especiales hay que elegir los alimentos con múltiples ingredientes de origen animal y que suponen una cocción yang (freír, hornear, asar a la parrilla).

Le recuerdo al lector que si por intolerancia a la soja no quiere o no puede consumir *miso* de arroz y *tamari*, incluidos en algunas recetas, puede reemplazarlo por sal y aceite.

Recetas sin huevos, sin proteínas de leche de vaca, con cereales biológicos sin gluten

ANKAKÉ DE PUERRO

INGREDIENTES PARA 3-4 PERSONAS

2 tazas de puerros cortados en trozos grandes en diagonal • 2 tazas de agua • 2-3 cucharaditas de kuzu • *1 cucharada de* tamari • *Una pizca de jengibre fresco rallado*

- Llevar a ebullición el agua y cocer los puerros durante 10 minutos, hasta que estén tiernos.
- Disolver el *kuzu* aparte en unas cuantas cucharadas de agua fría y añadir a los puerros junto con el *tamari.*
- Remover con cuidado hasta que el líquido se espese (a fuego lento) y cocinar durante 1 minuto.
- Apagar el fuego, agregar el jengibre y servir.

Se puede acompañar con trozos de *mochi* de arroz horneados durante 6-8 minutos.

ASPIC DE GUISANTES Y CALABACÍN

INGREDIENTES PARA 3-4 PERSONAS

2 tazas de guisantes tiernos • 2 tazas de calabacín • 1 escalonia mediana • 12 aceitunas negras sin hueso • 1 ramita de orégano • 1 hoja de laurel • 500 ml de agua • 2-3 cucharaditas de agar-agar • Sal • Aceite de oliva virgen extra

- En una cacerola, verter el aceite, poner las escalonias picadas, el laurel y el orégano. Pochar a fuego lento y añadir los guisantes, el calabacín en rodajas y salar. Cocinar a fuego lento, con la cacerola tapada, durante 5 minutos, sin remover.
- Incorporar el agua y llevar a ebullición. A veces se debe agregar un poco más de agua durante la cocción. Después de la cocción tiene que haber suficiente caldo como para obtener un líquido cremoso.

- Retirar la hoja de laurel y el orégano. Mezclar todos los ingredientes y añadir el agar-agar (2 cucharadas por cada ½ litro de caldo) y volver a poner sobre el fuego para disolver el agar-agar.
- Añadir las aceitunas picadas y mezclarlo todo.
- Verter la crema en una recipiente húmedo y dejar que se enfríe en la nevera durante 1 hora.

Bardana al *miso* de arroz

Ingredientes para 3-4 personas

2 tazas de raíz de bardana cortada en aros finos • 1 cucharada de aceite de sésamo • 3 cucharadas de agua • 1 cucharada de miso *de arroz • 3 cucharadas de semillas de sésamo tostadas • 1 cucharadita de ralladura de limón*

- Calentar el aceite en una sartén y saltear la bardana durante 3-4 minutos.
- Añadir un poco de agua, tapar y cocer durante 10 minutos.
- Disolver el *miso* en 3 cucharadas de agua y agregar a la sartén, remover con cuidado y dejar que se evapore el líquido.
- Incorporar las semillas de sésamo y la ralladura de limón y saltear de nuevo durante 1-2 minutos.

Este plato es muy energético y deben consumirlo con precaución los que están en condiciones muy yang.

Bechamel

2 cucharadas colmadas de harina de arroz integral molido finamente • 2 cucharadas de margarina vegetal biológica o 4 cucharadas de aceite de oliva virgen extra • 400 ml de leche de soja • Una pizca de nuez moscada rallada • 1 cucharadita de sal

- Poner al fuego un cazo con la margarina y dejar que se disuelva lentamente. Añadir la harina y la sal, y mezclar.
- Verter poco a poco la leche de soja precalentada, y llevar a ebullición sin dejar de remover.
- Dejar que hierva a fuego lento, removiendo constantemente hasta obtener una salsa suave.
- Añadir la pizca de nuez moscada rallada.

ACELGAS COCIDAS

INGREDIENTES PARA 3-4 PERSONAS

1 kg de acelgas • El zumo de 1 limón • 1 diente de ajo • Aceite de oliva virgen extra • Sal

- Pelar y lavar las acelgas; ponerlas en pequeños manojos en una cacerola grande llena de agua hirviendo con sal.
- Dejar cocer 2-3 minutos cada manojo, para que no pierdan las vitaminas ni su color verde brillante. A continuación, colar, y aliñar con el aceite de oliva, un poco de zumo de limón y el ajo.

ACELGAS A LA SARTÉN

INGREDIENTES PARA 3 PERSONAS

500 g de acelgas hervidas y escurridas • 1 diente de ajo • Aceite de oliva virgen extra • Sal

- Verter el aceite en una sartén y dorar el ajo.
- Agregar las acelgas y saltearlas durante unos minutos.
- Rectificar de sal y servir.

GRELOS COCIDOS

INGREDIENTES PARA 3-4 PERSONAS

1 kg de grelos • el zumo de 1 limón • 1 diente de ajo • Aceite de oliva virgen extra • Sal

- Lavar los grelos.
- Poner una olla en el fuego con agua abundante y sal. Llevar a ebullición, luego sumergir pequeñas cantidades de grelos en la olla cada vez.
- Cocer los grelos 3-4 minutos para que no pierdan su color verde brillante.
- Retirar del agua y colar. Continuar como se indica en la receta de brócoli.
- Eliminar el exceso de agua y aliñar el brócoli con el ajo, el aceite de oliva y el limón.
- Remover y servir.

Grelos salteados con ajo

Ingredientes para 3-4 personas

500 g de grelos hervidos y colados • 1 diente de ajo • Aceite de oliva virgen extra • Sal

- Poner el aceite en una sartén y freír el ajo.
- Añadir los grelos y saltear durante unos minutos.
- Sazonar y servir.

Brócoli al limón

Ingredientes para 4 personas

1 kg de brócoli • El zumo de 1 limón • 2 dientes de ajo • Aceite de oliva virgen extra • Sal

- Lavar el brócoli.
- En una olla con agua hirviendo, echar la sal y sumergir pequeñas cantidades de brócoli y llevarlas a ebullición.
- Hervir pequeñas cantidades cada vez durante 10-14 minutos. El brócoli no debe perder su color verde brillante.
- Después, mezclar con el ajo picado, el aceite de oliva y el limón.

Caponata siciliana

Ingredientes para 3-4 personas

4 berenjenas • 4 tomates grandes maduros pero firmes • ½ tallo de apio • 2 escalonias • 100 g de aceitunas negras • 1 cucharada de vinagre de sidra • 50 g de alcaparras • Aceite de oliva virgen extra • Sal

- Pelar la berenjena, cortarla en dados pequeños, espolvorear con sal y dejar escurrir en un colador 1 hora.
- Mientras tanto, cortar finamente las escalonias, escaldar, pelar y tamizar los tomates, cortar las aceitunas en trozos gruesos y el apio en rodajas.
- Ponerlo todo en una sartén con un poco de aceite, añadir las alcaparras también lavadas y cocinar a fuego lento para obtener una salsa bastante espesa.
- Escurrir las berenjenas, verter un poco de aceite y agregar a la salsa.

– Dejar cocer durante unos 10 minutos, comprobar la sazón y verter el vinagre de sidra.
– Preferiblemente se sirve frío.

ALCACHOFAS ASADAS

INGREDIENTES PARA 4 PERSONAS

8 alcachofas tiernas • 1 manojo de perejil • 3 dientes de ajo • ½ cucharadita de jengibre en polvo • Sal • Aceite de oliva virgen extra

– Pelar y lavar las alcachofas, tratar de abrirlas un poco por el centro, e introducir una mezcla de perejil bien lavado y picado, el ajo picado, el jengibre, la sal y el aceite.
– Poner en la parrilla caliente y cocer, dependiendo del tamaño y la consistencia, de 10 a 30 minutos.

ALCACHOFAS CON ZANAHORIAS

INGREDIENTES PARA 3-4 PERSONAS

4 alcachofas cortadas en rodajas no muy gruesas • 3 zanahorias cortadas en tiras de unos 5 cm • 3 cucharadas de zumo de limón • Unas hojas de salvia • Perejil picado • Sal • Aceite de oliva virgen extra

– En una cacerola, poner las zanahorias, las alcachofas y zumo de limón. Añadir un vaso de agua, las hojas de salvia, la sal y el aceite.
– Hervir a fuego lento y con la tapa hasta que estén cocidas.
– Servir con perejil picado.

ALCACHOFAS RELLENAS

INGREDIENTES PARA 4 PERSONAS

4 alcachofas grandes • 16 aceitunas negras sin hueso • 1 cucharadita de alcaparras pequeñas en salmuera • 2 cucharadas de mijo cocido por persona • 8 nueces picadas • 1 puerro • 1 trozo de alga kombu *previamente empapada en agua • 6 cucharadas de aceite de oliva virgen extra • ½ cucharadita de jengibre • Una pizca de sal • 1 diente de ajo • 1 anchoa salada, bien lavada (opcional)*

– Quitar las hojas duras de las alcachofas y cortar (con un corte limpio) las puntas.
– Cortar el tallo, limpiar, lavar y cortarlo en trozos pequeños.

- Lavar las alcachofas y los puerros.
- Enjuagar las alcaparras y las aceitunas deshuesadas.
- En una sartén, poner 2 cucharadas de aceite, 2 tazas de agua, los tallos, un poco de puerro y cocer unos 10 minutos.
- Agregar el mijo, las aceitunas, las alcaparras, las anchoas picadas, el ajo picado y las nueces.
- Mezclar bien y cocinar durante otros 2 minutos.
- Abrir las alcachofas por el centro. Poner el relleno preparado.
- En una cacerola, poner el alga en trozos pequeños y el puerro restante con el aceite de oliva restante, una pizca de sal y 2-3 vasos de agua.
- Agregar las alcachofas de pie en la olla y cocinar a fuego medio durante 25-30 minutos. Asegurarse de que en el fondo de la olla siempre haya un poco de agua hasta que se hayan cocido.

ZANAHORIAS CAMPERAS

INGREDIENTES PARA 2-3 PERSONAS

5 zanahorias pequeñas • 2 cucharadas de vinagre de arroz • 1 cucharada de semillas de lino • Aceite de oliva virgen extra • Sal • Perejil crudo

- Pelar, lavar y cortar las zanahorias en rodajas.
- Verter el aceite en una sartén y dejar que se caliente.
- Añadir las zanahorias, bajar el fuego y tapar la olla. Cocer durante 8-10 minutos.
- Retirar la tapa, subir el fuego, agregar sal y verter el vinagre de arroz.
- Añadir las semillas y apagar el fuego. Servir con perejil crudo.

ZANAHORIAS EN JULIANA

INGREDIENTES PARA 2-3 PERSONAS

5 zanahorias • 2 cucharadas de semillas de sésamo • 2 cucharadas de pipas de girasol • El zumo de 1 limón • Aceite de oliva virgen extra • Una pizca de sal • Una pizca de perejil finamente picado • 1 cucharadita de tamari

- Pelar, lavar y cortar en juliana las zanahorias.
- Añadir las semillas tostadas rociadas con *tamari*.
- Condimentar con aceite de oliva, un poco de sal y limón.
- Mezclar y servir con perejil picado.

Zanahorias salteadas con algas kombu y semillas de hinojo

Ingredientes para 2-3 personas

2 tiras de 15 cm de alga kombu *remojada en agua • 4 zanahorias • 1 cebolla • 1 cucharadita de semillas de hinojo • 1 cucharadita de sal o de* tamari *• Aceite de oliva virgen extra*

- Cortar las algas en tiras finas. Pelar, lavar y cortar las zanahorias y la cebolla.
- Poner en una cacerola de fondo grueso las algas y los vegetales. Añadir una pizca de sal y ½ taza de agua. Cocer a fuego medio durante 15 minutos.
- Añadir el aceite y el hinojo. Continuar la cocción durante otros 5 minutos a fuego fuerte.
- Añadir el *tamari* o la sal, remover y dejar reposar durante 2 minutos. Apagar y servir.

Coliflor hervida sazonada

Ingredientes para 2-3 personas

1 coliflor pequeña • 10 hojas de menta • 2 cucharadas de vinagre de sidra • 1 diente de ajo • Sal • Aceite de oliva virgen extra • 2 cucharadas de pipas de girasol • Perejil

- Lavar y cortar la coliflor en 4 partes. Ponerla en una olla grande llena de agua hirviendo con sal.
- Dejar cocer durante 15 minutos. Retirar de la olla y poner la coliflor en un cuenco.
- Condimentar con las hojas de menta, el vinagre, el ajo picado, el aceite de oliva y las pipas de girasol.
- Mezclar, espolvorear el perejil picado y servir.

Coliflor frita en tempura

Ingredientes para 3 personas

1 coliflor pequeña al vapor • 500 g de pasta para tempura (véase *la receta en la página 182) • Sal • Aceite de oliva virgen extra para freír*

- Cortar la coliflor en trozos, mojar un trozo cada vez en la masa y freír en el aceite caliente.

– Continuar la operación con el resto de los trozos de coliflor.
– Poner en una fuente y servir caliente.

Coles de Bruselas y zanahorias

Ingredientes para 4 personas

500 g de coles de Bruselas • 300 g de zanahorias pequeñas • Salvia • Perejil picado • Zumo de limón • Sal • Aceite de oliva virgen extra

– En una cacerola, poner las coles de Bruselas cortadas por la mitad, las zanahorias, la salvia, un cucharón de agua, sal y aceite.
– Tapar y cocer a fuego lento durante 5 minutos, y antes de apagar, agregar un poco de zumo de limón y el perejil.
– La preparación debe estar húmeda y no seca.

Coles de Bruselas y cebollas

Ingredientes para 3 personas

300 g de coles de Bruselas • 300 g de cebollas • 1 cucharadita de semillas de hinojo • 2 cucharadas de vinagre de arroz • Sal • Aceite de oliva virgen extra

– Pelar y lavar las verduras. Ponerlas en una cacerola de fondo grueso. Añadir un vaso de agua y sal.
– Cocinar hasta que se haya evaporado toda el agua. A continuación, añadir el aceite y las semillas de hinojo.
– Sofreír a fuego moderado durante 8-10 minutos. Añadir el vinagre, rectificar de sal y servir.

Brócoli salteado con avellanas

Ingredientes para 2-3 personas

400 g de brócoli • 4 cucharadas de salsa bechamel (véase *la receta de la página 166) • 50 g de avellanas picadas • Perejil picado • Sal • Aceite de oliva virgen extra*

– Hervir el brócoli al vapor durante 5 minutos. Saltear en aceite caliente durante unos minutos.
– Añadir las avellanas finamente picadas, una pizca de sal y la salsa bechamel.
– Remover hasta que todo esté bien empapado. Espolvorear el perejil picado y servir.

Cebollas de primavera en marsala

Ingredientes para 4 personas

1 kg de cebollas • Dos pizcas de sal • 1-2 cucharaditas de sal o tamari *• ½ taza de marsala • 1 cucharadita de aceite de sésamo biológico*

– Calentar el aceite y saltear la cebolla durante 5 minutos.
– Añadir una pizca de sal, tapar y cocinar durante 10 minutos.
– Agregar la otra pizca de sal o el *tamari* y el marsala y cocer durante 10 minutos. Si es necesario, se puede incorporar un poco de agua (unas cucharadas) durante la primera cocción.

Son excelentes con tofu, polenta, etc.

Cebollas y zanahorias guisadas

Ingredientes para 2-3 personas

500 g de cebollas • 2 zanahorias • 1 cucharadita de sal o 1 cucharada de tamari *• Aceite de oliva virgen extra • 2 cucharadas de semillas de sésamo • Una pizca de perejil finamente picado*

– Pelar y lavar las cebollas, lavar las zanahorias y cortarlas en juliana.
– Poner las cebollas en una cacerola de fondo grueso, añadir un vaso de agua y una pizca de sal.
– Cocer hasta que el agua se evapore completamente.
– Verter el aceite y las zanahorias y rehogar durante unos 5-6 minutos.
– Agregar la sal o el *tamari* y cocinar unos minutos sin dejar de remover.
– Espolvorear las semillas de sésamo tostadas y el perejil fresco picado y servir.

Cebollas agridulces

Ingredientes para 2-3 personas

500 g de cebollas tiernas • 1 cucharada de miel orgánica • 1 cucharada de vinagre de arroz • Sal o tamari *• Aceite de oliva virgen extra • Jengibre*

– Pelar y lavar las cebollas y ponerlas en una cacerola con un vaso de agua y una pizca de sal.
– Llevar a ebullición y cocer hasta que se evapore toda el agua.
– Añadir el aceite y freír durante 7-8 minutos.

– Añadir el vinagre, un poco de *tamari* o de sal, y antes de apagar el fuego, agregar la miel.
– Servir caliente con un poco de jengibre.

CREMA DE CEBOLLA

INGREDIENTES PARA 4 PERSONAS

5-7 cm de alga wakame • *1 kg de cebollas* • *½ cucharada de aceite de sésamo* • *4 tazas de agua* • *4 cucharaditas de* miso *de arroz* • *2 cucharaditas de* kuzu

– En un cazo, freír la cebolla en el aceite durante 5-6 minutos.
– Mientras tanto, poner en remojo el alga marina, picar finamente y añadirla a las cebollas.
– Agregar el agua, tapar y cocer durante unos 40 minutos.
– Pasarlo todo por el pasapurés. Si la consistencia no es muy densa se pueden añadir 2-3 cucharaditas de *kuzu* disuelto en unas cucharadas de agua.
– Incorporar el *miso* disuelto y cocinar durante 2-3 minutos a fuego lento.

CREMA DE CEBOLLA CON *MISO* DE ARROZ

Esta crema también se puede untar en panqueques, tortas, pizza o pan de arroz. Por tanto, también es adecuada para tomarla en forma de aperitivo, de comida rápida o para calmar los momentos de gula. Es un acompañamiento sabroso, beneficioso y equilibrado.

3 kg de cebollas • *Una pizca de sal* • *1 cucharada de aceite de sésamo biológico* • *1 cucharada de arroz* miso

– Limpiar y lavar las cebollas, cortarlas en trozos pequeños y ponerlas en una cacerola de fondo grueso con la sal y el aceite.
– Cocer a fuego lento durante más de 2 horas, hasta que la cebolla se convierta en una crema, y cocinar a fuego moderado siempre en la misma agua que liberan.
– Añadir el *miso*, remover y apagar. Si no se consume toda la crema, se puede conservar en la nevera en un tarro de cristal.

Daikon rallado

Es idóneo como acompañamiento, especialmente para acompañar a las proteínas animales o las frituras. Se considera un remedio para los problemas de hígado después de comer alimentos pesados.

Si no se tienen disponibles rábanos *daikon*, también se pueden utilizar nabos, o rábanos rojos.

- Rallar el suficiente rábano como para obtener 4 cucharadas colmadas de jugo, añadir un poco de sal u 8 gotas de *tamari*, remover y servir.

Daikon seco con kombu guisado

Ingredientes para 2-3 personas

2 tiras de kombu *seco en remojo* • *½ taza de* daikon *seco, empapado en agua* • *1 cucharadita de sal o 1 cucharadita de* tamari

Este plato se utiliza para eliminar la grasa acumulada en el cuerpo y los órganos internos.

- Cortar el alga *kombu* empapada en tiras de 1-2 cm de ancho.
- Ponerla en una olla de fondo grueso.
- Tan pronto como el *daikon* se reblandezca, disponerla encima del alga *kombu*, cubrir con el agua en la que se ha puesto en remojo el alga.
- Tapar la olla, llevar a ebullición, bajar el fuego y cocer a fuego lento durante 30-40 minutos, hasta que el alga esté bien cocida.
- Añadir sal o *tamari* y dejar que se evapore el exceso de líquido.

Alubias con tomates y patatas

Ingredientes para 3-4 personas

500 g de alubias cocidas • *1 escalonia* • *300 g de tomates pelados* • *3 patatas cocidas* • *10 hojas de albahaca* • *1 diente de ajo* • *Sal* • *4 cucharadas de aceite de oliva virgen extra*

- En una cacerola, poner las escalonias y el ajo picados con el aceite de oliva y saltear a fuego lento.
- Agregar los tomates picados y cocinar durante 5 minutos.
- Añadir el puré de patatas (elaborado aplastándolas con un tenedor) unos minutos después de las alubias.

– Cocinar 5 minutos hasta que los ingredientes absorban los sabores.
– Remover, añadir la albahaca y servir.

Alubias cocidas con menta

Ingredientes para 2-3 personas

500 g de alubias cocidas • 1 diente de ajo • 10 hojas de menta • 2 cucharadas de vinagre de arroz • Sal • Aceite de oliva virgen extra

– Poner las alubias en un cuenco, lavar las hojas de menta y añadirlas.
– Aliñar con el ajo picado, la sal, el vinagre y el aceite.
– Remover y servir.

Flores de calabacín rellenas con salsa

Ingredientes para 4-5 personas

12 flores de calabacín • 500 g de patatas cocidas • 10 aceitunas verdes sin hueso • 1 cucharada de alcaparras desaladas y escurridas • 2 cucharadas de albahaca fresca picada • Un poco de perejil y menta • Sal • Aceite de oliva virgen extra

Para la salsa

300 g de tomates maduros, pelados, sin semillas y cortados en dados • 1 manojo de albahaca picada • 1 manojo de perejil picado • 1 tallo de apio cortado en dados • 1 zanahoria cortada en dados pequeños • 1 escalonia picada

– Poner en un cuenco las hierbas, las patatas peladas y trituradas, las aceitunas picadas y las alcaparras.
– Mezclar todo, añadir aceite y sal al gusto.
– Lavar y secar las flores de calabacín y rellenarlas con la preparación.
– Colocar las flores en una bandeja de horno engrasada y hornear 10 minutos a 200 °C.
– A continuación, verter encima de las flores de calabacín rellenas la salsa preparada mezclando en un cuenco el tomate, la zanahoria, el apio, el perejil, la albahaca, la escalonia y el aceite y la sal y servir.

Hojas verdes al vapor

Consumir todos los días hojas verdes simplemente cocidas es bueno para nuestra salud. Es importante que no se hiervan mucho, ya que no deben perder su color verde. Se pueden utilizar verduras de diversos tipos, tales como hojas de zanahoria, nabo, *daikon*, mostaza, berros, nabo, col, lechuga china, etc.

– Hervir las hojas al vapor durante 5 minutos.
– Ponerlas en un cuenco y aliñar de una de las siguientes formas:
  • con una pizca de sal y aceite de oliva o un poco de *tamari*;
  • con vinagre de arroz;
  • con gomasio.

SETAS DE CALABAZA A LA SARTÉN

INGREDIENTES PARA 5 PERSONAS

2 kg de setas de calabaza • 2 dientes de ajo • 5 tomates pequeños • 1 manojo de perejil • Sal • Aceite de oliva virgen extra

– Pelar, lavar y cortar las setas en trozos pequeños. Verter el aceite en una sartén y añadir el ajo.
– Cuando el ajo esté dorado, agregar los champiñones y cocinar durante unos 25 minutos, removiendo de vez en cuando.
– A continuación, incorporar los tomates, lavados y cortados en trozos pequeños. Proseguir la cocción durante 5 minutos.
– Sazonar con sal. Apagar el fuego.
– Añadir el perejil picado, mezclar y servir.

SETAS DE CALABAZA ASADAS

INGREDIENTES PARA 3-4 PERSONAS

6 setas grandes • Una pizca de perejil finamente picado • 2 dientes de ajo picados • 1 cucharada de vinagre de sidra • ½ cucharadita de jengibre en polvo • Sal • Aceite de oliva virgen extra

– Pelar, lavar y cortar los tallos de las setas, dejando el sombrero entero.
– Ponerlas en la parrilla caliente y asarlas por los dos lados.
– Ponerlas en una bandeja y condimentarlas con una mezcla de aceite de oliva, sal, jengibre, ajo picado, perejil picado y vinagre de sidra.

GELATINA COLOREADA CON *UMEBOSHI*

INGREDIENTES PARA 1-2 PERSONAS

400 ml de agua • 2 umeboshi *• 1 barra de agar-agar • Una pizca de sal • ¼ de cucharadita de jengibre en polvo • 1 zanahoria • 1 trozo de coliflor • 6 rábanos • ½ apio • 100 ml de zanahoria fresca licuada*

- Poner el agua y las *umeboshi* picadas en una cacerola con un poco de sal y llevar a ebullición.
- Pelar, lavar y cortar las verduras en trozos pequeños y ponerlas en la cacerola de agua hirviendo. Dejar cocer 5-6 minutos.
- A continuación, añadir el agar-agar y el jengibre, y después de 3 minutos, la zanahoria licuada.
- Mezclar, verter en un recipiente y dejar que se enfríe antes de meterlo en la nevera durante 1 hora aproximadamente. Servir tan pronto como la gelatina esté consistente.

GELATINA VEGETAL CON *UMEBOSHI*

INGREDIENTES PARA 2-3 PERSONAS

600 ml de agua • 2 zanahorias • 200 g de judías verdes • 3 rábanos • 1 cebolla mediana • 2 umeboshi *• 1 barrita de agar-agar • 5-6 hojas de menta para decorar*

- Pelar, lavar y cortar en trozos pequeños las raíces.
- Poner el agua en una cacerola y añadir las *umeboshi* picadas.
- Cuando el agua empiece a hervir, agregar las verduras. Cocer durante 5-6 minutos, incorporar las algas y dejar que se disuelvan.
- Verter la mezcla en un tazón de cristal. Dejar que se enfríe y servir cuando la preparación haya adquirido una consistencia de gelatina. En verano, cuando se haya enfriado, también se puede meter en la nevera y servir muy fría.
- Antes de llevar a la mesa, agregar las hojas de menta.

GELATINA DE HORTALIZAS Y GUISANTES AL VINAGRE DE ARROZ

INGREDIENTES PARA 2-3 PERSONAS

550 ml de agua • 2 puerros • 100 g de guisantes cocidos • 1 zanahoria • 50 ml de vinagre de arroz • 1 barrita de agar-agar • ½ cucharadita de jengibre en polvo • 1 cucharada de cebollino lavado y picado • 1 cucharadita de sal

- Poner en una cacerola el agua y la sal y llevar a ebullición. Agregar las raíces limpias, lavadas y cortadas en trozos pequeños.
- Cocinar durante 5 minutos. Añadir el vinagre, los guisantes y el agar-agar.
- Cuando se disuelva el alga, incorporar el jengibre y luego verter todo en un recipiente de cristal y dejar que se enfríe.
- Dejar en la nevera durante 1 hora antes de servir y decorar con el cebollino.

Galletas o pan sin gluten con mayonesa vegetal biológica sin gluten y verduras al vapor

Ingredientes para 1-2 personas

200 g de verduras mixtas al vapor cortadas en dados pequeños • 3 cucharadas de mayonesa biológica vegetal • 4 galletas saladas o pan sin gluten

- En un cuenco, mezclar las verduras y la mayonesa.
- Rectificar de sal y untar en las galletas o en el pan.
- Colocarlas sobre hojas de lechuga dispuestas en un plato y servir.

Ensalada multicolor

Ingredientes para 4 personas

300 g de patatas cocidas • 200 g de judías verdes cocidas • 200 g de tomates • 50 g de alcaparras en aceite de oliva • 100 g de aceitunas negras sin hueso • Unas ramitas de perifollo • 1 cucharadita de orégano picado • 2 cucharadas de vinagre de sidra • ¼ de cucharadita de jengibre • Sal • Aceite de oliva virgen extra

- Cortar las patatas en trozos pequeños, las judías verdes en trozos de 3 cm y los tomates en rodajas.
- Preparar una vinagreta con el aceite, el vinagre, la sal y el jengibre. Aliñar la ensalada y mezclar bien.
- Añadir las aceitunas y las alcaparras, junto con el perifollo picado y el orégano.
- Remover y servir.

Kimpira de vegetales

Ingredientes para 3-4 personas

1 taza de zanahorias cortadas en juliana fina • 1 taza de raíz de bardana o diente de león o achicoria • 1 cucharadita de aceite de sésamo • 1 cucharadita de tamari *o sal*

- Calentar el aceite en una sartén, añadir la bardana y saltear hasta que se ablande (unos 20 minutos).
- Agregar la zanahoria y saltear otros 10 minutos.
- Sazonar con sal o *tamari* y continuar cocinando, removiendo de vez en cuando hasta que el líquido se haya absorbido.

Mermelada de cebolla y jengibre

Ingredientes para 3 personas

1 kg de cebollas cortadas en medias lunas • 2-3 cucharadas de miso *de arroz • 1 cucharadita de jengibre fresco • Aceite de sésamo*

- Freír la cebolla en el aceite durante 5 minutos. Disolver el *miso* en un poco de agua y añadir a la cebolla.
- Cocer tapado 1 hora o más a fuego muy bajo hasta que casi tenga la consistencia de una crema. Si es necesario, retirar la tapa en el último momento.
- Sacar del fuego y añadir el jengibre rallado.

Es muy bueno para preparar tartaletas, pero también se puede utilizar como salsa para pasta o cereales.

Berenjena asada

Ingredientes para 3-4 personas

4 berenjenas • 10 hojas de menta • 2 cucharadas de vinagre de arroz • Sal • Aceite de oliva virgen extra • 1 diente de ajo

- Pelar y lavar las berenjenas, y cortarlas a lo largo con un grosor de 3-4 mm.
- Ponerlas en la parrilla y asarlas por ambos lados. Colocarlas en una fuente de servir.
- Lavar la menta y cortarla en trozos pequeños.
- Hacer una vinagreta con el ajo, el aceite, el vinagre y la sal. Sazonar la berenjena y servir.

Berenjena con setas

Ingredientes para 2-3 personas

3 berenjenas • 1 diente de ajo • 3 tomates pequeños • 5 hojas de albahaca • Sal • Aceite de oliva virgen extra

- Pelar y lavar las berenjenas, y cortarlas en dados.
- Ponerlas en un bol con un puñado de sal. Dejar que reposen durante 1 hora, aproximadamente.
- Enjuagar la berenjena, escurrirla y ponerla en una sartén donde se haya dorado el ajo en el aceite.

- Dejar cocer durante 15-20 minutos.
- A continuación, añadir los tomates, lavados y picados.
- Proseguir la cocción durante 5 minutos, apagar el fuego y agregar la albahaca.

Cintas de calabacín

Ingredientes para 4 personas

800 g de calabacín medianos cocidos • 1 zanahoria • 1 escalonia • 1 tallo de apio • 1 cucharada de albahaca picada y una ramita de albahaca • 1 guindilla verde fresca • Sal • Aceite de oliva virgen extra

- Cortar todas las verduras (excepto el calabacín) en trozos pequeños y dejar que hiervan a fuego lento en una cacerola con un poco de aceite, el pimiento rojo, 2 cucharadas de agua y una pizca de sal durante 10 minutos tapado.
- Retirar del fuego y agregar la albahaca picada.
- Mientras tanto, lavar los calabacines, secarlos y cortarlos finos en sentido longitudinal con un pelador de verduras.
- Salar las cintas de calabacín y cocinar al vapor durante unos minutos, aromatizándolas con las hojas de albahaca.
- Poner las cintas cocidas al dente en un tazón grande, retirar las hojas de albahaca y sazonar con la salsa de verduras.
- Remover con cuidado.

Nishimé de okara

Ingredientes para 3 personas

1 taza de cebollas cortadas en forma de media luna • 1 taza de zanahorias en rodajas • ½ taza de apio cortado en dados • 2 tazas de bardana • 1 taza de okara *• 1 taza de agua • 2 cucharaditas de sal o 2 cucharadas de* tamari

El *okara* es la cáscara de los granos amarillos de la soja, restos del procesamiento del tofu.

- Calentar unas cucharadas de agua en el fondo de una cacerola baja y rehogar el apio durante 2-3 minutos.
- A continuación, agregar una capa de puerros, una de zanahorias y la bardana.

– Verter el agua lentamente y cocinar tapado durante 10 minutos a fuego lento.
– Luego añadir el *okara* y cocer durante 2-3 minutos.
– Sazonar con *tamari* o sal, mezclar bien y servir en un plato grande.

Nituké de berros

Ingredientes para 2-3 personas

3-4 manojos de berros • ½ cucharadita de aceite de sésamo • ½ cucharadita de sal o tamari

– Calentar el aceite en una sartén y saltear los berros durante 2-3 minutos. Su color será más brillante.
– Añadir sal o *tamari* y cocer sin tapar durante 3-4 minutos.
– Servir caliente o frío.

Verduras con *umeboshi*

Ingredientes para 2-3 personas

1 zanahoria • 1 cebolla • 3 rábanos • 1 trozo pequeño de col • 2 umeboshi *• Aceite de oliva virgen extra*

– En una cacerola, verter 500 ml de agua y 2 *umeboshi* picadas.
– Llevar a ebullición y añadir las verduras lavadas y cortadas en dados y la col en tiras finas.
– Cocinar sólo 4-5 minutos, para que no se reblandezcan. Las verduras deben quedar crujientes.
– Ponerlas en un cuenco y mezclarlas con un poco del aceite y *umeboshi* de la cacerola.

Tempura integral

Ingredientes para 250 g de producto

1 taza de harina de arroz • 1 ½ taza de agua • 1 cucharadita de kuzu *(opcional) • Sal*

– La tempura es un proceso particular de cocción de la cocina macrobiótica: las verduras se sumergen en una pasta de harina y agua, y luego se fríen en abundante aceite hirviendo.

Al tratarse de una cocción muy yang, se adapta mejor a las verduras más yin. También el tofu y las algas se pueden cocinar de esta manera.

Patatas de montaña a la sartén con pimientos

Ingredientes para 3 personas

4 patatas cocidas • 1 pimiento rojo dulce • 1 diente de ajo • Sal • Aceite de oliva virgen extra • Perejil picado

- Pelar y cortar las patatas en rodajas gruesas, verter el aceite en una sartén, añadir el ajo y freír.
- Retirar el tallo y las semillas del pimiento y añadirlo a la sartén.
- Agregar inmediatamente las patatas y remover.
- Saltear durante 5-10 minutos.
- Apagar el fuego y espolvorear el perejil picado.

Pimientos asados

Ingredientes para 2-3 personas

2 pimientos amarillos y verdes de piel gruesa para asar

- Lavar y secar los pimientos.
- Ponerlos en la parrilla y asar por ambos lados. Dejar que se enfríen en un plato.
- Retirar el tallo y las semillas, y luego toda la piel.
- Cortar los pimientos en tiras finas.

Pimientos asados con aceitunas y alcaparras

Ingredientes para 3-4 personas

4 pimientos asados, limpios y cortados en tiras • 20 aceitunas negras sin hueso • 1 cucharadita de alcaparras • 1 anchoa • 2 dientes de ajo • Sal • Aceite de oliva virgen extra

- Poner el aceite en una sartén y freír el ajo.
- Añadir los pimientos, las aceitunas, las alcaparras enjuagadas y las anchoas picadas.
- Saltear los ingredientes, removiendo con frecuencia, durante aproximadamente 10 minutos y servir.

Pimientos asados en ensalada

Ingredientes para 2-3 personas

2 pimientos asados, limpios y cortados en tiras finas • 1 diente de ajo • El zumo de un limón • Sal • Aceite de oliva virgen extra • Una pizca de perejil finamente picado

- Poner en una ensaladera los pimientos asados, limpios y cortados en tiras.
- Mezclar con el ajo picado, el aceite de oliva, la sal, el limón y el perejil picado.
- Remover y servir.

Pimientos gratinados

Ingredientes para 3-4 personas

4 pimientos asados, limpios y cortados en tiras • 20 aceitunas negras sin hueso • 1 cucharadita de alcaparras • 6 cucharadas de galletas de arroz integral sin gluten picadas • 2 dientes de ajo • Sal • Aceite de oliva virgen extra • Zumo de limón

- Poner el aceite en una bandeja de horno con el ajo picado, los pimientos, las alcaparras, las aceitunas y una pizca de sal.
- Espolvorear con las galletas picadas.
- Hornear a 200 °C durante 15-20 minutos.
- Retirar del horno, añadir un poco de zumo de limón por encima y servir.

Crudités de verduras

Ingredientes para 3-4 personas

1 kg de vegetales mixtos lavados, pelados y cortados a lo largo • Aceite de oliva virgen extra • Sal • Zumo de limón

- Preparar una vinagreta con el aceite, la sal y el zumo de limón.
- Disponer los vegetales en círculo en un plato y poner en el centro un tazón con la salsa.
- Untar las verduras en la vinagreta antes de degustarlas.

Croquetas de vegetales

Ingredientes para 4 personas

8 hojas de col • 200 g de espinacas • 2 zanahorias • 400 g de guisantes cocidos • 2 patatas • 1 cebolla • 1 escalonia • 3 cucharadas de mijo cocido • Hierbas aromáticas (romero, mejorana, salvia) • Una pizca de nuez moscada • Harina de arroz semiintegral tamizada para rebozar • ¼ de cucharadita de jengibre en polvo • Sal • Aceite de oliva virgen extra

- Escaldar las hojas de col en abundante agua caliente con sal. Colarlas y extenderlas en un paño de cocina seco.
- Mientras tanto, hervir durante 10 minutos en agua con sal las verduras limpias y lavadas.
- Poner el aceite de oliva en una bandeja y añadir las verduras hervidas y escurridas con la cebolla picada y las hierbas, y dejar que se empapen.
- Sazonar con sal y agregar el jengibre y la nuez moscada. Pasar todo por el pasapurés y mezclarlo con el mijo.
- Formar bolas de unos 2-3 centímetros y envolverlas con las hojas de col.
- Ensartar las croquetas en palillos de dos en dos, rebozarlas en la harina de arroz y freírlas en una sartén con un poco de aceite y la salvia.
- Antes de retirar del fuego, si se desea, añadir unas cucharadas de sal diluida en un poco de agua.

Tomates asados

Ingredientes para 4 personas

4 tomates • 2 dientes de ajo • 1 manojo de albahaca • 1 manojo de perejil • 1 cucharadita de orégano • Sal • Aceite de oliva virgen extra

- Lavar los tomates y cortarlos en rodajas de 4-5 mm.
- Ponerlos en una parrilla caliente y asarlos por ambos lados.
- Colocar las rodajas en un plato grande y aromatizarlas con una mezcla del aceite de oliva, la sal, el orégano, el ajo, el perejil y la albahaca.

Puerros al horno con bechamel

Ingredientes para 4-5 personas

10 puerros • 400 g de salsa bechamel (véase *receta en este capítulo) • Una pizca de jengibre en polvo • Sal • Aceite de oliva virgen extra • ½ taza de galletas de arroz sin gluten picadas*

– Lavar y cortar los puerros en trozos de 15 centímetros.
– Saltear en una sartén con un poco de aceite durante unos 3-4 minutos; a continuación, colocar en una fuente de horno y verter la bechamel por encima.
– Espolvorear con las galletas de arroz picadas.
– Hornear durante unos 20 minutos a 180 °C.

PURÉ AROMÁTICO DE CALABAZA

INGREDIENTES PARA 4 PERSONAS

1 kg de calabaza, pelada y cortada en trozos pequeños • 1 escalonia • Ajedrea, tomillo • 1 cucharadita de jengibre rallado • Sal al gusto • Aceite de oliva virgen extra

– Saltear en el aceite y unas cucharadas de agua la escalonia en rodajas y añadir la calabaza, el tomillo, la ajedrea y la sal.
– Tapar y cocer a fuego muy lento y sin remover durante 20 minutos.
– Cuando la calabaza esté cocida, pasarlo todo por la batidora, agregar el jengibre, mezclar bien y servir.

PURÉ DE JUDÍAS VERDES

INGREDIENTES PARA 4 PERSONAS

800 g de judías verdes • 2-3 patatas pequeñas hervidas • 1 escalonia • Unas hojas de menta • Cebollino picado • Sal • Aceite de oliva virgen extra

– Hervir las judías verdes y las escalonias en agua con sal.
– Escurrirlas cuando estén tiernas, pero aún crujientes, y pasarlas por el pasapurés.
– Pelar las patatas, y hacer un puré con un tenedor y añadirlas a las judías y a las escalonias. Mezclar todo con el cebollino, el aceite de oliva y las hojas de menta picadas.

PURÉ DE PATATAS SIN LECHE ANIMAL

INGREDIENTES PARA 3-4 PERSONAS

5 patatas medianas • ¾ de taza de leche de arroz elaborada en casa o ¾ de taza de leche de soja o ¾ de taza de agua • Sal • 1 cucharada colmada de margarina biológica • Nuez moscada rallada • Una pizca de perejil finamente picado (opcional) • Jengibre

- Lavar las patatas y cocerlas.
- Pelarlas, cortarlas en trozos y ponerlos en la picadora, agregar la leche o el agua hirviendo, la sal, la nuez moscada y la margarina.
- Batir todo hasta conseguir una consistencia cremosa.
- Servir con un poco de perejil picado y jengibre.

Raíces variadas al horno

Ingredientes para 4 personas

3 zanahorias • 3 cebollas • 1 apio • ½ colirrábano • 2 cucharadas de semillas de sésamo • 1 cucharada de pipas de girasol • 1 manojo de perejil • 2 cucharaditas de sal o 2 cucharadas de tamari *• ¼ de cucharadita de jengibre en polvo • 200 g de calabaza amarilla • Sal • Aceite de oliva virgen extra*

- Pelar, lavar y cortar en trozos pequeños la raíces y la calabaza.
- Poner en una bandeja de horno con el aceite de oliva y un cuarto de taza de agua y una pizca de sal. Cocer durante unos 30 minutos.
- Añadir las semillas sazonadas con sal o *tamari* y 3 cucharadas de agua, y continuar la cocción durante 10 minutos, removiendo de vez en cuando.
- Retirar del horno, añadir el perejil picado y el jengibre y servir.

Rábanos en vinagre

10 rábanos • ½ taza de rúcula lavada y cortada • 8 nueces • 2 cucharadas de vinagre de arroz • Sal • Aceite de oliva virgen extra

- Pelar, lavar y cortar los rábanos.
- Agregar la sal y el vinagre y dejar reposar durante 30 minutos.
- Añadir la rúcula, las nueces y el aceite de oliva.
- Remover y servir.

Escarola salteada con nueces

Ingredientes para 3-4 personas

700 g de escarola cocida y escurrida • 10 aceitunas verdes sin hueso • 1 cucharadita de alcaparras lavadas • 20 nueces • Sal • Aceite de oliva virgen extra • 1 diente de ajo

- Picar la escarola.
- Saltearla en una sartén donde antes se haya dorado el ajo en el aceite.

- Añadir las aceitunas, las alcaparras y las nueces.
- Cocinar 5 minutos más y servir.

FLAN DE HINOJO

INGREDIENTES PARA 4 PERSONAS

3 hinojos grandes en rodajas • 1 taza de galletas de arroz sin gluten picadas • 2 tazas de salsa bechamel (véase *receta en este capítulo) • 1 taza de brócoli • 1 puerro • Perejil picado • Sal • Aceite de oliva virgen extra*

- Cocer el hinojo y el puerro en agua con sal hasta que estén cocidos pero consistentes. En la misma agua, hervir el brócoli también al dente.
- Cortar las verduras hervidas en trozos, mezclar con la bechamel, el perejil picado, las galletas y una pizca de sal.
- Engrasar una fuente de horno y espolvorear con una mezcla a base de las galletas picadas, el perejil, el aceite, la sal y el jengibre.
- Verter las verduras encima nivelando bien la superficie. Poner encima más galletas picadas.
- Hornear a 200 °C durante 30 minutos.

TARTALETAS DE *MISO* DE ARROZ, MIEL BIOLÓGICA, *TAHINI* Y VERDURAS AL VAPOR

INGREDIENTES PARA 4 PERSONAS

4 rebanadas de pan alemán biológico sin gluten • 2 cucharadas de miso *de arroz • 1 cucharada de miel biológica • 1 cucharada generosa de* tahini *claro • ½ taza de hortalizas y verduras al vapor*

- Mezclar 2 cucharaditas de *miso* con 1 cucharada de *tahini* claro, añadir la miel y remover bien.
- Agregar las hortalizas y verduras al vapor y mezclar.
- Cortar las rebanadas de pan en rombos o cuadrados y untar la preparación de verduras.
- Decorar cada rebanada de pan con una rodaja de rábano, o una rodaja de zanahoria, o de apio, o de puerro, etc.
- Ponerlas en un lecho de lechuga en una bandeja. Servir.

Pastel de espárragos

Ingredientes para 4 personas

1 kg de espárragos • 4 patatas • 2 escalonias • Sal • Aceite de oliva virgen extra

- Hervir las patatas, pelarlas y cortarlas en rodajas.
- Cocer aparte las escalonias cortadas en rodajas y los espárragos con aceite de oliva y sal. En una fuente de horno, poner una capa de patatas, sazonar con sal y aceite de oliva, y cubrir con una capa de espárragos y escalonias. Hacer 4 capas y coronar con las patatas.
- Hornear a 180 °C durante 15 minutos.

Hortalizas gratinadas a la pugliese

Ingredientes para 4 personas

300 g de patatas • 400 g de tomates pelados • 3 escalonias • 2 o 3 cucharadas de galletas de arroz sin gluten picadas • 1 manojo de albahaca • Una pizca de orégano • ¼ de cucharadita de jengibre en polvo • Sal • Aceite de oliva virgen extra

- Pelar las patatas y cortarlas en rodajas finas.
- Pelar las escalonias y cortarlas en aros.
- Engrasar con un poco de aceite el fondo de una fuente de horno y disponer una capa de patatas, una de escalonias y una de tomates.
- Añadir la sal, una pizca de orégano, el jengibre y espolvorear con la albahaca picada gruesa y las galletas picadas.
- Sazonar con un poco de aceite.
- Hornear en horno precalentado durante una hora. El plato estará listo cuando las patatas estén suaves.

Col salteada con semillas

Ingredientes para 3-4 personas

1 col pequeña • 1 cucharadita de semillas de hinojo • 1 cucharada de semillas de sésamo • 1 cucharada de pipas de girasol • 2 cucharadas de vinagre de sidra • Sal • Aceite de oliva virgen extra

- Lavar y cortar el repollo en tiras muy finas.
- Poner el aceite en una cacerola, y en cuanto empiece a calentarse, añadir la col.
- Rehogar a fuego fuerte durante unos 10 o 15 minutos.
- Añadir las semillas de hinojo y el vinagre.

– Continuar la cocción durante unos minutos y, finalmente, agregar las semillas restantes.
– Incorporar sal, remover y servir.

Calabaza a la cazadora

Ingredientes para 4 personas

1 kg de calabaza • aceite de oliva virgen extra • 2 dientes de ajo • Sal • 1-2 ramitas de romero • Jengibre

– Pelar la calabaza, quitarle las semillas y los filamentos y cortar en rodajas y luego en dados.
– Poner en una sartén con los dientes de ajo y el aceite, y tan pronto como empiecen a dorarse, machacar los ajos con un tenedor, para que le dé sabor al aceite; a continuación, retirar los ajos.
– Añadir la calabaza, una pizca de sal y el romero.
– Cocer durante unos 20-25 minutos, removiendo un poco de vez en cuando.
– Apagar y servir caliente con un poco de jengibre.

Calabaza asada

Ingredientes para 4 personas

800 g de calabaza muy firme • 2 dientes de ajo • 1 ramita de perejil • 1 cucharadita de orégano • 2 cucharadas de vinagre de sidra • Sal • Aceite de oliva virgen extra

– Lavar la calabaza, cortar en rodajas de 3-4 mm y asar ambos lados en la parrilla o en el horno. Cuando esté lista pasar a una bandeja.
– Hacer una vinagreta con los ingredientes del aderezo y verter encima de la calabaza.

Calabaza, zanahorias y puerros al vapor

Ingredientes para 4 personas

4 zanahorias • 3 puerros • 500 g de calabaza • 1 cucharadita de pipas de girasol • 1 cucharadita de jugo de jengibre fresco • 1 ramita de perejil • Sal • Aceite de oliva virgen extra

– Cortar las zanahorias en bastones y la calabaza y los puerros en trozos pequeños y cocer al vapor durante 5 a 10 minutos con un poco de sal.

- Lavar y tostar las pipas de girasol removiéndolas a menudo y con cuidado de que no se quemen.
- Sazonar las verduras con las semillas tostadas, el perejil y un chorrito de aceite.

Escabeche de calabacín asado

Ingredientes para 3-4 personas

8 calabacines • 20 hojas de menta • 2 dientes de ajo • 3 cucharadas de vinagre de sidra • Sal • Aceite de oliva virgen extra

- Pelar y lavar los calabacines y desechar las puntas.
- Cortar en tiras a lo largo.
- Asarlas por ambos lados en una parrilla caliente.
- Poner en un recipiente y sazonar con menta y ajo picado, aceite de oliva, sal y vinagre.

Calabacín relleno

Ingredientes para 4 personas

8 calabacines • 250 g de mijo cocido • 1 escalonia • 1 zanahoria picada • 20 aceitunas negras sin hueso picadas • Orégano • Perejil picado • 2 cucharadas de tamari *• Sal • 8 cucharadas de aceite de oliva virgen extra • 8 cucharadas de semillas de sésamo tostadas*

- Pelar, lavar y cortar los calabacines por la mitad a lo largo y vaciarlos.
- En una cacerola, poner la escalonia picada y el vaciado de los calabacines picados, la zanahoria picada, el mijo, un chorrito de aceite y un poco de sal.
- Cocer los ingredientes en una sartén con el aceite a fuego moderado durante 5 minutos.
- Añadir las aceitunas y apagar el fuego.
- Agregar el orégano y el perejil.
- Remover bien la mezcla.
- Rellenar los calabacines con la preparación y disponer en una fuente de horno, rociándolos con *tamari* diluido con un poco de agua y un poco de aceite.
- Hornear durante unos 30 minutos en el horno caliente y añadir agua si fuera necesario.
- Una vez fuera del horno, espolvorear los calabacines con semillas de sésamo tostadas.

CALABACINES HERVIDOS

INGREDIENTES PARA 2-3 PERSONAS

5 calabacines • Sal • Aceite de oliva virgen extra

- Poner en una olla agua y sal y llevar a ebullición.
- Pelar, lavar y cortar el calabacín en tiras.
- Cuando el agua hierva, introducir los calabacines y cocinar durante 5-7 minutos.
- Colarlos, condimentarlos y servirlos.

Con cereales biológicos sin gluten, sin derivados de la leche de vaca, pero con huevos y queso de oveja

---

CROQUETAS DE PATATA DE MONTAÑA

Si deseas preparar esta receta son necesarias patatas yang, es decir, que no se escamen fácilmente. No hay que abusar de este plato, ya que podría convertirse en un «reto» para tu hígado.

INGREDIENTES PARA UNAS 20 CROQUETAS

1 kg de patatas hervidas, peladas y trituradas • 4 yemas de huevo • 400 g de galletas de arroz integral sin gluten tostadas y picadas • 2 cucharadas de queso de oveja rallado • 1 cucharadita de margarina de girasol biológica • Sal • Nuez moscada • Perejil finamente picado • 2 claras de huevo • Aceite para freír

- Poner las patatas en un cuenco con las yemas de huevo, una pizca de sal, 250 gramos de galletas de arroz picadas, el queso, el perejil y la nuez moscada.
- Mezclar bien los ingredientes y formar croquetas de tamaño medio.
- Pasarlas rápidamente por las claras de huevo batidas e inmediatamente después las galletas de arroz picadas.

- En una sartén, calentar el aceite y freír unas cuantas croquetas cada vez hasta acabar con todas; retirar de la sartén, escurrirlas sobre papel de cocina y servir calientes.

Sin huevos, sin proteínas de leche de vaca, pero con queso de oveja o de cabra

BERENJENA EN BARCA

INGREDIENTES PARA 4-5 PERSONAS

5 berenjenas • 10 tomates pequeños • 5 dientes de ajo • 1 cucharada de orégano • 20 hojas de albahaca • 1 ramita de perejil • 3 cucharadas de queso de oveja rallado (opcional) • Sal • Aceite de oliva virgen extra

- Pelar, lavar y cortar las berenjenas por la mitad a lo largo.
- Con un cuchillo, hacer cortes en la superficie blanca de las berenjenas.
- Salar y dejar que repose durante 1 hora.
- Lavarlas, secarlas y ponerlas en una fuente de horno con aceite.
- En la superficie de las berenjenas, añadir tomate picado, albahaca y ajo y sazonar con un poco de sal, aceite de oliva, orégano y queso rallado.
- Disponer en una bandeja de horno, añadir un chorrito de aceite, un poco de agua y una pizca de sal, y hornear a 200 °C durante aproximadamente 25-30 minutos.
- Cuando estén cocidas, servir con perejil picado.

BERENJENA A LA PARMESANA

INGREDIENTES PARA 4 PERSONAS

8 berenjenas en rodajas y asadas • 1 litro de salsa de tomate • 2 dientes de ajo • 20 hojas de albahaca • 5 cucharadas de queso de oveja rallado • Sal • Aceite de oliva virgen extra

- Verter un poco de aceite en una cacerola y rehogar uno de los ajos durante unos minutos.

- Retirar la cacerola del fuego, quitar el ajo y verter el tomate y una cucharadita de sal.
- Poner la olla al fuego de nuevo y cocinar a fuego medio durante 15-20 minutos.
- En una bandeja de horno, verter 1-2 cucharadas de salsa de tomate en el fondo.
- Cubrir la salsa con una hilera de berenjena asada y agregar el otro ajo, ahora picado, unas hojas de albahaca lavadas y picadas, una cucharada de queso rallado y un poco de salsa de tomate.
- Continúe este proceso hasta que utilizar todos los ingredientes.
- Cubrir la última capa con salsa de tomate.
- Hornear en el horno precalentado a 200 °C durante unos 40 minutos.
- Retirar del horno, dejar que se enfríe y servir.

Cogollos rellenos

Ingredientes para 4 personas

4 cogollos de lechuga pequeños • 1 cucharada de alcaparras • 20 aceitunas verdes sin hueso • 20 nueces • 4 cucharadas de queso rallado (opcional) • 2 dientes de ajo

Para la salsa

Aceite de oliva virgen extra • 1 diente de ajo • 8 tomates pequeños

- Lavar los cogollos y escaldarlos en agua hirviendo con sal durante unos 5 minutos.
- Retirarlos, escurrirlos y abrirlos.
- Rellenarlos con las alcaparras enjuagadas, el ajo picado, las nueces, las aceitunas picadas y una cucharada de queso rallado.
- Cerrarlos y atarlos con bramante (hilo de cocina).
- Poner en una sartén el aceite y el ajo.
- Soasarlo y añadir los tomates lavados y cortados en trozos pequeños.
- Dejar que se cueza durante 5 minutos, añadir la sal y la escarola.
- Cocer los cogollos durante 15-20 minutos dándoles la vuelta de vez en cuando.
- Servir calientes.

Lechuga guisada con tomates cereza

Ingredientes para 4 personas

1 lechuga grande • 1 diente de ajo • 5 tomates cereza • 1 trozo de queso de oveja (opcional) • Aceite de oliva virgen extra • Sal

– Lavar la lechuga.
– En una cacerola de bordes altos, verter el aceite y el ajo y rehogar.
– Añadir los tomates lavados y cortados y las hojas de lechuga.
– Agregar una pizca sal, tapar la cacerola y cocinar unos 15 minutos, removiendo de vez en cuando.
– Servir.

3.4 Alimentos especiales

Muchos de los productos que se explican a continuación son fermentados: *amasake*, *miso*, *umeboshi*, *shiso*, encurtidos, *koji*, *tekka*, salazón, *tamari*; entre ellos también está el *shoyu*, pero me abstengo de proponerle al celíaco este último condimento, porque se prepara con trigo y, por tanto, contiene gluten. Me siento obligada a advertir al lector celíaco de que tenga mucho cuidado si decide salir a comer a un restaurante chino, ya que puede encontrar dicho condimento en los alimentos.

Remarco que el *shoyu* es beneficioso para todos aquellos que tienen intolerancia al gluten, incluso si se toma todos los días moderadamente. También les aconsejo a los celíacos que lean con mucha atención las etiquetas de los pepinillos encurtidos, que se venden en las tiendas de alimentos naturales, ya que a menudo se les ha añadido *shoyu*, que contiene trigo.

En este apartado quiero enfatizar los efectos beneficiosos de la lacto-fermentación. Es bien sabido que nuestro proceso digestivo consta de dos momentos clave: la digestión de los alimentos ingeridos y la posterior asimilación de las sustancias contenidas en ellos. Cuando la primera fase se lleva a cabo sólo parcialmente, también la que sigue, a saber, la función metabólica, por consiguiente, sufre.

Es de vital importancia desarrollar, y mantener inalterada, la capacidad de transformar los alimentos que ingerimos en sustancias útiles para nuestro organismo.

Para este fin, los sabores y aromas presentes en los alimentos y mejorados por lacto-fermentación son esenciales. Además de dar sabor a las comidas, estimulan la digestión a través de placer gustativo y contribuyen, en última instancia, a nuestro bienestar general.

El ácido láctico desempeña un papel de importancia esencial, ya que, si por una parte proporciona, en forma de ácidos orgánicos, jugos digestivos capaces de mejorar el proceso de descomposición de la comida, por otra, activa el metabolismo, contribuyendo a la continua reposición de sustancias nuevas y vitales para el organismo.

Otra característica es la de regular el nivel de acidez (pH) en el estómago, elevándolo en caso de insuficiencia, y reduciéndolo en caso contrario.

Los alimentos fermentados, a pesar de su sabor ácido, no tienen un efecto acidificante en el organismo, a diferencia de productos como la carne, los embutidos, el azúcar, etc., que sí acidifican.

En efecto, en virtud de la riqueza mineral de que disponen (especialmente las verduras), hacen que el ácido láctico, fijado durante el proceso metabólico, produzca efectos alcalinizantes.

Dinamizan las secreciones del páncreas, y para aquellos que sufren diabetes, descomponen buena parte de los hidratos de carbono.

Frente a una baja aportación de calorías, los alimentos fermentados tienen un alto valor nutricional: una verdadera esperanza para los que sufren las dietas.

Los vegetales fermentados, y en particular el chucrut, contienen colina, dotada de una virtud excepcional. Esta sustancia orgánica, muy extendida en los reinos vegetal y animal, se obtiene a través de la descomposición de la lecitina y sirve como tratamiento y prevención de la acumulación de grasas en el hígado. Además, suele reducir la presión arterial, lo que frena el ritmo del corazón (proporcionando mayor calma y un sueño más relajado), y rige la migración de las sustancias nutrientes.

Al estimular la circulación de la sangre en el intestino, se ven favorecidos los movimientos peristálticos de este órgano y, en consecuencia, como en una reacción en cadena, resulta afectado de una manera beneficiosa el proceso de evacuación. No se puede enfatizar lo suficiente el hecho de que la mala función intestinal sea la causa principal de alteraciones y desequilibrios muy profundos que afectan a todo el organismo.

Esto explica por qué, desde la antigüedad, el ácido láctico, a través de los productos fermentados, se ha usado como agente de limpieza y desintoxicación del intestino.

Descubrimientos recientes han corroborado «científicamente» esta tesis, además de la que afirma que el efecto de los laxantes es capaz de producir sólo mejoras pasajeras a corto plazo y un estado de habituación y deterioro de la flora bacteriana a largo plazo. Y aunque la flora bacteriana ya es transmitida al bebé por la madre, de hecho, se desarrolla en el individuo con el tiempo. Las paredes interiores de nuestro tracto digestivo están recubiertas en toda su longitud por una mucosa protegida por las bacterias beneficiosas, que al crear un ambiente ácido, inhiben la proliferación de patógenos. Las lactobacterias tienen la capacidad de sobrevivir después del trayecto a través del estómago y del intestino delgado, y gracias a esta resistencia siguen vivas y activas en el intestino grueso. Asentados en el revestimiento de la parte final del intestino delgado, estos organismos supervisan la producción de muchos ácidos orgánicos cuyos efectos parece que son muy importantes para la integridad de nuestro interior. Destruyen, como se ha mencionado, las bacterias sensibles a los ácidos, luchan contra el desarrollo de microorganismos productores de gas (flato), estimulando la peristalsis, facilitando la metabolización de los aminoácidos y de la vitamina B. Este último efecto hace que la flora intestinal se encuentre bajo un estímulo constante, y esto crea las condiciones necesarias para un rendimiento óptimo de los procesos biológicos, aumentando, por ejemplo, nuestra capacidad de resistencia a las infecciones mediante el fortalecimiento del sistema inmunológico.

El empobrecimiento de la flora bacteriana, por el contrario, conduce automáticamente a sufrir deficiencias vitamínicas, debido a la proliferación anormal de bacterias extrañas y a la ruptura del equilibrio natural del intestino. «La vida nace de los intestinos», dice la sabiduría popular, y hoy más que nunca, estas palabras deberían valorarse en su justa medida.

¿A quién aconsejar el consumo de productos lacto-fermentados?

Los beneficios de los alimentos fermentados no están relacionados con la cantidad ingerida, sino con la regularidad de su consumo. Una dosis pequeña diaria al principio de cada comida puede ser la cantidad ideal para preparar al organismo para una mejor utilización y asimilación de los platos que siguen. Las contraindicaciones para su consumo regular son muy escasas.

Se recomienda precaución, por ejemplo, en los casos de irritación de las membranas mucosas del estómago y del intestino, y en ese caso es preferible la ingesta de ácido láctico en forma de bebidas a partir de cereales y semillas. Los productos lacto-fermentados no son recomendables para los niños menores de 3 años de edad porque todavía no han desarrollado plenamente los mecanismos de regulación del organismo, y podrían tener dificultades para neutralizar los ácidos orgánicos.

Sólo hasta después de los 3 años de edad, en los niños aparece el deseo de consumir alimentos lacto-fermentados y se puede proceder a su integración gradual en las comidas. En cambio, en cuanto a las personas mayores, casi siempre se pueden dejar de lado las reservas y la prudencia.

A menudo, en la vejez, los malos hábitos alimentarios adoptados a lo largo de los años manifiestan sus efectos nocivos, disminuyendo o dificultando numerosas funciones corporales.

Por esta razón se recomiendan alimentos de calidad y comidas ligeras. Con la edad, disminuye la producción de las diferentes secreciones del organismo y esto también es cierto para el ácido clorhídrico, los jugos gástricos, pancreáticos, etc. En consecuencia, se reduce el índice normal de acidez en el estómago y los gérmenes patógenos que antes eran destruidos por el ambiente ácido encuentran ahora muchas menos dificultades para reproducirse en el intestino.

Por eso, el «consumo regular de productos fermentados, contenido en un ámbito alimentario más sano y equilibrado, puede ayudar a la capacidad digestiva progresivamente debilitada por el tiempo» [Bighignoli C., *Cibi fermentati*, Macro Edizioni, 1994].

Hago hincapié en que el *shoyu* y las salmueras contienen gluten, por lo que no son aptos para los celíacos, y también preciso que tanto el *shoyu* como el *tamari*, el *miso* y la *tekka* son productos fermentado de soja, así que no están indicados para los que tienen alergia específica o intolerancia a tal leguminosa.

Aconsejo a los que no les gustan estos productos que elijan recetas privadas de tales ingredientes o, cuando sea posible, que los reemplacen por sal y aceite de oliva virgen extra.

Kuzu

El *kuzu* original (*Pueraria lobasta*) es una raíz japonesa que puede crecer hasta un metro de profundidad en la isla de Hokkaido (es una isla volcánica que se encuentra en Japón). Es utilizado por los médicos orientales, pero también por muchos naturópatas occidentales, para tratar resfriados, intestinos débiles, mucosidad, etc. Es muy bueno para neutralizar la acidez, relajar los músculos demasiado tensos y contra la mucosidad. También se usa en la cocina como espesante para sopas, salsas, postres y gelatinas. No contiene gluten. Si se desea utilizar el *kuzu* como medicina, para la diarrea, la mucosidad, etc., aquí tienes la siguiente receta:

Receta del kuzu como medicina

1 cucharadita de kuzu • *½ taza de agua* • *Unas gotas de* tamari *o una pizca de sal*

- Disolver el *kuzu* en agua fría, vertiendo un poco cada vez.
- Poner en el fuego, removiendo hasta que la mezcla se vuelva transparente; añadir sal o *tamari*, remover durante unos segundos y apagar.

El *kuzu* debe tomarse al menos 20 minutos antes de las comidas, y es muy eficaz cuando se ingiere por la mañana.

Arrurruz

Desde el año 2000 ya no puede encontrarse en el mercado italiano, por ejemplo. Era una harina que se usaba como espesante para salsas, gelatinas y pudines. El arrurruz, como el *kuzu*, es una amida y se extrae de la raíz de una planta de la familia de las puerarias.

El *kuzu*, sin embargo, a pesar de ser extraído de la misma raíz, es un producto con propiedades únicas porque se trata sólo de puerarias que crecen en la isla de Hokkaido, en Japón, un lugar con un clima frío y un suelo volcánico: esto le aporta un contenido alto en sales minerales que no se encuentra en el arrurruz más común. Por estas razones, el «*kuzu* tiene propiedades medicinales incomparables» [Claudio C., *L'arte de cucinare in armonia con le stagioni. Invierno*, Macro Edizioni, 1991].

Amasake de arroz (producto fermentado)

Se trata de un producto fermentado. Se obtiene de la fermentación del arroz dulce, al que se añade el *koji* de arroz (obtenido del arroz + la inoculación del fermento *Aspergillus oryzae*). Es muy agradable para todo el mundo, especialmente para los niños.

Es una excelente oportunidad para ingerir lactobacilos en aquellas personas que no pueden tolerar el yogur leche de vaca o de leche de oveja. El *amasake* es un tipo de edulcorante nada agresivo, agradable y muy nutritivo que se presta a múltiples usos. Rico en enzimas, «favorece el proceso de fermentación y da la suavidad justa a pasteles, tartas, bizcochos, etc.» [*Macrobiotica ricette classiche*, Demetra, 2.ª edición, 1999].

Está fácilmente disponible en su versión concentrada en tiendas macrobióticas, pero también se puede preparar en casa. ¡Inténtalo!

Receta de amasake de arroz concentrado

Ingredientes para un recipiente de 1 kg

1 taza de arroz dulce • 1 taza de koji *de arroz • 3 tazas de agua • Una pizca de sal*

- Lavar el arroz dulce y hervir en una olla a presión durante 30 a 35 minutos, retirar del fuego y colar.
- Mezclar el arroz cocido con el *koji* de arroz, poner la preparación en un frasco de cristal, taparlo con un trapo y hornearlo a 45 °C durante 12 horas.
- Retirar del horno, verter en una cacerola al fuego hasta que comience a hervir. Remover constantemente y añadir una pizca de sal. Cocinar a fuego lento unos minutos, apagar el fuego y batir el *amasake* durante unos minutos.
- Poner la mezcla en el frasco, cerrar con la tapa, dejar que se enfríe y conservar en la nevera.
- Se puede conservar durante varios días y se utiliza tanto para el desayuno como para bebida o postre.

Es importante recordar que la receta es para una mezcla de *amasake* concentrado, así que cuando se utilice se debe diluir.

Miso (alimento fermentado)

En el apartado dedicado a las sopas se describe las cualidades maravillosas de este producto. Aquí simplemente se remarcará que los que tienen intolerancia al gluten sólo pueden consumir el *hatcho miso* o el *miso* de arroz, porque no contienen cebada, es decir, gluten. Hay que señalar que el *hatcho miso*, además de no estar compuesto por cereales con gluten, se envejece durante tres años, y resulta el más fuerte, y, por tanto, no se puede tomar todos los días, y se recomienda un uso limitado. En cambio, el *kome* envejece sólo seis meses, y se puede consumir a diario; en las tiendas de alimentación natural se encuentra el *miso* de arroz y el de cebada; por supuesto, los celíacos pueden consumir sólo el de arroz. Es importante recordar que el *miso* es un producto fermentado, muy beneficioso para aquellos que sufren artritis o anemia y que también mejora en gran medida la condición de la flora bacteriana intestinal. Es rico en hidratos de carbono y aceites vegetales insaturados, minerales, aminoácidos que ayudan en la digestión y asimilación de otras proteínas, rico en vitaminas del grupo B y enzimas vivas. Se recomienda para la prevención y tratamiento de enfermedades crónicas y degenerativas.

Todos los que tenemos una alimentación moderna, con un alto contenido en grasas, azúcares simples y aditivos, tenemos muchas buenas razones por las que convertir el *miso* en un hábito diario y sano.

Es importante recordar que una vez añadido a la sopa *miso* no se debe hervir más de 1-2 minutos, para no destruir los enzimas. En el capítulo dedicado a las sopas se incluyen recetas de *miso* de arroz casero y sopas de *miso*.

Tekka (alimento fermentado)

Es un condimento particularmente fuerte y estimulante, compuesto de *hatcho miso* (no contiene gluten, ya que se compone de sal y de soja fermentada durante al menos tres años), raíz de bardana, loto, zanahorias ralladas y semillas de sésamo y jengibre fresco. Su larga preparación desaconseja que se elabore en casa. Es mejor comprarlo ya preparado. Se emplea como el gomasio para los cereales, pero hay que tener cuidado, y se recomienda un uso moderado, dada su fuerte contracción.

Tamari (alimento fermentado)

Es un producto sin gluten, como demuestran los análisis previamente encargados por la empresa de productos ecológicos La Finestra sul Cielo y comprobados por el Centro Ricerche e Analisi Chimiche Fisiche Microbiologiche Chemicalcontrol s.l.r. Cuneo. De hecho, el test del gluten en el *tamari* es negativo porque da menos de 3 mg/kg, muy por debajo del valor de los límites establecidos por el *Codex Alimentarius* de 1999 (200 mg/kg) para los productos que deben ser considerados sin gluten. El *tamari* biológico es el líquido colado al final del proceso natural de fermentación de la soja con sal y agua, que no debe confundirse con el producto industrial sin fermentación, con azúcar y proteínas vegetales. Los ingredientes que componen el *tamari* biológico son: agua, soja, *mirin* (agua, arroz *calmochi*) y sal marina. También se produce sin *mirin*, según confirma Claudio Bighignoli en *Cibi fermentati*, [*op. cit.*, 1994, página 41]. Es rico en proteínas, vitaminas y oligoelementos, no se recomienda para el uso diario porque resulta un poco fuerte. Se utiliza en muy pequeñas cantidades en lugar de la sal.

La capacidad de darle sabor al tofu, al *tempeh*, a las verduras salteadas, a las algas, a los estofados de verduras, a los caldos y a las sopas es realmente insustituible.

El *tamari* se puede utilizar desde el inicio de la cocción o añadirse sólo en el último minuto. Es importante, en cualquier caso, evitar que hierva, para no destruir su valiosa carga enzimática.

Gomasio

Literalmente «goma», en japonés, significa «sésamo», y «shio», sal. El gomasio es, de hecho, el resultado de mezclar semillas de sésamo con sal. Es un gran complemento para los cereales y las verduras, pero también se utiliza como fármaco para aliviar el dolor de cabeza o como antiácido si se consume una simple cucharadita. El gomasio se puede preparar de diferentes maneras.

La relación sal/sésamo cambia de acuerdo con la salud y la edad de la persona que lo consume. Para niños a partir de 3 años de edad se recomienda una proporción de 1/20, es decir, 1 cucharadita de sal y 20 de sésamo. Para los adultos, la proporción puede variar hasta 1/10, pero todo depende de la salud de la persona.

Si se es hipertenso o se está en unas condiciones yang hay que elegir una proporción menos salada, por ejemplo, 1/18.

Una vez decidida la proporción, continúe con el siguiente procedimiento: usar semillas de sésamo biológico y sal marina; en una sartén, poner la sal y tostar a fuego moderado hasta que desprenda un ligero olor a cloro; a continuación, retirar de la sartén y dejar que se enfríen sobre un paño limpio; lavar las semillas de sésamo, colarlas bien, ponerlas en la sartén y dejar que se asen a fuego lento, removiendo constantemente y teniendo cuidado de no quemarlas. Se comprueba que están listas al frotar unas pocas semillas en la mano y no advertir humedad. En este punto, retirar del fuego y pasar las semillas de sésamo a un trapo de cocina limpio para que se enfríen. Añadir la sal y el sésamo en un mortero y moler con movimientos rotatorios hasta que esté todo bien mezclado, hasta obtener el gomasio. No es indispensable ejercer mucha fuerza: el gomasio estará listo cuando la mayoría de las semillas estén aplastadas, y aunque queden unas pocas enteras.

Umeboshi, o ciruelas saladas, *shiso* (alimento fermentado)

Son ciruelas japonesas (*Prunus mume*) que se recolectan todavía verdes, después se secan al sol y luego se ponen en sal y se dejan de 6 meses a 15 años. Estas últimas tienen un sabor muy delicado. Junto con las ciruelas también se salan hojas de *shiso*, que tienen un bello color violeta. Las *umeboshi* tienen una duración larguísima. Cuanto más tiempo, más propiedades beneficiosas acumulan. Se pueden conservar bien durante décadas. Existen ciruelas *umeboshi* de un siglo cuya carne es tan transparente que se puede ver el hueso a través de ellas. Para ser eficaces, las *umeboshi* deben macerarse durante al menos 3 años. En algunos casos especiales, a nivel terapéutico, son todavía más eficaces si han envejecido durante un período de entre 7 y 10 años. Su calidad depende de los siguientes factores: las variedades de ciruelas, la pureza de la sal y la adecuada elección de las hojas de *shiso* utilizadas en el proceso de curado.

Este producto se ha empleado ampliamente en la farmacología japonesa y todavía es muy útil para resolver problemas de acidez de estómago, calambres y dolores de cabeza, y ayuda en la disentería, mejora la resistencia física, la lactosis, limpia la sangre y el hígado, etc...

Entre todos los tipos existentes de frutas, la *umeboshi* es la más rica en nutrientes. Contiene proteínas, calcio, fósforo, hierro y algunos ácidos orgánicos tales como ácido cítrico, ácido málico, succínico y tartárico.

La semilla de *umeboshi* contiene, como la de los albaricoques, vitamina B_{17}, también llamada laetrilo. Es, en la práctica, ácido ciánico. Ya en la década de 1950 numerosas investigaciones médicas demostraron que los pacientes que sufren enfermedades degenerativas como tumores, cáncer, leucemia, y que son tratados con laetrilo, experimentan beneficios.

Las ciruelas *umeboshi*, además de resolver problemas tales como úlceras, asma, eczema, vaginitis, fatiga crónica, estreñimiento, hipertensión, intoxicación alimentaria, dolores de cabeza, hemorroides, disentería, halitosis y estomatitis, y ayudar en las enfermedades relacionadas con el envejecimiento, son comúnmente prescritas con éxito por la macrobiótica para ayudar a prevenir y tratar enfermedades muy graves (cáncer, leucemia, tumores), y también el Dr. Hazakawa, tras la bomba atómica en Hiroshima, fue capaz de demostrar que la *umeboshi* es la mejor y más eficaz cura contra enfermedades que aparecen como consecuencia de la radiactividad.

Como ya se ha comentado, la *umeboshi* hace que la sangre sea alcalina. Muchas enfermedades crónicas son causadas por la acidificación de las células de la sangre y de los tejidos. Esta condición se puede medir con precisión por el pH (el cual indica la concentración de iones de hidrógeno, de 0 a 14). El pH de la sangre de una persona sana es 7, mientras que en una persona enferma tiende a disminuir; aunque el descenso sea mínimo, causa alteraciones, ya que un ligero exceso de acidez permite que los tejidos y los órganos se inflamen fácilmente.

La acidez de la sangre, conocida como acidosis, conduce a diversas enfermedades inflamatorias y hepáticas, neuralgia, reumatismo, úlceras gástricas, hemorragias cerebrales o presión arterial alta. La acidosis está hoy en día muy generalizada, y para evitarla es necesario, antes que nada, seguir una dieta adecuada.

La ciencia de la nutrición moderna reconoce cinco elementos necesarios para mantener una buena salud: glucógeno, proteínas, grasas, vitaminas y minerales.

Estos nutrientes no se transforman de inmediato en energía, sino que primero tienen que pasar por varias transformaciones. Es aquí donde el ácido cítrico tiene un papel importante. De hecho, es un compuesto que ayuda a la oxidación de las grasas, proteínas e hidratos de carbono cambiándolos en dióxido de carbono y agua.

El doctor Krebs, premio Nobel de Medicina en 1953, estudió el valor de la *umeboshi* y aclaró una serie de aspectos en el mecanismo de la nutrición. En el ciclo del ácido cítrico de Krebs, el glucógeno se descompone con el ácido cítrico y aumenta la vitalidad, porque entonces la energía se produce en abundancia. Esto demuestra que la *umeboshi* es mucho más que un simple nutriente, ya que actúa como catalizador.

Las ciruelas *umeboshi* son más curativas cuando se mezclan con hojas de *shiso*. La medicina oriental milenaria nos enseña que el *shiso* tiene muchos efectos beneficiosos. Es una planta (*Prilla frutescens*) perteneciente a la familia de las ortigas.

Gracias a las hojas de *shiso*, la ciruela verde se convierte en la *umeboshi* roja. El *shiso* contiene autocianina, una sustancia que, en combinación con el ácido maleico, el ácido cítrico y el tartárico de las ciruelas les confiere su color rojo característico y un efecto terapéutico notable. La planta de *shiso* contiene vitamina A, B_2 y C, y es rica en calcio, hierro, fósforo y otros minerales; también es un fuerte calmante del sistema nervioso, estimula la sudoración, posee propiedades diuréticas y es eficaz contra las intoxicaciones, los resfriados, la tos, etc. El jugo de las hojas de *shiso* es útil para combatir la tiña y el herpes. La ciruela salada estimula la secreción de la hormona parótida. Ésta, secretada en pequeñas cantidades por las glándulas salivales submandibulares (y las glándulas paratiroides), se mezcla fácilmente en el torrente sanguíneo, que promueve la función de los tejidos y activa el metabolismo. Por eso «tomar *umeboshi* todos los días ayuda de una excelente manera a la prevención de cualquier enfermedad» [*The Secret of Umeboshi*, Dr. Ushio, MD, Shinposha Publishing, 1975].

Su uso no puede ser diario, si nuestras condiciones son yang. En niños menores de tres años deben ser administradas sólo si está indicado por un experto nutricionista; en el caso de los niños entre los 6 y los 10 años de edad, se utiliza en una proporción menor de la mitad que la de una persona adulta, y no todos los días.

La *umeboshi* tiene numerosas aplicaciones en la cocina. Se puede usar con cereales, con verduras y siempre resulta agradable, ya que potencia el sabor de las preparaciones. Si compras ciruelas un poco secas, déjalas durante unos minutos en agua tibia y luego utiliza el agua como aderezo para la ensalada: es una solución muy sabrosa.

Para la sobrecarga de trabajo, la mala circulación o un metabolismo lento, esta receta sugerida por el profesor Muramoto es idónea.

UMEBOSHI CON JENGIBRE Y TAMARI

½ ciruela umeboshi • *5 gotas de jugo de jengibre fresco* • *1 cucharadita de* tamari • *1 taza de té* bancha

- Hervir el té *bancha*, añadir la *umeboshi*, el *tamari* o sal y jugo de jengibre.
- Cocer a fuego lento alrededor de un minuto. Beber caliente, pero no en exceso.

Setas *shiitake*

Normalmente se encuentran secas en las tiendas de alimentos naturales. Deben ponerse en remojo antes de emplearlas. Son ideales para las sopas de *miso* o las de cebada, de arroz integral, etc.

Son muy beneficiosas para los riñones y ayudan a eliminar el exceso de proteínas animales.

Jengibre

Es una raíz muy aromática y algo picante. Disuelve los depósitos de grasa y facilita la digestión de los alimentos fritos, grasos o de origen animal. En general, si hace frío se utiliza su jugo, y también se puede encontrar fácilmente en polvo en las tiendas de productos naturales. Es un ingrediente importante tanto para recetas culinarias como para bebidas, remedios de curación interna y externa. Cuando tenemos jengibre fresco, para poder extraer el jugo necesitamos primero rallar el jengibre con un pequeño rallador y luego colar la pulpa en una gasa, para aprovechar todo el jugo. La operación debe llevarse a cabo en el momento; el jugo no se puede conservar.

Acidulado de arroz, acidulado de *umeboshi*, vinagre de sidra (alimentos fermentados)

En general, muchos naturópatas desaconsejan el uso de vinagre de vino, especialmente el industrial; es mejor probar uno de los tres vinagres antes mencionados. Están disponibles en las tiendas de productos naturales, son alcalinizantes, y si se usan con moderación no provocan problemas en el estómago.

El vinagre de sidra biológico es rico en potasio y un excelente suplemento dietético. Tiene un nivel de acidez que no afecta a la mucosa del estómago.

Artemisia

Es muy adecuada para personas que sufren anemia. Representa una «fuente orgánica de hierro» [Muramoto, N., *op. cit.* página 144]. Se puede utilizar para la preparación de alimentos o infusiones. La infusión de esta planta resuelve el molesto problema de los parásitos intestinales y es útil para detener las hemorragias. Un buen remedio para la anemia es el *mochi* de arroz con artemisa, que se encuentra con facilidad en las tiendas de alimentos naturales. Hay que consumirlo de la siguiente manera: quitarle el envoltorio al arroz *mochi* y ponerlo en papel sulfurizado. Hornearlo durante unos 15 minutos a 180 °C. Cundo se hinche, significa que está listo para consumirlo. Antes de servir, añadir unas gotas de *tamari* o sazonarlo con un poco de sal y aceite. Otra manera aún más beneficiosa es poner el *mochi* de arroz en la sopa de *miso* de arroz, después de haberlo cortado en trozos pequeños.

Para la infusión de artemisa:

2 cucharadas de ajenjo • 3 tazas de agua

– Cocer a fuego lento durante 20-30 minutos. Beber ½ taza 3 veces al día.

Shiso

Hay dos tipos de *shiso* o *lamium*, que es su nombre en latín. El que tiene las hojas verdes (ortiga blanca), y el que tiene el tallo y las hojas de color violeta. A menudo se utiliza en la cocina y es rico en calcio. Las hojas de *shiso* son óptimas para calmar la tos, son diuréticas, estimulan la sudoración y son eficaces contra la fiebre y el malestar estomacal [Muramoto, 1975].

Encurtidos (producto fermentado)

Llama la atención la descripción que ofrece el maestro Muramoto para los encurtidos: «Del mismo modo que las raíces de los árboles absorben los nutrientes del suelo, el intestino humano recibe los nutrientes de este alimento. Y del mismo modo en que el suelo tiene innumerables bacterias que ayudan a la producción de los elementos necesarios para el árbol, el hombre necesita potenciar las bacterias con una alimentación adecuada». Estas bacterias se llaman «flora intestinal». Si tienes unas bacterias intestinales desequilibradas, las vitaminas del grupo B, que se encuentran en los cereales integrales, no se absorberán. Sufrirás deficiencia vitamínica, síntomas de fatiga, dolores, especialmente en las piernas, torpeza mental, palpitaciones y dificultad para respirar. La cura para estas molestias puede ser el consumo diario de encurtidos de salvado de arroz. Estimulan el desarrollo de la flora intestinal, porque contienen bacterias de ácido láctico. Los encurtidos se deben consumir con moderación: una sola pieza por comida. En general se recomienda al principio o al final de la comida. Las condiciones básicas para obtener una buena lacto-fermentación son esencialmente cuatro:

- Una determinada concentración salina.
- Una temperatura en concreto.

- Un ambiente de salida no ácido.
- Un ambiente anaeróbico, es decir, carente de aire, obtenido sometiendo a presión a las verduras.

Satisfechas las condiciones anteriores, se inicia el proceso de fermentación. Al proceso contribuyen numerosos microorganismos (lactobacterias, pero también levaduras), que crecerán mejor cuantos más elementos ricos en nutrientes (azúcares, vitaminas, minerales y oligoelementos) haya en el entorno que los acoge. La fermentación láctica de las verduras (deben ser biológicas) se lleva a cabo en tres etapas:

- Fase de prefermentación.
- Fase de acidificación.
- Fase de formación de aromas.

En la primera fase, que dura de 2 a 3 días, algunos elementos de las verduras comienzan a descomponerse, lo que provoca que los propios vegetales sean más tiernos. Mientras todo esto sucede, las lacto-bacterias comienzan a proliferar y, al mismo tiempo, empieza el proceso de acidificación, con el que se produce la formación de nuevas sustancias (en particular acetolina, vitamina B_{12} y, especialmente, ácido láctico).

La acidificación asegura la conservación, mientras que la formación de aromas se desarrolla durante la fase de conservación.

El proceso global asegura una protección completa de los alimentos, ya que conserva todas las vitaminas y nutrientes.

Las enzimas de las verduras están bien conservadas; mientras que son en gran parte destruidas por la congelación, y completamente destruidas por la esterilización.

No me cansaré de repetir que, de todos los ácidos orgánicos, el ácido láctico es el que más inhibe el crecimiento de las bacterias responsables de la putrefacción, sin que por ello provoque un efecto acidificante en nuestro organismo que, en cambio, tiene lugar con otros ácidos que se forman por la ingesta de carne, huevos, azúcar y queso.

«A diferencia de otros productos fermentados, como el alcohol, que para ser eliminado primero debe ser descompuesto por el organismo, el ácido láctico, en gran medida, incluso es reutilizado en el proceso metabólico» [Bighignoli C., *Cibi fermentati, op. cit.*].

Ejemplo de encurtidos caseros (verduras fermentadas)

Si quieres comprar encurtidos ya listos en las tiendas de alimentos naturales, lee con mucho cuidado la etiqueta, ya que a menudo contienen salsa de soja, que lleva trigo.

Advertencia: los encurtidos fermentados durante mucho tiempo han estado indicados para el invierno porque son más yang, mientras que la fermentación breve se recomienda para climas más cálidos.

Col fermentada o chucrut

Ingredientes para 1 frasco de 500 g

1 col • 1 cucharadita de semillas de cilantro • Sal

- Lavar, secar y cortar la col en tiras finas.
- En un cuenco de cristal o de loza grande, poner una capa de la col, una de sal, luego otra capa de la col, otra de sal, y así sucesivamente.
- Cubrir con un plato en el que se pondrá un peso para presionar bien la col; al día siguiente se habrá formado espuma: retirarla, añadir las semillas de cilantro y mezclar.
- Realizar esta operación una vez al día hasta que deje de formarse espuma. Después de la fermentación, la chucrut se puede poner en frascos que se cerrarán y se conservarán en la nevera.

Encurtido de salvado de arroz, verduras y sal

Ingredientes para 1 frasco de 1,5 kg

1 kg de salvado de arroz integral • ¾ de taza de sal • 500 g de verduras (zanahorias, jengibre fresco, habas verdes, daikon *fresco, apio, etc.)*

- Tostar el salvado; hervir 5 tazas de agua con sal; dejar que se enfríe y mezclar con el salvado.
- En un cuenco de cristal o de loza, poner una capa de salvado mojado, encima una capa de verdura, superponer otra capa de salvado y así sucesivamente, hasta acabar con una capa de salvado. Presionarlo todo (con un peso de unos 4-5 kg).
- Después de 8 días se pueden empezar a utilizar las verduras, reemplazándolas poco a poco: la mezcla se puede conservar hasta un año.

ENCURTIDOS DE VERDURAS Y *UMEBOSHI*

INGREDIENTES PARA 1 FRASCO DE 500 G

500 g de verduras • *4* umeboshi • *Un poco de tomillo*

- Hervir las *umeboshi* durante 10 minutos en 3 tazas de agua.
- Poner las verduras picadas en un cuenco, verter encima el líquido en ebullición de las *umeboshi* y añadir una pizca de tomillo.
- Tapar y dejar que repose durante la noche.
- El líquido puede reutilizarse varias veces, y usarse para sopas o como condimento.
- Los encurtidos obtenidos se deben introducir en un frasco de cristal y conservarse en la nevera.

SALAZONES

INGREDIENTES PARA 1 FRASCO DE 1 KG

500 g de verduras (pepino, puerro, col, coliflor, rábano, etc.) • *1-2 tazas de sal*

- Lavar y cortar las verduras en cantidades adecuadas para el frasco que haya elegido.
- Poner un poco de sal en el fondo del frasco, poner una fina capa de verduras y espolvorear con sal, poner otra capa de verduras, añadir sal, y así sucesivamente.
- Terminar con una capa de sal.
- Poner encima un plato pequeño de madera o cristal del tamaño del recipiente, sobre el que se colocará un peso de 3-4 kg, para aplastar los vegetales, que necesitan perder agua: si no fuera así, añada agua hervida y sal.
- La fermentación debe llevarse a cabo en un lugar fresco y oscuro y debe tener una duración de 7 a 15 días, dependiendo de la temperatura exterior.
- Al acabar la fermentación, las verduras se deben conservar en el frigorífico.

ENCURTIDO DE TOFU CON *MISO* DE ARROZ

INGREDIENTES PARA 1 FRASCO DE 500 G

200 g de tofu fresco • Miso *de arroz*

- Cortar el tofu en trozos pequeños regulares, prensarlos para que pierdan el líquido.

- En un recipiente rectangular alto, extender una capa fina de *miso*; poner encima una de tofu, siga con una capa de *miso*, y así sucesivamente hasta cavar el tofu.
- Cubrir con un trapo de cocina limpio y dejar que repose durante al menos tres días (más si se desea un sabor más fuerte).
- Justo antes de servir, limpiar el tofu de *miso*, que se puede utilizar para las sopas.

ENCURTIDO DE VERDURAS Y *TAMARI*

INGREDIENTES PARA 1 FRASCO DE 700-800 G

500 g de verduras • Tamari *al gusto* • *½ tira de* kombu

- Disponer las verduras lavadas, secas y cortadas en un frasco, llenando las tres cuartas partes.
- Poner en remojo el *kombu* (y reservar el agua) y cuando se reblandezca, introducirlo también en el frasco.
- Mezclar agua y *tamari* a partes iguales y verter en el frasco hasta cubrir las verduras, y tapar con un trozo de lino.
- Dejar fermentar de unos pocos días a dos semanas, dependiendo de la textura de los vegetales usados.

ENCURTIDO DE PEPINOS EN SAL

INGREDIENTES PARA 1 FRASCO DE 1,5 KG

1,2 kg de pepinos • 2 cebollas medianas • 1 cucharadita de semillas de mostaza • 2-3 hojas de laurel • 30 g de sal por litro de agua

- Lavar los pepinos, pinchar con un tenedor con el fin de que penetre bien la salmuera.
- Lavar y cortar gruesas las cebollas.
- Poner las verduras y las hierbas aromáticas en capas sucesivas presionando cuidadosamente cada vez.
- Disolver la sal en agua hirviendo y dejar que se enfríe.
- Verter la salmuera en las verduras de modo que el líquido las cubra por completo.
- Cerrar el frasco y dejar que fermente a temperatura ambiente durante 10 días, almacenar en un lugar fresco (10 °C) y esperar 2 o 3 semanas antes de degustar.

Alfalfa (leguminosas)

Se trata de una variedad de gramínea cuyas semillas pequeñas, de color rojizo, son particularmente adecuadas para la preparación de brotes, ya que germinan con rapidez. Los brotes de alfalfa son muy adecuados para aquellos que llevan una dieta vegetariana. Estos brotes garantizan un alto contenido de aminoácidos y un discreto contenido en hierro. También están disponibles en fitoterapia bajo la forma de cápsulas para satisfacer carencias específicas. Es muy recomendable añadir a las ensaladas un buen puñado de brotes de alfalfa. Para obtener los brotes son aconsejables los recipientes diseñados para ese fin. Es muy fácil conseguirlos. Sólo hay que poner las semillas en el germinador y agregar un poco de agua. Todos los días hay que comprobar que el agua no se pierda, y estarán listos después de 3-4 días.

Se usan en ensaladas cuando alcanzan 2 o 3 cm de longitud y son muy ricos combinadas con algas, semillas oleaginosas y verduras crudas.

Mochi de arroz

No contiene gluten. Se prepara, como requiere la receta, sólo con arroz dulce.

Es muy popular en Japón, donde le atribuyen propiedades milagrosas. Se recomienda en muchos casos: mujeres en período de lactancia, personas convalecientes débiles y anémicas. A los niños les gusta especialmente, ya que puede prepararse de diversas formas, tanto dulce como salado.

El *mochi* está elaborado con una especie particular de arroz dulce llamado «glutinoso». Para obtenerlo, el arroz se muele en un mortero durante mucho tiempo antes de cocerse al vapor. Puede encontrarse preparado en las tiendas de alimentos naturales. Puede hornearse o freírse. Se puede espolvorear gomasio por encima si se desea un sabor más salado, o jarabe de agave o miel si se desea dulce.

Es ideal picado y con sopa de *miso*. El más indicado para la anemia es el de artemisa.

En la sección «Los cereales integrales en grano» se describe la receta para preparar *mochi* de arroz casero.

Azuki «Hokkaido»

Son judías rojas y pequeñas. Se utilizan en la cocina y como medicina. Son beneficiosas para los riñones y son una buena fuente de proteínas para las personas débiles.

Para cocinar estos granos es necesario emplear una olla con doble fondo.

COCCIÓN DE *AZUKI*

- Lavar las judías y colarlas, ponerlas en la olla y añadir 10 cm de alga *kombu*.
- Verter 2 ½ tazas de agua por cada taza de judías *azuki* (si se utiliza la olla a presión, 2 tazas de agua).
- Poner al fuego y cocer a fuego medio durante aproximadamente 2 horas. Añadir 1 cucharadita de sal.

Estas judías son muy beneficiosas para los riñones si se toman de la siguiente manera:

CALDO DE *AZUKI*

1 taza de azuki • *5 tazas de agua* • *Una pizca de sal añadida al final*

- Cocer durante 1 hora, colar el caldo y tomar una taza 20 minutos antes de las comidas.
- El caldo se puede conservar en el frigorífico durante unos días y se debe calentar antes de tomarlo.
- Las judías *azuki* tienen la capacidad de deshinchar y mejorar la actividad renal.

[Muramoto, N., *Il medico di se stesso*, cit., página 145].

Soba 100 % de alforfón

Es un tipo de pasta larga y delgada que se obtiene al trabajar con agua el alforfón según normas artesanas. El secado de la *soba* es natural. Se recomienda para aquellos que sufren problemas en los riñones. Si se prepara de acuerdo con la receta que se indica a continuación es muy sabrosa y beneficiosa para el organismo. Se recomienda consumirla durante el tiempo frío, ya que el cereal que la compone es el alforfón. No contiene gluten si se trata de alforfón 100 %. Existen en el comercio distintos tipos de pasta con alforfón mezclado con harina de trigo (cuidado con la etiqueta).

SOBA 100 % DE ALFORFÓN CON JUDÍAS *AZUKI* HOKKAIDO, KOMBU, BARDANA Y CALABAZA

INGREDIENTES PARA 4 PERSONAS

1 taza de judías azuki *Hokkaido cocidas con* kombu • *½ taza de raíz de bardana seca* • *600 g de calabaza amarilla* • *1 bolsa de* soba *(de alforfón 100 %)* • *4 cucharadas de aceite de oliva virgen extra* • *1 cebolla o puerro* • *Sal* • *Un poco de jengibre*

- Lavar la raíz de bardana, picarla y ponerla en una cacerola.
- Pelar la calabaza, lavarla y cortarla en trozos pequeños.
- Lavar y cortar la cebolla o puerro.
- Añadir estos últimos a la cacerola junto con el aceite, ½ cucharadita de sal y ½ taza de agua.
- Cocer los ingredientes a fuego medio durante unos 20-25 minutos.
- A continuación, añadir las judías *azuki* y su caldo.
- Mientras la sopa de *azuki* se está cocinando, poner los fideos *soba* en una cacerola con agua hirviendo con sal y cocer unos 10 minutos.
- Escurrir los fideos *soba* cuando estén listo y añadir a la sopa.
- Mezclar los ingredientes y servir.
- El plato tiene que quedar un poco caldoso.
- Añadir jengibre, si se desea.

Como los fideos *soba*, también el *udon* es un producto de alta calidad. Es una pasta de arroz y de trigo biológico, elaborado a partir de una receta estrictamente artesanal. Se cocina en abundante agua hirviendo con sal de 5 a 8 minutos. Los celíacos no pueden consumir *udon* porque contiene gluten.

Daikon

También se conoce como rábano gigante japonés. Es una planta que pertenece a la familia de las crucíferas, cuyas raíces pueden alcanzar una longitud de medio metro. Esta raíz, por sus propiedades, deshace los depósitos de grasa, como la celulitis o el colesterol. Se utiliza ampliamente en la cocina macrobiótica y naturista, tanto fresco como seco. Se puede encontrar en las tiendas de alimentos naturales.

Koji

Se obtiene a partir de la inoculación de una espora (*Aspergillus oryzae*) en los cereales o las leguminosas, como el arroz, la cebada, el trigo o la soja; luego se deja fermentar y secar. Se utiliza como elemento de fermentación, para la preparación de *amasake*, *miso*, *tekka* y salsa de soja, etc.

Los celíacos sólo pueden usar el *koji* de arroz o el *koji* de soja y deben evitar obviamente el elaborado con cebada o trigo, ya que contienen gluten.

Si compras un producto como el *miso* o el *amasake* preparado, asegúrate de que el *koji* que se utiliza para la fermentación sea de arroz, y que no se haya añadido cebada o trigo. Puedes confirmarlo fácilmente con la lectura cuidadosa de la etiqueta.

Para disipar malentendidos, y cualquier duda sobre el tipo de *koji* usado en los productos fermentados, y dar al lector con intolerancia al gluten tranquilidad sobre la materia, pedí al conocido fabricante de alimentos ecológicos La Finestra sul Cielo que realizara una búsqueda detallada sobre el tipo de *koji* usado en sus productos fermentados (*amasake*, *tekka*, *miso* de arroz) y con gran amabilidad aceptaron mi solicitud. Al cabo de un par de semanas recibí la respuesta, y desde aquí les ofrezco mi más sincero agradecimiento.

El departamento de calidad de La Finestra sul Cielo me proporcionó la siguiente información técnica sobre el producto:

Asunto: Ficha informativa sobre el koji.
Nombre del producto: arroz partido con esporas de koji.
Ingredientes: arroz roto, esporas de koji *(*Aspergillus oryzae*).*
Proceso de producción: lavado del arroz e inmersión en agua.
Enfriamiento después del uso de vapor.
Adición de esporas de koji *al arroz cocido al vapor y proceso de incubación.*
Empaquetado para su almacenamiento después del secado.
Embalaje: 10 kg por saco.

Certificación: Kosher.

Tiempo de conservación: 2 años alejado de la luz y en un lugar fresco.

Notas: las esporas koji, *añadidas al arroz durante el proceso de producción antes mencionado, están constituidas por esporas de* koji *originales con arroz cocido al vapor.*

El arroz OGM no está disponible en Japón y se tomaron las precauciones necesarias para evitar la contaminación con organismos genéticamente modificados (OGM) y sus derivados.

Además, las esporas koji *originales existen en la naturaleza desde hace muchos siglos y se buscan, recogen y son clasificadas por los proveedores de* koji *en su estado natural.*

Las esporas de koji *no derivan ni se producen utilizando organismos genéticamente modificados y sus derivados.*

Salsa de salazón de anchoas

Hacía mucho tiempo que oía hablar de este condimento, considerado por muchos un manjar exquisito. Por puro descuido, nunca había estudiado el tema. Una amiga, Elisa Laudati, de la asociación ADOM, me dijo que en la escuela secundaria, donde era profesora de inglés, había planeado con los estudiantes un estudio cultural sobre la salazón de Cetara. Los resultados eran muy interesantes. Una noche, mi marido decidió que fuéramos a Cetara, ese pintoresco pueblo de la costa de Amalfi, a visitar las tiendas locales. En una de ellas, en el centro del pueblo, vi el famoso condimento. Compré dos botellas. El tendero me explicó con mucha amabilidad sus magníficas propiedades. También me contó que una doctora en informática había escrito una tesis sobre ese tema y que había una asociación llamada «Amigos de las anchoas», cuyo presidente es el Sr. Secondo Squizzato. Hablé con él por teléfono y me proporcionó muchas actas de la conferencia sobre la «Salsa de salazón de las anchoas», celebrada en Cetara el 02/12/93 y el 19/12/98.

De los documentos que recibí aprendí que esta salazón proviene del *garum* mencionado por Plinio el Viejo, un antiguo alimento mediterráneo que se puede consumir desde la infancia. En el cuarto volumen de *Historia Natural - Medicina y Farmacología*, escribe: «El *garum* también se ha comenzado a preparar con un pececito insignificante, pequeñísimo, que nosotros llamamos anchoa».

Dioscórides, vol. 2, página 32: «Toda clase de garos que se derivan del pescado, los conservados en salazón, alivia las úlceras, cura las mordeduras de los perros y también se utiliza como compresa para los pacientes con ciática, así como en la disentería».

El *garum* fue utilizado como medicina en la antigüedad. La sarna en ovejas era tratada con *garum*, inyectándolo bajo la piel.

Se usa contra la mordedura de los perros y de los dragones de mar, aplicándolo en compresas deshilachadas. Con *garum* se tratan las quemaduras frescas (cuando se vierte sobre las quemaduras se tenía que pronunciar la palabra *garum*). También cura úlceras y heridas infectadas. Se emplea en la estomatitis y en las infecciones externas de las orejas.

La anchoa de Cetara se sometió a análisis y los resultados indicaron que desde el punto de vista bacteriológico no muestra ningún desarrollo de bacterias u hongos, así que el producto puede denominarse estéril. A partir de los ensayos llevados a cabo, los resultados muestran que además de tener un alto porcentaje de cloro, sodio y fósforo, también contiene calcio y hierro.

Ademá, el presidente Squizzato me aclaró con una gran precisión las etapas que se refieren a la preparación de la salsa de salazón. Es el jugo derivado de la maduración de anchoas de Cetara recién pescadas (incomparables con otras anchoas); añadir sal, presionar y dejar unos 6 meses en un recipiente de madera o barro con un agujero en la base. Esta preparación comienza en la primavera y finaliza en octubre-noviembre. Según la tradición se utiliza para los platos del día de la Inmaculada Concepción, es decir, el 8 de diciembre.

Su color rojizo típico procede de las anchoas. El jugo se recoge a medida que se va formando, y se conserva en recipientes de vidrio, que ponen al sol en verano. Este líquido se vuelve a introducir de nuevo en el recipiente de manera que pase de nuevo por todas las capas de anchoas, y luego se cuela por el orificio que se encuentra en la base.

El líquido se filtra varias veces a través de una tela de lino blanco, cuando las anchoas han alcanzado el punto justo de madurez (aproximadamente a los 6 meses). El producto resultante se envasa, y a veces se aromatiza con unas ramitas de orégano. Se puede conservar a temperatura de bodega durante varios meses. Este aderezo posee propiedades tonificantes, especialmente para el estómago, controla el pH y ayuda al proceso digestivo. Al ser un producto de mar es recomendable para las personas que tienen enfermedades como dolor de garganta, adenoides, para los que sufren debilidad y para aquellos que necesitan fortalecer el sistema inmunológico.

Asimismo, durante el paseo por Cetara decidimos probar el producto, así que fuimos a un restaurante que nos recomendaron, La Plaja, en las proximidades de Vietri sul Mare. Allí pedimos arroz con la salsa de salazón de anchoas. Sorprendido, el chef nos respondió que sólo la usaban para acompañar los espaguetis. Y traté de insistir amablemente, y al final satisficieron mis deseos. Fue genial. Comimos el plato con gran placer, pero el placer aún fue mayor en los ojos del restaurador, que nos confesó que había probado el «nueva plato» y que estaba muy contento porque tenía un gusto muy refinado.

Unas semanas más tarde fuimos al restaurante San Pietro de Cetara. Esta vez pedimos arroz con salazón. Otra vez la sorpresa en los ojos del chef: «No se puede hacer arroz con salazón, es una receta de espaguetis». Le informamos que ya lo habíamos comido en otro restaurante y que el resultado fue excelente. El amable dueño del restaurante no dudó en prepararnos un buen arroz con salazón.

¿Nació entonces un nuevo plato para celíacos? Creo que sí.

Arroz con salazón

– Es fundamental tener en cuenta ciertos principios.

- No poner sal al arroz (cocinar en agua sin sal).
- Mientras el arroz se cocina, preparar en un recipiente, para cada plato de arroz, una cucharada colmada de aceite de oliva virgen extra, una cucharadita de salsa de salazón de anchoas, perejil fresco picado, ajo (opcional), y guindilla en polvo (opcional).
- Una vez colado el arroz, ponerlo en un cuenco y rociar con la taza de salsa. Mezclar bien y servir.

– La receta original sugiere que hay que dejar un mínimo de agua para cocinar el arroz para que el resultado no sea demasiado seco.

La salsa de salazón se puede utilizar como guarnición para las patatas y la sepia al vapor, las verduras al vapor, además de caldos de pescado, verduras, sopas, legumbres, etc.

3.5 Las sopas

La sopa de *miso*

Me parece justo destacar la importancia de la sopa de *miso*, recomendada por muchas personalidades influyentes en el mundo de la medicina y la nutrición. También la recomienda Austin Carroll da Embree de Percy Vome en su artículo del número de julio de 1972 de la revista *Women's Day*.

La palabra *miso* significa literalmente «fuente de sabor». *MI* significa «sabor» o «condimento», *SO* «fuente». El *miso* es una pasta de judías de soja fermentadas, marinadas y envejecidas con arroz o cebada. Contiene enzimas activas que ayudan a la digestión y proporcionan una nutrición equilibrada en términos de carbohidratos, aceites esenciales, vitaminas, sales minerales y proteínas. Algunos de los efectos beneficiosos del *miso* son:

- Energía: el *miso* contiene glucosa en grandes cantidades, que proporciona energía. En invierno, los platos aderezados con *miso* ayudan a no sentir el frío.
- Para un metabolismo adecuado: el *miso* es rico en sales minerales.
- Para la belleza: el *miso* nutre la piel y la sangre, favoreciendo la sustitución de tejidos, haciendo que la piel y el cabello brillen y se revitalicen.
- Para las enfermedades del corazón: el *miso* contiene ácido linoleico y lecitina, que tienen la propiedad de disolver el colesterol en la sangre y reblandecer los vasos sanguíneos. Por tanto, está particularmente indicado para la prevención de la aterosclerosis y la hipertensión.
- El *miso* contrarresta los efectos del consumo excesivo de tabaco o alcohol.
- El *miso* previene enfermedades como las alergias y la tuberculosis.

El *miso* «se utiliza principalmente para hacer sopas, salsas y patés, pero puede ser usado en ocasiones como condimento» [Kushi, M., *Il libro dei remedi macrobiotici*, Mediterranee, 1988]. Esta sopa es de gran importancia para la dieta tradicional de los japoneses. Tiene propiedades alcalinizantes y se consume al principio de la comida, ya que prepara los órganos de la digestión para que reciban mejor los platos que siguen. La sopa *miso* es un clásico de la cocina macrobiótica, y es genial, ya que fortalece la flora intestinal y mejora el sistema inmunológico.

El *miso* se asemeja a una pasta oscura. Hay tres tipos de *miso*: *hatcho*, *mugi* y *kome*.

- El *hatcho miso* está elaborado con judías de soja, sal y agua, y no contiene gluten. Este tipo de *miso* tiene una maduración larga, de unos 3 años, por lo que no se recomienda su consumo diario. Se recomienda en los meses muy fríos si se usa con moderación.
- El *miso mugi* se prepara con judías de soja y cebada, contiene gluten y está contraindicado para los celíacos.
- El *miso kome* se compone de judías de soja y arroz.

¿Cómo se prepara la sopa de *miso*?

El principio que rige la preparación de esta sopa es muy sugestivo. Recuerdo que cuando me la propusieron me dieron una información muy precisa. La sopa debe tener necesariamente lo siguiente:

- algo que crezca en el mar: algas marinas,
- algo que crezca hacia el centro de la tierra: raíces, por ejemplo, la zanahoria,
- algo que crezca hacia el cielo: hojas verdes, por ejemplo, escarola.

La primera vez que preparé esta sopa me impresionó mucho porque no me esperaba que un producto tan extraño para mí pudiera ser tan bueno y delicioso. Michio Kushi, en su texto *Il libro dei remedi macrobiotici*, [*op. cit.*], cuando habla de las propiedades del *miso* escribe: «En la preparación del *miso* concurren diferentes tipos de energía. Los principales ingredientes son las judías de soja, que representan la energía del otoño; la sal, que es la energía del invierno, y la cebada (o el arroz) que es la energía de la primavera». Tradicionalmente, el proceso de fermentación, que representa la energía del árbol, se lleva a cabo a través de al menos cuatro estaciones, siempre con un verano y un invierno. Con este sistema se crea un producto equilibrado desde el punto de vista de la energía, que se puede utilizar en todas las estaciones. En general, podemos decir que el *miso* tiene una energía que tiende a subir lentamente, y, por tanto, es adecuado para promover la digestión y vigorizar. Además, constituye una prevención seria de las enfermedades crónicas y degenerativas. Hago hincapié en que el *miso* de arroz y el *tamari* son productos fermentados de soja que no se recomiendan para aquellos que tienen alergias o intolerancias a esta leguminosa.

Sopas de *miso* de arroz

SOPA CASERA DE *MISO* DE ARROZ

En casa se puede preparar un *miso* de fermentación joven, y esto implica que su estabilidad es relativa. Por esta razón, es conveniente conservar el *miso* casero en la nevera y consumirlo en un plazo de tiempo muy breve.

1 taza de soja amarilla lavada • 3 tazas de agua • ½ taza de sal marina • 2 tazas de koji *de arroz*

- Poner la soja en remojo en agua fría durante toda la noche. Sería aconsejable cambiar el agua al menos una vez.
- Cocer las judías de soja en el agua del remojo en una olla a presión durante aproximadamente 2 horas. Cuando la olla esté suficientemente fría como para poder abrirla, lavar la soja y reservar el agua de cocción.
- Hacer un puré con las judías de soja. Añadir la sal, reservando 2 cucharadas, y remover la mezcla.
- Cuando el puré esté tibio, verter el *koji* y seguir removiendo con una cuchara de madera; esta fase es de gran importancia, ya que tiene como objetivo eliminar de la mezcla el aire.
- Añadir poco a poco el agua de la cocción, que ayudará a trabajar mejor la preparación y continuar mezclando hasta obtener una crema homogénea.
- Espolvorear con sal un frasco grande de cristal y verter el *miso*.
- Llenar solo ¾ del frasco, porque en el proceso de fermentación el *miso* aumentará de volumen.
- Espolvorear la superficie con el resto de la sal y sellar con film transparente para aislar la soja del aire tanto como sea posible.
- Cerrar el frasco con un plato con un peso encima.

- Cubrir el recipiente con un trapo de lana y ponerlo en un lugar caliente a una temperatura lo más constante posible.
- El *miso* estará listo después de 5-6 semanas y cambiará gradualmente de color. El sabor será dulce-salado, sin restos de acidez.
- Una vez esté listo, hay que ponerlo en frascos de vidrio y conservarlo en la nevera.

Sopa de *miso* de arroz joven

Ingredientes para 2 personas

1 cucharadita de miso *de arroz joven • 5 cm de alga* wakame *• 1 zanahoria picada • 1 cebolla o puerro en trozos pequeños • 1 hoja de col • 200-250 ml de agua*

- Poner los ingredientes en una cacerola con agua, llevar a ebullición y cocer durante 5 minutos; apagar y agregar una cucharada colmada de *miso* diluida con el agua de la cocción.
- Remover, apagar y servir.
- Por lo general, se consume una cantidad equivalente a un cuenco de macedonia.

Sopa de *miso* de arroz salteado

Ingredientes para 2 personas

1 escalonia • 1 daikon *fresco de 5 cm • 2 hojas de acelga • 5 cm de alga* kombu *• 1 cucharadita de* miso *de arroz • 1 cucharada de aceite de sésamo • 200-250 ml de agua*

- Lavar el alga *kombu* y dejarla en remojo durante 15 minutos; cortarla en trozos pequeños y ponerlos en una cacerola; lavar las raíces, cortar y poner en la sartén; añadir una cucharada de aceite de sésamo y 4-5 cucharadas de agua.
- Cocer a fuego lento durante 8-10 minutos removiendo a menudo.
- A continuación, verter el agua hirviendo y luego llevar a ebullición de nuevo.
- Incorporar las hojas verdes y cocer durante 2-3 minutos.
- Tomar un poco de agua con un cazo y disolver en ella una cucharada colmada de *miso*.
- Verter el *miso* disuelto en la cacerola con las verduras y apagar el fuego.
- Servir con un poco de jengibre.

Sopa de *miso* de arroz con verduras y pescado

Ingredientes para 2 personas

1 cucharadita de miso *de arroz* kome • *1 trozo de colinabo* • *1 cebolla pequeña* • *5 cm de alga* wakame • *5 hojas de acelga* • *6 gambas frescas y peladas (o un lenguado fresco y sin espinas)* • *Una pizca de jengibre en polvo* • *200-250 ml de agua*

- Lavar y cortar las raíces, ponerlas en una cacerola con el pescado y las algas, agregar un poco de agua y saltear a fuego fuerte durante 2 minutos.
- Añadir el resto del agua, llevar a ebullición y cocer durante 4 minutos.
- Agregar las hojas verdes y cocinar durante 2 minutos; apagar e incorporar el *miso* y el jengibre.

Sopa de *miso* de arroz con *nori*

Ingredientes para 2 personas

1 cucharadita de miso *de arroz* • *200-250 ml de agua* • *1 hoja de alga* nori • *3 trozos de coliflor* • *5 hojas de coliflor* • *2 cucharaditas de aceite de oliva virgen extra* • *Una pizca de jengibre*

- Lavar y cortar los ingredientes y ponerlos en la sartén con el aceite de oliva; añadir unas cucharadas de agua.
- Saltear durante 3-4 minutos y luego agregar el resto del agua. Llevar a ebullición y cocer a fuego lento durante 10 minutos.
- Sacar del fuego, añadir el *miso* y el jengibre.

Sopa de *miso* con *mochi* de arroz y artemisia

Ingredientes para 2 personas

1 cebolla • *1 trozo de colinabo* • *1 zanahoria* • *2 hojas de escarola* • *1* mochi *de arroz con artemisa picada* • *1 cucharadita de* miso *de arroz* • *Una pizca de jengibre* • *1 pieza de 10 cm de* wakame • *200-250 ml de agua*

- Lavar las raíces, las hojas verdes y las algas.
- Cortar las raíces y las algas y ponerlas en una olla con dos vasos de agua; añadir el *mochi*.
- Llevar a ebullición y cocinar durante 8-10 minutos, agregar las hojas verdes.
- Disolver el *miso* en una taza de agua hirviendo sacada de la sopa. Añadirla a la sopa de verduras y apagar el fuego. Incorporar el jengibre.

Sopa de *miso* y arroz con *tempeh* y estrellitas sin gluten

Ingredientes para 3 personas

5 cm de alga kombu *en remojo • 1 zanahoria • 1 cebolla • ¼ de una col pequeña • 1 cucharada de aceite de sésamo biológico • 150 g de* tempeh *fresco • 100 g de estrellitas sin gluten, cocidas por separado • ½ cucharadita de jengibre en polvo • 1 cucharada de arroz* miso *• 500 ml de agua*

- Poner en una olla las algas cortadas en trozos pequeños, reservar el agua del remojo.
- Agregar la col y las raíces después de limpiarlas; lavarlas y cortarlas en trozos.
- Añadir el *tempeh* cortado en trozos pequeños, el aceite y el agua del remojo de las algas.
- Cocer durante unos 15 minutos a fuego medio.
- A continuación, verter los 500 ml de agua y llevar a ebullición, momento en el que hay que disolver el *miso* en un poco del caldo de las verduras, y luego verter en la sopa junto con las estrellitas cocidas.
- Llevar de nuevo a ebullición, mezclar bien, añadir el jengibre y servir.

Sopa de *miso* de arroz con bonito y *daikon*

Ingredientes para 3-4 personas

2 cucharadas de bonito (pescado seco) finamente molidas • 2 tazas de caldo de kombu *o de agua • 2 tazas de* daikon *rallado • ½ taza de filete de pescado blanco • 2 cucharadas de* miso *de arroz • Perejil*

- Llevar el caldo a ebullición, añadir el pescado y el *daikon*.
- Cocer a fuego lento sin tapar hasta que desaparezca el olor a *daikon*.
- Bajar el fuego.
- Disolver el *miso* con un poco de caldo, añadirlo a la sopa y cocer a fuego medio durante unos minutos.
- Adornar con perejil picado.

Sopa de *miso* con arroz y ostras

Ingredientes para 4 personas

4 ostras • 2 tazas de caldo vegetal o agua • 2 cucharadas de arroz miso *• 1 cucharadita de ralladura de limón • 1 cebolla picada*

- Lavar las ostras.
- Llevar el caldo a ebullición, sumergir las ostras y hervirlas durante 5 minutos.
- Bajar el fuego. Disolver el *miso* en ¼ de taza de caldo, añadirlo a la sopa y hervir durante unos minutos.
- Servir con la cebolla picada y la ralladura de limón.

SOPA DE *MISO* HATCHO SALTEADO

INGREDIENTES PARA 2 PERSONAS

1 cucharadita de miso hatcho • *2 cucharaditas de aceite de oliva virgen extra* • *1 zanahoria* • *1 trozo de puerro* • *4 hojas de borraja* • *Un poco de alga* dulse • *200 ml de agua*

- Poner el aceite en la sartén con 2 cucharadas de agua, agregar las verduras lavadas y cortadas (las hojas verdes encima) y sofreír durante 2-3 minutos.
- Añadir un vaso de agua y llevar a ebullición. Cocer durante 3 minutos e incorporar la borraja, y cocer durante 1 o 2 minutos más.
- Apagar el fuego y agregar el *miso hatcho* disuelto en un poco de caldo caliente.

Sopas de *miso* con gluten

SOPA DE *MISO* DE CEBADA (VERSIÓN N.° 1)

INGREDIENTES PARA 2 PERSONAS

1 cucharadita de miso • *5 cm de alga* wakame • *2 rábanos* • *1 trozo de apio* • *4 hojas de escarola* • *200 ml de agua*

- Lavar y cortar los ingredientes, y ponerlos en una cacerola con un vaso de agua.
- Llevar a ebullición durante 4 minutos.
- Apagar el fuego y añadir el *miso* de cebada, asegurándose de que se disuelva completamente el *miso* con el líquido.
- Se puede añadir un poco de jengibre para potenciar el sabor.

SOPA DE *MISO* DE CEBADA (VERSIÓN N.º 2)

INGREDIENTES PARA 2 PERSONAS

5 cm de alga wakame *• 1 trozo de calabaza • 1 trozo de puerro • Mejorana • 1 cucharadita de* miso *de cebada • 200 ml de agua • 2 cucharaditas de aceite de oliva virgen extra*

– Limpiar y cortar la calabaza, el puerro y las algas y ponerlas en una sartén con aceite de oliva y unas cucharadas de agua.
– Sofreír durante 3 minutos.
– Añadir un vaso de agua y llevar a ebullición.
– Cocer durante 10 minutos y luego apagar el fuego.
– Agregar el *miso* y la mejorana fresca picada.

Sopas de verduras con proteínas y cereales biológicos sin gluten

SOPA DE VERDURAS CON MIJO

INGREDIENTES PARA 4-5 PERSONAS

3 zanahorias • 1 puerro entero • 2 patatas • 2 tallos de apio • 2 calabacines • 5 tomates cereza • Sal • Mijo cocido, 3 cucharadas por persona • Queso de cabra

– Limpiar, lavar, cortar las verduras y ponerlas en una olla mediana.
– Añadir agua hasta casi el borde de la olla y sal.
– Poner al fuego y llevar a ebullición.
– Cocer a fuego medio con la tapa puesta durante 40 minutos.
– Cuando el caldo esté listo, retirar las verduras y agregar el mijo cocido (3 cucharadas por persona).
– Mezclar bien y servir.
– Se puede añadir jengibre en polvo y queso de cabra o de oveja rallado.

Sopa de arroz integral

Ingredientes para 4 personas

5 cm de alga kombu • *2 cebollas • 3 calabacines • 2 zanahorias • 2 patatas • 1 tallo de apio • 3 tomates • 3 hojas de col • 8 cucharadas de alubias cocidas • Arroz integral cocido, 4 cucharadas por persona • Aceite de oliva virgen extra • Sal*

- Limpiar, lavar y cortar todas las verduras, incluidas las algas.
- Poner en una sartén con el aceite de oliva, sal y 2 tazas de agua.
- Cocer a fuego medio durante 30 minutos. Comprobar la cocción cada cierto tiempo. Si es necesario, agregar más agua.
- A continuación, incorporar las alubias y cocer durante unos minutos.
- Añadir 5 tazas de agua y llevar a ebullición.
- Incorporar el arroz integral cocido (4 cucharadas por persona), mezclar bien y servir.
- Se puede añadir queso de cabra o de oveja rallado.

Sopa de achicoria y gallina

En mi región, esta receta se prepara el día de Navidad y Pascua. Creemos que es muy buena y la consumimos en tales ocasiones.

Ingredientes para 4 personas

1 kg de achicoria salvaje • ½ gallina • 3 tomates • 2 zanahorias • 1 tallo de apio • 2 patatas • 2 cebollas • Sal • 1 cucharadita de queso de oveja o de cabra rallado (opcional)

- Limpiar, lavar y hervir la achicoria en abundante agua con sal y reservar.
- Lavar la gallina, cortarla en trozos y ponerlos en una olla grande con agua y sal. Llevar a ebullición y cocer durante unos 40 minutos.
- Apagar el fuego, retirar la grasa que se deposita en el borde de la olla y en la superficie del caldo.
- Luego lavar, cortar y añadir las verduras (tomates, zanahorias, apio, patatas, cebollas) en la olla.
- Poner al fuego y cocinar durante otros 25 minutos.
- Retirar las verduras del caldo, deshuesar la gallina e introducir la carne en el caldo junto con la achicoria ya cocida.

- Hervir, añadir 3 trozos pequeños de queso de cabra o de oveja (opcional) y cocer 10 minutos más.
- Sazonar con sal y servir caliente.

Sopa de achicoria y alubias

Ingredientes para 4 personas

1 ½ taza de alubias en remojo • 5 cm de alga kombu *• 3 achicorias grandes • 1 taza de aceite de oliva virgen extra • 1 diente de ajo • 2 tomates • Sal*

- Lavar las alubias y ponerlas en la cacerola con aproximadamente 800 ml de agua y las algas *kombu.*
- Llevar a ebullición, y después cocer a fuego lento durante aproximadamente 1 hora con la tapa puesta.
- Limpiar, lavar y escaldar la achicoria en agua con sal.
- Cuando las alubias estén listas, en otra sartén, poner el aceite, un diente de ajo y los tomates, y saltear durante 2 minutos.
- A continuación, agregar las alubias, la achicoria y dejar que se mezclen los ingredientes durante unos minutos, y luego servir.

Sopa de mijo y verduras

Ingredientes para 4 personas

2 tazas de mijo cocido • 2 zanahorias • 1 tallo de apio • 1 cebolla • 3 tomates cereza o un vaso de zanahoria licuada • Aceite de oliva virgen extra • 2 trozos de queso de cabra o de oveja (opcional) • Sal • Un poco de jengibre

- Verter el aceite en una cacerola, limpiar, lavar y cortar en trozos pequeños las verduras, añadir una taza de agua y sal (si no se puede comer tomate, optar por un vaso de zanahoria licuada).
- Cocer a fuego medio durante unos 10-15 minutos (añadir un poco de agua, si es necesario).
- Agregar 800 ml de agua y llevar a ebullición; luego añadir el mijo cocido y el queso. Dejar en el fuego durante unos minutos y servir.
- Si se ha optado por la zanahoria licuada, verter menos agua, el mijo cocido y el licuado de zanahoria.
- Cocer unos cuantos minutos más, rectificar de sal y servir con o sin queso.

Sopa rápida con copos de arroz integral

Ingredientes para 4 personas

1 puerro • 1 trozo de daikon *fresco • 1 zanahoria • 2 hojas de remolacha con el tallo • 4 cucharadas de aceite de oliva virgen extra • Sal • Jengibre (opcional) • ½ taza de copos de arroz por persona • 1 trozo de 7 cm de alga* wakame

- Lavar las algas, las raíces y las hojas, y cortarlas en trozos pequeños.
- Poner en una cacerola las raíces y los tallos de remolacha con las algas, 2 tazas de agua, aceite y sal.
- Cocer a fuego medio de 10 a 15 minutos.
- A continuación, añadir 1 litro de agua hirviendo, llevar de nuevo a ebullición y agregar los copos de arroz.
- Cocer, removiendo con frecuencia, durante otros 4-5 minutos.
- Si se quiere, se puede añadir un poco de queso de oveja o de cabra 3 minutos antes de apagar el fuego, o una pizca de jengibre.
- Rectificar de sal y servir.

Sopa de verduras o caldo de verduras

El caldo de verduras clásico que se utiliza para preparar en el campo suele contener cebolla, zanahoria, apio, calabacín, patata y tomate. Si queremos eliminar acidez de nuestro cuerpo, debemos tratar de reducir el uso de tomates e incluso de patatas, sobre todo en los meses fríos.

Por tanto, es conveniente sustituir estas hortalizas por otras verduras, como rábano, coles, colinabo, *daikon*, coliflor, etc. Pero si se quiere dar un poco de color al caldo hay que añadirle ½ taza de licuado de zanahoria fresca. Si se quiere combinar el caldo con una pasta sin gluten, recomiendo que se cueza en una sartén aparte, se cuele y después se incorpore al caldo caliente.

Informo al lector de que, además de estar actualmente disponible en las tiendas de alimentos naturales la pasta de maíz orgánico, también se elabora pasta de sopa a base de arroz. El tiempo de cocción de todas estas pastas es de unos 10 minutos.

Ingredientes para 4-5 personas

1 trozo de repollo • 2 zanahorias • 1 puerro • 3 rábanos • 1 trozo de apio • 1 calabacín • 1 tira de alga kombu *previamente remojada • Sal • ½ taza de zanahoria fresca licuada*

- Lavar y cortar las verduras y el *kombu*, ponerlas en una cacerola y agregar agua.
- Cocer a fuego lento durante unos 40 minutos y añadir el zumo de zanahoria.
- Apagar e incorporar la pasta de sopa de maíz o la que se haya elegido, que se habrá hervido aparte.
- Las verduras se pueden comer como guarnición o en el mismo caldo. No añadas aceite.

SOPA DE LENTEJAS CON BORRAJAS

INGREDIENTES PARA 2 PERSONAS

2 tazas de borraja hervida • ½ taza de lentejas • 1 cebolla • 1 trozo de calabaza • 4 cucharadas de aceite de oliva virgen extra • Una pizca de sal • 1 cucharada de sal • 2 tazas de caldo kombu *hirviendo • ¼ de cucharadita de jengibre*

- Limpiar, lavar y cortar las verduras.
- Ponerlas en una cacerola y agregar el aceite, una pizca de sal y un poco de agua.
- Llevar a ebullición y cocer a fuego medio con la tapa puesta durante 20 minutos aproximadamente.
- A continuación, añadir las lentejas y 1 taza de caldo de *kombu.*
- Continuar la cocción durante 10 minutos.
- Agregar las borrajas y otra taza de caldo.
- Cocer a fuego lento todos los ingredientes durante 5 minutos más antes de apagar, añadir la sal, mezclar bien y servir con una pizca de jengibre.
- En el fondo del plato, puedes poner un poco de galleta de arroz picada y verter encima la sopa caliente.

SOPA DE CEBOLLA CON PORCIONES DE PIZZA DE ARROZ SIN LEVADURA

INGREDIENTES PARA 3 PERSONAS

6 cebollas blancas • 1 trozo de apio • 1 vaso de zanahoria fresca licuada • 4 cucharadas de aceite de oliva virgen extra • 1 trozo de algas dulse • *Sal o una cucharada de* tamari • *Una pizca de orégano para añadir al final • 300 g de pizza de arroz sin levadura*

– Limpiar, lavar y cortar las verduras en trozos pequeños y el alga *dulse*, que habrá estado en remojo durante 10 minutos.
– Poner agua en una cacerola y añadir el alga, la cebolla y el apio.
– Agregar la sal, el aceite y 3 tazas de agua.
– Llevar a ebullición y cocer a fuego medio durante 40 minutos (si es necesario, añadir más agua al final).
– Cuando la cebolla esté bien cocida, verter 1 taza de agua hirviendo, el zumo de zanahoria y dejar al fuego durante 5 minutos.
– Añadir sal o *tamari* e incorporar la pizza de arroz sin levadura cortada en trozos pequeños.
– Apagar el fuego, mezclar los ingredientes y dejar que repose durante 5 minutos.
– Servir con una pizca de orégano.

SOPA DE MIJO CON SETAS *SHIITAKE* Y RAÍZ DE BARDANA

INGREDIENTES PARA 4 PERSONAS

1 plato de mijo cocido • 2 setas shiitake *• ½ taza de raíz de bardana • 1 zanahoria • 2 escalonias • 1 trozo de alga* kombu *de 10 cm • 4 cucharadas de aceite de oliva virgen extra • 1 cucharada de* miso *de arroz joven casero (receta en la página 223) • ¼ de cucharadita de jengibre en polvo*

– Lavar y dejar en remojo durante 30 minutos el *kombu*, las setas y la raíz de bardana, de la que se habrá retirado la última parte del tallo.
– Limpiar, lavar y cortar las verduras en trozos pequeños. Ponerlas en una cacerola con el alga cortada en trozos, las setas en rodajas y la raíz de bardana rallada con el agua del remojo. Mezclar las verduras, poner una pizca de sal, aceite y 1 ½ taza de agua.
– Llevar a ebullición y cocer a fuego lento durante 30 minutos, (añadir agua al final, si es necesario).
– A continuación, verter 3 tazas de agua hirviendo y cocer durante otros 10 minutos.
– Agregar el mijo y el *miso* disuelto en agua caliente y remover bien.
– Apagar y servir con una pizca de jengibre.

SOPA DE COL Y PATATAS

INGREDIENTES PARA 4 PERSONAS

1 col de tamaño mediano • 4 patatas • 1 puerro • 1 trozo de alga kombu *de 8 cm • 1 pimiento seco, rojo y dulce (opcional) • 1 cucharada de sal • Una pizca de sal • 4 cucharadas de aceite de oliva virgen extra • ¼ de cucharadita de jengibre*

- Limpiar, lavar y cortar las verduras en trozos pequeños.
- Lavar las algas y ponerlas en remojo durante 20 minutos y luego cortarlas en trozos pequeños y ponerlas en una cacerola; añadir los pimientos, los puerros, las patatas y la col.
- Verter el aceite, el agua del remojo de las algas, 2 tazas de agua y una pizca de sal.
- Poner al fuego y llevar a ebullición. Cocer durante 25 minutos a fuego medio.
- A continuación, agregar a la sopa 1 taza de agua hirviendo y proseguir la cocción durante otros 10 minutos.
- Añadir sal, mezclar bien los ingredientes y servir con una pizca jengibre.

SOPA DE JUDÍAS *AZUKI* HOKKAIDO Y ESCAROLA

INGREDIENTES PARA 4 PERSONAS

4 tazas llenas de escarola cocida • 1 taza de azuki *cocidas • 1 diente de ajo • 1 pimiento seco rojo y dulce • 2 vasos de zanahoria licuada • 1 cucharada de* tamari *• 4 cucharadas de aceite de oliva virgen extra • ¼ de cucharadita de jengibre*

- En una cacerola, verter el aceite y agregar el ajo.
- Sofreír 2 minutos, agregar la pimienta e inmediatamente después la escarola y las judías *azuki*. Dejar que los ingredientes tomen sabor durante 10 minutos a fuego medio, removiendo de vez en cuando.
- Incorporar el jugo de zanahoria, subir el fuego y dejar que se cueza a fuego lento durante unos minutos.
- Añadir el *tamari*, remover bien la sopa, apagar y servir con jengibre.

Sopa de lentejas y puerros

Ingredientes para 2 personas

1 taza de lentejas por persona • 1 puerro por persona • 1 trozo de 10 cm de largo de alga kombu *• 1 cucharada de aceite de oliva virgen extra por persona • Sal • 1 ramita de perejil, lavada y picada*

- Pelar, lavar y cocinar las lentejas con las algas, como se muestra en la página 391, en la sección «Proteínas».
- Una vez cocidas, lavar y cortar el puerro en trozos pequeños, y añadir a la cacerola.
- Agregar una pizca de sal y cocer a fuego medio durante 15-20 minutos.
- Apagar, verter el aceite de oliva y servir con una pizca de perejil fresco.

Sopa de pescado con algas

Ingredientes para 3-4 personas

10 cm de alga kombu *• 4 filetes de lenguado • ¼ de taza de raíz de bardana • 1 zanahoria • 1 cebolla • 1 cucharada de* tamari *• 2 cucharadas de aceite de oliva virgen extra • ¼ de cucharadita de jengibre en polvo • 1 ramita de perejil • 2 tazas de caldo de* kombu

- Lavar las algas y la bardana, cortarlas en trozos y ponerlos en remojo durante 20-30 minutos.
- Limpiar, lavar y cortar las verduras en trozos pequeños.
- Poner las algas y la bardana en una cacerola con agua y llevar a ebullición.
- Cocer durante 20 minutos; luego agregar la cebolla, la zanahoria, el aceite, los filetes de lenguado y un poco de agua hirviendo.
- Dejar que cueza durante 10 minutos.
- Añadir 2 tazas de caldo de *kombu* y cocer a fuego lento unos minutos más.
- Sazonar con *tamari*, remover, apagar el fuego e incorporar una pizca de perejil y un poco de jengibre y servir.

Caldo de kombu

Ingredientes para 2-3 personas

12 cm de alga kombu *• 500-600 ml de agua • 5 cucharaditas de* tamari *• Una pizca de jengibre molido • Berros o perejil para adornar*

- Lavar las algas y ponerlas en una cacerola; agregar el agua fría.
- Llevar a ebullición y dejar que cueza durante 10 minutos, sazonar con 5 cucharaditas de *tamari*, apagar el fuego y añadir el jengibre.
- Verter el caldo caliente sobre la pasta sin gluten ya cocida y colada.
- Adornar con berros o perejil.

CALDO DE *KOMBU* Y HONGOS *SHIITAKE*

INGREDIENTES PARA 3 PERSONAS

5 setas shiitake • *10 cm de alga* kombu • *5 cucharaditas de* tamari • *Una pizca de jengibre molido* • *500-600 ml de agua*

- Lavar el *kombu* y ponerlo en una cacerola con el agua.
- Remojar las setas *shiitake* durante 30 minutos, asegurándose de que estén completamente sumergidas en el agua.
- Quitar a las setas la parte dura del pie y cortar una cruz en el sombrero.
- Añadir a las algas *kombu* y llevar a ebullición.
- Proseguir la cocción durante unos 15 minutos, añadir el *tamari* y el jengibre y apagar el fuego.
- También se puede agregar pasta o cereales sin gluten cocidos.

SOPA DE CARPA

INGREDIENTES PARA 8 PERSONAS

1 carpa • *3 veces el volumen del pescado en raíz de bardana o zanahorias* • *1 cucharada de aceite de sésamo* • *1 bolsita de té* bancha *ya utilizada* • *2 cucharadas de* miso *de arroz* • *1 cucharadita de jugo de jengibre fresco o ¼ de cucharadita de jengibre en polvo*

- Lavar la carpa y retirar la vesícula biliar (con cuidado de no romperla, porque el contenido es muy amargo), no quitar ninguna otra cosa, ni siquiera las escamas.
- Cortar la carpa en trozos de 2 cm, lavar y cortar en juliana la bardana o la zanahoria, y saltearla en aceite de sésamo hasta que se reblandezca.
- Poner la carpa en la cacerola con las raíces y cubrir con agua; agregar la bolsa de té *bancha* sobre la carpa.
- Llevar a ebullición. Cocer 4-5 horas, hasta que las espinas se reblandezcan.

- Retirar la bolsa de té, disolver el *miso* de arroz en un poco de agua caliente, añadirlo a la carpa y cocer a fuego lento durante 1 hora más.
- También puede optar por la cocción a presión. En este caso, se debe cocinar durante 2 horas, después retirar la bolsita y añadir el *miso* de arroz disuelto y proseguir la cocción durante 15 minutos.
- Servir con una pizca jengibre.

Nota importante: si el pescado no ha estado vivo en agua para que se purgue, es mejor eliminar primero las vísceras, ya que pueden contener fango.

Se toma 1 taza al día durante 4-5 días seguidos, y se conserva en el frigorífico.

SOPA CON ALBÓNDIGAS DE PESCADO

INGREDIENTES PARA 4 PERSONAS

1 taza de daikon *picado • 2-3 tazas de agua o de caldo de verduras • 1 taza de filete de pescado blanco • Una pizca de sal • 4 cucharadas de harina de arroz integral o pan integral • ½ cucharadita de jengibre rallado • 2 cucharadas de* tamari • *1 cebolla, finamente picada*

- Poner el *daikon* y el agua en una cacerola y llevar a ebullición rápidamente.
- Añadir más caldo o agua hasta cubrir y cocinar a fuego lento hasta que el *daikon* esté blando.
- Desmenuzar el pescado en el *suribachi* con una pizca de sal. Mezclar con la harina, el jengibre y un poco de agua y formar bolas de 2,5 cm de diámetro.
- Ponerlas en el caldo caliente y bajar el fuego. Cuando suban a la superficie, añadir el *tamari* a la sopa y cocinar a fuego lento unos minutos.
- Apagar, decorar con la cebolla picada y servir.

Con huevos

SOPA DE TAMARI Y HUEVOS

INGREDIENTES PARA 2 PERSONAS

1 huevo fresco • 2 tazas de caldo vegetal o de agua • 2 cucharadas de tamari • *1 hoja de alga* nori *tostada y cortada en tiras • 1 cebolla picada*

– Batir el huevo y llevar a ebullición el caldo. Verter el huevo poco a poco, removiendo rápidamente (así subirá a la superficie en forma de flores elegantes).
– Hervir durante 2-3 minutos, luego bajar el fuego. Añadir el *tamari* a la sopa y cocinar a fuego lento durante unos minutos.
– Apagar y decorar cada plato con un poco de alga *nori* y cebolla picada.

Sopas con proteínas y cereales con gluten

Sopa de escanda y alcachofas

Ingredientes para 4 personas

4 cucharadas por persona de farro integral cocido • 4 alcachofas • 1 puerro • Aceite de oliva virgen extra • 2 trozos de queso (opcional) • 3-4 vasos de agua

– Limpiar las alcachofas y quitarles las hojas duras hasta dejar sólo la parte tierna y casi todo el tallo, después lavarlas.
– Picarlas y ponerlas en un recipiente con unas gotas de zumo de limón, sal y agua.
– Mientras tanto, limpiar y lavar el puerro y luego cortarlo y ponerlo en la sartén con aceite de oliva, un vaso de agua y los 2 trozos de queso. Después, enjuagar bien las alcachofas, escurrirlas y añadirlas.
– Cocer a fuego medio durante 20-25 minutos.
– A continuación, añadir otros 2 o 3 vasos de agua y sal al gusto.
– Por último, incorporar el farro cocido, 4 cucharadas por persona. Continuar la cocción durante 5 minutos, rectificar de sal y servir.

Sopa de judías verdes con farro

Ingredientes para 4 personas

2 tazas de judías verdes cocidas • 2 tazas de farro cocido • 1 diente de ajo • 8 tomates maduros pequeños • 10 hojas de albahaca lavadas • 4 cucharadas de aceite de oliva virgen extra • 3-4 tazas de agua • Sal

– Poner en una cacerola el aceite y el ajo y sofreírlo durante 2 minutos; añadir los tomates, después de lavarlos y cortarlos en trozos pequeños, y luego agregar la sal.

– Cocer a fuego lento durante 5 minutos.
– Añadir las judías verdes y proseguir la cocción durante otros 2 minutos.
– Verter 3-4 tazas de agua, llevar a ebullición y agregar el farro.
– Dejar que cueza durante unos minutos, rectificar de sal y apagar.
– Servir con las hojas de albahaca fresca.

SOPA DE PESCADO CON FARRO

INGREDIENTES PARA 4 PERSONAS

2 tazas de farro cocido • 1 pescado de tamaño medio (por ejemplo, rape) • 1 trozo de alga kombu *de 10 cm • 1 cebolla • 10 tomates maduros pequeños • 4 cucharadas de aceite de oliva virgen extra • Sal • 1 ramita de perejil, lavada y picada • 3-4 tazas de agua*

– Lavar y cortar el pescado; lavar los tomates y cortarlos.
– Poner en una cacerola el pescado, la cebolla, los tomates y el aceite de oliva.
– Cocer a fuego moderado durante 20 minutos con la tapa puesta.
– Sacar del fuego y quitar las espinas y la piel del pescado.
– Poner en el fuego y agregar 3-4 tazas de agua.
– Llevar a ebullición e incorporar el farro.
– Mezclar bien los ingredientes, rectificar de sal y servir con el perejil fresco.

SOPA DE HOJAS Y FLORES DE CALABACÍN Y COPOS DE FARRO

Tanto a finales de primavera como en verano, donde vivo, se encuentran estas verduras con facilidad. Se venden en los mercados y, a veces, en las tiendas de alimentos naturales. Cada vez que las veo me fascinan. Me llama la atención por su forma extraña: las hojas peludas y verdes que a veces dibujan espirales extrañas, las flores de calabacín cerradas y aquellas un poco más abiertas, y el calabacín pequeño y brillante. Parece que diga: «Cómprame, prepararme en sopa, gratifícate».

INGREDIENTES PARA 4 PERSONAS

1 kg de menestra de hojas, flores y calabacines enanos • 3 calabacines • 1 diente de ajo • 4 tazas de caldo de kombu *• 4 cucharadas de aceite de oliva virgen extra • Sal • 3 tomates maduros pequeños • 1 patata (opcional) • 1 taza de copos de farro • Un poco de queso de oveja rallado (opcional) • ¼ de cucharadita de jengibre en polvo*

- Limpiar, lavar y cortar en trozos las verduras, el calabacín, las patatas y los tomates.
- Poner el ajo y los tomates en una sartén con el aceite. Freír durante 3-4 minutos, agregar las verduras y las patatas, freír durante 2-3 minutos, luego añadir la mitad del caldo de *kombu* y cocinar a fuego lento durante unos 25 minutos.
- Tan pronto como la sopa hierva, verter el resto del caldo de *kombu*, sal y llevar de nuevo a ebullición. Incorporar los copos de farro y cocer otros 10-15 minutos.
- Servir con el queso biológico de oveja y un poco de jengibre.

Sopa de guisantes con farro

Ingredientes para 4 personas

2 tazas de farro cocido • ½ taza de guisantes cocidos • 2 puerros • 3 cucharadas de aceite de oliva virgen extra • Sal • 2-3 tazas de caldo de kombu

- Lavar y picar los puerros.
- Enjuagar las algas.
- Poner en una olla las verduras, el aceite de oliva, la mitad de una taza de caldo y un poco de sal.
- Dejar que hierva a fuego lento durante 5 minutos, luego añadir los guisantes y 2 ½ tazas de caldo de *kombu* hirviendo. Proseguir la cocción durante unos minutos y agregar el farro.
- Mezclar bien los ingredientes, rectificar de sal y servir.

Sopa de cebada con judías pintas

Ingredientes para 4 personas

1 ½ taza de judías pintas • 300 g de cebada perlada • 1 tallo de apio • 5 cm de alga kombu *• 1 trozo de puerro • Un poco de salvia • Aceite de oliva virgen extra • 1,5 l de agua • Sal*

- Lavar la legumbre y el cereal y poner en una cacerola mediana con las algas *kombu* y ½ litro de agua.
- Cocer a fuego moderado durante una hora aproximadamente.
- Cuando los dos ingredientes estén cocidos, añadir el puerro y el tallo de apio picados.

- Cocear durante otros 20 minutos, apagar el fuego, añadir un poco de salvia y aceite de oliva.
- Rectificar de sal y servir.

SOPA DE COLIFLOR CON LECHE DE SOJA Y COPOS DE AVENA

INGREDIENTES PARA 4 PERSONAS

1 coliflor pequeña hervida • 1 taza de copos de avena • 2 tazas de leche de soja natural • Una pizca de nuez moscada rallada • 4 cucharadas de aceite de oliva virgen extra • 1 cucharada de harina de arroz integral • 1-2 tazas de agua hirviendo • 1 cucharada de sal • 1 ramita de perejil lavada y picada

- En una cacerola, verter el aceite y la harina de arroz. Calentar durante 2-3 minutos y después añadir la leche de soja caliente, poco a poco, removiendo constantemente. Incorporar la nuez moscada, la sal y dejar cocer a fuego medio durante 5 minutos.
- Agregar la coliflor y cocinar durante unos minutos.
- Verter el agua hirviendo y esperar hasta que vuelva a hervir; a continuación, agregar los copos y cocer a fuego medio 10 minutos más, removiendo de vez en cuando.
- Rectificar de sal, apagar y servir con perejil picado.

3.6 Las pizzas de pan y sin gluten

En el texto de E. Ruggero Guglielmo, *Cucinare per il corpo e lo spirito*, encontré estas frases:

«El hombre sabio que oye hablar del camino lo sigue con cuidado.
El hombre mediocre que oye hablar del camino a veces lo sigue y a veces no.
El hombre necio que oye hablar del camino se ríe de él.
Si no fuera así, el camino no sería tal».

TAO-TE-CHING, LAO-TZU

Me detuve a pensar en estos versos y me dije: «¿cuál de estas líneas habla de mí?».

¿Cuántas veces he reaccionado con cinismo, ironía y, peor aún, rabia contra los que trataban de mostrar un camino «diferente», «alternativo»...? Y a pesar de todo me consideraba sabia e inteligente...

Consideraba tontos a aquellos que escuchaban atentamente protocolos que yo consideraba poco convencionales o, como diría mi querida amiga Paola Barone Inghilleri, «fuera de programa».

Debía mirar el camino sin presunción... con sencillez y humildad: debía acallar el ruido que encontraba en mi interior... Pensé: «¿Por qué no intentarlo?». ¡Y así fue como entré en una extraordinaria dimensión!

Pan de arroz biológico integral de fermentación natural

Durante muchos años me había convencido a mí misma de que no era posible conseguirlo. Me dije: «¿Tal vez pido demasiado?». ¡Los múltiples intentos acabaron en el cubo de basura y cada vez fue una decepción!

Recuerdo que esperaba el «milagro» frente al horno... ¡pero no llegaba! Los resultados seguían desanimándome.

Durante largos períodos evité probarlo, hasta que me invadió de nuevo la voluntad para intentarlo y me puse manos a la obra.

Recuerdo que conocía a mucha gente, bastante mayor, que me aseguraba que era posible hacer pan de harina de maíz (por tanto, sin gluten), y cuando, más tarde, les pregunté el procedimiento, se me cayó el alma a los pies. Siempre añadían harina de trigo, aunque fuera en pequeñas cantidades.

La harina de trigo, incluso en un porcentaje mínimo, sigue siendo una bomba para un intolerante al gluten. Mi hija, a los nueve años de edad, fue a la iglesia un domingo y tomó la comunión. ¿Cuánta harina puede haber en una hostia? Sin embargo, esos pocos gramos de trigo hicieron que se sintiera muy mal. Desde entonces las preparo en casa, con harina de arroz blanco, y nos las llevamos a la iglesia (*véase* ficha sobre la hostia).

Varios encuentros con expertos panaderos, y personas que lo habían intentado antes que yo, me llevaron a creer que era realmente imposible conseguir el pan que yo deseaba y mi hija necesitaba. Muchos saben que para un celíaco el único pan permitido es el compuesto de la harina que venden en las farmacias. Una sustancia (con la que se hacen galletas, bizcochos, etc.) recetada por los gastroenterólogos en las instituciones de salud, una vez se diagnostica (por medio de análisis de sangre y de una biopsia intestinal) la intolerancia al gluten. Estas harinas son bien toleradas por la mayoría de los celíacos, pero no por todos. Uno de estos casos es el de mi hija, que en cambio siempre ha respondido muy bien a una alimentación, sí, sin gluten, pero natural, ecológica, integrada y, lo más importante, sin mezclas de ingredientes súper-refinados y, a veces, mezclada con aceite, algarrobas, huevos, etc.

Ésta es la razón principal que me llevó durante muchos años a intentar hacer un pan que, además de no tener gluten, pudiera tener características sanas: un pan biológico, compuesto en gran parte por ingredientes integrales y sin levadura química.

Me di cuenta de que el obstáculo que me impedía conseguir hacer «mi» pan estaba precisamente dentro de mí. Esa «manía» que se ha vuelto crónica, la ansiedad de quererlo a toda costa me distraía, y no procedía con serenidad y atención. Así que no aprendía los errores que cometía. En realidad, también me influía el hecho de que estaba yendo en círculos en torno a la idea de que un pan sin gluten no se podía hacer, y que se debía añadir un poco de harina de trigo. ¡Sin trigo no aumenta de tamaño, no se mantiene, no se puede hacer! Me convencí de que debía aceptar el compromiso de añadir a la harina de arroz integral fécula de patata... o nunca lo conseguiría. Justo cuando estaba convencida de esto, me acordé de las veces en que mi pequeña no estaba bien y yo no veía una salida clara...

Me di cuenta de que, al igual que entonces, ahora no me daría por vencida, así que decidí no tener en cuenta lo que me dijeran; eliminé toda la información que tenía hasta ese momento y confié en mí misma, en las recomendaciones de los «ángeles» que muchas veces me habían susurrado «las maravillas de la vida». Tenía que esperar, entonces, la llegada de un momento de serenidad, de humildad, de verdadera dedicación y de energía.

Fue así: me levanté una mañana y, con la harina biológica de maíz que me había dado la querida señora Cristina Cestara, empecé a trabajar la masa.

A los pocos días estaba lista, y entonces añadí harina de arroz integral, molida fresca por Enzo, del Orto Biologico. Después de unas 7 u 8 horas de fermentación natural amasé de nuevo el pan de arroz, dejé que leudara unas 3-4 horas, y lo metí en el horno. Así fue como el «milagro» salió fragante del horno. ¡Fue una fiesta! ¡Fue una alegría para todos!

Llamé por teléfono a mi madre, a mi hermana Iris, a nuestra querida vecina la señora Maria, a mi querida cuñada Donatella y a mi hermano Pietro, que viven en Roma, para que vinieran.

Les mostré a todos los presentes aquel pan bautizado al momento como «pan del cielo». Nos lo comimos todavía caliente, con los ojos cerrados, un poco emocionados. Para nosotros era buenísimo, sabía a sano, a victoria, a felicidad, a amor. Di gracias a Dios.

Mi hija estaba feliz, y también todos nosotros.

Así nació el pan de arroz. Le dimos la bienvenida como quien acoge a un bebé querido desde hace mucho tiempo: con la alegría en el corazón y la sorpresa en los ojos. Comimos grandes trozos, con impaciencia, y nos supo bueno, natural y sobre todo «sano».

Desde entonces, lo amaso en casa dos veces por semana y nunca falta. Una vez obtenida la receta de pan de arroz es posible, por supuesto, usar la misma masa para pizza, *focaccia*, etc.

Aconsejo al lector que adquiera un molinillo de piedra (los hay también eléctricos) para moler sólo cereales sin gluten, y así tener dos garantías:

- no correr el riesgo de contaminación de gluten;
- consumir siempre harinas frescas sin gluten.

Pan de arroz biológico integral de fermentación natural

Se elabora con masa madre (a base de harina fresca biológica de arroz integral y/o harina biológica de maíz y agua) a la que se añade harina de arroz integral molida fresca, sal y agua.

Ingredientes para un pan para 6 personas

½-¾ de taza de masa madre de arroz y maíz • 150-200 ml de agua para diluir la masa madre • 800 g de arroz integral recién molido • 500-600 ml de agua • 1 cucharada de sal fina

Masa madre

- Mezclar 5 cucharadas de harina fresca de maíz recién molida con 8-9 cucharadas de agua.
- Repetir cada día; si hace mucho calor, entonces, hacerlo dos veces al día, mañana y tarde, añadiendo a la preparación inicial más harina de maíz (unas 3 cucharadas) y más agua (5 o 6 cucharadas).
- Mezclar bien los ingredientes y ponerlos en un recipiente de cristal tapado con una tela de lino o algodón. No conservar en el frigorífico.
- Continuar este proceso durante 4 o 5 días; después se puede agregar la harina de maíz o de arroz integral recién molida y el agua cada 2 días si no hace mucho calor.
- Después de 7-8 días comenzará a desprender un olor ácido: es la señal de que la «masa» está lista, por lo que ya se puede hacer pan.
- Recordar que se debe conservar siempre un poco de masa en un tazón o en una jarra de cristal y cubrir con un paño de algodón. Esto es necesario para preparar más masa para las masas de pan posteriores, siempre siguiendo la metodología indicada antes.

Método para amasar el pan de arroz

- En un cuenco grande de cristal o de porcelana, disolver la levadura con el agua (150-200 ml) y añadir la harina de arroz integral recién molida (800 g), 1 cucharada de sal y más agua (unos 600 ml).
- Amasar durante 5 a 10 minutos.
- La masa debe quedar muy suave y lisa; si se necesita más agua o más harina de arroz, agregarla.
- Tan pronto como la masa esté bien trabajada, realizar una cruz en la superficie con un cuchillo, cubrir el cuenco con una cesta y luego poner encima una tela gruesa de algodón o de lana.

- Dejar que el pan leude durante 7-8 horas (conviene amasarlo por la tarde, si hace frío tarda más en subir).
- Después de este tiempo, amasar de nuevo el pan durante unos cuantos minutos.
- Forrar un molde con papel sulfurizado, preferiblemente rectangular y de lados altos (como los de *plumcake*).
- Verter la mezcla en el molde, repetir sobre la masa la marca en cruz, y cubrirlo con un recipiente alto y ancho; una cesta resulta perfecta, y tapar con una tela gruesa de algodón o de lana.
- Dejar que el pan de arroz suba por segunda vez durante aproximadamente 3-4 horas.
- La masa debe subir hasta que la cruz que se ha cortado en la superficie doble o triplique el grosor y en la superficie no haya grietas.
- Hornear el pan en el horno precalentado a 200-220 °C durante unos 45-50 minutos.
- Retirar del horno, desmoldar y dejar que se enfríe sobre un mantel de algodón que absorba la humedad.
- Una vez enfriado, el pan está listo para degustarlo.

PAN COMPUESTO DE CEREALES BIOLÓGICOS E INTEGRALES SIN GLUTEN + LEVADURA PARA PAN SIN GLUTEN

INGREDIENTES PARA 8 PERSONAS

500 g de alforfón recién molido • 250 g de harina de arroz integral recién molida • 250 g de harina de mijo recién molida • 1 sobre de levadura sin gluten para panificación • 1 cucharada de miel biológica • 1 cucharada de aceite de oliva virgen extra • 1 cucharada de sal • 600-700 ml de agua

- Mezclar los cereales en un cuenco grande, agregar poco a poco la sal, el agua y el aceite. Por último, añadir la levadura y la miel disuelta en un poco de agua tibia.
- Mezclar bien los ingredientes y luego poner todo en una fuente de horno de lados altos, bien forrada con papel sulfurizado.
- Hornear a 30-40 °C y dejar que aumente de tamaño aproximadamente 1 hora.
- Cuando el pan haya duplicado su volumen, subir la temperatura a 220 °C y hornear durante unos 40 minutos más.

Este pan sin gluten suele ser muy sabroso, pero no es recomendable para aquellos que tienen candidiasis intestinal, los que sufren enfermedades de la piel o los que tienen intolerancia específica a la levadura.

Masa para pizza y otros productos para hornear integrales biológicos y sin gluten

---

Pizza de arroz (por ejemplo, napolitana con tomate)

Ingredientes para 2 pizzas

1.ª versión para la masa de pizza, con fermentación natural con masa madre

1 kg de masa de arroz ya fermentada con masa madre • 700-800 g de tomate triturado biológico • 7 cucharadas de aceite de oliva virgen extra • 1 cucharadita de sal • 1 diente de ajo • Una pizca de orégano (opcional)

- Con el mismo procedimiento que he descrito antes para el pan de arroz elaborado con masa madre, también es posible preparar la pizza. La masa, en este caso, se debe poner en una bandeja de horno (forrada con papel pergamino) que tenga la altura y la forma de una pizza.
- Después de que suba, hornear la pizza sin condimentarla durante unos 30 minutos a 200-220 °C.
- Transcurrido este tiempo, poner encima de la pizza el tomate, el aceite de oliva, el ajo, el orégano y la sal. Hornear durante otros 10 minutos. Sacar del horno y servir.

2.ª versión de la masa de pizza, con levadura sin gluten

500 g de harina de arroz integral recién molida • 200 g de harina de mijo • 800 g de agua • 1 cucharada de aceite de oliva virgen extra • 1 cucharada de sal • ½ cucharada de miel • 1 cucharada de bicarbonato sin gluten

- Mezclar varios cereales sin gluten, siempre recién molidos, y luego agregar la sal, el agua, el aceite, la levadura sin gluten y un poco de miel

biológica; dejar que suba el tiempo suficiente en el horno a 30-40 °C. A continuación subir la temperatura a 220 °C y hornear durante unos 30 minutos.
- Retirar del horno, condimentar al gusto y hornear otros 10 minutos.
- Retirar del horno y servir.

3.ª versión de la masa de pizza, sin levadura

La pizza de fermentación natural se revela en general como la más simple y más conveniente para todos, ya que entre sus ingredientes no tiene ningún tipo de levadura.

600-700 g de harina de arroz biológico integral recién molida • 800 ml de agua • 1 cucharada de sal • 1 cucharada de aceite de oliva virgen extra

- Mezclar bien la harina de arroz con los demás ingredientes en un cuenco grande.
- Amasar durante 5 minutos. La masa debe quedar suave pero no líquida.
- Forrar un molde redondo de pizza con papel pergamino y poner la masa.
- Hornear a 200 °C durante aproximadamente 30 minutos.
- Retirar la pizza del horno y añadir el tomate, el aceite, la sal, el ajo y el orégano.
- Hornear de nuevo durante 10-15 minutos.
- Retirar del horno, dejar reposar la pizza durante 5 minutos y luego servir.

4.ª versión de la masa de pizza, sin levadura y de arroz integral cocido

Esta receta es sencilla y es muy fácil de digerir. La pizza puede consumirse como pan para acompañar la comida, o como una pizza en la que se puede poner verduras, hortalizas, pescado, etc., o cortar en trozos cuadrados para hacer sándwiches.

Cuando está un poco rancia (por lo general se conserva bien durante varios días) se puede mantener en agua unos minutos para preparar el pisto, o para cocinar al horno o a la sartén y añadirla a la sopa de cebolla, o a la menestra de verduras. También es excelente en la sopa de *miso*.

1 litro de agua • 800 g de harina de arroz integral recién molida • 3-4 cucharadas de semillas de lino o de sésamo (opcional) • 1 cucharada de sal gruesa • 1 cucharada de aceite de oliva virgen extra

- Verter la mezcla en una cacerola suficientemente grande como para que quepa el agua, añadir una pizca de sal y llevar a ebullición.
- Cuando hierva el agua, verter el aceite y retirar del fuego.
- Incorporar a la vez la harina de arroz integral y las semillas de lino y remover bien con una cuchara de madera hasta obtener una polenta compacta y dura.
- Forrar con papel sulfurizado dos moldes de pizza y poner la mitad de la masa en una y la otra mitad en la otra.
- Para extender mejor la masa, humedecerse las manos con agua fría y darle a la masa la forma del molde. El grosor de la pizza debe ser de 1 o 2 cm.
- Mojar el mango de una cuchara de madera y practicar agujeros en la masa. La pizza debe tener agujeros en la mayor parte de la superficie, de modo que el interior pueda cocinarse bien.
- Hornear a 180-200 °C durante aproximadamente una hora. Puede hornear las dos pizzas juntas y cambiar su posición para obtener mejores resultados de cocción.
- Si se desea decorar, retirar del horno 15 minutos antes de que esté lista, condimentar e introducir en el horno de nuevo durante 10 a 15 minutos más.
- Cuando se hornea se advierte un aroma a pan recién hecho de los que ya habíamos olvidado.
- Una buena opción para este tipo de pizza es la que lleva aceitunas negras de Gaeta y semillas de hinojo.
- Se trata de añadir a la mezcla descrita anteriormente veinte aceitunas deshuesadas y ½ cucharadita de semillas de hinojo, además de las semillas de lino.
- También se puede elaborar la masa con pipas de girasol, pasas y una pizca de nuez moscada disuelta en el agua de la mezcla. Esto le da un sabor realmente único (en este caso, la pizza no debe llevar más ingredientes).

Prueba también con guarniciones dulces: compotas de frutas, higos frescos, cerezas, miel…

Panecillo rústico de harina de arroz integral sin levadura

Ingredientes para 1 kg de panecillos

- Utilizar la misma masa de la cuarta versión de la pizza de arroz cocido sin levadura, tal vez un poco más dura, y añadir durante el proceso un poco de hinojo o aceitunas negras deshuesadas y picadas.

  Sobre una superficie de trabajo lisa, verter unas gotas de aceite y extender la masa con las manos formando palitos de 8-10 cm de largo y 1 cm de grosor y luego unir los dos extremos.
- Poner los panecillos en una bandeja de horno forrada con papel pergamino.
- Hornear a 200 °C durante unos 35-40 minutos, sacar del horno, dejar que se enfríe y servir.

  También pueden prepararse sin aceitunas, ni semillas, etc.

Palitos de pan rústico de harina de arroz integral sin levadura

Ingredientes para 1 kg de palitos

- Sobre una superficie de trabajo lisa, verter unas gotas de aceite y extender la masa con las manos formando palitos de 15 cm de largo y 1 cm de grosor.
- Ponerlos en una bandeja de horno forrada con papel pergamino y hornear a 200 °C durante 30-35 minutos.

Ideas para la cobertura de las pizzas

Una vez comprendido y elegido el proceso para la masa de la pizza, ésta se puede adornar al gusto. Las posibilidades, ya se sabe, son muchas.

Yo también propongo algunas.

Pizza a la genovesa

Ingredientes para 1 pizza

1 pizza de arroz • 8 cebollas blancas • 1 trozo de apio • 1 zanahoria • 2 vasos de zanahoria licuada • Sal • 10 hojas de albahaca • 6 cucharadas de aceite de oliva virgen extra

- Limpiar, lavar y cortar las verduras en trozos pequeños.
- Ponerlas en una cacerola con una pizca de sal y ½ taza de agua.
- Llevar a ebullición, bajar el fuego y cocer a fuego lento durante 1 hora con la tapa no colocada del todo.
- Poner todos los ingredientes en la batidora y batir.
- Calentar en la sartén un chorrito de aceite, agregar la mezcla de vegetales y 2 tazas de zumo recién exprimido de zanahoria.
- Cocer durante 10 minutos y luego agregar una pizca de sal y mezclar bien.
- Poner la salsa encima de la pizza y adornar con la albahaca fresca.

Esta salsa es también excelente para la pasta de maíz, los macarrones de arroz y de maíz, o los cereales integrales y las judías.

PIZZA CON ACELGAS, ACEITUNAS, ALCAPARRAS Y ATÚN

INGREDIENTES PARA 1 PIZZA

1 plato colmado de acelgas cocidas • 15 aceitunas negras sin hueso • 1 cucharadita de alcaparras lavadas • 2 cucharadas de atún al natural conservado en un frasco de cristal • 1 diente de ajo • 3 cucharadas de aceite de oliva virgen extra • 1 pizza de arroz ya lista

- Verter el aceite y el ajo picado en una sartén y freír durante 1 minuto; añadir las aceitunas, las alcaparras y las acelgas y saltear 3-4 minutos.
- Agregar el atún, mezclar bien y decorar la pizza. Hornear durante 10 minutos.

PIZZA CON CALABAZA

INGREDIENTES PARA 1 PIZZA

600 g de calabaza amarilla • 2 cebollas • 1 trozo de apio • 4 cucharadas de aceite de oliva virgen extra • ½ cucharada de sal • Una pizca de jengibre • Un poco de queso biológico de oveja o de cabra (opcional)

- Lavar y cortar la calabaza en trozos pequeños; picar la cebolla y el apio y ponerlos en una sartén. Añadir el aceite, la sal y 3 cucharadas de agua.
- Cocer a fuego medio durante 15-20 minutos, apagar y agregar una pizca de jengibre.
- La preparación está lista para añadirla a la pizza.

Pizza con cebolla

Ingredientes para 1 pizza

8 cebollas blancas • 1 cucharadita de sal • 4 cucharadas de aceite de oliva virgen extra • 1 pizza de arroz ya lista • Orégano (opcional)

– Pelar, lavar y cortar la cebolla en dados.
– Ponerlos en una sartén de fondo grueso y agregar la sal y ½ taza de agua.
– «Freír» las cebollas en agua a fuego alto hasta que estén transparentes.
– Si es necesario, añadir un poco más de agua.
– Agregar el aceite, cocer durante 3-4 minutos y apagar.
– Poner encima de la pizza y hornear durante 5-10 minutos.
– Retirar la pizza del horno, espolvorear el orégano, si se desea, y servir.

Pizza con rúcula, tomates cereza y tofu

Ingredientes para 1 pizza

1 pizza de arroz • 1 plato colmado de rúcula lavada y pelada • 8 tomates cereza • 1 diente de ajo • 100 g de tofu blanco fresco • 6 cucharadas de aceite de oliva virgen extra • 1 cucharadita de sal • ¼ de cucharadita de jengibre

– Lavar los tomates y cortarlos por la mitad.
– Verter 4 cucharadas de aceite y el ajo en una sartén y cocer durante 3 minutos.
– Agregar los tomates, la sal y cocer durante 3-4 minutos.
– Añadir la rúcula y saltear durante otros 2 minutos.
– En otra sartén, verter el resto del aceite, un poco de agua y el tofu cortado en dados pequeños. Cocer a fuego medio durante 10 minutos, salar, remover bien y apagar.
– Poner en la pizza primero la rúcula con los tomates y luego los trozos de tofu.
– Hornear durante 8-10 minutos y servir con una pizca de jengibre.

Pizza con brócoli y tempeh frito

Ingredientes para 1 pizza

1 pizza de arroz • 1 plato colmado de brócoli cocido • 1 diente de ajo • 100 g de tempeh *• 4 cucharadas de aceite de oliva virgen extra • Aceite para freír*

– Calentar el aceite en una sartén, cortar el *tempeh* en dados pequeños y freír durante unos minutos.

– A continuación, retirar de la sartén y escurrirlo sobre papel de cocina.
– En una cacerola, calentar 4 cucharadas de aceite y dorar el ajo, y luego agregar el brócoli.
– Saltear durante 5-6 minutos, removiendo con frecuencia, y apagar.
– Decorar la pizza con el brócoli y luego los dados de *tempeh*.
– Hornear durante 7-8 minutos, y luego servir.

PIZZA CON PIMIENTOS ASADOS

INGREDIENTES PARA 1 PIZZA

1 pizza de arroz • 1 plato de pimientos asados, limpios y cortados en tiras finas • 1 anchoa • 1 cucharadita de alcaparras lavadas • 1 diente de ajo • 10 aceitunas negras sin hueso • 1 cucharadita de sal • 5 cucharadas de aceite de oliva virgen extra

– En una sartén de fondo grueso, calentar el aceite y dorar el ajo.
– Añadir los pimientos, las alcaparras, las aceitunas y las anchoas cortadas en trozos pequeños.
– Saltear a fuego fuerte durante 8-10 minutos, agregar sal y apagar.
– Poner las verduras en la pizza y hornear durante 8-10 minutos más.
– Retirar del horno y servir.

PIZZA CON PIMIENTOS FRITOS

INGREDIENTES PARA 1 PIZZA

1 pizza de arroz • 2 pimientos amarillos • 5 cucharadas de aceite de oliva virgen extra • 1 cucharadita de sal

– Pelar y lavar los pimientos, cortarlos en tiras, y retirar las semillas.
– Calentar el aceite en una sartén, añadir los pimientos y cocerlos a fuego fuerte durante 7-8 minutos; luego moderar el fuego y continuar la cocción hasta que los pimientos estén completamente cocidos.
– Añadir sal, remover bien y apagar.
– Poner los pimientos en la pizza y hornear durante otros 10 minutos.
– Retirar del horno y servir.

Pizza con atún, aceitunas y tomates

Ingredientes para 1 pizza

1 pizza de arroz • 100 g de atún al natural conservado en un frasco de cristal • 10 aceitunas negras deshuesadas • 8 tomates pequeños • 1 diente de ajo • 4 cucharadas de aceite de oliva virgen extra • ¼ de cucharadita de orégano

- En una sartén, poner el aceite, el ajo y los tomates lavados y cortados por la mitad.
- Cocer a fuego lento durante 5 minutos, removiendo con frecuencia. Bajar el fuego y agregar las aceitunas picadas.
- Saltear de nuevo durante 3 minutos.
- Añadir el atún desmenuzado con un tenedor y mezclar todo.
- Apagar y verter la preparación sobre la pizza.
- Hornear durante 5-8 minutos.
- Retirar del horno, añadir el orégano y servir.

Pizza con tomates y berenjenas

Ingredientes para 1 pizza

1 pizza de arroz • 2 berenjenas • 10 tomates pequeños • 1 diente de ajo • Aceite de oliva virgen extra • Sal • 10 hojas de albahaca • 2 cucharadas de queso rallado (opcional)

- Pelar, lavar y cortar la berenjena en dados.
- Lavar los tomates y la albahaca.
- Espolvorear las berenjenas con sal y dejar reposar 1 hora en un cuenco.
- Enjuagarlas y presionarlas hasta que suelten toda el agua, y freírlas en un poco de aceite.
- Por último, añadir los tomates picados, un diente de ajo picado, una pizca de sal y cocer durante otros 5 minutos.
- Poner la mezcla sobre la pizza y hornear durante 10 minutos.
- Retirar del horno, agregar la albahaca y (opcionalmente) el queso antes de servir.

Pizza con patatas y atún

Ingredientes para 1 pizza

1 pizza de arroz • 4 patatas hervidas y peladas • 100 g de atún al natural conservado en un frasco de cristal • 10 aceitunas negras sin hueso • ½ taza de zanahorias cortadas en juliana • Aceite de oliva virgen extra • Sal • ¼ de cucharadita de jengibre en polvo

- Cortar las patatas en rodajas finas y colocarlas en la pizza. Añadir el atún, las zanahorias, las aceitunas y el ajo picado.
- Sazonar y hornear en el horno precalentado durante 10-15 minutos.
- Retirar del horno, agregar el jengibre y servir.

Pizza con escarola, aceitunas y alcaparras

Ingredientes para 1 pizza

1 pizza de arroz • 600 g de escarola cocida y luego escurrida para eliminar el exceso de agua • 1 cucharadita de alcaparras lavadas • 10 aceitunas negras sin hueso • 1 anchoa salada • 8 nueces • Aceite de oliva virgen extra • Sal • 1 diente de ajo

- Calentar el aceite en una sartén, poner el ajo picado y saltear durante 2 minutos.
- Añadir la escarola, las alcaparras, las aceitunas y la anchoa cortadas en trozos pequeños.
- Cocer los ingredientes a fuego fuerte para que la escarola tome el sabor y apagar.
- Disponer la mezcla en la pizza y agregar las nueces picadas.
- Hornear durante 10 minutos.
- Retirar del horno y servir.

Pizza con flores de calabacín y requesón

Ingredientes para 1 pizza

1 pizza de arroz • 300 g de flores de calabacín lavadas • 200 g de ricota • 1 diente de ajo • Aceite de oliva virgen extra • Sal • ¼ de cucharadita de jengibre fresco

- Calentar el aceite en una sartén y cocer el ajo durante 2 minutos. Retirar y poner las flores de calabacín.

- Cocer primero a fuego fuerte un par de minutos y luego moderado durante 7-10 minutos.
- Añadir el queso y mezclar hasta obtener una preparación homogénea.
- Si fuera necesario, añadir un poco de agua.
- Agregar una pizca de sal y apagar.
- Extender la mezcla sobre la pizza y hornear durante 5 a 10 minutos.
- Retirar del horno, añadir el jengibre y servir.

PIZZA CON ALCACHOFAS, BRESAOLA Y ACEITUNAS VERDES

INGREDIENTES PARA 1 PIZZA

12 corazones de alcachofa al vapor • ½ taza de bresaola *(sin lactosa ni gluten) cortada en dados • 10 aceitunas verdes deshuesadas • ¼ de cucharadita de jengibre • Aceite de oliva virgen extra • Sal • 2 cucharadas de queso de oveja rallado (opcional)*

- Repartir por la pizza los corazones de alcachofa cortados en cuartos, la *bresaola* y las aceitunas y espolvorear el queso de oveja (opcional).
- Hornear durante 10 minutos, añadir el jengibre y servir.

Con huevos

PIZZA RÚSTICA NAPOLITANA

INGREDIENTES PARA 8 PERSONAS

PARA LA MASA

150 g de quinoa recién molida • 100 g de harina de arroz integral recién molida • 100 g de mijo recién molido • 2 cucharadas de tahini *o 2 cucharadas de margarina vegetal biológica • 3-4 huevos enteros • Tres pizcas de sal • 100 g de azúcar moreno de caña • Agua para obtener una masa suave*

PARA EL RELLENO

500 g de requesón • 200 g de bresaola *(sin lactosa y sin gluten) cortada en dados • Una cantidad generosa de queso de oveja rallado • Una pizca de sal • 1 huevo entero • 2 cucharadas de azúcar moreno de caña sin refinar • 2 cucharadas de semillas hinojo (opcional) • 2 cucharadas de semillas sésamo o de pipas de girasol • ¼ de cucharadita de jengibre en polvo*

- Amasar la harina con el agua, la caña de azúcar y los huevos enteros. A continuación, agregar la margarina, el aceite y la sal, y trabajar la mezcla hasta obtener una masa suave.
- Verter la mitad de la preparación en una bandeja de horno forrada con papel pergamino.
- Con los ingredientes para el relleno, formar una masa empezando por ablandar el requesón y luego añadir, uno a uno, los demás ingredientes.
- Si la mezcla queda un poco dura, agregar un poco de leche de arroz.
- Verter el relleno en el molde (en la parte inferior ya ha colocado la mitad de la masa de pizza) y cubrir con la otra mitad de la masa.
- Hornear a 180 °C durante aproximadamente 1 hora y 30 minutos.

Pizza rústica con verduras

Ingredientes para 6 personas

700-800 g de harina de arroz integral • 3 calabacines • 2 patatas • 2 zanahorias • 12 nueces • 1 taza de hojas verdes cocidas (por ejemplo, acelga, escarola, achicoria, etc.) • 3 cucharadas de semillas de sésamo • 2 cucharadas de margarina biológica • 1 cucharada de sal • ½ cucharada de semillas de hinojo (opcional) • 1-2 huevos • 1 vaso de zanahoria fresca licuada • 20 aceitunas negras sin hueso • Agua para obtener una masa suave

- Limpiar, lavar y cortar las verduras en trozos.
- Ponerlas en la batidora, a excepción de las hojas verdes, las aceitunas y las nueces, y mezclar hasta obtener una papilla.
- Añadir la margarina, una pizca de sal, las semillas de sésamo e incorporar de nuevo.
- Agregar la harina de arroz, los huevos, el zumo de zanahoria y el agua hasta obtener una masa suave aunque no excesivamente.
- Mezclar bien los ingredientes y verter la mitad de la preparación en una bandeja de pizza forrada con papel sulfurizado. Distribuir en la superficie la masa de las hortalizas, las aceitunas y las nueces. Cubrir con la otra mitad de la masa.
- Hornear a 180-200 °C durante 1 hora y 30 minutos.
- Retirar del horno, dejar que se enfríe y servir.

Pizzas de mijo

Pizza de mijo con sésamo

Ingredientes para 4 personas

2-3 tazas de mijo cocido • 2 cucharadas de aceite de oliva virgen extra • 2 cucharadas de semillas de sésamo (opcional)

- Engrasar una bandeja de horno con un poco aceite y poner el mijo al que se le habrán agregado las semillas.
- Esta pizza puede cocerse de dos maneras:

  • Horneándola durante aproximadamente 1 hora a 180-200 °C.
  • Cocinándola al fuego, asegurándose de darle la vuelta cada cierto tiempo para que se cuezan bien ambas superficies.

- Es evidente que si decides cocinar directamente en el fuego necesitarás más aceite.

Se puede coronar con muchos ingredientes: con verduras, semillas, tubérculos, etc.

Pizza de mijo con patatas

Ingredientes para 4 personas

2 tazas llenas de mijo cocido • 3 patatas cocidas y en puré • ½ cucharada de sal • 5 cucharadas de aceite de oliva virgen extra • Una pizca de jengibre • 2 cucharadas de semillas de sésamo

- Salar las patatas y verter en 3 cucharadas de aceite de oliva, mezclar bien y añadirlas al mijo.
- Incorporar bien los ingredientes y añadir las semillas.
- Engrasar una fuente de horno y verter la preparación.
- Hornear a 180-200 °C durante aproximadamente 1 hora.
- Retirar del horno, dejar que se enfríe y servir la pizza cortada en triángulos con un poco de jengibre.

Pizza con mijo y calabacín

Ingredientes para 4 personas

2 tazas de mijo cocido • 3-4 calabacines • 1 cebolla • 4 cucharadas de aceite de oliva virgen extra • Sal

- Limpiar, lavar y cortar las verduras en trozos pequeños.
- Ponerlas en una cacerola y añadir 1 cucharada de aceite de oliva, una pizca de sal y ½ taza de agua.
- Llevar a ebullición y bajar el fuego.
- Cocer durante 15-20 minutos.
- Agregar el mijo y mezclar bien los ingredientes.
- Engrasar una bandeja de horno, poner la mezcla y hornear a 180 °C durante aproximadamente 1 hora.
- Retirar del horno, dejar que se enfríe y servir.

Pizza de mijo con calabaza

Ingredientes para 6 personas

800 g de mijo cocido • 400 g de calabaza amarilla al vapor (tipo Hokkaido) • ½ cucharadita de sal • 2 cucharadas de semillas de sésamo tostadas • ½ taza de aceite de oliva virgen extra • ½ cucharadita de jengibre

- Cuando el mijo todavía esté caliente, mezclar con la calabaza, añadir sal, jengibre y semillas de sésamo.
- Calentar el aceite en una sartén, agregar la preparación de mijo y calabaza y cocer primero un lado y luego el otro.
- La pizza debe tener un grosor de 3 cm.
- El mijo no se puede dar la vuelta en la sartén como una tortilla, así que hay que dar la vuelta un poco cada vez con una cuchara.
- Al final, de todos modos, tendrá forma de pizza, porque el mijo se espesará. La pizza está lista cuando ambas partes han formado una costra gruesa. Se debe consumir caliente.

Pizza de mijo con tallos y corazones de alcachofa

Ingredientes para 4 personas

2 tazas de mijo cocido • 6 corazones y tallos de alcachofa • 5 cucharadas de aceite de oliva virgen extra • 1 diente de ajo • Sal

- Quitar las hojas duras y lavar las alcachofas.
- Utilizar los corazones y los tallos.
- Verter 2 cucharadas de aceite en una sartén y añadir las alcachofas y los tallos picados, el ajo, un poco de sal y ½ taza de agua.
- Llevar a ebullición, bajar el fuego y cocinar a fuego lento durante 25 minutos.
- Apagar y dejar que se enfríe un poco.
- Añadir las alcachofas al mijo, teniendo cuidado de mezclar bien los ingredientes.
- Engrasar una fuente de horno y verter la mezcla.
- Hornear durante aproximadamente 1 hora a 180 °C.
- Retirar del horno, dejar que se enfríe y servir.

Varios

Pizza de maíz blanco

Ingredientes para 4 personas

500 g de harina de maíz blanco • 600 ml de agua • 1 cucharada de sal • 70 ml de aceite de oliva virgen extra

- Poner el agua en una cacerola y llevar a ebullición. Verter la harina en un cuenco y añadir el agua, una pizca de sal y el aceite; volver a hervir, removiendo bien con una cuchara de madera.
- Preparar un molde de horno de tamaño mediano y verter menos de una taza de aceite, y extender por toda la superficie.
- Agregar la mezcla y nivelarla.
- Con el mango de una cuchara de madera mojado, hacer agujeros en la masa y llenarlos de aceite.
- Hornear durante 40 minutos a 200 °C y luego servir.
- La pizza también se puede cocinar en los fogones. Sin embargo, hay que darle la vuelta con una tapa para que se cueza por los dos lados.

Tortillas y mantequilla salada

Estas tortillas mexicanas se sirven generalmente con mantequilla salada. En este apartado se encuentra también la receta para la mantequilla salada, obviamente, sin proteínas de leche de vaca.

Ingredientes para 4 personas

2 tazas de harina de maíz molida muy fina y tamizada • 1 ½ taza de agua • Sal

- Mezclar el agua con la harina y la sal durante unos 10 minutos, es decir, hasta obtener una preparación homogénea.
- Formar una bola y dejar que repose durante 20 minutos.
- Luego hacer bolas de 3 cm de diámetro, aplanar lo máximo posible con las palmas de las manos húmedas.
- Las tortillas se pueden cocer en la plancha precalentada o freírlas en aceite caliente. En cualquiera de los casos, hay que cocerlas bien por ambos lados.
- Una vez listas, se pueden servir como pan para acompañar diferentes platos o se pueden untar con mantequilla salada.

Mantequilla salada

Ingredientes para 8 tortillas

2 cucharadas de margarina biológica • 2 anchoas • 1 cucharadita de alcaparras lavadas • ¼ de cucharadita de jengibre o pimienta negra

- Poner las anchoas en un mortero con las alcaparras y majar hasta obtener una crema; agregar la margarina y mezclar, y, a continuación, incorporar el jengibre o la pimienta.
- Untar un poco de la preparación en las tortillas.

Con huevos

ROSCOS RÚSTICOS DE ARROZ INTEGRAL

INGREDIENTES PARA 4 PERSONAS

1 taza llena de agua • 1 taza llena de harina de arroz integral recién molida • 1 cucharada de sal gruesa • 1 cucharada generosa de margarina de girasol biológica • 1 huevo (opcional; también quedan muy bien sin el huevo) • 25 nueces ligeramente picadas • 1 cucharadita de semillas de hinojo • 1 cucharadita de jengibre en polvo • 20 aceitunas negras sin hueso (opcional)

- En una cacerola honda, poner el agua, la sal y la margarina.
- Cuando el agua hierva, apagar el fuego, verter de una vez la harina de arroz y remover enérgicamente.
- Tan pronto como la mezcla tenga una consistencia suave, añadir las nueces, el jengibre y las semillas de hinojo.
- Mezclar un poco más y esperar hasta que la preparación se haya enfriado un poco antes de montar el huevo por separado y luego añadirlo a la mezcla.
- Remover la preparación vigorosamente y formar los roscos.
- Tomar una cucharada de la mezcla, y en una superficie de trabajo (el mármol es ideal), formar con las manos (si fuera necesario, humedecerla con un poco de aceite) un palo de unos 10 cm de largo y del grosor de un dedo.
- Unir los dos extremos y formar el rosco, y repetir hasta acabar la mezcla.
- Ponerlos en una bandeja de horno forrada con papel pergamino.
- Hornear durante 35-40 minutos a 180 °C.

Debo señalar que estos roscos son buenísimos, incluso sin añadirles huevo. Esta receta es fácil de elaborar y repite en gran parte el procedimiento de la receta de pizza sin levadura al horno.

PIZZA RÚSTICA DE CARDOS

INGREDIENTES PARA 6-8 PERSONAS

1 kg de patatas • 1 kg de cardos • 2 huevos • 100 g de queso de oveja fresco • 100 g de queso de oveja semicurado • 50 g de margarina vegetal biológica • Sal • Perejil

– Pelar, lavar, cortar los cardos, hervirlos y reservarlos.
– Lavar y hervir las patatas; pelar y triturar hasta obtener un puré.
– Mezclar las patatas con los huevos, el queso rallado, el queso de oveja fresco, el perejil, el jengibre y una pizca de sal.
– Engrasar con margarina una bandeja de horno y cubrir el fondo con trozos de cardo. Encima de los cardos poner una capa de puré y extender por la superficie escamas de margarina.
– Hornear a 200 °C durante unos 20 minutos.

PIZZA SUAVE DE ESPINACAS

INGREDIENTES PARA 6 PERSONAS

600 g de espinacas • 500 ml de leche de soja natural • 70 g de margarina biológica • 40 g de harina de arroz blanco • 2 huevos • 1 diente de ajo • ¼ de cucharadita de jengibre en polvo • Sal

– Hervir las espinacas, dejar que se enfríen, eliminar toda el agua sobrante y ponerlas en una sartén con un poco de margarina y el ajo picado.
– Preparar una bechamel derritiendo la margarina en una sartén, y, a continuación, añadir poco a poco la harina y un poco de leche cada vez.
– Llevar a ebullición a fuego medio y remover constantemente para evitar que se hagan grumos.
– Agregar la bechamel a las espinacas, una pizca de sal y el jengibre.
– Añadir los huevos, primero las yemas, removiendo bien, y luego las claras.
– Engrasar una fuente de horno, verter la mezcla y hornear al baño maría durante 20 minutos.
– Servir muy caliente.

Las pizzas siempre han atraído la atención de los conocedores. Puede comerse como plato principal o como guarnición en una comida a base, sobre todo, de vegetales. Es bueno acompañarlas con rábano rallado y sal. No se debe abusar de ese plato, y hay que comerlas de vez en cuando porque son una variación alegre y agradable de la comida habitual. Las pizzas se pueden preparar con todas las harinas sin gluten: arroz, mijo, amaranto, quinoa, maíz, alforfón o cereales mezclados con hortalizas y verduras añadidas.

Pizzas fritas

TORTITAS FRITAS DE HARINA DE ARROZ, HARINA DE ALFORFÓN Y HARINA DE MIJO

INGREDIENTES PARA 3-4 PERSONAS

200 g de harina mixta de 3 cereales: arroz, alforfón y mijo • 200-250 ml de agua • 1 cucharadita de sal • 2 calabacines pequeños rallados • Aceite de oliva virgen extra para freír

- Mezclar las 3 harinas con la sal.
- Añadir gradualmente el agua y formar una masa suave.
- Agregar el calabacín rallado y remover hasta obtener una mezcla homogénea.
- Calentar el aceite en una sartén y freír cucharadas de masa.
- Dorar bien por ambos lados, retirar de la sartén, escurrirlas sobre papel de cocina y servir.

PASTELA INTEGRAL PARA TEMPURA

INGREDIENTES PARA 250 G DE PASTELA

1 taza de harina de arroz • 1 ½ taza de agua • 1 cucharadita de kuzu *• Sal*

La tempura es un proceso particular de cocción de la macrobiótica: las verduras se sumergen en una pasta de harina y agua, y luego se fríen en abundante aceite hirviendo. Al ser una cocción muy yang, se adapta mejor a las verduras más yin, incluidos el tofu y las algas, que se pueden cocinar de esta manera.

- Mezclar los ingredientes con cuidado hasta obtener una masa suave y sin grumos.
- Remojar las verduras en la pastela, escurrir y freír en una sartén con abundante aceite caliente.

FLORES DE CALABACÍN EN PASTELA

INGREDIENTES PARA 3-4 PERSONAS

300 g de pastela de tempura (véase *receta en la página 182*) • *100 g de flores de calabacín lavadas* • *Aceite de oliva virgen extra para freír*

– Sumergir las flores de calabacín en la pastela y freír en la sartén con aceite caliente.
– Sacar cuando estén doradas, escurrirlas sobre papel de cocina y servir.

TORTITAS DE HARINA DE ARROZ CON ZANAHORIA Y PATATA

INGREDIENTES PARA 4 PERSONAS

100 g de harina de arroz integral • *150 ml de agua* • *1 cucharadita de sal* • *1 patata rallada* • *1 zanahoria rallada* • *Aceite de oliva virgen extra para freír* • *Para acompañar los panqueques, 5 rábanos rallados y espolvoreados con un poco de sal*

– Mezclar lentamente la harina de arroz recién molida fina, en pocas cantidades, con los 150 ml de agua. Añadir la sal, la patata rallada y la zanahoria rallada.
– Remover hasta que la preparación esté suave.
– Calentar el aceite en una sartén.
– Freír la masa a cucharadas.
– Retirar las tortitas de la sartén cuando estén doradas por ambos lados.
– Escurrirlas en papel de cocina.
– Servir en un plato con el rábano rallado y una pizca de sal.

BUÑUELOS DE CHANQUETES

INGREDIENTES PARA 4 PERSONAS

300 g de pastela de tempura de harina de arroz (véase *receta en la página 182*) • *150 g de chanquetes* • *Una pizca de sal* • *Una pizca de jengibre molido* • *Aceite de oliva virgen extra para freír*

– Preparar la pastela de tempura mezclando el agua con la harina de arroz y la pizca de sal.
– Sumergir los chanquetes y continuar incorporando hasta que la preparación esté cremosa.
– No batir. Si hiciera falta, añadir un poco más de agua.

– Calentar el aceite en una sartén, freír la mezcla a cucharadas. Retire los panqueques de la sartén cuando estén dorados.
– Escurrir sobre papel de cocina y servir.

BORRAJAS REBOZADAS

INGREDIENTES PARA 3-4 PERSONAS

300 g de pastela de tempura (véase *receta en la página 182)* • *10 hojas pequeñas de borraja lavadas y secas* • *Aceite de oliva virgen extra para freír* • *Sal*

– Sumergir las hojas de borraja en la pastela y freír en una sartén con abundante aceite caliente.
– Cuando estén listas, sacarlas, escurrirlas sobre papel de cocina y servir.

ALCACHOFAS REBOZADAS

INGREDIENTES PARA 3-4 PERSONAS

5 corazones tiernos de alcachofas • *300 g de pastela de tempura* (véase *receta en la página 182)* • *Aceite de oliva virgen extra para freír*

– Lavar los corazones de las alcachofas y cortarlos en cuartos.
– Sumergir en la pastela y freír en aceite caliente.
– Sacarlos del aceite cuando estén dorados.
– Escurrir en papel de cocina y servir.

3.7 Los cereales integrales en grano

Antes de aproximarme al mundo de la alimentación macrobiótica, los cereales integrales en grano que conocía eran el maíz, que usaba para hacer palomitas, y el trigo, que para nosotros se encuentra a la venta ya cocido durante el período previo a la Pascua y que utilizaba para preparar un típico y delicioso pastel de mi región. Este ingrediente constituye la base (el pastel en cuestión es la *pastiera di grano*, y propongo una versión «revisada» para los intolerantes en las páginas siguientes); y finalmente conocía la cebada, que sólo usaba tostada, o incluso molida para infusión.

Para mí, la idea de la calidad comestible del resto de los cereales en grano quedaba muy lejos. Recuerdo una vez que fui a comprar jabón a una tienda cerca de una herboristería, y oí a una señora que dijo que comió mijo durante un viaje a Grecia. Yo pensé: «¡Qué estómago! Cuando lo compro para mis pájaros me pregunto cómo son capaces de comérselo», y añadí: «Jesús, la gente pierde la cabeza».

Pero las cosas no eran así. Pronto me di cuenta de lo profundo de mi ignorancia, y de lo que me había perdido, hasta que me acerqué a los principios y a la información macrobiótica.

Es muy importante recordar que los cereales en «origen» son todos integrales y en grano. El grano es integral cuando se conserva la cáscara, el germen y el cuerpo central, es decir, las partes esenciales que encierran la vida.

El ejemplo que aclara este concepto es el siguiente: si plantamos una semilla o un grano integral, crece la planta, porque conserva inalteradas las potencialidades vitales. Si la misma semilla la molemos y luego la plantamos, no crece nada.

Trataremos de entender bien por qué deben consumirse cereales integrales en grano, y por qué deben provenir de agricultura ecológica.

La doctora Catherine Kousmine, en su libro *Salvate il vostro corpo!* [Tecniche Nuove, 1992], escribe: «El germen y la cáscara son ricos en minerales, y en algunos elementos esenciales para la vida (por ejemplo, manganeso, cobalto, cobre, zinc, cromo, selenio), y en enzimas y vitaminas. El germen contiene vitaminas A y E, y la cáscara vitaminas del grupo

B, lo que representa una de las fuentes alimentarias más importantes. Las diferentes partes que componen la semilla contienen aceites y vitamina F. El cuerpo central está compuesto esencialmente de almidón. En la producción de harina blanca (destinada a la panificación o a la producción de pasta, etc.), las semillas y las capas externas de éstas se separan del cuerpo principal... El hombre se queda sólo la parte rica en almidón, mientras que el 70 % de sustancias valiosas que se encuentran en los cereales no se utiliza y se pierde. Por tanto, la harina blanca es un alimento que carece de sustancias vitales, lo que explica por qué no atrae a los depredadores, que instintivamente saben qué sustancias son adecuadas para su supervivencia; no la consideran comestible».

La doctora rusa continúa: «El grano triturado y molido en harina pierde su vida y muere. Al no ser capaz de conservar su estructura, si se expone al aire se somete a una alteración progresiva de sus componentes más inestables y valiosos, las vitaminas. El grano se oxida y pierde su sabor durante un período de tiempo que varía de ocho a quince días, mientras que el tiempo que normalmente pasa entre la producción y el envasado de la harina es al menos de tres semanas. La situación es aún más grave en el arroz refinado, que se consume después de semanas o meses, que en el grano de trigo o de avena molidos en harina, en pasta o en copos. Sin embargo, al hacerlo, aceptamos alimentarnos con semillas completamente desvitalizadas».

Un experimento de laboratorio ha demostrado en concreto la pérdida de los elementos vitales en la harina. Han alimentado a ratones con granos de trigo o con trigo recién molido, con excelentes resultados, mientras que otros ratones fueron alimentados con harina de seis semanas, y el resultado fue totalmente insatisfactorio: el desarrollo del segundo grupo de ratones fue lento, por lo que los pequeños animales se mostraron muy débiles. Obviamente, con el tiempo, los elementos vitales faltaban [Kousmine, 1989].

Carlo Guglielmo agregó: «Tenemos razones para creer que es mejor comer cereales enteros e integrales que en forma de harina, ya sea porque conservan todas sus propiedades, como porque los cereales en grano proporcionan glucosa muy poco a poco al intestino. Se absorben, se convierten en glucosa, pero mucho más lentamente que los cereales en harina, y, por tanto, no aumentan la insulina. Si, en cambio, comemos azúcar refinado o pan blanco, la insulina aumenta con mucha rapidez. Los almidones que hacen que aumente la insulina son los del pan blanco, el maíz y las patatas (¿pero lo saben los médicos a quienes confiamos nuestra salud?). Un diabético no debería comerlos nunca, pero la gente normal debería ingerirlos sólo de vez en cuando, para mantener una buena función del organismo» [*Dalla prevenzione del tumore alla salute del planeta. Alimetazione e natura*, 1999, La Finestra sul Cielo].

Cabe señalar también lo mucho que afecta a nuestra salud el tipo de agricultura «usado» en los cereales. Si los granos están en contacto con la tierra fértil, se fertilizan de acuerdo con los cánones de la agricultura biológica o biodinámica, y aportan sus beneficios a quienes los ingieren. Mientras que el grano cultivado en suelos tratados con pesticidas, plaguicidas, herbicidas, etc. es muy diferente, ya que en la cáscara y el germen se concentran esos mismos venenos.

Así que consumir estos productos equivale a un grave riesgo. Sobre los cultivos intensivos invasivos basados en «venenos», esto es lo que opina el maestro Muramoto: «Los productos químicos queman la tierra. Es hora de exigir que todos los campos "redescubran la paz", es decir, su curso natural. En nuestros esfuerzos para salvar al hombre de la desnutrición, también hay que considerar que la alimentación debe estar al servicio de toda la tierra. Las principales industrias se comportan como un comandante de barco inepto que no puede predecir que el viaje es muy largo y que los alimentos deben ser distribuidos con moderación y serenidad. Debemos pensar en las generaciones futuras» [Muramoto, N., *Il medico di se stesso*, Feltrinelli, 1995, página 126].

PÉRDIDA DE LOS ELEMENTOS DEL GRANO DE ARROZ INTEGRAL UNA VEZ SE LE EXTRAE LA CÁSCARA

Elemento nutritivo		Pérdida	
Tiamina	97 %	Ácidos grasos esenciales	70 %
Vitamina B_6	94 %	Fibra	70 %
Niacina	88 %	Riboflavina	68 %
Cromo	87 %	Calcio	60 %
Magnesio	80 %	El ácido pantoténico	57 %
Potasio	77 %	Proteína	25 %
Zinc	72 %		

Tabla de Murray, Michael T., *Il potere curativo dei cibi*, Red, 1996.

Los cereales integrales son, por tanto, el alimento más apropiado para los seres humanos. Proporcionan un aporte nutricional más completo que los cereales refinados, que la pasta elaborada con harina blanca tipo «0» o «00», o que las pastas de arroz, maíz, etc.

Se puede comprobar fácilmente, si se consulta la tabla de los alimentos del capítulo 2, que los cereales integrales contienen vitaminas del complejo «B», y que cuando se le extrae la cáscara, se produce una gran pérdida de nutrientes.

Además, los cereales integrales contienen seis tipos de aminoácidos de entre los más importantes. Detengámonos, pues, en la utilidad y los beneficios que conlleva el consumo de cereales integrales enteros.

Esto es lo que dice el texto de *Dietologia Clinica. Alimenti malattia*: «En África, donde comúnmente la dieta tiene un alto contenido en fibra, la incidencia de cáncer de colon es considerablemente inferior que en los países industrializados occidentales, donde el contenido en fibra en la dieta es menor. La razón de este comportamiento diferente se encontró en el reducido tiempo de tránsito por aumento del volumen intestinal y en la rápida dilución de ciertos componentes potencialmente cancerígenos; de hecho, muchas fibras necesitan cantidades significativas de agua. Esto puede ser uno de los mecanismos por los cuales la fibra ejerce su efecto protector con respecto al cáncer».

Y de nuevo: «Comer como los campesinos de hace cien años» es el lema del médico Max Otto Bruker. Éste ha desarrollado una dieta muy simple con el fin de prevenir las enfermedades causadas por el estilo de vida moderno y frenético. Bruker sostiene que casi todas las enfermedades dependen de una falta de sustancias esenciales. Recomienda la alimentación con alimentos integrales y naturales, sin desechar la piel u otras partes, para que no pierdan las vitaminas y minerales, mientras que considera perjudicial el consumo de productos obtenidos a partir de procesos industriales, tales como harinas blancas de cereales, arroz blanco, azúcar refinado, etc., ya que contienen muy pocos nutrientes [Bruker, O., *Natura e salute*, Terapie dolci, 1999].

Está claro que son preferibles los cereales integrales en grano, pero una vez más, destaco: «Hay que tener cuidado y elegir siempre aquellos biológicos, de lo contrario podrías correr el riesgo de hacer una cura rica en pesticidas». De hecho, la parte más afectada por los pesticidas es precisamente la fibra exterior, así que, por ejemplo, el arroz blanco no biológico, después de extraérsele la cáscara, será un alimento menos completo pero también menos envenenado. De ello se desprende que la elección de comer alimentos integrales implica la consecuente elección de comprar alimentos biológicos. Si observamos los protocolos oficiales de salud en cuanto a cereales para celíacos, vemos que aparte del arroz, un poco de polenta de maíz (no necesariamente integral y no necesariamente no manipulada genéticamente), los copos de maíz o de arroz (no necesariamente biológicos ni integrales), la ingesta diaria de cereales consiste sobre todo en pasta sin proteínas y sin gluten, y galletas u obleas elaboradas con alimentos súper refinados: mezclas de fécula de patata, almidón de arroz, almidón de maíz, harina de soja desgrasada, extracto de proteína de guisante, emulsionante E 471, semillas de guar, carragenanos, aceites hidrogenados y, a veces, incluso azúcar blanquilla, huevos, leche, etc. Además, los pudines, las cremas y los dulces aconsejados por el manual están llenos de ingredientes nada integrales, y, por tanto, poco saludables (*véase* tabla sobre el régimen dietético para la celiaquía» de *Dietologia Clinica. Alimenti e malattia*, *op. cit.*, página 504).

Pero entonces, aquello que debería ser válido para cualquier persona para evitar el cáncer de colon y mantener mejor la salud (como, por ejemplo, el buen hábito de comer cereales integrales biológicos) ¿no es válido y también indispensable para los celíacos? ¿Cómo puede no ser bueno para los intolerantes al gluten, que más que nadie presentan una predisposición intestinal «especial»? Estos estudios, investigaciones, exhortaciones, advertencias y recomendaciones deben aplicarse también, y sobre todo, a ellos. ¿Por qué todos los manuales sólo se preocupan de advertir a los celíacos que se mantengan alejados del gluten, y nunca indican una alternativa, integral, natural, más que simplemente privada de gluten? ¿Quizás por esta razón muchos celíacos, incluso siguiendo dietas libres de gluten, siguen teniendo distintas dolencias de difícil identificación?

Además, lo que empeora el estado del celíaco es a menudo la actitud de los familiares. He sido testigo de escenas en las que los padres, abuelos, tíos, etc., pensando que daban afecto al «pobre niño celíaco que ya no puede comer muchos alimentos», le daban grandes cantidades de productos como chocolate, dulces, patatas fritas industriales, embutidos, quesos, etc., todos sin gluten, olvidando que la criatura, además de ser celíaca es también un ser humano, y que merece atención desde el punto de vista de la alimentación.

Y se alcanza la cumbre de la paradoja cuando se ve que en el hermano o la hermana, que no es celíaco, valen las reglas que moderan la ingesta de «chucherías», pero que para «él», «pobrecito», ¿cómo negárselo? Y así, el pequeño celíaco, visto por los miembros de la familia como «el pequeño extraterrestre», vive sometido a continuos desmanes. Desmanes que implican, en algunos casos, una serie de problemas cuya raíz es abstracta, pero que está precisamente allí, ante los ojos de todos. Por desgracia, los síntomas patológicos que surgen se consideran a menudo inexplicables, injustificados, porque desde el punto de vista de la familia del niño, «y ésta es la santa verdad», ha tragado, sí, un mar de brebajes, pero seamos claros, ¡nunca ha tomado gluten! ¡Y esto debería garantizar, por sí mismo, una salud de hierro!

Sería de esperar que en un futuro próximo, los pacientes celíacos puedan valorar positivamente la posibilidad de una alternativa viable en la elección de productos biológicos «sin gluten».

También la posible contaminación de los alimentos sin gluten, específicos para los celíacos, por los alimentos con gluten debe abordarse con mayor equilibrio y serenidad.

Este miedo a veces alcanza cotas patológicas: si un dedo toca un bocadillo y luego toca de manera accidental una galleta de arroz integral biológico ¿qué puede pasar? Es el fin: ¡las galletas de arroz están contaminadas!

El profesor Luigi Greco, gastroenterólogo en el Policlínico Federico II de Nápoles, aborda el tema en un documento para la AIC Campania, en julio de 1999, titulado: *Vivere felici senza glutine*:

«En general, la harina se puede ver muy bien si se queda pegada a cualquier utensilio de cocina, así que para evitar cualquier riesgo simplemente hay que cocinar de una manera limpia. Para aquellos que tienen que hacer frente, día a día, a una dieta sin gluten, a menudo el mayor temor no es el contenido real de harina o almidón con gluten, sino la posibilidad de una contaminación mínima en alimentos naturalmente libres de gluten: las trazas de gluten. Este terror ha generado una enorme ansiedad en los pacientes y sus familias, hasta estimular un fanatismo que ha causado mucho más daño que la propia enfermedad. Se ha llegado al extremo de llevar siempre la propia servilleta, los propios cubiertos, ollas y sartenes separadas, etc.: un daño grave para el equilibrio de los intolerantes al gluten. De hecho, una prescripción positiva como *comer mejor sin gluten* se ha convertido en una persecución diaria: *no comer, temer, sospechar*».

Es obvio, de todos modos, que debemos evitar absolutamente mezclar cereales sin gluten con los que lo contienen. Esto implica cambiar algunos hábitos familiares; por ejemplo, evitar usar los mismos utensilios de cocina.

También es aconsejable tener un pequeño molinillo de piedra, eléctrico o manual, para moler sólo los cereales sin gluten, para tener harina fresca y no contaminada.

Creo, sin embargo, exagerados y nocivos los prejuicios o las sospechas sobre los cereales biológicos integrales sin gluten de altísimo nivel nutricional.

Esto mina la inteligencia y la conciencia de muchos. Personalmente, me resulta chocante que se ignore o se pretenda ignorar la diferencia sustancial entre las dos clases de alimentos (farmacéuticos sin gluten y biológicos sin gluten), lo que significa que los sujetos interesados y con demasiada frecuencia no documentados se dirigen «convencidos» hacia los productos farmacéuticos inmediatamente después del diagnóstico de celiaquía, sin examinar caminos alimentarios alternativos.

Por otro lado, el celíaco no tiene mucho donde elegir dentro de la información adquirida poco después del diagnóstico, por lo que «o te comes esta sopa o...».

Por ejemplo, mi hija nunca ha tolerado pastas y harinas sin gluten disponibles en las farmacias. Esto me impulsó a buscar alternativas reales a través de la utilización de productos no sólo sin gluten, sino también biológicos, integrales y naturales. Así descubrí la existencia de una cantidad de alimentos, integrales, biológicos, naturales y sin gluten, que fortalecen la salud de la persona y garantizan un mejor funcionamiento de los intestinos y del metabolismo en general.

De todo esto nace la necesidad de proponer a todos, y en especial a los que tienen celiaquía, una forma saludable de comer, así que invito a seguir algunas reglas para corregir los diversos desequilibrios de la dieta moderna, empezando por el consejo de aproximarse lo máximo posible a los cereales biológicos, integrales, en grano y sin gluten.

Cereales integrales enteros

Los cereales más conocidos son: el trigo, el arroz, el mijo, el centeno, la avena, la cebada, el maíz, el amaranto, la quinoa, el alforfón, el farro y el kamut. Los dos últimos son considerados los antepasados del trigo.

Los cereales integrales enteros que no contienen gluten son:

Arroz integral

El arroz integral biológico es un excelente energético, útil en el tratamiento de la hipertensión y la arterioesclerosis. Favorece el crecimiento y es beneficioso para la fatiga. Purifica y fortalece los pulmones, es beneficioso para el sistema nervioso, ideal para personas que sufren alergias. El germen del arroz integral contiene ácido fítico, que ayuda al organismo a expulsar los desechos. El arroz integral es el mejor alimento para la alimentación diaria, y es el más ligero de digerir (Muramoto, N., *Il medico di se stesso, op. cit.*). Contiene grasas, proteínas, vitaminas (A, B, PP), minerales (calcio, fósforo, hierro, potasio, magnesio) e hidratos de carbono. El arroz blanco es sólo la parte interna del grano, que contiene sólo hidratos de carbono.

Las variedades de arroz son muchas, de grano corto, medio y de grano grande, largo, arroz dulce… y cada tipo tiene su uso específico en la cocina. Presentamos a continuación las diferentes clases que se pueden encontrar en tiendas de alimentación natural.

Arroz dulce integral

Se trata de una variedad de arroz muy glutinoso y rico en proteínas. Está indicado para las personas que sufren anemia, para las mujeres embarazadas, para los recién nacidos (si la madre no puede amamantarlos), y para niños y deportistas.

Arroz largo semiblanqueado

Este arroz integral es un producto intermedio entre el arroz integral y el blanco para aquellos que quieren un cereal más suave, con menos fibra, o que se cuece en menos tiempo. También es adecuado para pudines, galletas o pasteles en los que la textura debe ser suave y pastosa.

Arroz basmati integral

El arroz basmati debe su nombre a su olor característico, que recuerda a la madera de sándalo: basmati significa «perfumado». Es un arroz apreciado que se cultiva en las laderas de la cordillera del Himalaya, tiene forma cónica, y tradicionalmente se cuece siguiendo la receta *pilaf* para saborearlo al natural. Su consistencia hace que sea conveniente para todas las recetas en las que el arroz debe presentarse seco y suelto.

Arroz tailandés (arroz jazmín)

Se trata de una variedad de arroz integral oriental, de grano largo, de textura suave y delicado sabor. Se puede utilizar en cualquier tipo de receta, pero la combinación es perfecta con verduras y legumbres al vapor.

Arroz salvaje canadiense

El arroz salvaje merece atención. También llamado «arroz de los indios» (de América), en realidad no es un verdadero arroz, sino una hierba acuática (*Zizania palustris*), que crece de forma silvestre en Canadá, y cuyas semillas se recogen y se secan con métodos tradicionales. Los granos son alargados, muy delgados, de color marrón y tienen un ligero sabor a nuez. Es muy bueno, ya sea solo o mezclado con otros tipos de arroz. Es rico en proteínas, vitaminas del grupo B y minerales.

Mijo

No se debe considerar una simple curiosidad alimentaria, sino un alimento para tomárselo en serio por sus cualidades nutricionales.

Es el único cereal alcalinizante y es el más fácil de digerir. Refuerza las defensas naturales, el esmalte de los dientes, el pelo, las uñas, la piel. Está indicado en casos de anemia, depresión nerviosa, fatiga mental, embarazo, cardiopatías y disfunción del hígado, del bazo, del páncreas. Es excelente para los diabéticos e intolerantes al gluten. Muramoto escribe [1975]: «Es el único cereal alcalino, es ideal para personas que sufren acidosis o tienen mal aliento. Tiene un alto contenido en proteínas y se considera beneficioso para el bazo».

En el mijo encontramos una media del 10-12 % de contenido en proteínas (aunque puede variar de 5 a 20 %), más proteínas que el trigo, el maíz y el arroz.

Nutritivo y revitalizante, se recomienda a aquellos que sufren deficiencia física y mental, a las mujeres embarazadas y a todos aquellos que tienen problemas de estómago (úlceras), el bazo y el páncreas.

Se recomienda para los resfriados, ya que es un cereal que proporciona una gran cantidad de calor.

Por su poder de «apelmazamiento» se utiliza en la preparación de tartas y pasteles, sin la adición de huevos o de almidones.

En cocina también es adecuado para sopas, pasteles, tartas, rellenos, papillas, budines, etc.

Maíz

Se cultiva desde hace más de tres mil años. Es un cereal delicioso, especialmente cuando se come en mazorca en verano o como gachas. Es el cereal del verano, el más dulce. Proporciona una buena energía, es un moderador de la tiroides, ralentiza el intercambio, la oxidación y es un gran productor de sangre, y es beneficioso para el corazón [Muramoto, 1975].

El maíz proporciona carbohidratos complejos, ácidos grasos esenciales y vitamina E. El maíz contiene menos proteínas (8-11 %) en comparación con otros cereales.

Alforfón

No es exactamente un cereal, ya que no pertenece a la familia de las gramíneas, sino a la de las *polygonaceae*. Sin embargo, es similar a los cereales en cuanto a sus nutrientes y su uso.

Es un cereal poco consumido en climas cálidos porque genera calor rápidamente. El profesor Muramoto afirma que es un alimento para ser considerado mitad cereal, mitad legumbre. Se recomienda para su uso en lugares fríos y húmedos. Es beneficioso para los riñones y produce buena sangre. Se encuentra tanto en forma de grano como de fideos artesanales 100 % alforfón (*soba*).

El alforfón no tiene cáscara y germen, pero tiene igualmente un buen contenido en fibra. A diferencia de otros granos, contiene abundante lisina, por lo que es un buen complemento de otros cereales y, en combinación con ellos, proporciona proteínas de alta calidad.

En Rusia es muy popular el *kasha*, elaborada con alforfón cocido y machacado. En Japón, la harina de alforfón se mezcla con la de trigo para preparar espagueti, también llamados *soba*. Los granos de alforfón se ponen en remojo, se cuecen al vapor, se secan y luego se pelan para hacer un producto (el *sobamai*) que se utiliza como el arroz.

Amaranto

Es un cereal sin gluten, de la familia de las *amaranthaceae*.

Sus proteínas son de alta calidad y con un alto grado de asimilación. Rico en lisina (0,89 %), un aminoácido esencial del que los cereales generalmente sufren deficiencia, en especial el trigo (0,32 %) y el maíz (0,27 %), enriquece los platos de los que forma parte. La presencia de lisina y lecitina hace del amaranto un alimento tónico para los nervios y el cerebro.

Tiene un alto contenido en calcio, fósforo, magnesio y hierro (este último es muy importante para los niños, adolescentes y mujeres, que generalmente tienen un gasto mayor). Se reconoce por su color rojo oscuro, también se le llama «amaranto rojo», y se puede ver crecer en las terrazas y balcones de las casas italianas, donde se cultiva como si fuera una planta ornamental. Considerado un alimento sagrado por los aztecas, era la base de su alimentación y de la de los incas hace ya 3000 años. Precisamente por esta razón, los conquistadores españoles, para someter a los pueblos incas y aztecas, establecieron la pena de muerte para aquellos que cultivaran o comerciaran con semillas pequeñas. Con el exterminio de estos pueblos, el amaranto también desapareció casi por completo.

Su fibra es esencial para una vida plena y saludable. Debido a su alto contenido en fibra, el amaranto tiene un efecto positivo en la digestión y las funciones intestinales.

La ausencia de gluten es especialmente adecuada para aquellos con los intestinos delicados. El sabor es agradable y especial, ya sea solo o acompañado con verduras y granos. Se suele comer en grano o molido. Para consumirlo en forma de harina es mejor moler con un molinillo de piedra sólo lo que se vaya a consumir.

Es bueno como base para las papillas de los más pequeños, o como sopa reconstituyente para convalecientes y ancianos. Es tan versátil que se puede añadir, aunque sólo sea por sus propiedades, a todas las preparaciones elaboradas con otros cereales. Con el arroz hace que el plato sea más crujiente. Con el mijo se vuelve casi una crema sobre la que extender las verduras o legumbres.

La semilla del amaranto se cocina como los demás cereales y se puede utilizar para la preparación de guisos, sopas, postres y croquetas. Si se sirve como acompañamiento, puede convertir una comida sencilla en una verdadera especialidad.

Para los «partidarios de los alimentos crudos»: las semillas lavadas y remojadas durante la noche se pueden agregar a un muesli «fresco y crudo».

Cuando se calientan un poco, las semillas de amaranto estallan, lo que da lugar a palomitas de amaranto. Es ligero, fresco y destaca por su fino sabor a nuez. Por tanto, es ideal para muesli, galletas y pasteles. En las tiendas de alimentos naturales se pueden encontrar barritas de amaranto sin gluten compuestas por los siguientes ingredientes: semillas de amaranto partidas, miel, almendras y avellanas.

Quinoa

Este cereal sin gluten proviene de los Andes. La primera vez que lo comí me recordó el sabor de las patatas. Es un cereal rico en proteínas, calcio y fósforo y tiene un poco de hierro.

Puede añadirse a otros cereales. Es excelente con el mijo. Puede emplearse en recetas dulces o saladas, tales como sopa, o también como plato principal, postre, etc.

Comer quinoa significa contribuir un poco a la conciencia planetaria, ya que los productores bolivianos forman parte de ANAPQUI, la asociación que colabora con Ctm-Altromercato y con las organizaciones europeas de Comercio Justo.

Los cereales integrales en grano que contienen gluten son:

Cebada

Se conoce sobre todo como un cereal para el desayuno, pero en realidad también es un gran cereal si se sabe cocinar en grano. Se utiliza sobre todo en sopas, combinada con verduras. La cebada, después del arroz, es el alimento que se digiere con mayor facilidad y en muchos países está muy generalizado [Muramoto, 1975]. La cebada en grano se puede encontrar bajo tres formas: cebada entera, cebada pelada (a la que se ha quitado una sola capa) y cebada perlada.

La cebada es rica en fósforo, calcio, hierro, potasio, magnesio, vitaminas A, B, B_2 y PP. Es ligeramente laxante.

Centeno

Es un excelente ingrediente para el pan y para cremas en el desayuno. Es similar al trigo, pero tiene un menor contenido en proteínas. Es óptimo para proporcionar potencia muscular: produce energía y resistencia [Muramoto].

Avena

Todavía hoy se puede encontrar en los manuales como un cereal sin gluten, pero lo contiene.

En la página 12 del *Libro bianco della celiachía* (Blu Internacional Studio, 2002), escrito por la Asociación Italiana de Celiaquía, encontré la siguiente explicación: «La avena se incluye entre los cereales tóxicos para la celiaquía, pero estudios recientes han demostrado que si se toma de forma prolongada (hasta un año) grandes cantidades de avena cada día (50-100 g/día) no da como resultado ningún daño a la mucosa intestinal de los celíacos ni la aparición de síntomas». Entonces ¿la avena contiene o no contiene gluten? La verdad es que a medias (*véase* la ficha informativa n.º 2 sobre la avena al final del libro).

La mejor crema de avena se obtiene de los granos recién machacados o de los granos de avena que se ponen en remojo durante al menos 12 horas, y después se cuecen durante toda la noche. Los copos de avena son excelentes en las sopas, el desayuno y para hacer galletas. La avena tiene un elevado contenido en grasa y es buena para las personas que tienen problemas de tiroides. Los que tienen grandes depósitos de proteína en el cuerpo soportan mejor la crema de avena que la de otros cereales.

El farro y el kamut se consideran los antepasados de trigo. Contienen gluten, pero algunos argumentan que esa proteína se diferencia de la del trigo y que los celíacos la soportarían. En todo caso, cabe señalar que en ningún paquete de faro o de kamut nunca he leído «producto sin gluten»; a veces he leído informaciones que garantizan una buena tolerancia, incluso en casos de celiaquía, pero personalmente no conozco a ningún celíaco que los consuma. Sin embargo, creo que estos granos se pueden recomendar especialmente a los que, después de una larga abstinencia de gluten, deben volver a consumirlos. Mejor, entonces, empezar, para la nueva ingesta, con un cereal que contenga gluten, pero que se encuentre entre los «antepasados del trigo».

Kamut

Este cereal contiene gluten. Las características nutricionales excepcionales del grano de kamut (*Triticum polonicum*) se derivan de su extraordinario patrimonio genético, sin cambios durante miles de años. El origen del kamut se remonta a los valles fértiles de Mesopotamia, y se cultiva en Egipto desde hace 6.000 años, en la época de las pirámides. Con la desaparición de la cultura egipcia, el cultivo de kamut (como lo llamaron los egipcios) fue abandonado. Desde entonces, y hasta mediados de este siglo, el kamut se cultiva en muy raras ocasiones, dado el duro trabajo de técnica de cultivo necesario (*véase* ficha).

Farro

Botánicamente es un trigo: *Triticum speltum*. Pertenece al mismo género que *Triticum vulgare* («trigo tierno») y *Triticum durum* («trigo duro»). Su valor nutricional es el mismo que el de éstos. Se distingue de ellos en que su pericarpio se adhiere al grano, como la cebada y la avena. Se ha cultivado ampliamente hasta principios del siglo XX en Suiza, Alemania y Francia, y en muchos otros países.

Los antiguos habitantes de Italia lo consideraban sagrado: los romanos, los umbros y los sabinos. La *focaccia* de este cereal era el plato del rito romano del matrimonio. El farro es una planta robusta y resistente al frío, que se contenta con suelos relativamente pobres, lo que produce un grano rústico que puede consumirse en su forma original, y también sin la cáscara.

No se presta al cultivo intensivo, ya que requiere sólo ritmos de cultivo naturales. Las dos variedades son: el tradicional y la escanda, que se recoge menos maduro, y después se ahúma. Este cereal, además de ser consumido tal cual, es adecuado para rellenos, sopas, guisos y ensaladas. Molido se utiliza para *raganelli*, fideos, pan y pastas. También se puede encontrar sin cáscara y roto. Muchas personas que no desean consumir trigo lo sustituyen por farro.

Los cereales ricos en gluten son:

Trigo

Puede ser trigo duro o trigo tierno. El trigo integral es el ingrediente básico, una vez transformado en harina, para hacer el pan. El trigo puede emplearse para preparar la crema de cereales del desayuno, *crêpes* y otros productos como pasta, bulgur, cuscús, etc.

Es bueno para el hígado, y desde la antigüedad se le atribuyen propiedades beneficiosas para el esfuerzo intelectual [Muramoto, 1975].

Ha sustituido al resto de los cereales cultivados en Europa para el consumo humano. La razón no es de orden nutricional, sino social [Aubert, C., *I cereali nel piatto*, Tecniche Nuove, 1994]. El trigo, hoy en día, sobre todo significa: pasta, pan, pizza, y ¿quién puede evitarlo?

Pero el trigo también puede significar algo más. ¿Cuántos saben que el grano de trigo antiguo se ha modernizado? Y hay muchos que se preguntan qué trigo se consume tanto y tan a menudo.

He aquí lo que escribió sobre el trigo que consumimos Luciano Pecchiai, principal de patólogo emérito del hospital Buzzi de Milán: «A propósito de la intolerancia a los alimentos, si examinamos el caso de la celiaquía, es decir, la intolerancia al gluten, se caracteriza por una mala absorción intestinal debido a la intolerancia al gluten. Un estudio de la Sociedad Italiana con 30.000 estudiantes de secundaria mostró la presencia de la celiaquía en un caso de cada 150. Hace unos años era uno entre 1.000/2.000. ¿Cómo es que en pocas décadas se ha producido este incremento (tanto es así que algunos ya hablan de una proporción de 1 a 100)? Una hipótesis es que la causa se encuentra precisamente en el tipo de trigo moderno que consumimos. De hecho, parece establecida la hipótesis de que la modificación genética está relacionada con una modificación de su proteína, y, en particular, de una parte de la misma, la gliadina, de la que depende la enteropatía inflamatoria, y, por tanto, la mala absorción».

Los copos de cereales integrales

Los copos se obtienen a partir de granos enteros de los cereales integrales. Se procesan en máquinas especiales que trituran los granos en un baño de vapor. El paso por el vapor es muy rápido, por lo que cuando compras los copos en la tienda, debes considerarlos crudos, y se deben cocinar antes de comerlos.

En el mercado existen copos que contienen gluten, como los copos de cebada, los de trigo, los de avena, los de centeno, etc. Y copos que no contienen gluten, como los de arroz, los de mijo y los de alforfón.

Los más comunes en Europa son los de maíz. El clásico *porridge* inglés es una crema de estos copos. El muesli suizo es una mezcla de copos y frutas secas.

Desde el punto de vista energético y nutricional, los copos integrales son, sin duda, mejor que las harinas, porque la estructura y la forma del grano se conservan de alguna manera. Sin embargo, son peores que los granos enteros e integrales de los respectivos cereales. Comer copos sigue siendo una gran manera de tomar cereales bajo una forma más yin.

Se consumen en el desayuno, en sopas y en postres en lugar de harina para hacer galletas (en este caso, hay que recordar ponerlos en remojo durante al menos 30 minutos). La cocción de los copos va de 0 a 20 minutos. También se pueden poner en remojo en agua caliente durante 30 minutos sin ser cocinados.

(En algunas recetas aparecen entre los ingredientes el *tamari*, el *miso* de arroz, la *tekka*; le recuerdo al lector que son productos fermentados de soja, así que aquellos a los que no les gusta o no pueden consumirlos, pueden reemplazarlos por sal y aceite de oliva virgen extra).

Cereales integrales en grano biológicos sin gluten

Cocción de arroz integral

Es indispensable una olla de triple fondo con tapa.

Para 1 taza de arroz integral
2 o 2 ½ tazas de agua • 1 cucharadita de sal

- Lavar muy bien el arroz, y para el último aclarado se puede usar agua depurada o de buena calidad.
- Poner el arroz en la cacerola con agua depurada y una pizca de sal.
- Es importante poner la olla al fuego con la tapa.
- En un primer momento, el fuego debe ser fuerte y cuando empiece a hervir bajar un poco y retirar un poco la tapa.
- El arroz nunca se debe remover, ya que no se cocería bien.
- Dejar que el arroz hierva durante unos 55-60 minutos, hasta que absorba toda el agua.

Cocción en olla a presión del arroz integral

El arroz integral también se puede cocinar en una olla a presión. En este caso, requiere una menor proporción de agua y un tiempo de cocción inferior:

Para 1 taza de arroz integral
1 ½ taza o 2 de agua • 1 cucharadita de sal

- Cocinar unos 40 minutos desde el momento en que la válvula comienza a sonar.

El arroz cocinado así puede aromatizarse de muchas maneras. Las recetas sugeridas para aquellos que sufren de problemas de acidez o digestivos son las siguientes: arroz integral estofado con *umeboshi* o gomasio, crema de arroz integral con gomasio o *umeboshi* o mijo.

Arroz integral estofado

Se recomienda esta receta para personas que no tengan apetito o con problemas digestivos y debilidad.

- Añadir 3 o 4 tazas de agua a 1 ½ taza de arroz integral ya cocido, cocer durante 30 minutos a fuego lento, hasta que los granos se abran.

Si se desea un alimento muy digerible, pasarlo por la batidora y servir con una cucharada de gomasio.

Cocción del arroz largo semiintegral

1 taza de arroz • 2 ½ tazas de agua • 1 cucharadita de sal

- Llevar a ebullición, bajar el fuego, retirar un poco la tapa y cocinar a fuego lento durante 35-40 minutos.

Cocción del arroz basmati integral

- Tostar el arroz en una sartén con un poco de aceite o seco; a continuación, cubrir con agua tibia con sal en la proporción de 2 ½ tazas de agua por cada taza de arroz.
- Cocinar a fuego lento en una olla tapada durante unos 40 minutos hirviendo, hasta que absorba toda el agua.

Cocción del arroz tailandés (jazmín)

1 taza de arroz • 2 ½ tazas de agua • 1 cucharadita de sal

- Llevar a ebullición y cocinar a fuego lento durante 45 minutos con la tapa un poco retirada.

Cocción de arroz salvaje

- Lavar el arroz varias veces, llevar a ebullición con agua abundante y ligeramente salada (por cada taza de arroz, 5 tazas de agua).
- Cocer durante 20 minutos a fuego lento. Después de la cocción, escurrir y, si se quiere, se puede utilizar el agua de la cocción para caldos vegetales.

Arroz integral con gomasio

Se trata de añadir al plato de arroz recién cocinado una cucharadita generosa de gomasio y, si lo prefieres, un chorrito de aceite de oliva virgen extra prensado en frío.

Arroz integral con *umeboshi*

Ingredientes para 2 personas

1 taza de arroz integral • 2 ½ tazas de agua • 1 umeboshi

- Lavar muy bien el arroz, ponerlo en una olla y agregar el agua y el *umeboshi.*
- Llevar a ebullición, retirar un poco la tapa, bajar el fuego y cocer a fuego lento durante unos 50 minutos, hasta que el arroz haya absorbido toda el agua.

Anillo frío de arroz con albahaca

Ingredientes para 4 personas

350 g de arroz integral largo • 450 g de tomates • 50 g de piñones • 1 manojo grande de hojas de albahaca • Laurel • Aceite de oliva virgen extra • Sal • ¼ de cucharadita de jengibre

- Hervir el arroz con la hoja de laurel.
- Escaldar los tomates en agua hirviendo, pelar y cortar en dados.
- Batir en la batidora la albahaca y los piñones con 100 g de aceite, sal y jengibre.
- Mezclar los tomates y el pesto con el arroz caliente cocido, rectificar de sal.
- Verter el arroz en un molde de anillo ligeramente engrasado con aceite y dejar reposar durante unas horas.
- Girar el anillo de arroz en una bandeja de servir, decorar el centro con la ensalada, y la parte de alrededor con tomates cereza cortados por la mitad y verter un chorrito de aceite por encima.

Croquetas de arroz

Ingredientes para 4 personas

2 tazas de arroz integral cocido • 2 cebolletas • 5 cucharadas de semillas de sésamo tostadas • 2 remolachas cocidas • Sal • Aceite de sésamo biológico para freír

- Lavar y cortar finas las verduras, amasar todos los ingredientes con las manos húmedas, modelar las croquetas.
- Freírlas en una sartén con aceite caliente durante 5 minutos por cada lado, escurrirlas en papel de cocina y servir.

Como variante, se pueden añadir al arroz cocido legumbres o verduras hervidas para dar más sabor a las croquetas.

Para cocinar de una manera menos yang se pueden hornear en una bandeja engrasada, teniendo cuidado de darles la vuelta.

Bolas de col con arroz tailandés

Ingredientes para 4 personas

8 hojas de col • 250 g de arroz tailandés jazmín • 100 g de champiñones • 1 zanahoria • 1 calabacín • 1 tallo de apio • 1 diente de ajo • 50 g de guisantes • La parte verde de 1 puerro • 1 cucharadita de curry (natural, sin gluten) • 2 cucharadas de aceite de oliva virgen extra • 1 cucharadita de sal • ¼ de cucharadita de jengibre

- Cocer el arroz siguiendo las instrucciones que se han indicado en la introducción, pero de manera que quede al dente.
- Escaldar las hojas de col en agua hirviendo con sal durante unos minutos, y luego lavar en agua fría, escurrir y secar sobre un trapo limpio.
- Cortar todas las verduras en dados pequeños y freír la mitad junto con el ajo picado en un par de cucharadas de aceite de oliva.
- A continuación, añadir el arroz cocido, el curry y la sal y rehogar a fuego fuerte durante unos minutos, removiendo con una cuchara de madera.
- Dejar que se enfríen y luego rellenar con esta mezcla las hojas de col, a las que se les ha quitado el nervio central más duro.
- Escaldar un poco la parte verde del puerro, cortar en tiras y usarlas para cerrar las bolas de arroz.

- Sofreír las verduras que se habían reservado, y después de unos minutos, añadir las bolas de col.
- Cocinar a fuego medio durante unos 10 minutos, agregar el jengibre y servir.

ROLLITOS DE ALGAS *NORI* CON ARROZ INTEGRAL, VERDURAS Y *UMEBOSHI*

INGREDIENTES PARA 4 PERSONAS

12 hojas de alga nori • *700 g de arroz integral cocido* • *1* umeboshi • *2 zanahorias* • *1 puerro* • *1 hoja de col* • *3 cucharadas de aceite de oliva virgen extra* • *Sal*

- Lavar y cortar las verduras y poner en una cacerola con aceite de oliva, un poco de sal y una taza de agua.
- Saltear a fuego fuerte durante unos 7-8 minutos y luego apagar el fuego.
- Añadir la *umeboshi* picada y el arroz integral.
- Mezclar muy bien.
- Tostar unos segundos las hojas de *nori* pasándolas por encima del fuego (hasta que empiecen a adquirir un tono verdoso).
- Poner la hoja de *nori* sobre una estera de caña.
- En el centro de las algas, poner el relleno de arroz y verduras, y hacer un rollito.
- Continuar hasta acabar con la mezcla y servir.

Esta receta es muy útil para degustarse en comidas fuera de casa.

ROLLITOS DE ALGAS *NORI* CON ARROZ INTEGRAL, RAÍCES PRENSADAS Y LOMOS DE ATÚN

INGREDIENTES PARA 4 PERSONAS

12 algas nori *que se habrán puesto antes durante unos segundos a unos 20 cm del fuego* • *700 g de arroz cocido* • *1 zanahoria mediana* • *1 cebolla mediana* • *2 rábanos* • *1 taza de vinagre de sidra* • *1 cucharadita de atún por cada rollo*

- Limpiar y lavar las verduras; a continuación, picarlas finamente.
- Por lo menos 4 horas antes de preparar los rollos, poner las verduras picadas en un recipiente suficientemente grande como para contenerlas todas, añadir el vinagre y presionar con un plato con un peso de unos 2 kg.

- Dejar que las hortalizas se prensen durante 4-5 horas sin tocarlas.
- Después de este tiempo, colar el vinagre y verter un vaso de agua en los vegetales, colar de nuevo muy bien y proceder a la preparación de los rollos.
- Extender el arroz en las algas *nori* tostadas, dejando 3 cm de espacio libre en ambos extremos; a continuación poner una cucharada de verduras y encima una cucharadita de atún.
- Envolver los rollitos y servir; la operación es más sencilla si se usan esteras de bambú especiales para las algas.

Rollitos de algas *nori* con arroz integral, *tekka* y rábanos

Ingredientes para 4 personas

4 hojas de alga nori *tostadas • 8 rábanos rallados • ½ cucharadita de* tekka *por cada rollo • ½ cucharadita de jugo de jengibre fresco por cada rollo • 450 g de arroz integral cocido*

- Estirar la hoja de *nori* tostado en una estera de bambú y extender el arroz encima, como ya se ha indicado en la receta anterior, y distribuir *tekka* por encima; proceder de la misma manera con el rábano y el jengibre.
- Envolver el alga, presionando de manera que la mezcla del interior quede compacta, y servir.

Rollitos de col escaldada con arroz integral, verduras, tofu y alcaparras

Ingredientes para 4 personas

8 hojas grandes de col ya escaldadas • 700 g de arroz integral ya cocido • 2 cebollas medianas • 2 zanahorias pequeñas • 100 g de apio • 1 trozo de tofu fresco • 1 cucharadita de alcaparras • 2 cucharadas de semillas de sésamo • 3 cucharadas de aceite de oliva virgen extra • Una pizca de sal • 10 cm de alga kombu

Ingredientes para la salsa

5 cebollas blancas • 200 g de zanahoria recién licuada • 3 cucharadas de aceite de oliva virgen extra • Una pizca de sal • 1 cucharadita de tamari *• Jengibre en polvo*

- Limpiar, lavar y cortar las verduras en trozos pequeños.
- Poner en remojo el trozo de alga *kombu* y luego cortar en trozos pequeños.
- Poner en una sartén honda las algas y las verduras con el aceite, la sal y una taza de agua.
- Saltear los ingredientes durante 8-9 minutos y agregar más agua si es necesario.
- Cortar el tofu en trozos pequeños y cocer al vapor durante 10 minutos.
- Picar en la batidora junto con las semillas y las alcaparras lavadas. A continuación, añadir las verduras.
- Verter el arroz en la sartén, remover bien la mezcla y rellenar las hojas de col y enrollarlas.
- En una sartén, poner 5 cebollas lavadas y picadas, 3 cucharadas de aceite de oliva, una pizca de sal y una taza de agua.
- Saltear durante 8-10 minutos, luego agregar 200 g de zanahorias recién licuadas.
- Cocinar a fuego lento durante 3 minutos e incorporar los rollos.
- Cocer durante 8-9 minutos, removiendo de vez en cuando; por último, añadir el *tamari* y servir con un poco de jengibre.
- Son excelentes cuando se comen calientes.

Kokkoh

INGREDIENTES PARA 4 PERSONAS

8 cucharadas de arroz integral • *2 cucharadas de* azuki de *Hokkaido* • *1 cucharadita de pipas de girasol o de semillas de sésamo* • *1 cucharadita de semillas de lino* • *¼ de cucharadita de sal* • *1 trozo de 5 cm de alga* kombu • *Agua, 3-4 veces el volumen de los ingredientes secos*

Es un alimento que se da generalmente a los niños, ya que es muy nutritivo, pero también es fácil de digerir. Se puede preparar dos maneras.

- Primera: remojar las judías *azuki* con el *kombu* y al día siguiente agregar los demás ingredientes; cocinar a fuego lento durante mucho tiempo (1 ½ hora o más). Cuando esté cocido, pasar todo por el pasapurés y añadir un poco de sal y aceite de oliva.
- Segunda: lavar y luego tostar ligeramente los ingredientes, picarlos finos y cocer la sémola obtenida disuelta en agua (3 veces el volumen de la sémola).

– Tanto en el primer como en el segundo caso, al final de la cocción, añadir sal y aceite.

Esta receta es un alimento excelente tanto para los niños como para las personas mayores, así como para todos aquellos que quieran comer sin sobrecargar los órganos encargados de la digestión.

Para los niños más pequeños se aconseja usar poca sal, o incluso añadir una cucharadita de miel biológica.

Sopa de arroz integral y coliflor

Ingredientes para 4 personas

2 tazas de arroz integral cocido • 1 coliflor pequeña • ½ taza de zanahoria recién licuada • 1 trozo de 7 cm de alga wakame *• 1 cebolla • 1 trozo de apio • 4 cucharadas de aceite de oliva virgen extra • Sal • Un poco de jengibre*

– Lavar las verduras y las algas y cortarlas en trozos pequeños. Poner en una cacerola las algas, la cebolla, la coliflor, el aceite de oliva, una pizca de sal y 2 tazas de agua.
– Cocer a fuego medio durante unos 20 minutos.
– Asegurarse de que, durante la cocción, haya agua suficiente; de lo contrario, se tendrá que añadir.
– Cuando la coliflor esté lista, agregar otros 2 o 3 vasos de agua, esperar a que hierva y verter en la olla el arroz integral y el zumo de zanahoria.
– Proseguir la cocción durante 2 minutos, rectificar de sal y servir con jengibre.

Arroz integral en caldo con laurel

Ingredientes para 1 persona

½ taza de arroz integral cocido • ½ cucharada de aceite de oliva virgen extra • 1 ½ taza de agua • 2 hojas de laurel • 1 cucharadita de sal

– En una cacerola, poner 1 ½ taza de agua por persona, 2 hojas de laurel, a las que se les habrá quitado el nervio central, 1 cucharadita de sal y ½ cucharada de aceite de oliva por persona.
– Poner al fuego y hervir durante 2 minutos.
– Añadir al arroz.
– Hervir los ingredientes durante unos minutos y luego servir.

- Es un buen caldo para las noches invernales, ya que limpia los intestinos y calma.

Minestrone de arroz integral con alga kombu y hortalizas

Ingredientes para 4 personas

3 tazas de arroz integral cocido • 2 tiras de 10 cm de kombu *• 1 trozo de coliflor • 1 puerro • 2 zanahorias • 4 hojas de acelga • 4 cucharadas de aceite de oliva virgen extra • Sal*

- Lavar las raíces, las algas, las hojas verdes y la coliflor.
- Cortar las raíces, las algas y la coliflor en trozos pequeños y poner en una cacerola.
- Añadir el aceite, una pizca de sal y 2 tazas de agua.
- Poner al fuego y cocer a fuego alto y luego medio durante 15-20 minutos.
- Agregar otras 4 tazas de agua hirviendo, cocer durante 5 minutos e incorporar el arroz.
- Rectificar de sal y servir.

Paella vegetariana

Ingredientes para 4 personas

200 g de arroz largo cocido • 180 g de judías verdes • 180 g de guisantes pelados • 180 g de zanahorias • 300 g de tomates maduros • 200 g de champiñones frescos • 4 cebollas tiernas • 1 pimiento rojo • 1 pimiento verde • 80 g de aceitunas negras sin hueso • 1 limón • 1 diente de ajo • 4 cucharadas de aceite de oliva virgen extra • 1 ramita de perejil • Azafrán • Sal

- Escaldar los tomates; pelarlos y cortarlos en trozos. Cortar la cebolla en rodajas, las zanahorias en rodajas finas y picar las judías. Cortar los pimientos en tiras, lavar y secar los champiñones y cortarlos en rodajas. Picar el perejil y las aceitunas deshuesadas.
- En una sartén grande, calentar 2 cucharadas de aceite, añadir la cebolla, el ajo, las judías verdes, las zanahorias, los guisantes y los pimientos.
- Sofreír y, a continuación, agregar los tomates y el arroz.
- Cocer unos minutos, añadir ½ litro de agua hirviendo con sal, a la que se habrá añadido 1 cucharadita de azafrán biológico.
- Cocinar durante 15-20 minutos, luego añadir las aceitunas y los champiñones.

– Continuar la cocción durante 10 minutos más, hasta que el arroz haya absorbido todo el líquido.
– Verter un chorrito de aceite de oliva, espolvorear el perejil picado, decorar con rodajas de limón y servir.

ARROZ INTEGRAL CON *UMEBOSHI* A LA SARTÉN

INGREDIENTES PARA 4-5 PERSONAS

2 tazas de arroz integral cocido • 1 cucharada de aceite de sésamo • 1 o 2 umeboshi

– Con el aceite, engrasar el fondo de una sartén.
– En una tacita, poner un dedo de agua y desmenuzar bien la *umeboshi* con los dedos sin retirar el hueso.
– Añadir la *umeboshi* al arroz y remover.
– Poner todo en la sartén y encender el fuego.
– Dejar que se caliente durante 3-4 minutos y servir.

Estas dos recetas, además de ser muy sabrosas, ayudan a neutralizar un pH ácido.

ARROZ INTEGRAL CON VERDURAS SALTEADAS Y *UMEBOSHI*

INGREDIENTES PARA 4 PERSONAS

2 cebollas • ½ apio • 2 zanahorias • 3 rábanos • 2 umeboshi *• 4 cucharadas de aceite de oliva virgen extra • 2-3 tazas de arroz integral cocido • 2 cucharadas de semillas sésamo o de lino*

– Limpiar, lavar y cortar todas las verduras.
– Ponerlas en una sartén y agregar una taza de agua y dos pizcas de sal.
– Picar las *umeboshi* en una taza, sin retirar el hueso y añadir un poco de agua.
– Poner la sartén con las verduras a fuego muy alto y rehogarlas durante 5 minutos.
– Cuando la cebolla empiece a transparentar, es la señal de que las raíces están listas.
– Añadir las *umeboshi* picadas y el aceite de oliva virgen extra para cada persona y continuar salteando todo durante 2 minutos más.

- Agregar el arroz, remover bien e incorporar las semillas de lino o de sésamo.
- Remover de nuevo, apagar el fuego y servir.

Arroz integral con raíz de bardana y kombu

Ingredientes para 4 personas

2 tazas de arroz integral cocido • ½ taza de raíz de bardana • 1-2 cebollas • 2 tiras de alga kombu *• 2 cucharadas de pipas de girasol • ¼ de cucharadita de jengibre • 4 cucharadas de aceite de oliva virgen extra • Dos pizcas de sal*

- Poner en remojo la raíz de bardana cortada en trozos pequeños y las algas *kombu* cortadas en dados. Después de media hora estarán listas para emplearse.
- En una sartén, poner la cebolla cortada en trozos pequeños, colar la bardana y el alga *kombu* y agregar a la cebolla.
- Poner en la sartén 7 u 8 cucharadas del agua del remojo de las algas.
- Añadir dos pizcas de sal y cocer a fuego medio durante unos 15 minutos; si se necesita más agua, agregarla.
- Verter el aceite, cocer durante otros 2 minutos y agregar el arroz cocido.
- Antes de servir, puedes incorporar pipas de girasol y un poco de jengibre.

Arroz integral con col salteada, cebolla, zanahoria y kombu

Ingredientes para 5-6 personas

3 tazas de arroz integral cocido • 300 g de col lavada • 2 cebollas medianas limpias y lavadas • 2 zanahorias • 2 tiras de 10 cm de kombu *• 2 cucharadas de semillas de sésamo tostadas • 4-5 cucharadas de aceite de oliva virgen extra • ½ cucharadita de sal • Una pizca de jengibre*

- En una olla grande, poner la col cortada en tiras, la cebolla picada, las zanahorias en dados y el alga *kombu*, ya remojada, en dados.
- Agregar 2 tazas de agua y la sal.
- Saltear a fuego fuerte, removiendo con frecuencia durante 8-10 minutos.
- Añadir el aceite, las semillas de sésamo y el arroz integral.
- Remover y sofreír todos los ingredientes durante 3 minutos.
- Servir con una pizca de jengibre.

ARROZ INTEGRAL CON AZUKI

INGREDIENTES PARA 4 PERSONAS

1 taza de azuki *Hokkaido • 2 tazas de arroz integral cocido • 2 ½ tazas de agua • 1 tira de alga* kombu *• Raíz de bardana • Zanahoria en trozos pequeños • Aceite de oliva virgen extra • Sal • Perejil picado y jengibre para servir • ½ cebolla*

- Para seleccionar las judías *azuki*, es bueno eliminar las feas y las pieles.
- Lavar bien y poner en una cacerola honda con agua depurada, que debe superar la cantidad de *azuki* en unos 4 dedos.
- Añadir una tira de alga *kombu* y un poco de bardana previamente lavadas.
- Poner las algas bajo las judías y dejar en remojo durante toda una noche.
- Al día siguiente, poner al fuego la cacerola tapada.
- Cuando empiece a hervir, bajar el fuego y cocer a fuego lento durante aproximadamente 1 ½ hora.
- Cuando las judías *azuki* estén cocidas, añadir una pizca de sal, la zanahoria en trozos, la cebolla picada y un chorrito de aceite de oliva.
- Proseguir la cocción durante otros 15 minutos; a continuación, añadir el arroz ya cocido. Mezclar todo; si es necesario, agregar un poco de agua, rectificar de sal y servir.
- El plato debe estar un poco caldoso.
- Antes de servir se puede añadir un poco de perejil picado o un poco de jengibre.

Esta receta es ideal para las personas que sufren de los riñones y tienen problemas para consumir proteínas animales. Aunque son un tipo de soja, las judías *azuki*, y en particular las de Hokkaido, suelen tolerarse muy bien, incluso aquellos que no pueden ingerir productos derivados de la soja, como la leche de soja, los brotes verdes, el tofu en dados, etc. Las judías *azuki* de Hokkaido se consideran una verdadera medicina que resuelve no sólo los problemas renales, sino también los del tracto intestinal; en este último caso, es necesario pasarlas por el pasapurés.

ARROZ INTEGRAL CON PIMIENTOS Y BERENJENAS

INGREDIENTES PARA 4 PERSONAS

3 pimientos amarillos • 4 berenjenas • 1 diente de ajo • 2 cucharadas de semillas de sésamo • 700-800 g de arroz cocido • 8 cucharadas de aceite de oliva virgen extra

- Lavar los pimientos y la berenjena.
- Pelar la berenjena, cortarla en trozos pequeños, espolvorear con sal y dejarla así durante unos ¾ de hora.
- Enjuagar la berenjena, presionar bien para que suelte el agua y poner en una sartén con el aceite y el ajo, y sofreír.
- Añadir los pimientos picados y una pizca de sal, y sofreír hasta que estén cocidos.
- Incorporar el arroz, remover unos minutos y servir.

ARROZ INTEGRAL *NITUKÉ*

INGREDIENTES PARA 5 PERSONAS

300 g de arroz integral • 3 calabacines • 3 zanahorias • 2 cebollas medianas • 1 tallo de apio • 1 diente de ajo • Unas hojas de salvia y albahaca • 4 cucharadas de aceite de oliva virgen extra • 1 cucharada de sal

- Cortar una cebolla y rehogar unos minutos en aceite y un poco de agua con salvia y albahaca.
- Cuando se ablanden, agregar el arroz y remover durante unos minutos.
- Llevar a ebullición el agua (2 veces y media el volumen de arroz) en una cacerola y agregar la sal; tapar y cocer a fuego lento.
- Luego cortar la otra cebolla, limpiar y cortar las zanahorias en tiras, el apio en trozos pequeños, machacar los ajos y ponerlos en una sartén grande con aceite, un poco de agua y sal.
- Rehogar durante unos minutos; a continuación, añadir el calabacín también lavado y cortado fino a lo largo, agregar la sal y cocinar a fuego moderado y tapado durante aproximadamente ¼ de hora.
- Cuando el arroz esté cocido, pasar a una fuente de servir y colocar encima las verduras salteadas.

Arroz integral con algas kombu, raíces y borrajas

Ingredientes para 4 personas

2 tazas de arroz integral cocido • 10 cm de alga kombu *remojada en agua • 1 cebolla • 2 rábanos • 1 zanahoria • 1 trozo de apio • 1 calabacín • 3 dedos zanahoria recién licuada • 1 taza de borraja cocida • 4 cucharadas de aceite de oliva virgen extra • 1 cucharada de sal • ½ cucharadita de jengibre en polvo*

- En una cacerola, poner las algas y las raíces lavadas, y cortarlas en trozos. Añadir 100 ml de agua, el aceite y una pizca de sal.
- Llevar a ebullición y cocer durante 15 minutos a fuego medio con la tapa; si es necesario, verter más agua, pero caliente.
- Cuando las raíces se hayan reblandecido, incorporar la borraja y cocinar durante 3-4 minutos.
- Agregar el arroz, remover bien, rectificar de sal y luego servir con jengibre. El plato no debe quedar ni seco ni caldoso.

Risotto con apio

Ingredientes para 2-3 personas

1 taza de arroz integral • 1 apio pequeño • ¼ de taza de alga dulse *• 2 cucharadas de aceite de oliva virgen extra • Sal • Perejil • ¼ de cucharadita de jengibre*

- Lavar el apio y cortarlo en juliana; poner el alga *dulse* en remojo en un poco de agua.
- Poner en una cacerola el apio, el alga *dulse* y el arroz, verter 3 tazas de agua y añadir las algas en remojo.
- Llevar a ebullición y cocer hasta que el arroz esté hervido.
- Justo antes de servir, añadir perejil y jengibre.

Arroz integral con sopa de *miso*

Esta receta es fácil de elaborar. Es necesario preparar una de las sopas de *miso* descritas en la sección de sopas. Antes de añadir el *miso*, verter en la olla 1 taza generosa de agua hirviendo por cada ½ taza de arroz integral cocido. Mezclar bien los ingredientes y luego disolver ½ cucharadita de *miso* en ½ vaso de agua hirviendo tomado de la sopa, verter en la sartén, remover y apagar. El plato se puede servir con un poco de jengibre.

Risotto con calabaza y tofu

Ingredientes para 2-3 personas

1 taza de arroz semiintegral • 1 trozo de calabaza amarilla japonesa • 1 cebolla • 1 cucharada de tofu • 2 cucharadas de aceite de oliva virgen extra • Sal

- Limpiar y lavar el arroz, cortar la cebolla en medias lunas y la calabaza en dados. Poner la cebolla en el fondo de una cacerola, y encima la calabaza y el arroz; añadir poco a poco 3 tazas de agua, el aceite, la sal y cocer tapado.
- Machacar el tofu con un tenedor y añadir al arroz cuando esté medio cocido.
- Cuando esté cocido del todo, mezclar bien y servir.

Arroz semiintegral con caviar de berenjena

Ingredientes para 4 personas

300 g de arroz semiintegral • 2 berenjenas • 5 tomates cereza • 2 dientes de ajo • 1 ramita de perejil • 4 cucharadas de aceite de oliva virgen extra • Sal • Jengibre

- Cortar la berenjena por la mitad y cocerla al vapor durante 20 minutos; durante los últimos 5 minutos, añadir los dientes de ajo con la piel.
- Hervir el arroz por separado, como se explica al principio del capítulo.
- En la batidora, picar la berenjena cocida, junto con el ajo pelado y una pizca de sal.
- Mientras se bate, agregar el aceite lentamente hasta conseguir una salsa espesa.
- Sazonar el arroz con la salsa, poner en una fuente de servicio y decorar con los tomates cereza cortados por la mitad y el perejil picado.

Arroz integral con acelgas

Ingredientes para 4 personas

2 tazas de arroz integral cocido • 1 taza llena de acelgas hervidas y escurridas • 1 diente de ajo • 3 cucharadas de aceite de oliva virgen extra • ½ taza de agua de la cocción de las acelgas • 1 cucharada de gomasio

- En una sartén grande, sofreír el ajo con el aceite durante 2 minutos.
- Añadir las acelgas y rehogar durante unos minutos.

- Por último, añadir el arroz, remover bien y saltear los ingredientes juntos durante 3-4 minutos.
- Apagar y servir con el gomasio.

Arroz integral con sopa de cebolla

Ingredientes para 4 personas

8 cebollas medianas • 1 tallo de apio • 1 vaso de zanahoria recién licuada • 10 cm de alga kombu *• 2 cucharadas de aceite de oliva virgen extra • Una pizca de sal • 2 cucharadas de* miso *de arroz • 2 tazas llenas de arroz • ½ cucharadita de jengibre en polvo*

- Limpiar, lavar y picar las cebollas y el apio.
- Lavar y poner el *kombu* en remojo.
- Rallar el *kombu* y poner en una cacerola; agregar la cebolla, el apio, una pizca de sal y una taza de agua.
- Cocinar a fuego medio hasta que las cebollas se reblandezcan.
- Añadir el aceite y 2 tazas de agua hirviendo, cocer durante 20 minutos más.
- Incorporar un vaso de zanahoria licuada, verter el arroz y proseguir la cocción durante 2-3 minutos.
- Disolver el *miso* en una taza de agua hirviendo y agregar el arroz, cocinar a fuego lento durante 1 minuto y apagar.
- Servir con un poco de jengibre.

Arroz integral con sopa rápida con alga kombu, cebollas, apio y tomates cereza

Ingredientes para 4 personas

1 tira de 10 cm de kombu *• 2 cebollas medianas • 1 zanahoria • 1 trozo de apio • 5 tomates cereza • 2 tazas de arroz integral cocido • 1 cucharada de aceite de oliva virgen extra • Sal • ½ cucharadita de jengibre en polvo*

- Pelar, lavar y cortar las verduras en trozos pequeños. Cortar en trozos pequeños el alga *kombu* después de tenerla en remojo.
- Poner las algas y las verduras en una cacerola, añadir el aceite, un poco de sal y una taza de agua.
- Llevar a ebullición, cocer a fuego medio durante 15-20 minutos.
- A continuación, verter 2 tazas de agua hirviendo, rectificar de sal y añadir el arroz.

– Mezclar todo muy bien, cocer durante otros 3-4 minutos y apagar.
– Servir con un poco de jengibre.

PUDIN DE ARROZ SALVAJE Y VERDURAS

INGREDIENTES PARA 4 PERSONAS

250 g de arroz integral mezclado con arroz salvaje • 100 g de zanahoria • 100 g de calabacín • 100 g de guisantes pelados • 1 trozo de puerro • 1 trozo pequeño de apio • 1 cucharadita de sal • ¼ de cucharadita de jengibre

INGREDIENTES PARA LA SALSA

600 g de tomates • 1 manojo de hierbas aromáticas compuesto de albahaca, tomillo y mejorana • 2 cucharadas de aceite de oliva virgen extra • 1 cucharadita de sal

– Hervir el arroz en abundante agua ligeramente salada.
– Cortar las verduras y cocer junto con los guisantes.
– Dejar que se enfríe tanto el arroz como las verduras, y luego mezclarlos y sazonar con una pizca de sal y el jengibre.
– Engrasar 4 moldes de una ración con aceite, distribuir la preparación de arroz y prensarlo bien con una cuchara.
– Mientras tanto, preparar la salsa de acompañamiento: escaldar los tomates, pelar, quitar las semillas y picarlos en la picadora, luego mezclar con un poco de aceite las hierbas aromáticas picadas y una pizca de sal.
– Dar la vuelta a los moldes en 4 platos individuales y poner encima una capa fina de salsa.
– Si se quiere elaborar un plato más completo y refinado, se pueden añadir como guarnición gambas frescas, a las que se les haya quitado la piel pero no la cola; dorar en una sartén a fuego fuerte con aceite de oliva y sal.

ARROZ DULCE (COCCIÓN)

– Lavar el arroz dulce integral, colar y poner en una cacerola con 2 ½ tazas de agua y un poco de sal.
– Llevar a ebullición, bajar el fuego, tapar y cocinar el arroz durante una hora, hasta que haya absorbido toda el agua.
– Este arroz también se puede añadir al arroz integral para la preparación de leche de arroz.

Arroz dulce con nueces

Ingredientes para 5 personas

2 tazas de arroz dulce • 2 ½ tazas de agua • Dos pizcas de sal • 4-6 cucharadas de nueces peladas

- Poner el arroz, el agua y la sal en una olla a presión y cocinar durante 40 minutos.
- Cortar las nueces en 4 trozos y tostarlas en una sartén seca.
- Poner el arroz cocinado en un recipiente de cerámica o madera y mezclar bien con las nueces.
- Cubrir con una estera de bambú y dejar que repose 5 minutos antes de servir.

Arroz dulce con frijoles

Ingredientes para 5 personas

2 tazas de arroz dulce • 1 taza de frijoles • 5 tazas de agua • Cuatro pizcas de sal

- Lavar el arroz y los frijoles.
- Poner en una olla a presión con agua y sal y cocinar durante 60 minutos con el difusor de llama en el fogón.
- Si antes has puesto los frijoles en remojo, entonces 30-40 minutos de tiempo de cocción serán suficientes.

Este plato es muy rico en proteínas y es especialmente recomendable durante el embarazo, la lactancia y para aquellos que se sienten débiles.

Mochi (de arroz)

Se trata de una comida deliciosa (*véase* sección «Alimentos especiales»), rica en proteínas y vitaminas del grupo B. Se recomienda a niños, mujeres embarazadas y en período de lactancia, enfermos y convalecientes.

2 tazas de arroz dulce • 2 tazas de agua • Dos pizcas de sal

- Lavar el arroz y ponerlo con el agua y la sal en una olla a presión durante 30-35 minutos.
- Cuando empiece a silbar, apagar y dejar que la presión descienda sola, abrir la olla y mezclar bien.

– Disponer en el suelo lo siguiente:

- la olla con el arroz
- un cuenco lleno de agua
- un mortero de madera resistente con un mango largo
- un paño doblado para poner entre la olla y el suelo.

– Mantener firme la olla con una mano y, entre las rodillas, humedecer la mano del mortero y comenzar a majar el arroz vigorosamente.
– Poco después, el arroz estará muy pegajoso: es el momento de volver a humedecer la mano del mortero y continuar como antes.
– Si tienes niños suficientemente grandes, majar el arroz en el mortero puede resultarles divertido y al mismo tiempo descargan energía. Continuar majando hasta que todos los granos adquieran una consistencia compacta. Conservar en el frigorífico.

MOCHI (DE ARROZ) AL HORNO

– Precalentar bien el horno.
– Engrasar ligeramente y enharinar con harina de arroz integral una bandeja de horno y colocar bolas de *mochi* tan grandes como una nuez, que se habrán elaborado con las manos húmedas.
– Ponerlas a cierta distancia entre ellas (al menos 3-4 cm).
– Cuando el horno esté caliente, introducir la bandeja y observar: después de un tiempo breve, las bolas comienzan a hincharse y a aumentar de tamaño.
– Por lo general, tras 7 minutos aproximadamente, se ha completado la cocción.
– Servir caliente con unas gotas de *tamari* mezclado con un poco de agua.

MOCHI (DE ARROZ) FRITO

– Con las manos húmedas (o un cuchillo), hacer piezas regulares y freírlas en aceite.
– También se puede untar una cacerola de fondo grueso con aceite y cocinar durante unos minutos a fuego lento y con la tapa.
– Dar la vuelta a cada pieza y continuar la cocción durante unos minutos después de rociar las piezas con unas gotas de *tamari* mezclado con un poco de agua.

Crema de copos de arroz

Ingredientes para 2-3 personas

1 taza de copos de arroz integral • 2 tazas de agua • ½ cucharadita de sal

- Poner los copos, el agua y la sal en un cazo de fondo grueso y llevar a ebullición.
- Poner el difusor de llama y cocinar con la tapa puesta durante 10-15 minutos.
- Al final de la cocción, se puede aportar sabor con un poco de gomasio, copos de *nori*, *tekka*, pipas de girasol, almendras, etc.

Variación: al inicio de la cocción, añadir 1-2 cucharadas de pasas. Así se obtiene una crema dulce. También la malta 100 % de arroz o la miel biológica se pueden añadir después de la cocción.

Con huevos

Arroz basmati frito al estilo chino

Ingredientes para 4 personas

350 g de arroz basmati • 150 g de colas de cigalas frescas crudas y sin cáscara • 100 g de pimientos verdes • 2 huevos frescos de gallinas en libertad • 4 cucharadas de aceite de oliva virgen extra • 1 cucharada de tamari

- Hervir el arroz, escurrir y dejar que se enfríe. En una sartén grande, preferiblemente un wok, freír a fuego fuerte, con un chorrito de aceite de oliva, el pimiento cortado en dados, junto con las colas de cigala.
- Sacar de la sartén, añadir aceite y poner los huevos, romperlos con un tenedor y cocer hasta que queden unas migas crujientes.
- Sacar también de la sartén, calentar un poco más de aceite de oliva y dorar el arroz, removiendo constantemente; luego agregar los huevos, los pimientos con las cigalas y añadir *tamari* al gusto.
- Saltear a fuego fuerte durante unos minutos antes de servir.

Mijo

Cocción del mijo

- Por cada taza de mijo, añadir 3 tazas de agua y una pizca generosa de sal.
- Poner el mijo bien lavado en una cacerola con agua y sal.
- Poner la cacerola a fuego fuerte.
- Cuando el mijo empiece a hervir, bajar el fuego, retirar un poco la tapa y no remover el cereal.
- El mijo tiene un tiempo de cocción breve, de aproximadamente 30 a 35 minutos.
- Cocer hasta que absorba toda el agua.
- Una vez cocido, se puede utilizar de varias maneras.

Como ya se ha dicho, el mijo es el único cereal básico, así que es muy recomendable para aquellos que sufren acidez y problemas enzimáticos.

Mijo con escarola

Ingredientes para 3-4 personas

2 tazas de mijo cocido • 300 g de escarola cocida • 1 diente de ajo • 3 cucharadas de aceite de oliva virgen extra • 1 cucharada de semillas de sésamo tostadas • 5 nueces • 1 cucharadita de alcaparras lavadas • Sal

- En una sartén de hierro fundido, poner el aceite de oliva, el ajo picado y dejar que se dore ligeramente.
- Añadir la escarola bien escurrida, las alcaparras y las nueces, y saltear durante 2 a 3 minutos.
- Agregar el mijo y remover la mezcla.
- Rectificar de sal y servir con semillas de sésamo tostadas.

Mijo con brócoli

Ingredientes para 2 personas

1 taza de mijo cocido • 1 plato de brócoli hervido • 1 diente de ajo • 1 pimiento rojo, dulce, seco (opcional) • 5 cucharadas de aceite de oliva virgen extra • Sal

- En una cacerola de acero inoxidable, poner el aceite y el ajo picado y dorarlo un poco; agregar el brócoli y el pimiento y cocinar a fuego fuerte durante 2-3 minutos.
- Incorporar el mijo y remover los ingredientes con cuidado.
- Saltear todo durante 4-5 minutos, apagar, rectificar de sal y servir.

Sopa de mijo

Ingredientes para 1 persona

Caldo de verduras (véase *receta en la página 230) • 4-5 cucharadas de mijo cocido por persona*

- Retirar las verduras del caldo obtenido, si se desea, o hacer puré, que también se puede comer como guarnición o con caldo; agregar el mijo cocido.
- Hervir durante 2 minutos; si el mijo se apelmaza, remover hasta que quede suelto.
- Rectificar de sal y servir con una pizca de jengibre.

Mijo con calabacín

Ingredientes para 4 personas

2 tazas de mijo cocido • 4 calabacines • 1 puerro • 1 trozo de alga wakame *• 2 cucharadas de aceite de oliva virgen extra • 1 cucharadita de sal*

- Lavar y cortar el calabacín en dados.
- Lavar y cortar los puerros en rodajas.
- Poner en una cacerola con 3 tazas de agua y una pizca de sal, y cocer durante 15 minutos.
- A continuación, agregar una taza de agua hirviendo.
- Esperar a que vuelva a hervir y añadir el mijo.
- Mezclar los ingredientes, rectificar de sal y servir.

Mijo con caldo y laurel

Ingredientes para 1 persona

½ taza de mijo cocido • ½ cucharada de aceite de oliva virgen extra • 1 ½ taza de agua • 2 hojas de laurel • 1 cucharadita de sal

- Poner en una cacerola 1 ½ taza de agua por persona, 2 hojas de laurel, al que se le habrá quitado el nervio central, 1 cucharadita de sal y ½ cucharada de aceite de oliva por persona.
- Poner al fuego y hervir durante 2 minutos.
- Añadir el mijo.
- Hervir los ingredientes durante unos minutos y luego servir.

Es una buena sopa para las noches de invierno, ya que limpia los intestinos y calma.

Croquetas de mijo

Ingredientes para 3-4 personas

2 tazas de mijo cocido • 1 cebolla • 3 rábanos • 1 zanahoria • Sal • Aceite de oliva virgen extra

- Picar la cebolla, la zanahoria y el rábano, mezclar con el mijo y agregar dos pizcas de sal.
- Con las manos húmedas, formar bolas, que se freirán en una sartén.

Sopa de puerros con mijo

Ingredientes para 2-3 personas

2 puerros • ¼ de taza de alga dulse *• 1 cucharada de* miso *de arroz • 1 cucharada de aceite de oliva virgen extra • ¼ de cucharadita de jengibre en polvo • 1 taza de mijo cocido*

- Limpiar, lavar y picar los puerros.
- Enjuagar las algas y ponerlas en remojo durante 5 minutos en un poco de agua.
- Poner en una olla las algas con la mitad del agua del remojo y los puerros, añadir el aceite y llevar a ebullición.
- Cocer durante 15 minutos, luego agregar 2 tazas de agua hirviendo y hervir.

- Tomar un cucharón de agua caliente de la sartén y disolver el *miso*; antes de añadirlo, echar el mijo en la olla y mezclar bien.
- Una vez se hayan agregado todos los ingredientes que quedan, mantener en el fuego durante 1 minuto más, apagar y servir con jengibre.

MIJO EN SOPA DE *MISO*

Esta receta es fácil de realizar.

- Preparar una sopa de *miso* de arroz según alguna de las recetas descritas en la sección de sopas, añadir 1 taza de agua hirviendo y unas cucharadas de mijo cocido.
- En ½ taza de agua hirviendo, disolver el *miso* bien y agregarlo a la sopa.
- Hervir a fuego lento durante 1 minuto, apagar y servir con jengibre.

SOPA DE CALABAZA CON MIJO

INGREDIENTES PARA 3-4 PERSONAS

700 g de calabaza amarilla • 1 cebolla • 1 trozo pequeño de apio • 1 taza llena de mijo cocido • Sal • Un poco de wakame *• Perejil lavado y picado • 2 cucharadas de aceite de oliva virgen extra*

- Limpiar, lavar y cortar las verduras en trozos pequeños.
- Enjuagar las algas y ponerlas en una cacerola, agregar las verduras, una pizca de sal, el aceite y 2 tazas de agua.
- Llevar a ebullición y cocer a fuego moderado durante 20 minutos.
- Añadir una taza de agua hirviendo, llevar a ebullición y verter el mijo.
- Mezclar bien los ingredientes y dejar a fuego lento durante 3-4 minutos.
- Apagar y servir con perejil fresco picado.

MIJO CON ACEITE DE OLIVA VIRGEN EXTRA Y GOMASIO

Esta receta es fácil de preparar.

- Poner en una fuente el mijo recién cocido, añadir un poco de aceite de oliva y una cucharadita de gomasio.
- Es un gran plato para aquellos que sufren acidez gástrica.

Mijo a la sartén

También esta receta es deliciosa y fácil de preparar.

- Después de haber cocido el mijo, engrasar el fondo de una sartén con aceite y echar el cereal, y nivelar la superficie con las manos húmedas.
- Poner sobre el fuego y cocer por un lado hasta que se forme una costra, luego dar la vuelta y cocer por el otro lado. Esto se hace girando trozos con una cuchara, porque el mijo se compacta de nuevo inmediatamente.
- Cuando ambos lados estén dorados, sacar de la sartén, poner en una fuente y servir.

Alforfón

Alforfón en grano (cocción)

Ingredientes para 4 personas

2 tazas de granos de alforfón • Una pizca de sal • 4 tazas de agua

- Llevar a ebullición agua con sal y agregar el alforfón.
- Cocer a fuego lento con la tapa ligeramente puesta durante 20-25 minutos.
- Utilizar el difusor de llama si no se puede mantener el fuego muy bajo.

Empanadillas de alforfón

Ingredientes para 3-4 personas

1 ½ taza de alforfón • 4 hojas de col • 1 zanahoria • ½ cebolla • ½ tallo de apio • ¼ de taza de setas secas • Aceite de oliva virgen extra • Sal

- Lavar y escaldar las hojas de col en un poco de agua y sal durante unos minutos hasta que se reblandezcan y reservar en un plato.
- Poner las setas secas en remojo, lavar y cortar la zanahoria, la cebolla y el apio en dados pequeños.
- Escurrir las setas y cortarlas en trozos pequeños.
- Llevar a ebullición 3 tazas de agua.

- Engrasar el fondo de una olla y saltear las verduras y las setas durante 5 minutos, agregar el alforfón, remover un par de veces y verter el agua hirviendo.
- Añadir una pizca de sal y cubrir con la tapa.
- Bajar el fuego y cocinar a fuego lento con el difusor durante 30 minutos.
- Escurrir bien y dejar que se enfríe, rellenar las hojas de col, enrollarlas y cerrarlas con un palillo.
- Disponer las empanadillas en una sartén y agregar dos dedos de agua y un poco de aceite.
- Cocinar a fuego medio durante ½ hora, removiendo de vez en cuando.

Sopa de cebolla con ñoquis de alforfón

Ingredientes para 2 personas

4 cebollas • ½ taza de harina de alforfón • 1 cucharada de semillas de sésamo • 1 cucharadita de tamari • *Agua • Jengibre*

- Moler las semillas de sésamo en un mortero, añadir la harina de alforfón y formar un montón en una tabla de amasar.
- En el centro, verter un poco de agua y una pizca de sal. Amasar y formar pequeñas bolas de masa hervida.
- Lavar y cortar las cebollas en dados y cocer con 4 tazas de agua y una cucharadita de sal durante 20 minutos.
- Añadir los ñoquis; cuando suban a la superficie sazonada con *tamari*, remover y servir añadiendo un chorrito de aceite de oliva virgen extra.
- Degustar este plato preferentemente en invierno y con un poco de jengibre.

Kasha con salsa de cebolla

Ingredientes para el *kasha* para 3-4 personas

1 taza de granos de alforfón • 1 cucharadita de aceite de sésamo • Sal

Para la salsa

3 cebollas • ½ taza de harina de arroz • 5 cucharadas de aceite de sésamo biológico • Sal • Jengibre

- Para la preparación del *kasha*, o alforfón tostado, hay que dorarlo en una sartén con aceite.

- Llevar 2 ½ tazas de agua a ebullición y verter en el alforfón.
- Añadir la sal, bajar el fuego, tapar la olla y cocer a fuego lento durante 20 minutos.
- Para la salsa, cortar la cebolla en rodajas y dorar en aceite y un poco de agua con una pizca de sal, hasta que se reblandezcan.
- Añadir la harina con la ayuda de una cuchara de madera, removiendo constantemente.
- Verter 3 ½ tazas de agua sin dejar de remover para evitar que se formen grumos.
- Cocinar durante 20 minutos después de que comience a hervir. Incorporar una pizca de sal, un poco de jengibre fresco y el *kasha*; remover bien y servir.

ALFORFÓN PASADO CON ORTIGAS

INGREDIENTES PARA 1-2 PERSONAS

½ taza de granos de alforfón • 3 manojos de ortigas • 1 zanahoria • 1 cucharada de aceite de oliva virgen extra • Sal • Jengibre

- Tostar el alforfón durante 5 minutos, lavar las ortigas y la zanahoria y cortar en dados; untar el fondo de una olla con un poco de aceite y saltear la zanahoria y las ortigas durante un par de minutos.
- Agregar dos dedos de agua y dejar cocer a fuego lento durante 10 minutos; luego verter 6 tazas de agua y agregar el alforfón.
- Cocer a fuego lento durante ½ hora con el difusor y pasarlo todo por el pasapurés; rallar un poco de jengibre, agregar el aceite y la sal y servir.

Con huevos

CRÊPES DE ALFORFÓN

INGREDIENTES PARA 8 *CRÊPES*

300 g de harina de alforfón • 1 huevo • 2 cucharadas de aceite de oliva virgen extra • Sal marina • Mejorana • 300 ml de leche de soja o de arroz (preparada en casa) para la masa

Para el relleno, se puede utilizar menestra de verduras o requesón. También se pueden hacer rollitos, añadir una ligera salsa de tomate y hornear durante 5 a 10 minutos. (Si se quiere una *crêpe* dulce, se puede rellenar de compota de frutas, miel, jarabe de agave, etc.).

La harina de alforfón es ideal para el hacer las *crêpes* más imaginativas, tanto dulces como saladas.

- Mezclar la harina con el huevo y la leche de soja o de arroz, hasta que la masa esté bastante líquida.
- Dejar reposar durante al menos 2 horas.
- Cocer las *crêpes* por ambos lados en la sartén muy poco engrasada con aceite.

Maíz

COCCIÓN DEL MAÍZ EN GRANO

3 tazas de agua por cada taza de maíz

- Poner los granos de maíz en remojo durante 2 días y luego cocer en una olla a presión durante 6 horas.

COCCIÓN DEL MAÍZ EN MAZORCA

La forma más fácil de comer maíz en mazorca en verano es morderla.

- Las mazorcas de maíz se pueden cocinar a presión llenando la olla de agua hasta la mitad y cociéndolas durante ½ hora después de que silbe la olla a presión.
- O cocinar en una olla normal, prolongando el tiempo de cocción 20 minutos más.
- Si resultan particularmente tiernas, se pueden asar un poco en una parrilla y espolvorear una pizca de sal.

Ensalada de maíz

Ingredientes para 2 personas

1 taza de granos de maíz cocidos • 3 umeboshi *• 2 zanahorias • ½ taza de judías verdes • 1 cucharada de aceite de oliva virgen extra*

- Escaldar las zanahorias y las judías verdes cortadas en trozos pequeños en agua hirviendo durante 3 minutos.
- En un mortero, majar la pulpa de *umeboshi* con un poco de agua hasta obtener la consistencia de una crema.
- Poner todos los ingredientes en un cuenco y mezclar bien, servir aliñada con aceite de oliva.

Polenta de maíz (cocción)

Ingredientes para 4-5 personas

4 tazas de harina de maíz • 1 cucharada de sal • 8-10 tazas de agua

- Moler con un molinillo de piedra el maíz biológico y, sobre todo, no genéticamente modificado.
- Llevar a ebullición el agua, agregar la sal y luego la harina de maíz.
- Remover constantemente con una cuchara de madera durante 50 minutos.
- Seguir mezclando hasta que la polenta se despegue de los bordes de la cacerola (45-50 minutos).

Si se quiere una polenta menos densa, añadir más agua; si se desea más densa, verter menos agua.

Quinoa

Cocción de la quinoa

La quinoa contiene saponina. Para eliminarla, antes de la cocción, verter la cantidad necesaria (alrededor de 70 g por persona) en un colador y lavar con abundante agua removiendo los granos con las manos. Una vez lavada, la quinoa está lista para ser cocinada.

1 taza de quinoa, lavada y colada • 2 tazas de agua • Sal

– Llevar a ebullición el agua, añadir la quinoa y la sal.
– Hervir durante 10 minutos.
– Cuando los granos aumenten de tamaño y liberen pequeños brotes blancos, la quinoa estará lista.

Para el puré, las croquetas y los platos gratinados, aumentar el tiempo de cocción 5 minutos. Colar el agua, si es necesario. Una vez cocida, la quinoa tiene dos veces y media su volumen original.

SOPA DE QUINOA Y MAÍZ

INGREDIENTES PARA 2-3 PERSONAS

3 cucharadas de quinoa • 1 patata • ½ taza de lentejas peladas cocidas • 1 cucharada de perejil picado • 1 ½ litro de caldo de verduras • Sal • Jengibre • 2 cucharadas de pipas de girasol tostadas y molidas

– Poner las lentejas peladas cocidas en el caldo y llevar a ebullición.
– Mientras tanto, pelar las patatas y lavar bien la quinoa.
– Añadir las lentejas, la quinoa y la patata, agregar una pizca de sal y cocer a fuego lento 15 minutos.
– Apagar el fuego y triturar las patatas con un tenedor.
– Servir la sopa caliente y espolvorear con el perejil, las semillas y el jengibre.

ENSALADA DE QUINOA Y MAÍZ

INGREDIENTES PARA 2 PERSONAS

200 g de quinoa • 2 zanahorias ralladas • 4 cucharadas de maíz cocido • 2 tomates cortados • 2 cebollas cortadas en rodajas finas • 1 pepino cortado en rodajas finas • 10 hojas de albahaca picadas • 1 cucharadita de comino • Zumo de limón • Aceite de oliva virgen extra • Sal

– Cocinar la quinoa durante 15 minutos según la receta básica.
– Escurrir y dejar que se enfríe.
– En un cuenco grande, mezclar la quinoa cocida con las verduras y las especias.
– Añadir el aceite de oliva y el zumo de limón. Sazonar con sal.
– Dejar en la nevera unos minutos y servir el plato muy frío.

Cebollas rellenas vegetarianas a la quinoa

Ingredientes para 3-4 personas

4 cebollas anchas y planas adecuadas para rellenarlas • 2 zanahorias • 3 tomates medianos maduros • 2 tazas generosas de quinoa cocida • 1 diente de ajo • Hierbas (picadas o en polvo) • Perejil picado • Aceite de oliva virgen extra • Jengibre

– Pelar las cebollas, cortarlas por la mitad a lo ancho y hervir durante unos minutos en agua con sal.
– Escurrir y vaciarlas con cuidado de no perforar la parte inferior.
– Picar la cebolla sobrante y el diente de ajo, rallar las zanahorias finas, pelar y picar los tomates en trozos y ponerlo todo en una sartén con 2 cucharadas de aceite de oliva, hasta que las verduras estén tiernas y la mezcla no quede muy aguada.
– Agregar la quinoa cocida, la sal, el jengibre y las hierbas, cocinar unos minutos más removiendo con cuidado: la preparación debe quedar firme, pero no dura; añadir el perejil picado.
– Engrasar una bandeja de horno, poner las medias cebollas en el fondo, rellenarlas con la mezcla, verter un chorrito de aceite en cada una y hornear a 180 °C durante unos 40 minutos.

Brunne (crema de quinoa)

Ingredientes para 4-5 personas

1 litro de leche de soja a la vainilla • 6 granos de anís • ½ cucharadita de canela en polvo • 1 ramita de canela • 1 clavo de olor • 200 g de quinoa bien lavada y colada • 150 g de azúcar de caña integral • 2 cucharadas de coco rallado • 2 cucharadas de nueces picadas • 2 cucharadas de uvas pasas

– Poner la leche en un cazo.
– Añadir el anís, la canela en polvo y en rama y el clavo de olor. Llevar a ebullición.
– Verter la quinoa en la leche, cocer a fuego lento durante 20 minutos.
– Sacar la canela y el clavo de olor.
– Poner el azúcar moreno en una cacerola y cubrir con agua. Llevar a ebullición y espesar el almíbar.
– Verter la crema de quinoa en una bandeja de servicio y cubrir con el jarabe de azúcar. Añadir el coco, las nueces y las pasas.
– Se sirve tanto caliente como frío.

Con huevos

TORTILLAS DE QUINOA

Se trata de tortillas rápidas y ligeras.

INGREDIENTES PARA 1 PERSONA

1 huevo fresco • 2 cucharadas de quinoa cocida • Sal • Jengibre o pimienta • Aceite de oliva

– En un tazón, batir el huevo con una pizca de sal, pimienta o jengibre.
– Incorporar la quinoa cocida y mezclar bien.
– Verter unas gotas de aceite en una sartén y ponerla en el fuego.
– Cuando esté caliente, agregar la mezcla en pequeñas dosis, a fin de obtener finas *crêpes.*

Amaranto

COCCIÓN DEL AMARANTO

– Después de lavar el amaranto, por cada taza de cereal hay que agregar 2 tazas de agua y 1 cucharadita de sal.
– Debe cocerse en 20 minutos si se utiliza una olla a presión y 30-35 minutos si se usa una cacerola normal.
– Nunca hay que remover el amaranto durante la cocción.
– Una vez fuera del fuego, dejar reposar durante 10 minutos.

ÑOQUIS DE AMARANTO

INGREDIENTES PARA 4 PERSONAS

300 g de amaranto cocido • 100 g de sésamo lavado, tostado y molido finamente • 4 patatas cocidas y luego en puré • Nuez moscada • Perejil • Ajo picado • Sal • Pimienta (opcional)

– En un cuenco grande, mezclar los ingredientes hasta que estén bien incorporados.

- Con las manos húmedas, formar pequeñas bolas de masa (que no superen 1 centímetro de diámetro).
- Se puede comer con aceite de oliva, salvia y canela, o gratinado en el horno con tortas de arroz integral tostadas y molidas, o con salsa de tomate y una cucharada de queso de oveja rallado.

El amaranto cocinado se puede añadir a las sopas o caldos vegetales o al caldo de *kombu*; también se puede mezclar en pequeñas cantidades con la sopa de *miso*.

Pastel de amaranto

300 g de amaranto cocido • 4 hinojos • 1 cucharada de aceite de sésamo • 1 cucharadita de semillas de hinojo • 5 galletas de arroz tostado molidas • 400 g de salsa de soja (véase *receta en la página 166)*

- Pelar, lavar y cortar a lo largo los 4 hinojos y dejarlos reposar un poco con una cucharada de aceite de sésamo y una cucharadita de semillas de hinojo.
- Hornear durante unos 15 minutos, añadiendo, si es necesario, un poco de agua y sal.
- Verter la bechamel de soja al amaranto cocido.
- Engrasar una bandeja de horno y poner capas de amaranto y de hinojo.
- Al final, incorporar las galletas de arroz tostado molidas.
- Hornear a 200 °C durante ½ hora.
- El pastel está listo cuando el color tiende al rojo.

«Amariso»

- Cocer durante 35-40 minutos en una olla a presión la misma cantidad de amaranto y arroz.
- Dejar reposar 10 minutos y luego servirlo o con *nituké* de verduras, o con *miso* de arroz, primero disuelto en agua hirviendo y piñones, o con estofado de tofu con hierbas, o tal vez con pasas y garbanzos cocidos, o con sopa de lentejas, de judías, etc.
- Es tan práctico y sabroso que siempre debe tener un poco en la nevera.

Cereales integrales biológicos en grano con gluten

Todas las recetas elaboradas con cereales integrales sin gluten se pueden preparar con granos integrales con gluten (avena, farro, kamut, cebada), para las personas que no tienen intolerancia al gluten.

Hay que señalar que la cebada es particularmente adecuada para las sopas y el farro es ideal tanto para las sopas como para recetas un poco más secas.

Avena (cocción)

Ingredientes para 3 personas

1 taza de avena • 3 tazas de agua

- Pelar y lavar la avena, poner en remojo en 3 tazas de agua durante 12 horas.
- A continuación, poner al fuego.
- Cubrir y cocer a fuego muy bajo con el difusor de llama durante 1 ½ hora.

Sopa de copos de avena y acelgas

Ingredientes para 3-4 personas

4-6 cucharadas de harina de avena • 1 manojo de acelgas • 1 cebolla • 1 cucharada de harina de arroz • 1 cucharadita de tamari *• 3 cucharaditas de aceite de oliva virgen extra*

- Engrasar el fondo de una sartén y saltear la cebolla finamente picada, junto con unas cucharadas de agua y una pizca de sal; añadir las acelgas cortadas en tiras, los copos de maíz y 4 tazas de agua hirviendo.
- Llevar a ebullición, bajar el fuego y cocer a fuego lento durante 15 minutos.
- Retirar del fuego y pasar por la picadora; después introducir de nuevo en la misma olla, desleír la harina de arroz en un poco de agua y añadir.
- Poner al fuego durante 15 minutos más, y condimentar con *tamari*.

Farro sin cáscara (cocción)

Por cada taza de farro

2 ½ tazas de agua • 1 cucharadita de sal

- No hay necesidad de tenerlo antes en remojo.
- Lavar muy bien el farro y ponerlo en la olla a presión con agua y sal.
- Cuando la olla empiece a silbar, bajar el fuego y cocer durante unos 60 minutos.

Sopa de farro con garbanzos

Ingredientes para 4 personas

2 tazas de farro cocido • 150 g de garbanzos • 2 cebollas • 2 zanahorias • 4 hojas de acelga • 1 ramita de romero • 1 hoja de laurel • 3 cucharadas de aceite de oliva virgen extra biológico • 1 cucharada de sal • 1 cucharadita de gomasio en cada plato • Aceite de oliva virgen extra

- Lavar los garbanzos y dejar en remojo unas 24 horas. El agua debe superar 4-5 dedos los garbanzos.
- Transcurrido este tiempo, poner la olla con los garbanzos en el fuego y cocer a fuego medio durante 1 hora y 15 minutos.
- A continuación, añadir la hoja de laurel, sin el nervio central, las verduras lavadas y finamente picadas y proseguir la cocción durante otros 40 minutos.
- Añadir el farro cocido, un chorrito de aceite de oliva y la sal.
- Cuando todos los ingredientes estén bien mezclados, servir con un poco de gomasio y un chorrito de aceite de oliva.

Sopa de copos de farro, lentejas y espinacas

Ingredientes para 3 personas

50 g de copos de farro • 300 g de espinacas • 100 g de lentejas cocidas • 1 cebolla • 1 cucharada de harina de arroz • Tamari *• 2 cucharadas de aceite de oliva virgen extra • Sal*

- Cortar la cebolla en rodajas finas y saltear en un poco de aceite y unas cucharadas de agua, hasta que se reblandezca.
- Agregue las espinacas lavadas y cortadas en trozos, las lentejas, sal al gusto, los copos y alrededor de un litro de agua tibia.

- Llevar a ebullición y dejar que hierva durante ¼ de hora; pasarlo todo por el pasapurés y añadir la harina de arroz disuelta en un poco de agua tibia.
- Hervir durante 15 minutos y, cuando esté cocido, condimentar con *tamari* añadiendo un chorrito de aceite crudo antes de servir.

Sopa de copos de farro con kombu

Ingredientes para 3-4 personas

1 trozo de kombu *de 8 cm • 1 cebolla • 1 zanahoria • 1 trozo pequeño de apio • 3 tomates pequeños • 6 hojas de albahaca • Sal • Aceite de oliva virgen extra 1 taza de copos de farro*

- Limpiar, lavar y cortar las verduras.
- Cortar el alga *kombu* en trozos pequeños y poner en una cacerola, agregar las verduras, una pizca de sal, un chorrito de aceite y una taza de agua.
- Cocer a fuego moderado durante 15 minutos.
- Añadir 4-5 tazas de agua hirviendo, llevar a ebullición e incorporar los copos.
- Cocer durante 8-10 minutos, removiendo con frecuencia.
- Rectificar de sal, apagar y servir con albahaca fresca.

Cebada integral (cocción)

Ingredientes para 4 personas

2 tazas de cebada • ½ cucharada de sal • 6 tazas de agua

- Pelar y lavar la cebada, dejar en remojo durante 24 horas.
- Poner en una olla, agregar la sal, tapar y cocinar con el difusor de llama 2 ½ horas.

Cebada sin cáscara (cocción)

Para cada taza de cereal

2 ½ tazas de agua • 1 cucharadita de sal

- Limpiar bien la cebada, colarla y ponerla en una olla a presión con agua y sal.
- Tan pronto como la olla empiece a silbar, bajar el fuego al mínimo y cocinar a fuego lento durante 60 minutos.

Ensalada de cebada perlada

Ingredientes para 4 personas

2 tazas de cebada perlada cocida • 2 escalonias • ½ pepino • ½ taza de aceitunas negras sin hueso • 2 cucharadas de almendras molidas • 5 hojas de lechuga • 4 hojas de menta • El zumo de 1 limón • 1 cucharada de aceite de oliva virgen extra • Sal

- Pelar y cortar en dados el pepino y en tiras las hojas de lechuga; a continuación, añadir las verduras a la cebada en una sopera.
- Picar las escalonias, las aceitunas y las hojas de menta, añadir una pizca de sal, el zumo de limón, las almendras trituradas y 1 cucharada de aceite de oliva virgen extra.
- Remover la preparación con los demás ingredientes. Mezclar bien y servir.

Cebada perlada con verduras de temporada

Ingredientes para 4 personas

2 tazas de cebada perlada cocida • 3-4 tipos diferentes de verduras de temporada • 2 cucharadas de aceite de oliva virgen extra • Sal

- Pelar y cortar las verduras, rehogarlas en un poco de agua con 2 cucharadas de aceite de oliva y sal.
- Agregar la cebada cocida a las verduras y cocer todo durante unos minutos.
- Decorar con perejil y servir.

Copos integrales de cereales cocidos

Ingredientes para 4 personas

1 taza de copos de cereales • 1 cucharadita de sal • 5 tazas de agua

- Poner en una olla 5 tazas de agua y los copos. Añadir sal y llevar a ebullición; bajar el fuego y cocer a fuego lento durante 5 a 20 minutos, dependiendo de los gustos.
- Antes de consumir, dejar reposar para que aumenten de tamaño.

Los copos de cereales biológicos se encuentran en tiendas de alimentos naturales. Se pueden cocinar solos, o añadirlos a sopas o verduras, y es una buena base para la preparación de pasteles. Están disponibles integrales y no integrales.

3.8 Primeros platos

Además de las recetas de cereales integrales en grano, decidí presentar al lector una sección adicional sobre cereales. En este espacio, incluyo recetas que requieren, además de arroz y polenta, pastas biológicas elaboradas con cereales sin gluten: pastas de arroz, pasta de arroz y maíz, pastas de maíz, de maíz y alforfón y algunas recetas con pasta con gluten para aquellos que sólo son intolerantes a la leche de vaca. Los que son intolerantes a este alérgeno pueden seguir todas las recetas que figuran para celíacos introduciendo pasta en lugar de la pasta sin gluten que les está permitida.

Las recetas siguientes permiten una mayor posibilidad de variar y elaborar en poco tiempo muchos platos. He incluido en esta sección las polentas no integrales, el arroz semiintegral y el arroz blanco.

Sé muy bien que en la cocina nunca se acaba de aprender ni de satisfacer completamente todos los gustos y las necesidades de la familia. Una buena manera de satisfacer especialmente a nuestros hijos intolerantes es sorprenderlos con nuevas recetas «sin». Recomiendo que no se abuse de los cereales (con o sin gluten) en forma de pastas, ya que están elaborados con harina. El mejor cereal para nuestra salud siempre es el grano, integral y biológico.

Recuerdo a aquellos con celiaquía que en las tiendas de alimentos naturales están disponibles tanto las pastas de arroz, como las de maíz, de maíz y arroz, y de maíz y alforfón. Estos productos son todos biológicos y muchos incluyen también «100 %» para definir el maíz sin gluten utilizado; otros también están marcados con la «espiga barrada», y todos los productos están en la lista de manuales oficiales para celíacos. También pueden encontrarse en estas tiendas otros muchos productos de pastelería, de alto valor nutritivo, y que aunque no tienen en la etiqueta el distintivo de la espiga son estrictamente biológicos. Están elaborados con arroz semiintegral o arroz blanco, maíz y arroz, mijo y alforfón, y portan en su etiqueta la inscripción «100 %»; y otros que especifican los porcentajes en el caso de las pastas compuestas por dos cereales (por ejemplo, 60 % de maíz y 40 % de arroz de cultivo ecológico).

Sé que la marca de la espiga barrada resuelve, incluso a los más reticentes, cualquier duda ante la garantía de un alimento natural biológico, reemplazable, si se desea, por productos de la industria farmacéutica. Personalmente, sin embargo, no me gusta acusar «a toda costa» como «contaminadas» o «muy peligrosas» para el celíaco las pastas biológicas con el distintivo «100 % de arroz» o «100 % de arroz y maíz», etc. de cultivo biológico y no manipuladas genéticamente que actualmente no llevan la marca de la espiga barrada. Por supuesto, lo dejo a elección y decisión del lector.

En algunas de las recetas aparece el *tamari* entre los ingredientes. Le recuerdo al lector que es un derivado de la soja, por lo que no se recomienda a aquellos que tienen intolerancia a esta leguminosa. En lugar de con *tamari*, se puede sazonar con sal y aceite.

Sin proteínas de leche de vaca, sin huevos, con cereales biológicos en grano sin gluten o pastas elaboradas con cereales biológicos sin gluten

---

BECHAMEL VEGETAL (QUE SE AÑADIRÁ A ALGUNA DE LAS RECETAS DE LA LISTA)

INGREDIENTES PARA 3-4 PERSONAS

2 cucharadas colmadas de harina de arroz integral blanco o finamente molida • 4 cucharadas de aceite de oliva virgen extra o 2 cucharadas colmadas de margarina vegetal biológica • 400 ml de leche de soja o de leche de arroz elaborada en casa (véase *receta en «Los desayunos»)* • *1 cucharadita de sal • Nuez moscada*

- Poner la margarina en una cacerola y dejar que se derrita lentamente; agregar la harina y mezclar, incorporar poco a poco la leche caliente, la sal y la nuez moscada.
- Llevar a ebullición y cocer a fuego lento durante 4-5 minutos, removiendo; apagar y utilizar la salsa al gusto.

Migas de pan sin gluten (que se añadirán a alguna de las recetas de la lista)

10-12 galletas de arroz tostado molidas en el molinillo

- Poner en una sartén un poco de aceite de oliva virgen extra, y agregar las migas, sin dejar de remover a fuego medio durante unos minutos.
- La mezcla se puede añadir a otros platos para compactar y potenciar el sabor.

Rollos de col con arroz, verduras y carnes blancas

Ingredientes para 4 personas

8 hojas de col • 300 g de pechuga de pollo • 100 g de semillas de sésamo • ½ kg de arroz ya cocido • 1 zanahoria • 1 cebolla • 1 cucharada de uvas pasas • Sal • 10 cucharadas de aceite de oliva virgen extra • Jengibre • 200 g de tomate triturado

- Escaldar las hojas de repollo en agua hirviendo con sal durante unos minutos.
- Cortar la pechuga de pollo en trozos muy pequeños.
- Ponerlo en una sartén con las zanahorias, las cebollas lavadas y cortadas en trozos pequeños, 3 cucharadas de aceite de oliva, una pizca de sal y 3 cucharadas de agua.
- Cocer durante 15 minutos a fuego medio, removiendo un poco.
- A continuación, añadir las pasas remojadas en agua, las semillas, el arroz y el sésamo.
- Mezclar todo, utilizar esta preparación como relleno para las hojas de col.
- Después de haber envuelto bien el relleno, cerrar los rollos con palillos y ponerlos en una sartén con aceite de oliva, el tomate triturado y la sal.
- Cocer a fuego medio durante unos 20-25 minutos.
- Servir con un poco de jengibre.

Rollos de algas con arroz semiintegral, verduras y umeboshi

Ingredientes para 4 personas

12 hojas de alga nori *• 600 g de arroz cocido semiintegral • 1* umeboshi *• 2 zanahorias • 1 puerro • 1 hoja de col • 3 cucharadas de aceite de oliva virgen extra • Sal*

- Lavar y cortar las verduras y poner en una cacerola con el aceite, un poco de sal y una taza de agua.
- Saltear a fuego fuerte durante unos 7-8 minutos y luego apagar el fuego y añadir la *umeboshi* picada y el arroz.
- Mezclar muy bien.
- Dorar unos segundos las hojas de *nori* pasándolas por la llama del fuego. Cuando empiecen a ponerse un poco verdes, estarán listas.
- Poner las hojas de *nori* sobre una estera de caña. En el centro de las algas colocar el relleno de arroz y verduras y hacer un rollo.
- Continuar de esta manera hasta acabar con los ingredientes y servir.
- Esta receta es muy útil para comidas fuera de casa.

Sopa de arroz con col

Ingredientes para 4 personas

700 g de arroz integral cocido • 1 col pequeña • 7 cucharadas de aceite de oliva virgen extra • 1 puerro • Sal

- Lavar y cortar la col en tiras. Lavar y cortar la parte verde del puerro.
- Llevar a ebullición una olla con agua y sal.
- Poner en remojo la col y dejar que cueza durante 5 minutos y después colarla.
- Poner el aceite en una sartén, añadir el puerro y la col escaldadas y cocer durante 5 minutos.
- A continuación, agregar 3 tazas de agua y un poco de sal. Proseguir la cocción durante 15 minutos.
- Incorporar 2 tazas de agua y el arroz cocido, rectificar la sal y servir con un poco de jengibre en polvo.

Ensalada de arroz

Ingredientes para 5 personas

400 g de arroz blanco o semiintegral hervido • 2 zanahorias cortadas en juliana • 5 rábanos cortados en rodajas • 1 tallo de apio picado • 2 cebollas picadas y marinadas con sal y vinagre de sidra durante una hora • 200 g de judías verdes cocidas y cortadas en trozos pequeños • 1 endivia, lavada y cortada en trozos pequeños • 10 aceitunas negras sin hueso • 10 aceitunas verdes sin hueso • 1 manojo de rúcula lavada y picada • 200 g de atún al natural conservado en un tarro de cristal • Sal • Aceite de oliva virgen extra • El zumo de 2 limones

- Poner el arroz hervido en una ensaladera grande.
- Retirar la cebolla de la marinada, pasar bajo el grifo y añadir al arroz.
- Mezclar bien con los demás ingredientes, sazonar con el zumo de limón, un chorrito de aceite de oliva y sal, y servir.

Este plato puede ser una buena idea para un día de picnic. Poner el arroz en un recipiente de cristal y evitar exponer al calor durante el viaje.

Risotto con flores de calabacín

Ingredientes para 4 personas

700 g de arroz integral cocido • 350 g de flores de calabacín frescas • 3 cebollas tiernas • 8 cucharadas de aceite de oliva virgen extra • Sal

- Lavar y limpiar las flores de calabacín y las cebollas tiernas.
- Cortar las cebollas y ponerlas en una cacerola.
- Agregar el aceite y las flores de calabacín.
- Incorporar una pizca de sal y 2 tazas de café llenas de agua. Cocer durante unos 15-20 minutos a fuego medio.
- Añadir el arroz cocido y mezclar a fuego medio durante 5-6 minutos.
- El plato está listo para servirse.

Risotto con tofu blanco, alcaparras y anchoas

Ingredientes para 4 personas

700 g de arroz integral cocido • 1 paquete de tofu blanco fresco • 1 cucharada de alcaparras saladas • 1 anchoa • 8 cucharadas de aceite de oliva virgen extra • 2 cucharadas de semillas de sésamo • 1 diente de ajo • Perejil

- Cocer el tofu blanco al vapor durante 10 minutos.
- Lavar bien las alcaparras y la anchoa. Poner en la picadora el tofu cortado en trozos pequeños, las alcaparras y las anchoas, y picar.
- En una sartén, poner el aceite y el ajo y rehogar 2 minutos.
- Añadir el arroz y los demás ingredientes.
- Mezclar bien y agregar las semillas de sésamo.
- Al servir, espolvorear perejil picado en cada plato.

Risotto con tofu frito, rúcula y semillas de sésamo

Ingredientes para 4 personas

700 g de arroz blanco cocido • 1 paquete de tofu blanco fresco • 1 manojo de rúcula • 3 cucharadas de semillas de sésamo • 1 cucharada de uvas pasas • 1 puerro • 8 cucharadas de aceite de oliva virgen extra • 1 cucharadita de tamari • *Sal*

- Lavar el puerro y la rúcula.
- Cortar el puerro en rodajas y cocinar en una sartén con un vaso de agua y un poco de sal.
- Cuando el puerro esté listo, añadir el tofu cortado en trozos pequeños, previamente frito y sazonado con sal o *tamari*, las pasas, un poco de agua y el aceite. Cocer a fuego lento durante 10 minutos.
- A continuación, agregar la rúcula picada, el arroz y las semillas de sésamo; mezclar todo y servir.

Risotto con calabaza

Ingredientes para 4 personas

600 g de calabaza amarilla • 1 puerro • Un trozo de apio • Sal • 8 cucharadas de aceite de oliva virgen extra • 700 g de arroz blanco cocido

- Lavar, pelar y cortar la calabaza, el puerro y el apio en trozos pequeños.
- Ponerlos en una sartén con un poco de sal, el aceite y 2 tazas llenas de agua.
- Cocer a fuego medio durante unos 25 minutos, luego agregar el arroz blanco cocido, mezclar y servir.

Risotto con espárragos trigueros

Ingredientes para 4 personas

700 g de arroz integral cocido • 1 cebolla tierna • ½ kg de espárragos trigueros • 8 cucharadas de aceite de oliva virgen extra • Sal

- Limpiar los espárragos eligiendo sólo la parte tierna. Lavar y cortar en trozos pequeños.
- Lavar y cortar la cebolla y poner los dos ingredientes en una cacerola con el aceite de oliva, una pizca de sal y una taza llena de agua.
- Cocer hasta que los espárragos estén muy tiernos.
- Añadir el arroz, remover durante 5 minutos y servir.

Risotto con setas shiitake

Ingredientes para 4 personas

700 g de arroz semiblanqueado • 6 setas shiitake *• 1 trozo de alga* wakame *• 1 puerro • perejil finamente picado • 1 zanahoria • 8 cucharadas de aceite de oliva virgen extra • Sal*

- Dejar las setas *shiitake* y las algas *wakame* en remojo durante 30 minutos, ya que normalmente se encuentran secas en las tiendas.
- Limpiar, lavar los puerros, cortar en rodajas y poner en una sartén con las setas, las algas, la zanahoria cortada en trozos pequeños y el agua del remojo de las setas.
- Cocer durante unos 25 minutos.
- A continuación, añadir el aceite y una pizca de sal y proseguir la cocción durante 5 minutos; añadir el arroz y mezclar bien. Antes de servir, espolvorear el perejil picado.

Risotto con ortigas

Ingredientes para 4 personas

400 g de arroz blanco • 5 cucharadas de aceite de oliva virgen extra • 1 diente de ajo • 200 g de ortigas, si son frescas, o 100 g si son secas • 2 cucharadas de pasas • 2 cucharadas de pipas de girasol

- Hervir el arroz y, unos minutos antes de colarlo, añadir las ortigas.
- En una sartén, verter el aceite, el ajo, las pasas remojadas previamente en agua durante unos minutos y las pipas de girasol.
- Sofreír durante 2 minutos. A continuación, añadir el arroz y las ortigas, y mezclar todo, salteándolo durante 2 o 3 minutos.
- Apagar y servir con un poco de queso, si se desea.

Risotto con espinacas

Ingredientes para 4 personas

500 g de arroz blanco • 500 g de espinacas frescas • 7 cucharadas de aceite de oliva virgen extra • 1 cucharadita de tahini *blanco • Algunas nueces • Sal*

- Hervir el arroz; lavar y hervir las espinacas.
- En una olla grande, calentar el aceite. Añadir el arroz y las espinacas y mezclar bien.

– Incorporar las nueces y, en el último momento, disolver una cucharadita de *tahini* con un poco de agua caliente y sal, y agregar.
– Remover y servir.

Risotto con melocotones

Ingredientes

350 g de arroz blanco • 1 melocotón dulce • 5 cucharadas de aceite de oliva virgen extra • Sal • Pimienta (opcional) • 1 ramita de perejil lavada y picada • 1 cebolla roja • 2 cucharadas de vino blanco DOC

– Hervir el arroz.
– Aparte, en una sartén de fondo grueso, poner la cebolla pelada y cortada en trozos pequeños con medio vaso de agua y una pizca de sal.
– Saltear a fuego fuerte hasta que se vuelva transparente.
– Añadir el aceite y proseguir la cocción durante 2-3 minutos.
– Pelar, lavar y cortar en trozos pequeños el melocotón.
– Mezclar con los ingredientes en la sartén y rehogar durante unos 7-8 minutos.
– Agregar una pizca de sal y el vino blanco.
– Sofreír durante 2 minutos y luego apagar el fuego.
– Colar el arroz, incorporar a los ingredientes en la sartén y remover bien.
– Servir con perejil picado y pimienta, si se desea.

Esta receta es idónea para los meses de verano, y también puede elaborarse con otros tipos de frutas, como albaricoques, piña, etc.

Risotto con salsa de atún

Ingredientes para 5 personas

400 g de arroz blanco • 4 anchoas • 150 g de atún en aceite de oliva virgen extra biológico envasado en un frasco de vidrio • Perejil picado • 1 cucharada de pasas • 1 diente de ajo • 6 cucharadas de aceite de oliva virgen extra • ¼ de cucharadita de jengibre molido

– Hervir el arroz en agua con sal y, mientras tanto, retirar las espinas de la anchoa y picar finamente junto con el atún.
– Calentar el aceite en una cacerola con el ajo, añadir el atún y las anchoas picadas y cocer a fuego medio durante 8-10 minutos; agregar las pasas

remojadas en agua, el jengibre y apagar el fuego. Con esta salsa, condimentar el arroz hervido y bien colado.
– Servir con abundante perejil fresco picado.

Mijo

Berenjena rellena con mijo

Ingredientes para 3 personas

4 berenjenas • 1-2 tazas de mijo cocido • 1 cucharadita de alcaparras • 15 aceitunas verdes sin hueso • 3 cucharadas de semillas de sésamo • 1 cucharada de pipas de girasol • 1 diente de ajo • ½ taza de zanahorias ralladas • Sal • Aceite de oliva virgen extra

– Pelar, lavar y cortar las berenjenas por la mitad y vaciar la pulpa; espolvorearla con sal y dejar reposar ½ hora.
– Picar la pulpa de la berenjena y mezclarla con el ajo picado y un chorrito de aceite de oliva.
– Añadir las zanahorias ralladas, el mijo, las aceitunas picadas y las alcaparras. Proseguir la cocción durante 8-10 minutos.
– Mezclar las semillas y agregarlas a la mezcla de la sartén. Añadir el jengibre en polvo, rectificar de sal y apagar el fuego.
– Enjuagar y eliminar el agua de las berenjenas presionándolas, rellenarlas con la mezcla de la sartén y poner en una bandeja de horno con un chorrito de aceite de oliva, un poco de agua y una pizca de sal.
– Hornear a 200 °C durante aproximadamente 30 minutos.
– Retirar del horno, dejar que se enfríen y servir.

Pimientos rojos rellenos de mijo

Ingredientes para 2 personas

4 pimientos pequeños redondos • 1-2 tazas de mijo cocido • 1 anchoa • 1 cucharadita de alcaparras • 10 aceitunas negras sin hueso • 3 cucharadas de pipas de girasol • Sal • Aceite de oliva virgen extra

- Lavar los pimientos y retirar los nervios centrales y las semillas.
- Poner en un cuenco el mijo, añadir las alcaparras lavadas, las aceitunas sin hueso picadas, las anchoas lavadas, las pipas de girasol y una cucharada de aceite de oliva.
- Amasar un poco y rellenar los 4 pimientos. Ponerlos en una fuente de horno con unas cucharadas de agua, un chorrito de aceite y una pizca de sal.
- Hornear a 200 °C durante unos 35 minutos.
- Retirar del horno y servir.

Tomates rellenos

Ingredientes para 4 personas

4 tomates grandes a los que se les habrá extraído la pulpa central • 10 hojas de albahaca • 8 cucharadas de arroz blanco hervido o de mijo cocido • 8 cucharadas de galletas de arroz integral tostadas y molidas • 2 dientes de ajo • 1 anchoa • ¼ de cucharadita de jengibre en polvo • 15 aceitunas verdes • Sal • Aceite de oliva virgen extra

- En una sartén, verter el aceite y saltear el ajo; añadir la pulpa de los tomates picados, una pizca de sal, las aceitunas y las anchoas picadas.
- Cocer durante 5 minutos. Agregar el arroz o el mijo y, finalmente, las galletas de arroz molidas.
- Apagar el fuego, espolvorear la albahaca y rellenar los tomates. Poner en una fuente de horno untada con aceite de oliva y unas cucharadas de agua y una pizca de sal.
- Hornear a 200 °C durante 30 minutos.
- Retirar del horno y servir con jengibre.

Endivias rellenas de mijo

Esta receta, además de ser muy apreciada por quienes la consumen, también es adecuada para llevar en las excursiones o de picnic. En mi casa se utiliza el lunes de Pascua.

Ingredientes para 4 personas

4 endivias más o menos grandes • 500 g de mijo cocido • 2 cucharadas de nueces • 2 cucharadas de pipas de girasol • 30 aceitunas negras sin hueso • 1 cucharada de pasas • 1 cucharadita de alcaparras • 11 cucharadas de aceite de oliva virgen extra • Sal • 1 diente de ajo • ½ cucharadita de jengibre en polvo

- Retirar las hojas exteriores de las endivias que estén feas, lavar y colar.
- Escaldar las endivias, siempre juntas, en abundante agua hirviendo con sal.
- Dejar que se escurran bien.
- En una sartén, poner 5 cucharadas de aceite, el mijo, las nueces, las pipas de girasol, las pasas, las aceitunas y las alcaparras bien lavadas.
- Encender el fuego y cocer los ingredientes durante 5 minutos.
- Abrir las endivias y rellenar con la mezcla de la sartén y añadir un poco de jengibre. Cerrarlas y atarlas con bramante.
- En una sartén, poner 6 cucharadas de aceite de oliva y un diente de ajo, añadir las endivias rellenas y rehogar durante unos 30 minutos dándoles la vuelta de vez en cuando.
- Al final de la cocción, llevar a la mesa. ¡Será un éxito!

Varios

«MALLONE» CON CEBOLLAS TIERNAS Y PIZZA DE MAÍZ

Este plato es típico de mi tierra natal, Piano di Monitoro. Sus ingredientes, todos sin gluten, son los que crecen en abundancia en estas tierras: maíz blanco, brócoli, patatas y cebollas. De pequeña, cuando me encontraba en la mesa el «Mallone» con pizza de maíz, era una fiesta para mí. Hoy en día, las cosas no han cambiado en absoluto; de hecho, mis hijas se han añadido a la celebración.

INGREDIENTES PARA 4 PERSONAS

700 g de hojas de brócoli hervido (con la parte superior se pueden preparar otras recetas incluidas en el texto) • 4 patatas cocidas con su piel • 1 diente de ajo • 9 cucharadas de aceite de oliva virgen extra • Sal • Jengibre • 4 cebollas frescas

- Lavar y hervir las hojas de brócoli, eliminar el agua restante, escurrir muy bien, y tan pronto como la temperatura lo permita, hacer una bola con las hojas.
- Cortar la bola de hojas en trozos muy pequeños.

- Pelar las patatas y cortarlas en trozos pequeños. En una sartén grande, poner el aceite y el ajo y sofreír durante 2 minutos.
- Añadir las hojas de brócoli y las patatas, mezclar bien los ingredientes y agregar una pizca de sal.
- Freír durante 8-10 minutos.
- Servir con un poco de jengibre o de pimienta, acompañando el plato con pizza de maíz. La cebolla se distribuirá entre los comensales, que la deben utilizar en lugar de la cuchara para tomar el «Mallone» del plato y comérselo a la vez.

«Ciambotta» de verano con pizza de maíz

Ingredientes para 4 personas

6 berenjenas • 3 pimientos amarillos, 2 pimientos rojos • 3 patatas • 2 tallos de apio • 2 cebollas • 4 calabacines • 2 tomates duros rojos y amarillos • 10 aceitunas negras sin hueso • 1 cucharadita de alcaparras • 10 cucharadas de aceite de oliva virgen extra • Sal • Jengibre • Pizza de maíz (receta en la página 259)

- Lavar todas las verduras y cortar en trozos bastante grandes.
- Retirar la piel de la berenjena.
- Poner en una cacerola grande todos los ingredientes, excepto las alcaparras y las aceitunas, con el aceite de oliva y una pizca de sal, y cocer durante 30 minutos a fuego medio, removiendo de vez en cuando.
- Cinco minutos antes de finalizar la cocción, añadir las aceitunas y las alcaparras lavadas y picadas.

Este plato es muy aromático y sabroso, y queda muy bien con un poco de jengibre y la pizza de maíz.

Puede servirse caliente o incluso a temperatura ambiente.

Sfrigolata de patatas, brócoli, pimientos dulces y pizza de arroz sin levadura

Ingredientes para 4 personas

5 patatas medianas o grandes hervidas y peladas • 1 kg de brócoli lavado, cocido y escurrido para eliminar toda del agua de la cocción • 1 pimiento dulce • 300 g de pizza de arroz sin levadura, preferiblemente rancia (véase *página 246) • 10 cucharadas de aceite de oliva virgen extra • Sal • 1 diente de ajo*

- En una sartén grande y honda de acero inoxidable, verter el aceite, añadir el ajo y poner al fuego; mientras tanto, cortar las patatas en dados y picar el brócoli.
- Cuando el ajo se haya dorado, añadir el pimiento, dejar cocer unos segundos y agregar las patatas, el brócoli y finalmente la pizza de arroz, que tendrá que ponerse en remojo 1 minuto si está muy dura; escurrirla y cortarla en trozos pequeños.
- Cocer durante unos 8-10 minutos, mezclando continuamente; rectificar de sal y servir.
- Una antigua tradición dice que este plato se sirve en hojas de col lavadas.

SFRIGOLATA DE PATATAS, PIMIENTOS ROJOS Y AMARILLOS Y PIZZA DE ARROZ SIN LEVADURA

INGREDIENTES PARA 4 PERSONAS

2 pimientos amarillos asados a la parrilla, pelados y cortados en tiras • 1 pimiento rojo asado a la parrilla, pelado y cortado en tiras • 100 g de aceitunas negras sin hueso • 10 g alcaparras saladas • 1 diente de ajo • 10 cucharadas de aceite de oliva virgen extra • Sal • 4 patatas medianas, hervidas y peladas • 300 g de pizza de arroz sin levadura y rancia (véase *página 246)*

- Poner en una sartén grande de acero inoxidable el aceite de oliva y el ajo y freír durante unos minutos, hasta que el ajo esté dorado.
- A continuación, añadir los pimientos y las patatas.
- Saltear a fuego fuerte y añadir una pizca de sal.
- Lavar las alcaparras y las aceitunas deshuesadas y añadir a la sartén.
- Mezclar los ingredientes.
- Poner en remojo, durante 2 minutos, la pizza de arroz, presionar para sacar toda el agua, cortar en trocitos y añadir a la sartén.
- Saltear todo durante unos minutos, rectificar de sal y servir.

La *sfrigolata* es una receta sencilla, muy sabrosa, que se presta a distintas variaciones.

Se puede preparar con berenjena, calabacín, o simplemente con patatas, o setas, o con bacalao salado, legumbres cocidas, etc.

Gachas de tomates verdes y rojos

Esta receta es muy similar a la de la *sfrigolata*; es fácil de elaborar y, en general, encanta a los niños.

Ingredientes para 4 personas

5 tomates medianos, rojos y duros • 5 tomates medianos muy maduros, verdes y amarillos • 1 diente de ajo • 10 hojas de albahaca fresca • 10 cucharadas de aceite de oliva virgen extra • Sal • 500 g de pizza de arroz rancia

- En una sartén grande de acero inoxidable, verter el aceite y el ajo, rehogar, y, a continuación, añadir los tomates rojos y verdes y amarillos, previamente lavados y cortados en trozos pequeños; una pizca de sal y freír a fuego fuerte durante unos 8-10 minutos.
- Poner en remojo la pizza, retirar toda el agua, cortar en trozos pequeños y añadir a la sartén.
- Saltear durante 3-4 minutos más, rectificar la salazón, agregar la albahaca y servir.

Pasta 100 % de arroz, pasta 100 % de maíz, pasta 100 % de maíz y arroz, pasta 100 % de maíz y alforfón, todas estrictamente biológicas y sin gluten

---

Las recetas siguientes no contienen gluten ni proteínas de leche de vaca ni huevos

Como ya se ha mencionado antes con respecto al riesgo de manipulación genética, el maíz está en el primer puesto.

Precisamente por esta razón, es esencial que no exponerse a esa eventualidad y comprar pasta de maíz, polenta y otros derivados del maíz procedentes de la agricultura biológica y certificación de no manipulación genética.

La polenta, la pasta de maíz, arroz y maíz, o maíz y alforfón a la que me refiero en mis recetas son todas de cultivo biológico con certificación de autenticidad y no manipuladas genéticamente. Hay muchos formatos que pueden satisfacer todos los gustos. Es agradable, se cuece con facilidad, no se rompe ni se ablanda. Es ideal para la elaboración de muchas recetas. Se encuentra en las tiendas de alimentos naturales, aunque, como ya se ha mencionado, con la marca de la espiga.

Para deleite de niños y adultos, en las tiendas de alimentos naturales también se venden pastas biológicas de arroz, y de arroz y maíz, como las estrellitas para sopa, etc.

Todas se cuecen muy bien, pero hay que hervirlas en abundante agua aparte y luego añadirlas al caldo o a la sopa.

COQUILLETTES 100 % DE MAÍZ CON BRÓCOLI

INGREDIENTES PARA 3 PERSONAS

1 paquete de coquillettes *de maíz • 600 g grelos • 1 diente de ajo • 9 cucharadas de aceite de oliva virgen extra • 50 g de queso de cabra (opcional) • ½ cucharadita de jengibre molido (opcional)*

– Lavar y escaldar los grelos en agua hirviendo con sal.
– Cocer las *coquillettes* en el agua de los grelos durante unos 5-8 minutos, y colar.
– En una sartén grande, poner el aceite y añadir el ajo picado, freír durante 2 minutos y después agregar los grelos y las *coquillettes.*
– Sofreír los ingredientes durante 4-5 minutos, removiendo constantemente.
– El plato está listo. Se puede añadir queso de cabra y jengibre.

FUSILLI 100 % DE MAÍZ Y ARROZ A LA SORRENTINA

INGREDIENTES PARA 3 PERSONAS

1 paquete fusilli *de maíz y arroz • 800 g de tomate triturado • Albahaca • 1 diente de ajo • 1 paquete de tofu salteado con aceite de oliva y sal • Sal • 6-7 cucharadas de aceite de oliva virgen extra*

– En una sartén, preparar la salsa de tomate friendo el ajo en el aceite durante 2-3 minutos, agregar la salsa de tomate, una pizca de sal y cocer a fuego medio durante 15-20 minutos, y apagar.
– Cocer la pasta en agua hirviendo con sal durante unos 5-8 minutos, escurrir y poner en una ensaladera grande.
– Cortar el tofu en dados pequeños, incorporar sal y añadir a la ensaladera.
– Agregar los *fusilli,* un buen puñado de albahaca picada y la salsa de tomate.
– Mezclar muy bien y servir.

PLUMAS 100 % DE MAÍZ CON CALABACÍN SALTEADO

INGREDIENTES PARA 3 PERSONAS

6 calabacines • 1 tacita de aceite de oliva virgen extra • 1 paquete de plumas 100 % de maíz • Sal • 1 diente de ajo • 1 cucharada de queso de oveja (opcional)

- Lavar los calabacines y cortar en trozos muy pequeños, verter el aceite en una sartén grande y cocer a fuego medio con una pizca de sal y el ajo durante 10-15 minutos.
- Remover de vez en cuando para evitar que se peguen a la sartén.
- Mientras tanto, llenar una cacerola con agua, añadir sal y poner en el fuego. Cuando empiece a hervir, agregar la pasta de maíz y cocinar durante aproximadamente 6-8 minutos.
- Cuando la pasta esté cocida, colarla y añadirla a los calabacines, mezclar los dos ingredientes, y, si se desea, incorporar el queso de oveja rallado.

MACARRONES 100 % DE MAÍZ A LA SICILIANA

INGREDIENTES PARA 6 PERSONAS

2 paquetes de macarrones de maíz • 5 berenjenas medianas • 1 ½ litro de salsa de tomate • 1 trozo de tofu frito y sazonado con sal • Albahaca • 1 diente de ajo • 12 cucharadas de aceite de oliva virgen extra • 2 cucharadas de gomasio

- Preparar la salsa con el aceite de oliva y el ajo frito durante 3 minutos y agregar el tomate con una cucharadita de sal.
- Cocer la salsa durante 20 minutos.
- Lavar y retirar la piel de la berenjena. Cortar en rodajas no muy finas.
- Asarlas en la parrilla por los dos lados.
- Hervir los macarrones en abundante agua con un poco de sal y colarlos.
- En una bandeja de horno, poner un poco de la salsa de tomate en el fondo y encima los macarrones condimentados con una cucharada de salsa de tomate.
- Colocar encima la berenjena asada, el tofu en trozos pequeños y sazonados con sal y albahaca, espolvorear con gomasio y añadir un poco de salsa de tomate.
- Continuar de este modo hasta acabar todos los ingredientes.
- En la superficie, poner la salsa de tomate restante.
- Hornear a 250 °C durante unos 40 minutos.

STROZZAPRETI 100 % DE MAÍZ Y ARROZ CON COLIFLOR A LA SICILIANA

INGREDIENTES PARA 2-3 PERSONAS

1 paquete de strozzapreti *• 1 coliflor pequeña • 2 cucharadas de pipas de girasol • 1 cucharada de semillas de hinojo o una ramita de hinojo silvestre, pelada, lavada y triturada • 2 cucharadas de pasas • 1 anchoa salada bien lavada • 10 aceitunas negras sin hueso • 1 cebolla • 1 cucharadita de alcaparras • Un poco de apio • 6 cucharadas de aceite de oliva virgen extra • Sal • Pan rallado sin gluten (*véase *receta en la página 412)*

– Hervir la coliflor y aparte la pasta.
– En una sartén grande, agregar 2 tazas de agua, una pizca de sal, la cebolla y el apio picados y cocer.
– Cuando la cebolla esté transparente, añadir el aceite y freír a fuego lento.
– Lavar muy bien la anchoa, picarla y añadirla a la sartén.
– Agregar las semillas, las alcaparras, las aceitunas y las pasas previamente ablandadas en agua.
– Mezclar los ingredientes e incorporar la coliflor y, por último, la pasta ya cocida.
– Saltear todos los ingredientes durante 2-3 minutos.
– Añadir el pan rallado en cada plato y servir.

FUSILLI 100 % DE MAÍZ Y ARROZ CON BOTARGA

INGREDIENTES PARA 2-3 PERSONAS

1 paquete de fusilli *de arroz y maíz • 3 cucharadas de aceite de oliva virgen extra • 1 cucharada de botarga • Un poco de perejil fresco • 1 diente de ajo*

– Mientras se hierve la pasta, en una sartén grande, rehogar el ajo en el aceite.
– Cuando haya colado la pasta, ponerla en la sartén con el ajo y el aceite de oliva y añadir la cucharada de botarga.
– Mezclar bien los ingredientes y agregar el perejil.
– El plato está listo.

Tagliatelle 100 % de maíz con rábano

Ingredientes para 6 personas

1 achicoria redonda • 1 puerro • 6 tomates cereza • 7 cucharadas de aceite de oliva virgen extra • 1 trozo de apio • 2 paquetes de fideos de maíz • Sal • Queso de cabra (opcional)

- En una sartén, poner el puerro cortado en trozos pequeños, el apio, 2 tazas de agua y sal. Cocer hasta que el puerro esté tierno y desechar el resto de agua.
- Agregar el aceite de oliva, los tomates, la sal y la achicoria lavada y cortada en tiras muy pequeñas.
- Sofreír durante 5 minutos y luego incorporar ½ taza de agua.
- Proseguir la cocción durante otros 10 minutos y apagar.
- Aparte, hervir los *tagliatelle* en agua con sal. Cuando estén listos, colarlos y añadir a la sartén.
- Mezclar todos los ingredientes muy bien y, si se desea, agregar un poco de queso de cabra rallado.

Tagliatelle 100 % de maíz con guisantes y bechamel de soja o de arroz

Ingredientes para 4 personas

1 ½ paquete de tagliatelle *de maíz • ½ bote de guisantes en conserva en un tarro de cristal • 4 cucharadas de aceite de oliva virgen extra • 1 puerro • 500 g de bechamel de soja o de arroz* (véase *receta en página 166)* • *1 cucharadita de sal*

- Lavar y cortar el puerro en rodajas.
- Verter el aceite en una sartén.
- Poner el puerro, los guisantes y verter ½ vaso de agua.
- Agregar la sal y cocinar durante 15-20 minutos.
- Hervir los *tagliatelle* en una cacerola con agua hirviendo y sal. Colar y poner en una fuente grande.
- Añadir la bechamel y los guisantes.
- Mezclar todo y servir.

Tagliatelle 100 % de maíz con el zumo de zanahoria

Ingredientes para 4 personas

1 ½ paquete de tagliatelle *de maíz • 10 zanahorias medianas • 8 cucharadas de aceite de oliva virgen extra • 1 diente de ajo • Algunas hojas de albahaca • Jengibre (opcional) • Sal*

- Lavar las zanahorias y licuarlas.
- Poner en una cacerola el aceite y el ajo. Freír durante 3 minutos.
- Sacar la sartén del fuego y añadir el zumo de zanahorias licuadas.
- Poner en el fuego, salar y llevar a ebullición 2-3 minutos.
- A continuación, apagar y agregar la albahaca.
- Hervir los *tagliatelle* de maíz en agua hirviendo con sal durante unos 8 minutos; luego colar.
- Incorporar la salsa de zanahorias a los *tagliatelle.*
- Mezclar bien y, si se desea, agregar un poco de jengibre en polvo.

Lasaña 100 % de maíz con brócoli a la siciliana

Ingredientes para 4 personas

800 g de brócoli • 1 ½ paquete de lasaña • 1 diente de ajo • 8 cucharadas de aceite de oliva virgen extra • Sal

- Limpiar y lavar el brócoli.
- Hervir en abundante agua con sal y, cuando esté listo, sacarlo de la cacerola.
- En la misma agua, introducir las láminas de lasaña y hervir unos minutos; luego colar.
- En una sartén grande, poner el aceite y el ajo.
- Freír durante unos 2 minutos y añadir el brócoli y la lasaña. Saltear los ingredientes durante unos minutos, rectificar de sal y servir.

Tagliatelle 100 % de maíz con ajo, aceite y pan rallado sin gluten

Ingredientes para 4 personas

3 cucharadas de pan rallado sin gluten (véase *página 412) • 1 ½ paquete de* tagliatelle *• 8 cucharadas de aceite de oliva virgen extra • 1 diente de ajo*

- En una olla grande con agua hirviendo con sal, hervir los *tagliatelle,* colar y ponerlos de nuevo en la cacerola.

– En una sartén, verter el aceite, dorar el ajo, echarlo sobre los *tagliatelle* y añadir el pan rallado, mezclar bien y servir con un poco de perejil picado.

HÉLICES 100 % DE MAÍZ CON ACEITUNAS Y ALCAPARRAS

INGREDIENTES PARA 4 PERSONAS

1 ½ paquete de hélices • 20 aceitunas negras sin hueso • 1 cucharada de alcaparras pequeñas • 800 g de tomate triturado • 8 cucharadas de aceite de oliva virgen extra • Sal

– Lavar muy bien las alcaparras para eliminar la sal.
– Preparar una salsa salteando el ajo en el aceite durante 2-3 minutos, retirar del fuego y añadir las aceitunas y las alcaparras picadas y el tomate triturado.
– Salar un poco, poner en el fuego y cocer durante 15-20 minutos.
– En una cacerola con agua hirviendo con sal, hervir las hélices y luego colarlas, ponerlas en una fuente grande y condimentar con la salsa de aceitunas y alcaparras.
– El plato está listo para degustarse.

SOPA DE PATATA CON MACARRONES 100 % DE ARROZ

INGREDIENTES PARA 4 PERSONAS

5 patatas medianas • 1 paquete de macarrones 100 % de arroz • 3 tomates • 1 tallo de apio • 2 cebollas tiernas • 7 cucharadas de aceite de oliva virgen extra • Sal

– Lavar y cortar las verduras, ponerlas en una cacerola con el aceite, una cucharadita de sal y 2 tazas de agua.
– Cocer durante unos 20-25 minutos.
– Agregar 2 tazas más de agua y llevar a ebullición.
– Aparte, cocer los macarrones en una olla con agua hirviendo y un poco de sal. Tan pronto como esté lista la pasta, colarla y agregarla a la sopa de patatas.
– Rectificar de sal y servir.

TAGLIATELLE 100 % DE MAÍZ CON RÚCULA Y TOFU FRITO

INGREDIENTES PARA 4 PERSONAS

1 ½ paquete de tagliatelle *de maíz • 300 g o 3 manojos de rúcula • ½ paquete de tofu blanco • 7 cucharadas de aceite de oliva virgen extra • 1 diente de ajo • Jengibre al gusto • Sal*

- Hervir la pasta en abundante agua con sal.
- Unos minutos antes de colar, verter en la olla la rúcula lavada y hervir junto con la pasta; a continuación colarlo todo.
- En una sartén grande, poner el aceite y el ajo, rehogar y añadir el tofu en trozos pequeños después de frito y sazonado con sal.
- Agregar a la sartén los *tagliatelle* y la rúcula y rehogar durante unos minutos, removiendo continuamente.
- Servir con un poco de jengibre.

SOPA DE COLIFLOR A LA NAPOLITANA CON *STROZZAPRETI* 100 % DE MAÍZ Y ARROZ

INGREDIENTES PARA 4 PERSONAS

1 coliflor pequeña • 3 tomates • 1 cebolleta • Un trozo de apio • 7 cucharadas de aceite de oliva virgen extra • Sal • 1 caja de strozzapreti *de maíz y arroz*

- Lavar y cortar la coliflor, la cebolla, el apio y los tomates.
- Ponerlos en una cacerola con el aceite, la sal y dos tazas de agua.
- Cocer durante 25 minutos.
- A continuación, agregar 2 tazas más de agua y llevar a ebullición.
- Añadir los *strozzapreti* bien colados, que se habrán hervido por separado en una cacerola con agua y sal.
- Rectificar de sal y servir.

SOPA DE JUDÍAS Y MACARRONES 100 % DE MAÍZ

INGREDIENTES PARA 4 PERSONAS

300 g de judías pintas cocidas • 2 tomates • 1 diente de ajo • Un trozo de apio • 1 caja de macarrones de maíz • 8 cucharadas de aceite de oliva virgen extra • Sal

- En una cacerola, poner el aceite y el ajo.
- Sofreír durante 2 minutos.
- Retirar del fuego y agregar los tomates, las judías y el apio en trozos pequeños.
- Poner en el fuego, añadir una pizca de sal y 3 tazas de agua.
- Llevar a ebullición y cocer a fuego medio durante 10-15 minutos.
- Aparte, hervir los macarrones en abundante agua con sal, colarlos y añadirlos a la sopa de judías.
- Dejar que los ingredientes se impregnen de sabor durante 2 minutos y luego servir.

Sopa de garbanzos con lasañitas 100 % de maíz

Ingredientes para 4 personas

300 g de garbanzos cocidos • 400 g de lasañitas de maíz • 7 cucharadas de aceite de oliva virgen extra • Sal • Perejil • 1 diente de ajo

- Poner en una sartén el aceite, el ajo y los garbanzos con 2 tazas de agua.
- Cocer durante unos 10 minutos.
- A continuación, retirar el ajo y mezclar la mitad de los garbanzos.
- Pasarlos a una cacerola y agregar 3 tazas de agua. Llevar a ebullición y cocer a fuego lento durante otros 10 minutos.
- Hervir las lasañitas de maíz en agua con sal, colarlas y añadirlas a la sopa de garbanzos.
- Mezclar todo, rectificar de sal, añadir el perejil y servir.

Macarrones 100 % de alforfón y maíz con col salteada

Ingredientes para 4 personas

1 ½ paquete de macarrones de maíz y alforfón • 1 col pequeña • 2 cucharadas de pasas • 1 cucharada de piñones • 1 puerro • 8 cucharadas de aceite de oliva virgen extra • Sal

- Pelar y lavar la col y el puerro.
- Cortar la col en tiras muy finas y el puerro en rodajas.
- Poner las dos verduras en una sartén con aceite de oliva, sal y un vaso de agua.
- Rehogar a fuego fuerte durante unos 10 minutos.
- A continuación, añadir las pasas y los piñones remojados en agua y salados al gusto.
- En abundante agua hirviendo con sal, hervir la pasta de maíz y alforfón durante unos 5 minutos.
- Colar y agregarla a las verduras en la sartén. Mezclar los ingredientes y servir.

Polenta

Sobre la polenta se han escrito muchos libros, tanto de recetas como sobre su historia. Es un salvado que se obtiene a partir de maíz molido, cereal originario de América. Fue importado a Europa por Colón y cultivado en España por los árabes, de los que deriva su nombre. En Europa su uso se extendió a partir del siglo XVI. En el Piamonte se emplea diariamente. Es el cereal más común en México y en otros países latinoamericanos. Es un plato muy sabroso, especialmente recomendado en verano. En México se consumen tortitas preparadas con este cereal. Las comen en lugar de pan.

Hay que señalar una vez más que la polenta no contiene gluten. La polenta integral, biológica y recién molida es la más buena y la más beneficiosa para la salud. Pero hay que tener cuidado porque el maíz, en todas sus formas en el mercado, puede ser manipulado genéticamente, así que antes de comprarlo hay que asegurarse de que sea de origen biológico y no manipulado genéticamente.

La polenta se puede mezclar con diferentes salsas. Su combinación con carnes de caza es excelente, o con los productos del bosque, como los espárragos o las setas, o con legumbres, pescado (bacalao), verduras (alcachofas), o con proteínas vegetales como el tofu y el *tempeh*, etc.

Cocción de la polenta biológica tamizada fina

Ingredientes para 4 personas

500 g de sémola de maíz • 1 ½ litro de agua • Sal

- Verter la sémola poco a poco en agua hirviendo con sal y mezclar con un batidor. Luego continuar la ebullición durante 20-30 minutos, removiendo continuamente para evitar que se pegue.
- Poner en un cuenco un trapo de tela y verter la polenta encima: de esta manera la polenta mantendrá la forma del recipiente.
- Dejar que se enfríe, cortar en rodajas; también puede tostarse o calentarse en una sartén con salsa.

Cocción de la polenta biológica precocida instantánea

Ingredientes para 2-3 personas

250 g de polenta instantánea precocida • 1 litro de agua • 1 cucharadita de sal

- En una cacerola llena de agua, añadir la sal y llevar a ebullición.
- Retirar del fuego. Verter lentamente la sémola removiendo bien para evitar que se formen grumos.
- Poner en el fuego de nuevo y llevar a ebullición durante unos minutos, removiendo constantemente. La polenta está lista.

Polenta con verduras

Ingredientes para 4 personas

500 g de harina de maíz precocida • 2 l de agua • 1 taza de zanahorias cortadas en tiras • 1 taza de calabaza en dados • ½ taza de puerro finamente picado • Orégano • 2 cucharadas de aceite de oliva virgen extra • Sal

- Estofar a fuego lento las zanahorias, la calabaza y el puerro con un poco de sal, aceite de oliva y romero, añadiendo un poco de agua poco a poco para evitar que las verduras se peguen a la cacerola.
- Llevar a ebullición agua con sal y verter la harina de maíz. Cuando esté bien mezclada y aún un poco líquida, verter el aceite.
- Poner un cucharón de polenta con verduras en cada plato.

Polenta con setas

Ingredientes para 4 personas

500 g de harina de maíz precocida • 2 l de agua • 10 funghi porcini *lavadas y cortadas en trozos pequeños • 1 diente de ajo • 10 tomates rojos pequeños • 1 trozo de apio • 10 hojas de albahaca fresca • Orégano • 6 cucharadas de aceite de oliva virgen extra • Sal*

- Llevar a ebullición agua con sal y verter la harina de maíz. Cuando esté bien mezclada y aún un poco líquida, añadir el aceite.
- Continuar sin dejar de remover, y cuando esté bien mezclada, añadir sobre una superficie de madera.
- En una sartén, poner el aceite y el ajo picado y rehogar unos minutos.
- Agregar los champiñones y cocer removiendo continuamente durante 15-20 minutos.

- Agregar los tomates y el apio en trozos pequeños; proseguir la cocción durante otros 8-10 minutos.
- Apagar el fuego, sazonar con sal, añadir el orégano y la albahaca, y verter en la polenta.

Polenta con judías

Ingredientes para 4 personas

500 g de harina de maíz finamente tamizada • 200 g de judías pintas cocidas • 8 tomates rojos pequeños • 1 diente de ajo • 1 tallo de apio • 6 cucharadas de aceite de oliva virgen extra • Sal

- Llevar a ebullición agua con sal y verter la harina de maíz poco a poco.
- Cocer durante unos 20-30 minutos, y cuando esté bien mezclada, añadir 2 cucharadas de aceite, remover un poco más y verter en una superficie de madera.
- Enfriar y cortar en dados.
- Verter el aceite en una sartén y freír el ajo.
- Lavar, pelar y quitar las semillas a los tomates.
- Añadirlos cortados en trozos pequeños.
- Agregar el apio lavado y cortado en trozos pequeños y una pizca de sal; cocer durante 5 minutos.
- Incorporar las judías y dos dedos de agua.
- Dejar que se empape de sabor a fuego medio durante 8-10 minutos.
- Agregar las judías y la salsa sobre la polenta.

Pudin de lasaña de polenta al horno

Esta lasaña está elaborada con polenta de harina de maíz.

Ingredientes para 6 personas

Para la polenta

500 g de harina de maíz tamizada fina • 1 ½ litro o más de agua • Sal

Para la salsa de tomate

1 ½ kg de tomates triturados • 1 diente de ajo • 5 cucharadas de aceite de oliva virgen extra • Sal

PARA LAS ALBÓNDIGAS

300 g de carne blanca picada • 6-7 cucharadas de mijo cocido • 2 cucharadas de queso rallado de oveja o de cabra • Sal • 1 huevo • 1 diente de ajo • Aceite para freír

PARA CONDIMENTAR LA LASAÑA ANTES DE HORNEAR

20 hojas de albahaca • 3-4 cucharadas de queso de oveja • 500 g de requesón • Un poco de jengibre en polvo

- Preparar la polenta con agua y sal (*véase* receta de polenta), enfriar sobre una superficie de trabajo y luego cortar en tiras en vertical.
- Preparar la salsa de tomate: dorar el ajo en el aceite durante 2 minutos, luego agregar el tomate triturado y la sal y cocer durante 15-20 minutos.
- Verter en un molde de horno un poco de salsa de tomate ya cocida.
- Poner las rodajas de polenta en el fondo, agregar la ricota, el queso de oveja, la albahaca y las albóndigas elaboradas con la carne picada, el mijo, la sal, un huevo, un poco de ajo picado, una pizca de queso de oveja, y un poco de jengibre, y después freírlas en aceite de oliva.
- Condimentar con la salsa de tomate, un poco de albahaca y seguir haciendo capas de la lasaña.
- En la superficie, poner un poco de salsa de tomate y hornear a una temperatura de 200-250 °C durante unos 50 minutos.
- Retirar del horno, dejar enfriar un poco y servir.

Primeros platos de cereales biológicos sin gluten, recetas con huevo y requesón y queso de cabra o de oveja, sin proteínas de leche de vaca

TORTILLA DE ARROZ

INGREDIENTES PARA 6 PERSONAS

600 g de arroz blanco cocido • 5 huevos frescos • 1 cucharada de queso de cabra rallado • 1 taza de leche de soja o de arroz (elaborada en casa) • 12 cucharadas de aceite de oliva virgen extra • Sal • Jengibre

- Cascar los huevos en un cuenco, añadir una pizca de sal, el queso y el jengibre y batirlo todo. Agregar la leche de soja o de arroz y el arroz cocido.
- Mezclar bien los ingredientes.
- En una sartén, poner el aceite y calentarlo un poco.
- Verter luego la preparación y cocer a fuego lento asegurándose de que la mezcla llene toda la sartén, cocer por un lado y luego darle la vuelta con la ayuda de una tapa y cocinar por el otro lado.
- A continuación, sacar la tortilla de la sartén y poner sobre papel de cocina para eliminar el exceso de aceite.

Esta receta es idónea para días de picnic o para excursiones.

TORTILLA DE *TAGLIATELLE* 100 % DE MAÍZ CON CALABACÍN

INGREDIENTES PARA 4 PERSONAS

1 ½ paquete de tagliatelle *de maíz • 4 huevos frescos • 3 calabacines • 1 cucharada de queso de oveja rallado • Sal • 10 cucharadas de aceite de oliva virgen extra*

- Cocer los *tagliatelle* de arroz en abundante agua hirviendo con sal y luego colar.
- Cascar los huevos en un cuenco, añadir una cucharadita de sal, el queso y batir.
- Lavar los calabacines y cortar en trozos muy pequeños y agregarlos a los huevos.

– Añadir los *tagliatelle* a los huevos y el calabacín y mezclar bien.
– Poner 10 cucharadas de aceite en una sartén y calentar. Echar los fideos condimentados y cocinar la tortilla a fuego moderado por ambos lados.

También esta receta es idónea para días de picnic o para excursiones.

Tortilla de *tagliatelle* 100 % de maíz con acelgas

Ingredientes para 4 personas

1 ½ paquete de tagliatelle *de maíz • 500 g de acelgas cocidas • 6 huevos • ½ taza de leche de soja • Sal • 12 cucharadas de aceite de oliva virgen extra*

– En una cacerola, verter el agua y llevar a ebullición.
– Añadir sal y los *tagliatelle*, y hervir durante aproximadamente 6-8 minutos y luego colar.
– Cascar los huevos y ponerlos en un recipiente, agregar una cucharadita de sal y batir.
– Picar las acelgas ya cocidas y añadirlas a los huevos batidos.
– Incorporar los *tagliatelle*, mezclar y verter todo en una sartén con aceite caliente.
– Cocer la tortilla por ambos lados a fuego medio, y luego servir.

Risotto al estilo chino

Ingredientes para 4 personas

5 cebollas tiernas pequeñas • 2 huevos • 1 cucharada de zumo de limón • ½ cucharadita de jengibre en polvo • 8 cucharadas de aceite de oliva virgen extra • 700 g de arroz integral cocido • Sal

– Lavar y picar la cebolla.
– Cocer en una cacerola con un vaso de agua y sal.
– Cascar los huevos y mantener solo las yemas, batir con una pizca de sal y el zumo de limón.
– Cuando la cebolla esté lista, añadir el aceite y el arroz integral y remover durante 5 minutos. Luego verter los huevos batidos, mezclar durante 2 minutos, apagar y agregar el jengibre.

Strozzapreti caseros con ragú de verduras

Ingredientes para 4 personas

1 kg de espinacas lavadas, cocidas y bien escurridas • 300 g de requesón • 3 huevos de gallinas en libertad • 200 g de queso de oveja o de cabra (150 g para la preparación y 50 g para el plato terminado) • Una cantidad generosa de nuez moscada rallada • 100 g de harina de alforfón (para mezclar con las manos los strozzapreti *antes de ponerlos en agua hirviendo)*

Para la salsa

100 g de cebolla, zanahoria y apio picado • 10 cucharadas de aceite de oliva virgen extra • 500 g de puré de tomate • Sal • Albahaca fresca

- Poner en un cuenco de porcelana las espinacas cocidas y luego picadas, el requesón, 150 g de queso, los huevos, un poco de nuez moscada rallada y un poco de sal.
- Mezclar muy bien.
- Poner una cacerola al fuego con agua y sal para cocer los *strozzapreti.*
- Con una cuchara de sopa, tomar del cuenco un poco de masa, formar una bola con la ayuda de la harina de alforfón y poner en un plato. Cuando hayas acabado con la masa, tomar las bolas y hacer palitos con las manos e introducir de 3 en 3 en la cacerola de agua hirviendo.
- La cocción es rápida, tarda 1-2 minutos, y entonces hay que sacar del agua los *strozzapreti* con una espátula.
- En otra cacerola, verter el aceite, 3 cucharadas de agua y la verdura picada. Cocer 4-5 minutos a fuego medio y agregar el tomate y la sal. Cocinar el ragú de verduras durante 20 minutos.
- En un plato grande, verter un poco de salsa de tomate preparada, poner encima los *strozzapreti* y añadir encima más salsa, espolvorear el resto del queso, un poco de jengibre, la albahaca fresca y servir.

Crêpes

Crêpes

Ingredientes para 12 *crêpes*

8-9 cucharadas colmadas de arroz hervido y pasado por la picadora • 4 huevos • 150 g de leche de arroz preparada en casa • ½ cucharadita de sal • 3 cucharadas de aceite de oliva virgen extra • Un poco de margarina vegetal biológica

- Poner en la picadora el arroz, los huevos, la sal y el aceite, picar durante 2 minutos y luego agregar la leche de arroz y volver a batir.
- Tan pronto como la mezcla esté homogénea, tomar una pequeña cuchara de mezcla y verterla en una sartén (de 18 cm de diámetro) caliente y engrasada con margarina.
- Cocer las *crêpes* por ambos lados a fuego medio. Continuar este proceso hasta que acabar con la preparación.
- Estas *crêpes* pueden consumirse con rellenos dulces o salados.

Para la salsa de tomate

Ingredientes para 6 personas

800-900 g de tomates triturados • 5 cucharadas de aceite de oliva virgen extra • 1 diente de ajo • Sal

- En una cacerola, verter el aceite y el ajo picado y limpio. Poner en el fuego y dorar el ajo. Añadir los tomates, agregar la sal y cocer a fuego lento durante 15-20 minutos.

Primera versión de crêpes con relleno salado

Ingredientes para 6 personas

400 g de requesón • 3 cucharadas de queso de oveja rallado • 300 g de carne blanca picada salteada con aceite en la sartén (opcional) • 10 hojas de albahaca

- Poner en cada *crêpe* 1-2 cucharadas de relleno con los ingredientes mencionados y después mezclarlos bien; luego enrollar las *crêpes*.

- Poner salsa de tomate en el fondo de una fuente de horno y encima las *crêpes*. Cubrir con más salsa de tomate y hornear durante 15 minutos a 250 °C.

Segunda versión de crêpes con relleno salado

Ingredientes para 6 personas

400 g de espinacas hervidas y bien escurridas • 200 g de tofu blanco al vapor • 600 g de bechamel de soja (véase *página 166)*

- Preparar la bechamel y añadir unas cucharadas a las espinacas cocidas; agregar el tofu en trozos pequeños y una pizca de sal.
- Mezclar los ingredientes hasta obtener una pasta homogénea. Poner 1-2 cucharadas de relleno en las *crêpes* y enrollar.
- Poner las *crêpes* en el fondo de un molde de horno y cubrir con 2 cucharones de bechamel.
- Hornear a 250 °C durante 15 minutos.

Tercera versión de crêpes con relleno dulce

Para conseguir unas buenas *crêpes* de arroz con relleno dulce es necesario preparar una crema con los siguientes ingredientes:

Ingredientes para 6 personas

100 g de harina de arroz integral finamente molida y tamizada • 120 g de azúcar integral de caña • 2 yemas de huevo • 500 ml de agua o 500 ml de leche de arroz o 500 ml de leche de soja • La ralladura de 1 limón

- Mezclar bien los ingredientes, agregar la ralladura de limón, poner al fuego y remover constantemente.
- Cuando la crema esté lista, dejar que se enfríe y agregar un poco de requesón, o 6 cucharadas de mijo cocido, o miel biológica o un puñado de pasas.
- Poner la preparación en las *crêpes*, enrollarlas y rociarlas con el zumo de bayas obtenido de la siguiente manera:

1 taza de zumo de arándano 100 % • 2 tazas de mermelada de arándanos o frutos del bosque sin azúcar • El zumo de 1 limón • Un poco de ralladura de limón • 2 cucharadas de miel

- Remover bien la mezcla y poner en las *crêpes*. Para decorar, antes de servir, colocar unos gajos de mandarina y unas cuantas hojas de limón bien lavadas.

Primeros platos con queso de cabra u oveja (pecorino), recetas sin huevo, sin proteínas de leche de vaca, con cereales orgánicos sin gluten

---

RISOTTO A LA MILANESA

INGREDIENTES PARA 4-5 PERSONAS

400 g de arroz blanco • 1 cebolla pequeña • 50 g de margarina de girasol orgánica • 80 g de tofu fresco al vapor • Unas 4 tazas de caldo de verduras (véase *la receta en la página 230) • 2 cucharadas de queso pecorino (opcional) • 1/5 de cucharadita de azafrán • Perejil finamente picado • Sal • Jengibre*

- Picar bien la cebolla y rehogarla en una cacerola con 1 taza de agua y una pizca de sal.
- Cuando se haya absorbido el agua, agregar la margarina y el tofu previamente desmenuzado con un tenedor.
- Cocer durante 9-10 minutos.
- A continuación, añadir el arroz lavado y remover para que absorba los sabores.
- Agregar 3 tazas de caldo de verduras y la sal necesaria; completar la cocción vertiendo poco a poco el caldo restante.
- Cuando el arroz esté casi listo, añadir el azafrán disuelto en un poco de caldo y remover.
- Servir con el perejil finamente picado, el jengibre y el pecorino.

Espirales de arroz 100 % con corazones de alcachofa

Lo mejor es preparar este plato en la temporada de las mejores alcachofas; te sugiero que elijas las pequeñas y orgánicas.

Ingredientes para 3 personas

600 g de alcachofas pequeñas y tiernas • 1 paquete de espirales de arroz • 9 cucharadas de aceite de oliva virgen extra • 1 cucharadita de sal • 1 diente de ajo • Un poco de queso rallado de oveja o de cabra • ½ cucharadita de jengibre en polvo

- Lavar y limpiar las alcachofas dejando sólo los corazones. Cortar los corazones de alcachofa en rodajas a lo largo.
- En una sartén grande, poner las 9 cucharadas de aceite de oliva virgen extra, el diente de ajo, las rodajas de corazones de alcachofa, una cucharadita de sal y 2 tazas de agua.
- Hervir las alcachofas a fuego medio unos 25 minutos.
- Calentar agua con una pizca de sal en una cacerola. Cuando rompa a hervir, añadir las espirales. Tener cuidado de que la cocción no supere los 3 minutos. Escurrir la pasta y verterla en la sartén de las alcachofas.
- Remover todo con cuidado a fuego lento durante 1-2 minutos.
- Servir con el queso y el jengibre.

Macarrones de maíz y alforfón 100 % con pesto

Ingredientes para 3 personas

1 caja de macarrones de maíz y alforfón • 150 g de albahaca fresca • 1 diente de ajo • 5 cucharadas de aceite de oliva virgen extra • 1 trozo pequeño de queso de cabra (opcional) • Sal

- Mientras se cuece la pasta de maíz y alforfón, lavar la albahaca y secarla con un paño. Ponerla en una batidora con el aceite de oliva, una pizca de sal y el trozo de queso. Triturar hasta conseguir una preparación homogénea.
- Colar la pasta y añadirle el pesto.
- Mezclar bien y servir.

MACARRONES DE MAÍZ 100 % A LA SICILIANA

INGREDIENTES PARA 6 PERSONAS

2 cajas de macarrones de maíz • 6 berenjenas • 1 diente de ajo • 30 tomates blanqueados, pelados y picados • 10 cucharadas de aceite de oliva virgen extra • Sal • Albahaca • 2-3 cucharadas de queso de oveja rallado

- Con el aceite de oliva, el ajo, el tomate y una pizca de sal, preparar una salsa y cocerla 10 minutos.
- Lavar las berenjenas, pelarlas y cortarlas en lonchas a lo largo.
- Hornear las berenjenas por ambos lados en el grill. Tener cuidado de que no se quemen.
- Cocer la pasta y escurrirla.
- Verter una parte de la salsa de tomate en una fuente de horno y condimentar usando una cuchara de madera.
- Poner la mitad de los macarrones en la fuente y encima colocar las berenjenas asadas, otro poco de tomate, queso rallado y la albahaca. Cubrir con el resto de los macarrones.
- Formar la última capa con la salsa de tomate restante espolvoreada con queso rallado.
- Hornear a 250 °C unos 25-30 minutos.

MACARRONES 100 % DE ARROZ Y MAÍZ CON HOJAS Y FLORES DE CALABACÍN

INGREDIENTES PARA 4 PERSONAS

2 cajas de macarrones (arroz y maíz) • 300 g de menestra de calabacín • 150 g de flores de calabacín • 8 cucharadas de aceite de oliva virgen extra • 1 cucharada de queso de oveja o de cabra • 1 diente de ajo • Sal

- Limpiar la menestra y las flores de calabacín y ponerlas en una cacerola con el aceite y el ajo.
- Cocer con la tapa, a fuego moderado, durante unos 25 minutos.
- En una cacerola con agua hirviendo con sal, agregar los macarrones de arroz y maíz, que se cocerán en 6-8 minutos. Colar la pasta y añadirla a la menestra cuando esté cocida.
- Es aconsejable desmenuzar la menestra antes de añadir los macarrones.
- Mezclar todo y el plato está listo para ser servido con queso de oveja o de cabra.

Macarrones 100 % de arroz y maíz a la genovesa

Ingredientes para 4 personas

2 cajas de macarrones de arroz y maíz • hojas de albahaca • 7 cucharadas de aceite de oliva virgen extra • 9 cebollas • 1 rama de apio picado • 3 tomates pelados • Sal • Una pizca de queso de cabra rallado (opcional)

- Pelar y picar las cebollas.
- Poner en una sartén la cebolla con el apio picado, la sal y 3 tacitas de agua.
- Cocer hasta que la cebolla comience a estar transparente (25 minutos).
- A continuación, triturar todo en una batidora.
- Lavar y secar la sartén, poner el aceite.
- Colocar la sartén en el fuego y añadir el tomate. Saltearlo durante unos minutos, bajar el fuego y añadir el puré de cebolla.
- Mezclar todo y cocer unos 20 minutos.
- Rectificar de sal y añadir la albahaca.
- Cocer los macarrones y colarlos.
- Añadirles la salsa y servir.
- Si lo desea, puede espolvorear los platos con el queso de cabra.

Esta receta también se puede preparar con un rollito de pollo o pavo relleno de perejil, ajo y sal, dorado en la sartén antes de poner la cebolla y el tomate. Puede elegir la versión que prefiera.

Menestra de calabacín con tallarines de maíz 100 %

Ingredientes para 4 personas

7 calabacines • 7 cucharadas de aceite de oliva virgen extra • 1 puerro • 400 g de tallarines de maíz • Sal • Una pizca de queso de cabra rallado

- Lavar y picar los calabacines y el puerro.
- Poner la verdura cortada en una sartén y añadir la sal y 4 tazas de agua.
- Cocer durante unos 20-25 minutos.
- Aparte, hervir abundante agua con un poco de sal en una cacerola.
- Cuando rompa a hervir, agregar los tallarines. Cocer 8-10 minutos.
- Colar la pasta e incorporarla a la menestra de calabacines y puerro.
- Remover, rectificar de sal y servir. Si se desea, añadir el queso rallado.

Primeros platos con cereales orgánicos con gluten, sin proteínas de leche de vaca ni huevo

Ragú de verduras con seitán y *bucatini* de farro

Ingredientes para 4 personas

2 zanahorias • 5 cebollas medianas • 1 tallo de apio • 500 g de puré de tomate • 7 cucharadas de aceite de oliva virgen extra • Sal • ½ paquete de seitán artesanal orgánico • Albahaca fresca

- Poner la cebolla, las zanahorias y el apio picados en una cacerola. Añadir ½ vaso de agua, una pizca de sal y cocer a fuego medio durante unos 10 minutos.
- Si el agua se consume, añadir unas cucharadas más. Cuando la cebolla esté transparente, agregar el seitán escurrido y cortado en trozos; incorporar un poco de tomate y triturar todo en una batidora.
- Verter el aceite en la sartén y poner en el fuego. Cuando esté caliente, agregar la mezcla triturada, añadir los tomates restantes y cocer durante unos 30-40 minutos.
- Rectificar de sal, agregar la albahaca y verter la salsa de verduras sobre la pasta hervida y colada.

Variación: puede usarse el ragú sin triturar, con lo cual el procedimiento es aún más sencillo.

Risotto con seitán a la genovesa

Ingredientes para 4 personas

500 g de arroz blanco cocido • 12 cebollas medianas • 200 g de puré de tomate • 1 pieza de seitán fresco (unos 250 g) • 1 tallo de apio • 1 zanahoria pequeña • 8 cucharadas de aceite de oliva virgen extra • Sal • Jengibre • Queso de oveja rallado (opcional) • Hojas de albahaca

- Lavar, pelar y picar las cebollas, el apio y la zanahoria.
- Poner las verduras en una cacerola de fondo grueso con 1 ½ vaso de agua y una pizca de sal.

- Cocer a fuego medio durante unos 30 minutos y luego triturar con la batidora o pasar por el pasapurés.
- Poner en la cacerola el aceite y el seitán y rehogar durante 5 minutos. Añadir el puré de tomate y las verduras trituradas.
- Cocer 30 minutos a fuego medio. Rectificar de sal y apagar el fuego.
- A continuación, agregar la albahaca.
- Sazonar el arroz, añadir el queso, si se puede consumir, y servir con un poco de jengibre.

TALLARINES DE FARRO CON RODAJAS DE SEITÁN Y CREMA DE SOJA

INGREDIENTES PARA 4 PERSONAS

1 paquete de tallarines de farro integral • 3 rodajas de seitán (se parece al jamón de York; tiene gluten) • 1 paquete de crema de soja (contiene gluten) • 1 manojo de perejil finamente picado • 1 puerro • Sal • 8 cucharadas de aceite de oliva virgen extra

- Lavar el puerro y el perejil.
- Poner el puerro picado en una sartén con un vaso de agua y un poco de sal. Cocer durante 10 minutos.
- A continuación, añadir el aceite y el seitán cortado en trozos, continuar la cocción durante otros 8-10 minutos y apagar el fuego.
- Verter la nata y rectificar de sal.
- Cocer los tallarines de farro en abundante agua hirviendo con sal; colar la pasta y añadir los demás ingredientes.
- Mezclar todo muy bien y servir con el perejil crudo.

Con huevo

PENNE DE TRIGO CON CREMA DE SOJA

Este plato contiene gluten, no sólo porque incluye pasta de trigo, sino también porque la crema de soja contiene almidón de trigo como espesante. Es una receta adecuada para quienes tienen intolerancia a la leche.

INGREDIENTES PARA 4 PERSONAS

500 g de penne *de trigo duro • 1 paquete de crema de soja • 1 yema de huevo • 1 manojo de perejil fresco • Sal • Jengibre*

- Cocer la pasta en agua con sal y colarla.
- En un cuenco, poner la yema de huevo, sal, crema y el jengibre.
- Batir hasta conseguir una crema montada.
- Añadir una cucharada de margarina a la pasta y remover.
- Inmediatamente después, verter la crema de soja, revolver otra vez y servir espolvoreado con una cantidad generosa de perejil picado.

3.9 Algas

«La vida animal apareció por primera vez en forma de célula en el seno del mar primordial hace miles de millones de años. A partir de ese momento, el vínculo que une a todos los seres vivos con el mar, y el hombre en primer lugar, ha sido tanto fundamental como misterioso.

Como un recuerdo de tiempos inmemoriales, el cuerpo es un auténtico acuario real en el cual las células que lo constituyen continúan viviendo en las condiciones acuáticas originales.

Por tanto, se puede inferir sin conocer todos sus mecanismos, sus detalles ni secretos íntimos que el mar, además de ser nuestra madre, es también nuestro sanador, porque sabe mejor que nadie el material de que estamos hechos y qué necesitamos cuando nuestro organismo deja de funcionar correctamente».

(INTRODUCCIÓN DEL LIBRO: *LE ALGHE. VITA, SCIENZA, FUTURO*, VANDA ANZALONE Y FABIO CONSONNI, EDICIONES CONSONNI, 1997)

Las algas son una fuente importante de sales minerales que no se encuentran en las plantas terrestres. En la tradición oriental es costumbre consumir algas cuando se come el pescado para mantener el equilibrio que existe entre la flora y la fauna marinas. Las algas son ricas en yodo, pero también poseen muchas vitaminas, principalmente E, A, B_1, B_{12} y C.

Recientemente, algunos estudios han probado que muchas especies de algas, sobre todo las algas rojas (orden *Rodophyta*), poseen propiedades antibacterianas, antifúngicas y antivíricas.

El primer compuesto con propiedades antibióticas extraído de las algas marinas y claramente identificado es el ácido acrílico. Fue descubierto por Sieburth (1964) en el alga *Phaeocystis poucheti*. El ácido acrílico inhibe en especial los organismos gram positivos, pero también afecta a los gram negativos.

Algunas especies rodófitas contienen sustancias que han causado la reducción de 2 cepas en una infección con virus *herpes simplex* de los tipos 1 y 2.

Las algas también curan las disfunciones de la tiroides

En el mundo hay al menos 200 millones de personas que sufren una carencia relativa de yodo.

El déficit de yodo puede causar fatiga o somnolencia, apatía, debilidad muscular, sensibilidad excesiva al frío, irritabilidad, ralentización de los reflejos, alteraciones en las uñas, la piel y el cabello, aumento de peso, trastornos metabólicos y bocio. Éste consiste en un aumento de volumen de la tiroides, que puede ser localizado o difuso. Se puede presentar en pacientes con hiper o hipotiroidismo o normofuncionante.

En las regiones de Extremo Oriente, donde la alimentación a base de algas está muy difundida, las disfunciones de la glándula tiroides son casi desconocidas.

Además, debemos subrayar que un investigador japonés, Watanabe, ha descubierto que el alga *wakame* (*Undaria pinnatifida*) contiene una sustancia que cura la intoxicación artificial por nicotina. Un estudio sobre algas recogidas a lo largo de la costa oriental de Sicilia ha demostrado que tienen propiedades antimicrobianas contra *Bacillus subtilis* y *Thoma tracheiphila*, así como propiedades antivíricas contra el virus del mosaico del tabaco.

También resulta interesante saber que las algas ayudan al organismo a eliminar los residuos radiactivos absorbidos de la atmósfera. El ácido algínico que contienen las algas *wakame*, *kombu* e *hiziki*, entre otras, actúa sobre los elementos metálicos perjudiciales que puedan estar presentes en los intestinos, transformándolos en sales insolubles que luego son eliminadas del organismo [Muramoto, 1975].

«El alginato de sodio es capaz de eliminar del organismo diferentes radioisótopos mediante una reacción química que produce un quelato. Este término, que proviene del griego, indica que un compuesto químico contiene en su estructura uno o más enlaces que se cierran formando un anillo (como las pinzas de un crustáceo). Si el quelato es insoluble en agua, como en el caso del alginato de estroncio o de cadmio, será expulsado del organismo a través de las heces» [Consonni, A. *Le alghe. Vita, scienza, futuro*, *op. cit.*].

Las algas son ricas en enzimas y minerales que ayudan al cuerpo a purificarse de los efectos nocivos de los alimentos de origen animal; también nos ayudan a adaptarnos a los alimentos de origen vegetal. No deben faltar en nuestra mesa, por lo menos tres veces a la semana. Para quienes quieren seguir una dieta vegetariana resultan de presencia obligada en la alimentación, al igual que los brotes.

Hiziki (Cistophyllum fusiforme)

Crece a mayor profundidad que otras algas marinas, y contiene más sales minerales y oligoelementos que las demás, casi el 34 % de su peso en seco.

Es cicatrizante, fortalece, ayuda a reducir el colesterol, previene la caries dental, reduce las canas, se recomienda a las mujeres embarazadas y, en pequeñas cantidades, a los niños.

Es muy rica en calcio (1.400 mg de calcio cada 100 g de algas secas, mucho más que la leche, la cual contiene sólo 100 mg cada 100 gramos).

Arame (Eisenya biciclis)

Es un alga parda que se cosecha en Japón. Está indicada para reducir la presión arterial alta. Estas algas siempre se han utilizado como un remedio natural muy popular para el tratamiento de trastornos de los órganos reproductores femeninos. Son ricas en yodo y calcio.

Kombu (Laminaria japonica)

Se trata de un alga parda que crece en la costa de Japón, conocida por su riqueza en yodo, magnesio, hierro y calcio. Es rica también en ácido algínico. Se utiliza como tónico para regular la presión arterial, en las enfermedades pulmonares y cardiovasculares, así como en las dietas de desintoxicación.

Además, es el alga marina más comúnmente utilizada para combatir las disfunciones de la tiroides, el daño por radiación y la artritis.

Wakame (Undaria pinnatifida)

Es un alga parda muy popular en Japón, que también se encuentra en las costas de Europa y el Atlántico. Se valora por sus propiedades desintoxicantes, así como de los residuos radiactivos y metales pesados. Tiene un alto contenido en sales minerales y, en comparación con las verduras terrestres, contiene 500 veces más yodo y 10 veces más magnesio. Se utiliza en las dietas prescritas para la hipertensión y las cardiopatías. Es rica en calcio y en vitaminas C y del grupo B. Se considera el alga más beneficiosa para la piel, el cabello y las uñas.

Nori *(Porphyra)*

Es un alga roja comparable a nuestra lechuga de mar. La hoja de *nori* es ancha, blanda, de sabor delicado, y muy rica en proteínas y vitaminas, especialmente en vitaminas B_1 y C, así como en beta-caroteno. Su consumo está indicado para quienes poseen unos niveles altos de colesterol, para los asténicos y para quienes sufren problemas digestivos.

Dulse *(Rhodimena palmata)*

Se trata de un alga roja que crece en penachos en las costas de Irlanda, Escocia, Escandinavia y Japón. Es el alga más rica en hierro de todas, lo que le confiere la propiedad de fortalecer la sangre. Posee abundante potasio, magnesio, yodo y fósforo, así como un alto contenido en proteínas. Es adecuada para las personas que sufren anemia; se recomienda para los problemas estomacales e intestinales y es ideal para quienes tienen problemas de tiroides.

Agar-agar *(Gelidium corneum)*

Se utiliza principalmente en la preparación de gelatinas, tanto dulces como saladas. Las gelatinas de fruta que se obtienen de esta alga se describen en la sección «Dulces y aperitivos». Se trata de un alga roja que normalmente no se consume tal como se la encuentra, sino que se utiliza un derivado de la misma, el agar-agar, que los japoneses llaman *kanten*. Este compuesto contiene una gran cantidad de almidones y polisacáridos complejos muy similares a los de la celulosa, de los cuales adquiere su principal característica, que es su alto contenido de mucílagos (65 %) y alginato (sustancia gelatinosa).

Insoluble en agua fría, el agar-agar sólo se disuelve en agua hirviendo. El estado gelatinoso se obtiene alrededor de los 40-50 °C, temperatura que varía dependiendo de la cantidad de agar-agar que haya en el agua. En cambio, la fusión del gel requiere una temperatura cercana a 90 °C.

Debido a sus características, el agar-agar se aprovecha en diversos sectores industriales, especialmente en el de los alimentos dietéticos, ya que el organismo casi no asimila este compuesto y, por tanto, su valor nutricional es prácticamente nulo. Posee propiedades terapéuticas: es laxante, diurético y desintoxicante. Además, se utiliza ampliamente en microbiología, como medio de cultivo.

Corallina rubens

Estas algas se conocen comúnmente como el nombre de algas «coralinas». En una época se las usaba como remedio antihelmíntico (capaz de matar y expulsar las lombrices intestinales) y como mineralizador, al igual que la cola de caballo (*Equisetum arvense*).

Las algas coralinas han sido objeto de interesantes estudios en algunos centros de investigación de Japón y en la Universidad de Estambul, donde, en 1975, un grupo de investigadores dirigido por el profesor Guven Karin aisló a partir de ellas una proteína de alto peso molecular, que fue sometida a electroforesis y produjo resultados muy interesantes: mientras que en la fracción I se encontró una notable acción lipolítica (*in vitro*), en la fracción III se encontró una inesperada y valiosa acción hipoglucemiante (*in vivo*, en un conejo).

En algunas de las recetas que siguen, aparecerán entre los ingredientes el tamari *y el* miso *de arroz. Si no deseas o no puedes usarlos (el* miso *de arroz y el* tamari *son productos de soja fermentados, por lo que pueden no ser introducidos en la dieta de quienes presentan intolerancia a la soja), sazona los platos con sal y aceite de oliva virgen extra.*

Sin leche ni huevo, con cereales orgánicos sin gluten

Dulse

Como las *wakame*, las algas *dulse* se utilizan con frecuencia en la preparación de sopas (*véase* sección «Las sopas»). Resultan beneficiosas para quienes sufren anemia.

SALSA DE ALGAS *DULSE*

INGREDIENTES PARA 3 PERSONAS

1 puñado de algas dulse • *2 cebollas* • *2 hojas de salvia* • *1 cucharada de zumo de limón* • *1 cucharada de* tamari • *1 cucharada de aceite de oliva virgen extra*

- Lavar rápidamente las algas y dejarlas en remojo durante 10 minutos en ½ taza de agua.
- Pelar y cortar las cebollas en medias lunas finas; saltearlas durante unos minutos en una sartén untada con aceite de oliva y una pizca de agua.
- Añadir a la sartén las *dulse* con su agua y las hojas de salvia.
- Hervir a fuego lento hasta que el agua se absorba totalmente.
- Al final de la cocción, agregar el *tamari* y unas gotas de zumo de limón y remover.
- Utilizar la salsa para condimentar los cereales, pastas o verduras.

SOPA DE ALGAS *DULSE* CON COPOS DE ARROZ

INGREDIENTES PARA 3-4 PERSONAS

½ taza de algas dulse • *1 taza de copos de arroz* • *½ cebolla* • *1 manojo de perejil* • *1 cucharada de aceite de oliva virgen extra* • *½ cucharada de sal* • *4 tazas de agua*

- Enjuagar las algas, cortarlas finamente y sumergirlas en una taza con ¾ partes de agua durante 5 minutos.
- Pelar y cortar la cebolla en medias lunas, llevar a ebullición 4 tazas de agua con sal y cuando empiece a hervir, agregar la cebolla; bajar el fuego y dejar que se cueza a fuego lento durante 5 minutos.

– Añadir los copos de arroz y las algas *dulse* con su agua, y continuar la cocción a fuego lento durante 20 minutos con el difusor de calor.
– Justo antes de servir, añadir el perejil picado y aceite de oliva.

Ensalada de algas *dulse* y brotes

Ingredientes para 2 personas

½ taza de algas dulse *cocidas al vapor • 1 taza de brotes de alfalfa • 1 cucharada de semillas de calabaza • 1 cucharada de semillas de sésamo • 1 cucharada de vinagre de arroz • 1 cucharada de aceite de oliva virgen extra • 1 cucharadita de sal*

– Verter todos los ingredientes en un cuenco; sazonar, mezclar y servir.

Hiziki

Puede utilizar las algas *arame* de la misma manera descrita para las algas *hiziki*.

Algas *hiziki* con semillas de sésamo y rúcula

Ingredientes para 4 personas

1 cucharada colmada de algas hiziki *por persona • 1 cucharadita de semillas de sésamo por persona • Hojas de rúcula fresca para decorar • ½ cucharada de aceite de oliva por persona • Una pizca de sal • 1 diente de ajo • 1 cucharadita de vinagre de arroz*

– Enjuagar las algas y ponerlas en una cacerola con un vaso de agua.
– Llevar a ebullición y cocer a fuego lento durante 10 minutos.
– Colar las algas, ponerlas en un cuenco y agregar las semillas de sésamo, un poco de ajo picado, la rúcula picada, el aceite de oliva, el vinagre y sal.
– Mezclar y servir.

Algas *hiziki* guisadas con raíces

Ingredientes para 2 personas

½ taza de algas hiziki *• 1 zanahoria • 1 puerro • 1 hoja de col de Saboya • 1 cucharada de aceite de sésamo • 1 cucharada de* tamari *• 2 cucharadas de semillas de sésamo • ½ cucharadita de jengibre en polvo*

- Lavar y poner en remojo las algas *hiziki* 10 minutos en 1 ½ taza de agua.
- A continuación, poner todo en una cacerola y cocer a fuego lento durante 10 minutos.
- Agregar el aceite de sésamo y las verduras previamente lavadas y picadas, y proseguir la cocción otros 10 minutos. Si fuese necesario, añadir agua a cucharadas.
- Antes de retirar del fuego, agregar las semillas de sésamo y el *tamari*. Servir después de espolvorear con un poco de jengibre.

ENSALADA DE ALGAS *HIZIKI*

INGREDIENTES PARA 2-3 PERSONAS

½ taza de algas hiziki • *1 diente de ajo* • *2 cucharadas de aceite de oliva virgen extra* • *Sal* • *1 limón* • *1 ramita de perejil, lavado y picado*

- Lavar las algas rápidamente y ponerlas en remojo durante 20 minutos en una cantidad de agua igual a 3 veces el volumen de las mismas (en este caso, 1 ½ taza).
- A continuación, verter todo en una cacerola y cocer a fuego medio hasta que se haya evaporado la mayor parte del agua (unos 15 minutos).
- Colar las algas y ponerlas en un cuenco.
- Añadir el ajo picado, el aceite de oliva, la sal y el perejil; mezclar bien, agregar el zumo de limón y servir.

ALGAS *HIZIKI* CON ATÚN, RÚCULA Y CEBOLLAS TIERNAS

INGREDIENTES PARA 2-3 PERSONAS

½ taza de algas hiziki • *100 g de atún al natural (en tarro de cristal)* • *1 manojo de rúcula* • *4 cebollas tiernas* • *5 cucharadas de aceite de oliva virgen extra* • *Sal* • *1 cucharada de vinagre de manzana*

- Lavar las algas y ponerlas en remojo en 1 ½ taza de agua durante 20 minutos.
- A continuación, colocarlas en una cacerola y cocerlas unos 15 minutos.
- Colar las algas y ponerlas en un cuenco grande. Agregar las cebolletas peladas y cortadas en rodajas, así como el atún escurrido y la rúcula lavada y picada.
- Condimentar con aceite de oliva, vinagre y sal.
- Mezclar bien los ingredientes y servir.

ALGAS *HIZIKI* CON JUDÍAS, ENDIVIAS Y ACEITUNAS NEGRAS Y VERDES

INGREDIENTES PARA 2-3 PERSONAS

½ taza de algas hiziki • *1 endivia* • *100 g de judías* cannellini *cocidas* • *8 aceitunas negras* • *8 aceitunas verdes* • *3 cucharadas de aceite de oliva virgen extra* • *Sal* • *1 cucharadita de zumo de jengibre fresco*

- Lavar las algas y ponerlas en remojo durante 20 minutos en 1 ½ taza de agua.
- A continuación, poner en una cacerola y cocer a fuego lento durante 15 minutos.
- Colar las algas y ponerlas en un cuenco grande.
- Agregar las judías *cannellini*, las aceitunas y la endivia lavada y cortada en trozos pequeños.
- Sazonar con sal, aceite de oliva y zumo de jengibre.
- Mezclar bien y servir.

ENSALADA DE ALGAS *HIZIKI* CON MAÍZ, ACEITUNAS, RÁBANOS, SEMILLAS DE GIRASOL Y CORAZÓN DE ESCAROLA LISA

INGREDIENTES PARA 2-3 PERSONAS

½ taza de algas hiziki • *½ frasco de maíz orgánico* • *10 aceitunas verdes sin hueso* • *5 rábanos redondos* • *2 cucharadas de semillas de girasol* • *1 corazón de escarola lisa* • *3 cucharadas de aceite de oliva virgen extra* • *½ cucharadita de sal* • *1 cucharada de vinagre de* umeboshi

- Lavar las algas y poner en remojo durante 20 minutos en 1 ½ taza de agua.
- A continuación, poner todo en una cacerola y cocer a fuego lento durante 15 minutos.
- Escurrir las algas y ponerlas en una ensaladera.
- Añadir las aceitunas verdes, las semillas de girasol, el maíz, el corazón de escarola lisa y los rábanos previamente lavados y picados.
- Sazonar con sal, añadir el aceite y el vinagre de *umeboshi*. Mezclar bien todos los ingredientes y servir.

Ensalada de algas *hiziki* con radicchio, nueces y pasas

Ingredientes para 2-3 personas

½ taza de algas hiziki *• 1* radicchio *pequeño y redondo • 10 nueces peladas • 50 g de pasas rehidratadas • ½ cucharadita de sal • 3 cucharadas de aceite de oliva virgen extra • 2 cucharadas de vinagre de arroz • 1 diente de ajo*

- Lavar las algas y ponerlas en remojo en 1 ½ taza de agua durante 20 minutos. A continuación, poner todo en una cacerola y cocer a fuego lento durante 15 minutos.
- Colar las algas y ponerlas en una ensaladera.
- Añadir el diente de ajo picado, el *radicchio* lavado y cortado en tiras finas, las nueces y las pasas.
- Condimentar con aceite de oliva, vinagre y sal.
- Mezclar bien todo y servir.

Hiziki con setas

Ingredientes para 2-3 personas

3 cucharadas de algas hiziki *• 250 g de champiñones • 1 cucharadita de ralladura de naranja • 1 cucharada de* tamari *• 2 cucharadas de aceite de oliva virgen extra • Sal*

- Poner las algas en remojo en agua fría durante unos 15 minutos; colarlas conservando el agua y picarlas.
- Cortar la cebolla y saltearla en una sartén con un poco de aceite y un poco de agua a fuego medio, removiendo continuamente para que no se queme.
- Cuando la cebolla se vuelve transparente, añadir los champiñones, previamente lavados, secados y cortados en rodajas.
- Cocer a fuego medio durante unos minutos.
- A continuación, añadir las algas con el agua del remojo y un poco de sal, tapar la olla y continuar cociendo a fuego lento durante aproximadamente ½ hora.
- Dos minutos antes de finalizar la cocción, añadir el *tamari* y espolvorear, fuera del fuego, con la ralladura de naranja.

HIZIKI SALTEADAS

INGREDIENTES PARA 3-4 PERSONAS

1 taza de algas hiziki • *½ cebolla* • *½ zanahoria* • *1 cucharadita de* tamari • *1 cucharada de aceite de sésamo* • *Una pizca de sal* • *Una pizca de jengibre*

- Lavar las algas y dejar en remojo en una taza de agua durante ½ hora.
- Pelar la cebolla y la zanahoria, cortarlas en rodajas y saltearlas durante unos minutos en una sartén con aceite de oliva, 2 cucharadas de agua y una pizca de sal.
- A continuación, añadir las algas con un poco de su agua de remojo y cocinar a fuego lento durante 20 minutos más, agregando agua si es necesario.
- Dejar que absorba toda el agua y, finalmente, añadir el *tamari*, mezclar y servir con un poco de jengibre.

BOCADITOS DE *HIZIKI* FRITOS CON SALSA PARA TEMPURA

INGREDIENTES PARA 3-4 PERSONAS

¼ de taza de hiziki • *1 taza de tofu* • *1 zanahoria* • *1 manojo de cebollino* • *1 cucharada de gomasio* • *Hojas de lechuga para decorar* • *½ taza de harina de arroz integral* • *Aceite de oliva virgen extra para freír*

La salsa para tempura se obtiene mezclando fríos los siguientes ingredientes:

4 cucharadas de agua • *4 cucharadas de* tamari • *½ cucharadita de jengibre*

- Lavar las algas y dejarlas en remojo; escurrir el exceso de líquido del tofu y desmenuzarlo.
- Poner las algas en una olla, con una taza de su agua de remojo, y llevar a ebullición; tapar, colocar el difusor de calor y cocer a fuego lento durante ½ hora, hasta que el líquido se evapore completamente.
- Dejar enfriar y cortar las algas en trozos pequeños: lavar y picar la zanahoria y el cebollino.
- Formar una pasta con el tofu, las algas, las verduras y gomasio. Hacer bolitas con la pasta y rebozarlas en la harina.
- Calentar dos dedos de aceite de sésamo en una sartén y freír las bolas colocando unas pocas cada vez, dándoles la vuelta con frecuencia hasta que estén doradas de manera uniforme.

- Dejar secar las bolas sobre una hoja de papel de cocina y servir sobre hojas de lechuga y con la salsa para tempura.

Kombu

Kombu hervido con raíces

Ingredientes para 2-3 personas

1 tira de kombu *de 25 cm • 1 cebolla • 1 zanahoria • 1 cucharada de* tamari *• 1 cucharada de aceite de oliva virgen extra*

- Lavar rápidamente las algas con agua corriente y dejar en remojo en agua fría durante 10 minutos.
- A continuación, cortar el alga en trozos de unos 3 cm y ponerlos en una sartén con las otras verduras lavadas y picadas.
- Cubrir todo con el agua de remojo de las algas y cocer a fuego muy lento hasta que el líquido se evapore.
- Añadir el aceite y el *tamari* a la sartén, y rehogar todo a fuego fuerte durante unos minutos.

Menestra de kombu

Ingredientes para 3-4 personas

1 tira de kombu *de 20 cm • 2 puerros • 1 cebolla • 2 cucharadas de harina de arroz integral • 2 cucharadas de* miso *de arroz • 2 cucharadas de aceite de oliva virgen extra • Sal*

- Lavar el alga rápidamente bajo el agua fría, cortarla en tiras y poner los trozos en remojo en un litro de agua durante 1 hora.
- Mientras tanto, pelar y picar la cebolla y los puerros, y rehogarlos en una cacerola con aceite.
- Después de unos 15 minutos de cocción a fuego medio, añadir las algas con el agua de remojo, mezclarlo todo con la harina previamente tostada y diluida en ½ taza de agua con sal.
- Cocer durante 1 hora y, después, agregar el *miso* disuelto en el agua caliente de la cocción y servir con tostaditas o pizza de harina de arroz sin levadura.

CONSOMÉ DE KOMBU

INGREDIENTES PARA 3-4 PERSONAS

1 tira de kombu *de 10 cm • 4 tazas de agua • ½ zanahoria • ½ cebolla • 1 rábano • 1 trozo de apio • 1 cucharadita de* miso *de arroz • 1 cucharada de perejil picado*

- Poner en remojo el *kombu* en agua durante 10 minutos y luego agregar las verduras cortadas en rodajas; cocer durante 15 minutos después de que comience a hervir.
- Retirar las algas, apagar el fuego y añadir el *miso*, removiendo bien.
- Servir el consomé en tazas decoradas con perejil.

KOMBU FRITO

Ésta es una receta muy fácil, en la que también se puede utilizar el alga *wakame*.

- Limpiar con un paño húmedo y secar el alga *kombu*.
- Cortarla en tiras y freírlas en una sartén, en abundante aceite caliente, hasta que estén crujientes.
- También se puede servir este plato como aperitivo, acompañado con rodajas de limón.

GUARNICIÓN A BASE DE KOMBU CON SEMILLAS Y RAÍCES

INGREDIENTES PARA 4-5 PERSONAS

6 tiras de kombu *• 5 cucharadas de raíz de bardana • 3 zanahorias • 3 puerros o chalotas o cebollas • 3 cucharadas de semillas de sésamo • 2 cucharadas de semillas de girasol • 9 almendras • Sal o* tamari *• Aceite de oliva virgen extra • Rúcula (opcional)*

- Lavar y cortar el alga *kombu* en trozos pequeños; dejar en remojo. Hacer lo mismo con la raíz de bardana.
- Poner el alga y la bardana en una cacerola pesada de triple fondo y dejar que se ablanden durante ½ hora.
- A continuación, encender el fuego y cocer el alga y la bardana en su agua de remojo durante al menos 30 o 35 minutos.
- Antes de que el agua se haya evaporado del todo, añadir la zanahoria y la chalota (el puerro o la cebolla) picadas.

– Cocer a fuego fuerte, removiendo con frecuencia, y añadir un poco de sal o *tamari*. Cuando se haya cocido la zanahoria, verter el aceite, las semillas y las almendras. Remover durante unos minutos, apagar el fuego y añadir una cantidad generosa de rúcula. Servir tibio.

Kombu con cebolla, raíz de bardana y vinagre de arroz

Ingredientes para 3 personas

3 tiras de kombu *de 15-20 cm • ½ taza de raíz de bardana seca • 2 cebollas • Sal • 3 cucharadas de vinagre de arroz • 3 cucharadas de aceite de sésamo orgánico • 2 cucharadas de semillas de sésamo*

– Lavar las tiras de *kombu*, cortarlas a lo ancho en trozos finos y ponerlas en remojo en una taza de agua.
– Lavar la raíz de bardana y añadirla al agua de remojo del alga *kombu*.
– Transcurridos 20 minutos, cocer el alga y la bardana en una cacerola, a fuego lento, durante 15-20 minutos, añadiendo agua cuando sea necesario.
– Pelar y cortar las cebollas, y colocarlas en la cacerola donde se cuecen el alga *kombu* y la raíz de bardana, con un poco de sal y aceite.
– Proseguir la cocción, removiendo de vez en cuando, hasta que la cebolla se ablande. Añadir, a continuación, el vinagre y las semillas.
– Servir caliente.

Sofrito de alga kombu con apio y judías borlotti

Ingredientes para 3-4 personas

3 tiras de kombu *de 15-20 cm • 2 tallos de apio • 200 g de judías* borlotti *cocidas • Sal • 3 cucharadas de aceite de oliva virgen extra • 1 diente de ajo • ½ cucharadita de jengibre en polvo*

– Lavar las algas, cortarlas a lo largo en tiras finas y sumergir las tiras en una taza de agua.
– Dejar en remojo 20 minutos y, a continuación, poner las algas y el agua del remojo en una cacerola. Cocer a fuego medio durante 15-20 minutos, añadiendo agua si fuera necesario.
– Transcurrido este tiempo, incorporar a las algas el apio lavado, pelado y cortado en trozos pequeños.

- Sazonar con la sal, el aceite de oliva y el ajo, y rehogar durante 5 minutos, añadiendo 1-2 cucharadas de agua, si fuera necesario. A continuación, agregar las judías y cocer durante 3-4 minutos.
- Espolvorear con el jengibre en polvo, retirar del fuego y servir.

Nori

Se encuentran en las tiendas de alimentos macrobióticos, tanto en hojas rectangulares como en copos. Para el *sushi*, es esencial disponer de la hoja de *nori* entera.

Nori tostadas

- Tostar una hoja de *nori* sobre la llama del fuego, manteniéndola a 15-20 cm hasta que adquiera un color verde oscuro.
- Se puede comer directamente así, como aperitivo.

Se trata de un procedimiento muy simple que se aplica a las hojas de *nori* antes de utilizarlas.

Salsa de *nori*

Ingredientes para 2 personas

3 hojas de nori • *1 cucharada de gomasio* • *1 cucharadita de zumo de limón* • *1 cucharadita de aceite de oliva virgen extra*

- Cortar cada hoja de *nori* en ocho trozos iguales y ponerlos en remojo en una taza de agua.
- Escurrir las algas y saltearlas durante unos minutos en una sartén con aceite caliente.
- Añadir el agua de remojo poco a poco, bajar el fuego y tapar la sartén.
- Cocer durante 10 minutos, apagar el fuego, agregar el limón y el gomasio, y mezclar.

Esta salsa se puede añadir como condimento a los cereales.

Sushi (rollitos de arroz y *nori*)

Ingredientes para 3 personas

3 tazas de arroz cocido • *6 hojas de* nori • *1-2 zanahorias* • Umeboshi • *Se puede añadir pescado cocido al vapor*

- Tostar cada hoja de *nori* sobre la llama del fuego, manteniéndola a unos 15 cm.
- Extender las hojas, una por vez, en una estera de bambú sobre una tabla de cortar; colocar sobre el alga una capa de arroz de aproximadamente 1 cm de grosor, dejando un margen de 2 cm hacia abajo y 3 cm hacia arriba.
- Lavar y cortar la zanahoria en bastoncitos, ponerla en agua hirviendo con una pizca de sal durante 3-4 minutos y dejar que se enfríe.
- Extender el *umeboshi* sobre el arroz y disponer a lo largo, sobre el *umeboshi*, los bastoncitos de zanahoria.
- Para enrollar, comenzar por el borde inferior (la parte con menos margen), sirviéndose de la esterilla como ayuda y presionando con decisión el arroz contra de la hoja de *nori*.
- Cuando el rollito esté listo, dejar que repose envuelto en la esterilla durante algunos minutos, luego desenrollar la esterilla y cortar el rollito en trozos pequeños con un cuchillo mojado, bien afilado.
- Como variante, se pueden utilizar otras verduras (cebollino, judías verdes, hojas de nabo o rábano, verduras encurtidas) en lugar de zanahoria, acompañando salmón, gambas, atún al natural, etc., según su disponibilidad.

Condimento de *nori*

Ingredientes para 2-3 personas

1 hoja de nori • *3 cucharadas de gomasio*

- Tostar la hoja de *nori* sobre el fuego, manteniéndola a unos 20 cm.
- El alga se habrá tostado cuando adquiera un bello color verde oscuro.
- Desmenuzar la hoja con las manos.
- Añadirle el gomasio y utilizar el condimento en cereales y ensaladas.

Wakame

Son indispensables en la sopa de *miso* (*véase* sección «Las sopas»).

Wakame con verduras escaldadas

Ingredientes

1 tira de wakame • *½ coliflor* • *2 zanahorias* • *1 puñado de judías verdes* • *½ taza de brotes* • *4 cucharadas de vinagre de manzana* • *1 cucharada de* tamari

- Lavar y cortar las zanahorias en rodajas finas, lavar las judías y la coliflor, separando los ramitos.
- Escaldar en agua hirviendo, durante unos minutos y por separado, las hortalizas; luego dejarlas enfriar en un plato.
- Poner el alga *wakame* en remojo durante 5 minutos y después cortar la tira en trozos pequeños; añadirle las hortalizas y remover mientras se sazona con el vinagre y el *tamari*.

Condimento de wakame

Ingredientes para 4 personas

Unos trozos de wakame • *4-5 cucharadas de semillas de sésamo o girasol*

- Precalentar el horno a 200 °C y, cuando esté caliente, introducir los trozos de alga dispuestos en una bandeja de horno; cocer durante unos 15 minutos.
- Retirar la bandeja del horno y, cuando esté fría, moler el alga con un mortero.
- Conservar el polvo resultante en un frasco y utilizarlo para dar sabor a cereales y verduras.
- A esta receta básica se le puede agregar semillas oleaginosas al gusto, tostadas y molidas junto con las algas.

Ensalada de wakame

Ingredientes para 2 personas

3 tiras de wakame • *100 g de guisantes frescos* • *1 pepino* • *1 cebolla* • *½ limón* • *1 cucharada de* tamari • *2 cucharadas de aceite de oliva virgen extra* • *Sal*

– Lavar las algas rápidamente bajo el grifo, cortarlas en trozos pequeños y ponerlas en remojo en agua fría.
– Aparte, cortar la cebolla en rodajas, rociarla con zumo de limón y espolvorear un poco de sal; dejar reposar durante 15 minutos.
– Pelar el pepino y cortarlo en rodajas finas, espolvorear un poco de sal y dejarlo escurrir durante 10 minutos.
– Cocer los guisantes durante 10 minutos en un poco de agua con sal y después escurrirlos.
– Retirar las algas del agua y ponerlas en una sartén con aceite, a fuego fuerte, durante unos minutos, removiendo constantemente.
– A continuación, agregar un poco de agua, la cebolla escurrida y los guisantes.
– Dejar que hierva a fuego lento, con la tapa, durante 10 minutos.
– Cuando el agua se haya evaporado, retirar las verduras de la sartén, añadirla al pepino escurrido y sazonar todo con el *tamari.*

ENSALADA DE VERANO CON WAKAME

INGREDIENTES PARA 2-3 PERSONAS

3 tiras de wakame • *1 pepino mediano* • *1 zanahoria pequeña* • *2 cucharadas de semillas de sésamo* • *1 cucharadita de* tamari • *Sal* • *1 cucharada de aceite de oliva virgen extra*

– Lavar la zanahoria y el pepino, y cortar la primera en juliana y el segundo en medias lunas.
– Quitar el amargor al pepino salándolo y dejándolo reposar sobre un paño absorbente.
– Poner en remojo el alga *wakame* durante 10 minutos; a continuación escurrirla y cortarla en trozos pequeños.
– Tostar y moler en un mortero las semillas de sésamo y añadirlas a los demás ingredientes; mezclar y sazonar con sal y aceite de oliva.

ESTOFADO DE WAKAME

INGREDIENTES PARA 3-4 PERSONAS

4 tiras de wakame • *200 g de guisantes frescos* • *2 tallos de apio* • *2 cucharadas de aceite de oliva virgen extra* • *Sal*

– Lavar las algas y dejarlas en remojo, en agua fría, durante 20 minutos.

- Retirar las algas del agua, cortarlas en trozos pequeños y colocarlas en una cacerola junto con las zanahorias lavadas y cortadas en dados.
- Añadir los guisantes y el apio lavado y picado.
- A continuación, cubrir las verduras con agua y cocer durante aproximadamente una hora, a fuego muy bajo, con el difusor de calor.
- Saltear los ingredientes hasta que acaben de cocerse, teniendo cuidado de que no se quemen.
- Sazonar con aceite de oliva antes de servir.
- Esta receta puede utilizarse como condimento para los cereales o como guarnición.

3.10 Proteínas

Información sobre las proteínas

Las proteínas se consideran, sin duda, los «ladrillos» esenciales para el crecimiento del ser humano y, más tarde, para su sustento. Pueden ser de origen animal o vegetal. Estas sustancias, de importancia inequívoca en la nutrición, difieren entre sí según su origen y calidad, aspectos que determinan diversos efectos en el organismo que también varían con la cantidad de proteínas presente en la dieta.

El libro *Dietologia Clinica, vol.. 2, Sciencia dell'alimentazione* [*Dietética clínica, vol. 2, La ciencia de la alimentación*, 1998] afirma lo siguiente a este respecto: «Un exceso de grasas de origen animal en la alimentación no favorece por sí solo el aumento de los niveles sanguíneos de colesterol, pero sí se ha relacionado con una mayor incidencia de ciertas neoplasias. Resulta difícil entrar en este campo y mantener un enfoque científico, dado que está en juego un número casi infinito de variables: conservantes en los alimentos, el tipo de alimentación de los animales durante su crecimiento, la ingesta, simultánea o no, de otros alimentos y los residuos de plaguicidas, entre otras.

El hecho es que en las poblaciones que se caracterizan por una dieta excesivamente «carnívora» se ha comprobado un aumento de las neoplasias intestinales (principalmente en el colon) y, según estudios más recientes que aún necesitan confirmación adicional, también de los carcinomas de mama, ovario y páncreas».

El mismo texto afirma, además, que: «Actualmente, mueren cada año en Italia alrededor de 80.000 personas por infarto agudo de miocardio. Un dato impresionante, que obliga a importantes reflexiones y a una consideración fundamental: la importancia de la hipercolesterolemia en el desarrollo de la cardiopatía coronaria. Se trata de un descubrimiento que ha sido confirmado a nivel científico internacional y, a menudo se ha observado cómo una reducción en los niveles de colesterolemia permite una reducción paralela del riesgo de infarto.

Un estudio reciente, llevado a cabo en la población escolar infantil (escuela primaria) de Milán, ha constatado un preocupante aumento de la colesterolemia desde estas edades [...]. Cada vez que el colesterol de la sangre se eleva por encima de 150 mg/100 ml, comienza depositarse en las arterias. Por tanto, una colesterolemia elevada incrementa de forma significativa el riesgo de padecer un infarto de miocardio, o de sufrir trastornos circulatorios periféricos o nivel cerebral [...]. En conclusión, de lo anterior surge un primer principio fundamental para una dieta sana y completa: REDUCIR LAS GRASAS ANIMALES Y EL COLESTEROL INGERIDO CON LOS ALIMENTOS.

Corolario de esta regla es una serie de precauciones, pequeñas y grandes, que no sólo deben seguir quienes presentan una hipercolesterolemia, asociada o no a una hipertrigliceridemia; se trata, en realidad, de simples consejos muy útiles para hacer más saludable y correcta la alimentación de todo el mundo.

He aquí las principales precauciones que hay que tomar en la preparación del «menú» diario:

1. Reducir en una medida importante el consumo de embutidos, carnes rojas y productos lácteos (mantequilla, leche entera, nata, quesos).
2. Reducir de forma significativa el uso de aderezos de origen animal (mantequilla, cortezas, manteca de cerdo, panceta, etc.).
3. Evitar, por lo general, los métodos de cocción que consisten en freír los alimentos.
4. Preferir como aderezo el aceite de oliva virgen extra, prensado en frío o semifrío. Recordar que no se debe «reciclar» el aceite de cocción, ya que potencia la formación de peroxisomas y radicales libres, muy perjudiciales para la salud.
5. Consumir pescado con mayor frecuencia: procurar reemplazar algunos de los platos «carnívoros» por preparaciones a base de pescado hervido, a la plancha o al horno.
6. Compensar la reducción en el consumo de carne y productos cárnicos, mediante el aumento del consumo de legumbres.
7. Limitar el uso de productos precocinados que puedan contener elevadas cantidades de grasas saturadas (productos de tiendas de comida para llevar, de pastelería, etc.).

8. Compensar la reducción los productos lácteos grasos con el consumo de productos lácteos bajos en grasa (requesón de cabra o de oveja).
9. Optar por las carnes magras, pavo, pollo, conejo, etc.

Se recomiendan estos principios para todas las personas a partir de los dos años de edad».

La doctora Elizabeth Agradi, en su el texto *Dieta mediterranea, alimentazione e salute* [*Dieta mediterránea, alimentación y salud*], escribe: «Se sabe que el tipo de proteínas incluido en la dieta interfiere en el metabolismo de las grasas. Actualmente, muchos datos provenientes de animales coinciden en confirmar que las proteínas vegetales tienen efectos diferentes de aquellas de origen animal sobre los niveles plasmáticos de colesterol y la formación de placas ateroescleróticas [...].

Según ciertos estudios, las proteínas vegetales inhiben la absorción de colesterol. Las investigaciones recientes sugieren una posible interferencia de las mismas en los mecanismos que controlan el catabolismo de las lipoproteínas LDL. En particular, se plantea la hipótesis de que un componente proteico de la soja es capaz de modular la actividad del receptor para estas lipoproteínas [...].

Por tanto, los datos están a favor de la importancia de una cantidad moderada de proteínas totales con una limitación de las proteínas animales».

Dietologia Clinica [Dietética clínica] (vol. 2, *op. cit.*) agrega: «Triplicado en veinte años, el consumo de queso: el aumento verdaderamente notable que se registra es el del consumo de queso, que comemos casi tres veces más que hace veinte años, con lo cual hemos pasado de los seis kilos/año per cápita a los aproximadamente dieciséis de la actualidad. El queso contiene como promedio entre 25 y 30 % de lípidos. En consecuencia, si con el consumo de hace veinte años se ingerían dos kilos de grasas saturadas, en la actualidad se ingieren más de cinco kilos si incluimos el consumo de mantequilla. Debemos condenar el alarmante incremento de grasas saturadas en los quesos».

El doctor Adolfo Panfili, médico ortomolecular, agrega en su texto *Medicina ortomolecular* una advertencia que es en particular válida para la carne roja y blanca de cría industrial intensiva:

«¡Las toxinas de la carne matan! La innegable relación entre la dieta con un bajo porcentaje de fibra y el cáncer de colon, que se explica por el prolongado tiempo de permanencia de la asimilación, asociada a la falta de fibra, y la consecuente acumulación de sustancias carcinógenas en las vísceras. Después de una comida carnívora, las toxinas que provienen del catabolismo de las proteínas animales permanecen en la circulación durante un período mínimo de alrededor de 142 horas, o sea, alrededor de una semana. Esto no debería sorprendernos demasiado si tenemos en cuenta que nuestro sistema digestivo, como el de los animales exclusivamente vegetarianos, es alrededor de 12 metros más largo que el de los típicos carnívoros».

¿Te has preguntado alguna vez qué introduces en tu cuerpo con la comida de cada día? ¿De dónde provienen esos filetes, las pechugas de pollo o las humeantes hamburguesas de los restaurantes de comida rápida donde vas a comer al salir del trabajo a la hora del almuerzo?

¡Exacto, ésta es una buena oportunidad para hacerlo y para dejar de practicar la «política del avestruz»! ¡Abre los ojos!

«¿Sabías que estos animales acumulan en el abdomen una especie de cojín adiposo que se elimina tras el sacrificio y que resulta valioso por su bajo coste y por el hecho de que se puede combinar (hasta un 30 %) con la carne magra de los vacunos criados de forma extensiva para obtener un producto híbrido final que, básicamente, resulta muy, muy barato y que puede identificarse en la carne para hamburguesas?

Con todo, la historia no termina aquí, porque se permite mezclar la carne de diversos animales y, a menudo, añadir grasa de cerdo y glutamato monosódico, que es tóxico, a la carne magra de añojo para realzar el sabor de las comidas [...].

¡Con el pollo la situación es todavía "peor"! Estos animales precisan una inversión "magnífica" para muchos productores, que pueden convertir el maíz en carne con una eficiencia cinco veces superior a la de los ganados vacuno y porcino. Para lograrlo, los productores han tenido que superar algunos problemas técnicos, que consisten en la necesidad de administrar, como medida de prevención, grandes dosis de antibióticos para evitar posibles epidemias que pudieran devaluar sus "BOT"[2] con sus patas. Poco importa que los pobres consumidores deban ingerir gratuitamente su dosis diaria de cefalosporina de segunda mano, o deberíamos decir, con cinismo, de segunda pata.

---

2. «Bono ordinario del tesoro» italiano. *[N. del T.]*

El hacinamiento de todos estos pobres y desafortunados seres vivos en enormes jaulas produce sus problemas de convivencia y, con frecuencia, para reivindicar su posición jerárquica se matan a picotazos... ¡pero no te asustes! Con el fin de evitar daños a la inversión del productor está previsto "recortarles misericordiosamente el pico" con un cauterizador.

La mayoría de estos animales jamás ha visto la luz del sol y no ven más que luz artificial durante 22 horas al día. Los productores zootécnicos hacen que los polluelos no dejen nunca de alimentarse y les administran grandes dosis de sales de arsénico para estimular su crecimiento, hasta el extremo de que en tan sólo 47 días alcanzan las características de un pollo maduro que de otro modo habrían tardado no menos de 3 meses en alcanzar».

El mismo autor continúa diciendo: «El exceso de proteínas en la dieta es una fuente de estrés considerable para el ser humano, ya que además acidifica notablemente el organismo mediante la síntesis de ácidos fuertes (ácidos sulfúrico, nítrico y fosfórico), que deben ser neutralizados y eliminados. Los procesos de neutralización exigen grandes cantidades de sodio y calcio, los cuales constituyen la llamada reserva alcalina. Es de vital importancia que la reserva alcalina se mantenga mediante una dieta compuesta, principalmente, por frutas y verduras.

En consecuencia, una dieta demasiado rica en proteínas, que supere el total de 30 gramos diarios (la contenida en una hamburguesa pequeña) dará lugar a una acidificación excesiva que deberá ser compensada con SODIO extraído, al principio, de la ya famosa RESERVA ALCALINA.

Una vez que las existencias de sodio se han agotado, y siempre con el fin de equilibrar la excesiva acidez inducida por las proteínas contenidas en la CARNE, la LECHE y el QUESO, el organismo utiliza otro mineral valioso y esencial para su metabolismo, el CALCIO, extraído con ese fin del esqueleto, desmineralizando los huesos y predisponiendo al organismo a la aparición de la osteoporosis o empeorando su evolución en los individuos mayores.

Al comer menos proteínas animales, el cuerpo no se ve obligado a neutralizar cantidades excesivas de ácidos, y la introducción de mayores cantidades de frutas y verduras permite una recuperación rápida y eficaz de la reserva alcalina, salvaguardando con ello el sistema inmunitario. Con estas sencillas precauciones se puede restablecer el nivel celular de sodio y se prevendrá el agotamiento del calcio de los huesos, dado que no deberá actuar como "buffer" sacrificando este noble elemento estructural en la desintoxicación del organismo, y se restaurará la salud celular del individuo, evitando la aparición de enfermedades crónicas y degenerativas».

Otras advertencias sobre el uso de las proteínas animales provienen de dos grandes de la «medicina macrobiótica»: Naboru Muramoto y Michio Kushi.

El maestro Muramoto afirma que: «La carne, después de haberse descompuesto para su asimilación y eliminación, proporciona energía, pero no produce sangre ni tejidos de buena calidad. El proceso es demasiado rápido, la necesidad de eliminar las toxinas demasiado urgente. Lo que no sigue el proceso natural es constantemente rechazado por nuestro organismo: el intento del organismo de "quemar" la materia "muerta".

Al inicio de la asimilación, las proteínas no son tóxicas, pero todo lo que no se quema rápidamente para proporcionar energía se acumula en el organismo, haciéndose tóxico y desarrollando bacterias y virus. Una acumulación semejante de proteínas puede conducir a enfermedades como la uremia y tener efectos nocivos en los órganos y la sangre. La vaca, que tiene un cuerpo bastante robusto, come (COMÍA) únicamente hierba: su esqueleto es muy grande y lo construye tan sólo con hierba» [Muramoto, N., *Il medico di se stessi* (*Médico de uno mismo*), *op. cit.*, página 127-128].

ESQUEMA CRONOLÓGICO DE LA TOXICIDAD DEL EXCESO DE PROTEÍNAS EN LOS SERES HUMANOS (DE ACUERDO CON EL DR. A. PANFILI)

- exceso de proteínas en la dieta

que determina

- la acidificación del organismo

que determina

- la disminución de sodio

que determina

- la congestión celular

que determina

- el debilitamiento del sistema inmunitario

que determina

- las enfermedades crónicas y degenerativas

Michio Kushi, en su libro *Dal cancro si può guarire* [*El cáncer se puede curar*], escribe: «Con el aumento del poder adquisitivo, los alimentos ricos como las carnes grasas, los productos lácteos, el azúcar blanquilla, etc. han llegado a estar ampliamente disponibles en grandes cantidades [...]. Todos estos alimentos pueden producir en la sangre un estado tóxico crónico y ser causantes de cáncer.

Al influir POSITIVAMENTE en la calidad fisiológica de las células de la sangre, la linfa y otros fluidos corporales mediante una adecuada alimentación, podemos revertir esa toxicidad, con lo cual deja de ser necesario el estado canceroso en un órgano. Desde un punto de vista práctico, los cánceres potenciales pueden evitarse, y los cánceres existentes pueden ser derrotados modificando de manera adecuada la alimentación de cada día».

¿Entonces, en qué proteínas debemos centrarnos?

Del informe citado se desprende que todo apunta al consumo de proteínas vegetales.

En el pasado, en cualquier lugar y en todas las latitudes, siempre se ha utilizado el cultivo de legumbres como complemento del cultivo de cereales. Esto es así, principalmente, por dos razones: en primer lugar, porque las leguminosas no empobrecen –sino que, por el contrario, enriquecen con nitrógeno– el suelo en el que se cultivan, de forma alternada con los cereales, lo que conserva la fertilidad y permite cosechas siempre abundantes; en segundo lugar, porque son el complemento proteico natural de los cereales, ya que las legumbres son ricas en aminoácidos que a veces faltan en los cereales.

Sin embargo, el cultivo de leguminosas prácticamente está desapareciendo, excepto en el caso de la soja, a causa de las prácticas agrícolas intensivas, que han eliminado las rotaciones de los terrenos y la alternancia entre cereales y legumbres, como producto de ciertos errores y prejuicios alimentarios que sostienen que las legumbres carecen de principios nutritivos.

En realidad, se trata de uno de los alimentos de origen vegetal más ricos en proteínas, almidones y minerales, que además carece de compuestos tóxicos, no aumenta la cantidad de calorías ingeridas y tiene, por el contrario, una beneficiosa acción anticolesterolémica. Sin duda, uno de los alimentos de origen vegetal más interesantes desde el punto de vista alimentario es la soja, cuyo cultivo está experimentando en este momento una difusión global. Esto se debe tanto a la facilidad con la que se puede cultivar como a la amplia variedad de sus usos.

Los chinos y los japoneses conocían esos usos hace ya varios siglos, y perpetuaron alimentos con un sorprendente valor nutricional como el tofu, el *tempeh*, el *natto*, el *miso*, la *tekka* etc. Hoy en día, la tecnología moderna hace posible obtener cocidos, filetes, carnes, caldos deshidratados, pero no me referiré a estos productos comerciales, dado que se consideran menos nobles que el tofu y el *tempeh* orgánicos.

La soja es una legumbre rica en proteínas (más del 40 %), la única que proporciona toda la gama de aminoácidos esenciales que el organismo necesita y también es rica en grasas insaturadas y minerales.

Proteínas vegetales

Ésas son las leguminosas, es decir, las judías, los garbanzos, las lentejas, los guisantes, las habas, etc., y también la soja, que se ofrece, entre otras formas, como tofu o *tempeh*. De ambos existen diferentes preparaciones listas para usar disponibles en el comercio. En este texto sólo hablaremos del *tempeh* y el tofu de origen orgánico. El tofu y el *tempeh* no contienen gluten. Otras proteínas vegetales son el seitán y el *fu*. Las dos últimas se componen de la porción proteica del trigo, o sea, del gluten, por lo cual estas proteínas están prohibidas para los celíacos.

El **tofu,** también llamado queso de soja, se presta a una gran variedad de preparaciones culinarias si se adquiere en su versión «blanco, fresco y natural». Las distintas casas de productos orgánicos frescos procuran darle sabor con verduras y condimentos que hacen que sea agradable al paladar, además de listo para consumir.

¡Pero, atención! Si se es intolerante al gluten, hay que leer siempre las etiquetas cuidadosamente porque algunos tofu listos pueden contener «*shoyu*», una salsa de soja que contiene trigo procesado, lo cual se indica en la etiqueta, y además pan rallado u otro tipo de gluten.

En las tiendas de alimentos naturales también se venden lonchas de soja individuales que no contienen gluten, pero sí proteínas de leche de vacuno, por lo que no son aconsejables para muchas personas intolerantes a la leche y la caseína.

Otra proteína vegetal recomendable, también muy bien recibida por quienes prueban el producto por primera vez, es el ***tempeh***. Esta proteína se puede comprar al natural, es decir, sin ninguna adición de gluten, y como el tofu se presta a ser cocinada de diversas maneras. Si decides comprar el *tempeh* ya preparado, presta atención a la etiqueta, especialmente si eres celíaco: hasta en el *tempeh* ya preparado hay ingredientes que contienen trigo (*shoyu*).

El ***tempeh*** es un interesante derivado de la soja de origen indonesio, que se obtiene fermentando la soja en presencia de bacterias (*Aspergillus*) que, además de predigerirlo, le confieren un sabor fuerte y apetitoso. Rico en proteínas y carente de grasas como el tofu, el *tempeh* posee una microflora enzimática que resulta beneficiosa para el organismo humano.

Puesto que incluso este sector de la soja se encuentra hoy «en riesgo», si se tiene en cuenta lo que hace en nuestros días la ingeniería genética, conviene comprobar que las proteínas vegetales provengan con seguridad de cultivos orgánicos y no genéticamente manipulados.

El **seitán** es gluten, que es un alimento rico en proteínas, totalmente vegetal, que se obtiene del trigo. El seitán es la base para la preparación de un número infinito de recetas: escalopes a la milanesa, guisos, ragús, a la *pizzaiola*, rollitos, salsas, etc. Sólo se recomienda a **quienes no tienen problemas con el gluten y quieren consumir proteínas vegetales**.

El ***fu*** es un extracto de gluten de trigo candeal que se ha secado en el horno. Se presenta en diferentes formas, tales como rosquillas secas o como *patatardelle* anchos y largos. Se puede comer al horno o cocido tras dejarlo 10 minutos en remojo. Se combina con sopas y con verduras salteadas.

Es un magnífico sustitutivo para quienes tengan intolerancia a la carne. Está prohibido para los celíacos, ya que contiene gluten.

También las semillas, las nueces y las almendras constituyen una buena fuente de proteínas. Son características de la cocina macrobiótica y vegetariana. A continuación, una lista de sus propiedades.

Semillas de lino

Información nutricional: 100 gramos de semillas de lino contienen 37 gramos de fibra, 22 gramos de ácidos grasos omega 3, 350 mg de magnesio. Además, las semillas de lino contienen fitoesteroles, ácido fenólico y ácido fítico.

Las semillas de lino son ricas en ácidos grasos omega 3, que resultan beneficiosos para el corazón y, además, pueden ayudar a reducir el colesterol. Estos ácidos grasos pueden aliviar la inflamación.

Cien gramos de semillas de lino proporcionan más de 26 gramos de proteínas, alrededor de dos tercios de las necesidades diarias de un adulto.

También son ricas en aminoácidos, que son importantes para el buen funcionamiento del hígado y los riñones. Las semillas de lino contienen una buena cantidad de hierro y zinc, por lo que es aconsejable consumirlas junto con frutas ricas en vitamina C, que ayudan en la absorción de estos minerales.

Las semillas de lino son la fuente alimentaria más rica en los fitoquímicos conocidos como lignanos. De los aproximadamente 100 tipos de lignanos, sólo dos actúan como fitoestrógenos. Los lignanos son también antioxidantes y protegen de los daños causados por los radicales libres. Se ha demostrado que los lignanos poseen un efecto antitumoral. Los estudios sugieren que la soja y las semillas de lino incluidas en la alimentación de las mujeres menopáusicas pueden aliviar las molestias relacionadas con esta etapa.

Las semillas de lino pueden agregarse a los cereales del desayuno, a las cremas de cereales o a las ensaladas; también se pueden añadir a la masa del pan, de los pasteles y de las galletas preparadas en casa. Diez gramos (una cucharadita) son suficientes para cubrir las necesidades de ácidos grasos omega 3 y mantener la regulación intestinal.

Semillas de sésamo

Una cucharada de semillas de sésamo pesa 12 gramos. Cien gramos de semillas de sésamo contienen 7,9 g de fibra, 350 mg de magnesio y 1.160 mg de calcio.

Además, las semillas de sésamo son una fuente importante de ácidos grasos poliinsaturados y de vitamina E, un antioxidante. El aceite de sésamo posee una eficaz acción antioxidante gracias al sesaminol, un tipo de lignano termoestable. Las semillas de sésamo son una fuente clave de ácido fítico, una sustancia que se encuentra en la parte fibrosa (es decir, en las capas externas) de las semillas, los cereales y las legumbres. El ácido fítico tiende a unirse con algunos minerales, como el hierro, lo que dificulta su utilización por parte del organismo. Esto puede ser una ventaja, ya que un exceso de hierro en el intestino puede causar un incremento de los radicales libres.

Las semillas tostadas se pueden utilizar en la preparación casera de panes y pasteles, se pueden añadir a los cereales del desayuno, las ensaladas y los platos a base de arroz.

Como ocurre con la miel, las semillas de sésamo son consideradas uno de los mejores estimulantes del vigor sexual.

Semillas de girasol peladas

Contienen proteínas, vitaminas del grupo B y minerales. También son ricas en grasas poliinsaturadas.

Después de peladas se ponen rancias con facilidad, por lo que es bueno consumirlas lo antes posible. Un consumo regular de semillas de girasol ayuda a combatir la depresión, la fatiga y la irritabilidad. Los fumadores podrían intentar masticar semillas de girasol en lugar de encender un cigarrillo. Están indicadas para la fatiga, los trastornos sexuales y el estrés.

Semillas de calabaza peladas

Estas semillas contienen importantes cantidades de zinc, hierro, calcio, proteínas y vitaminas del grupo B. En la medicina tradicional de muchos países, especialmente de Europa, las semillas de calabaza tienen la reputación de estimular la función sexual masculina y proteger la próstata.

Para los problemas de próstata, he aquí una receta que proviene de Rusia: dejar que hiervan a fuego lento, durante 20 minutos, 100 gramos de semillas de calabaza en un litro de agua. Beber un vaso de esta infusión 3 veces al día.

Indicadas para la fatiga, los trastornos sexuales y aquellos propios de la concepción, para la piel y el estrés.

Nueces

Las nueces son de las semillas más nutritivas, ya que contienen poca agua (3-4 %). Poseen un elevado nivel de aceite (60 %), proteína (20 %), vitamina E, calcio, hierro y zinc. Con frecuencia se las considera un alimento bueno para el cerebro.

Almendras

Las almendras están realmente repletas de nutrientes. Contienen una gran cantidad de grasa (hasta un 60 %), por lo que son muy calóricas: 100 gramos proporcionan casi 600 calorías. Las almendras son ricas en aceites poliinsaturados, proteínas (20 %), potasio, calcio, hierro, zinc y vitamina E. Además, contienen un poco de amigdalina, sustancia más conocida como laetril, lo que ha hecho que las almendras tengan una reputación de ser alimentos contra el cáncer.

Las almendras tienen una elevada proporción arginina-lisina, por lo que es mejor no comerlas si se es susceptible al herpes labial o las infecciones de herpéticas; en realidad, la arginina estimula la activación del virus.

En algunas recetas se prevé el uso de tamari*; quienes tengan intolerancia a la soja deben evitarlo. Se puede reemplazar utilizando sal y aceite como condimentos.*

Proteínas vegetales sin gluten, sin lácteos vacunos ni huevo

LA COCCIÓN DE LAS JUDÍAS AZUKI

Es conveniente cocinar las *azuki* en una olla a presión.

PARA 1 TAZA DE JUDÍAS *AZUKI* LAVADAS Y COLADAS
2-2 ½ tazas de agua • 10 cm de alga kombu

- Lavar las algas y ponerlas en remojo en agua; después, cortarlas en trozos pequeños y colocarlos en el fondo de la olla a presión.
- Añadir las judías *azuki* y verter el agua teniendo cuidado de que el alga marina no suba a la superficie.
- Cerrar la tapa y cocer a presión durante 1 hora después del pitido de la olla. Utilizar el difusor para una cocción más adecuada.

Si pones las judías con las algas en remojo la noche anterior, el tiempo de cocción se reduce a unos 45 minutos.

JUDÍAS AZUKI CON CEBOLLA Y CALABAZA

INGREDIENTES PARA 4-5 PERSONAS
2 tazas de judías azuki *cocidas con* kombu *• 4 cebollas • 400 g de calabaza amarilla • 4 cucharadas de aceite de oliva virgen extra • Sal o* tamari *• Perejil picado y jengibre para servir*

- Pelar y cortar en trozos pequeños las cebollas y la calabaza, y mezclarlos con las judías *azuki*.
- Si fuera necesario para la cocción, añadir un poco de caldo de *azuki*, agregar el aceite y cocer durante unos 25 minutos a fuego medio con la olla tapada.

– Antes de apagar el fuego, sazonar con *tamari* o con sal.
– Remover y servir caliente, con perejil picado o jengibre en polvo.

Kombu, calabaza y azuki

Ingredientes para 2-3 personas

1 taza de calabaza japonesa cortada en rodajas • ½ taza de judías azuki *en remojo en agua durante 8 horas con el alga* kombu *• 10 cm de* kombu *cortado en trozos de 3 cm • Agua hasta el nivel de los ingredientes • 3 cucharadas de aceite de oliva virgen extra • 3 cucharaditas de sal o* tamari

– Colocar los trozos de *kombu* en el fondo de una olla pesada.
– Disponer sobre el alga los trozos de calabaza.
– A continuación, añadir las judías *azuki* previamente escurridas.
– Por último, verter el agua de remojo de las judías y el alga.
– Cocinar a fuego lento durante 1 ½ hora, a partir de que empiece la ebullición, con la olla cubierta con el difusor, hasta que las *azuki* se hayan cocido correctamente.
– Al final de la cocción, añadir el aceite, la sal o el *tamari*, mezclar bien y dejar en el fuego durante unos minutos antes de servir en una bandeja.

Azuki con algas kombu, raíz de bardana, cebollas y zanahorias

Ingredientes para 3 personas

1 taza de judías azuki *• 10 cm de alga* kombu *• 1 taza de raíz de bardana seca • 2 tazas de zanahorias picadas • 1 taza de cebolla picada • Sal o* tamari *• 3 cucharadas de aceite de oliva virgen extra • Perejil picado*

– Dejar en remojo, durante al menos 8 horas, las judías *azuki* con el *kombu* y la bardana.
– Al día siguiente, poner todo en una olla, tapar y cocinar a fuego medio durante 1 hora o 1 ½ hora desde que empiece la ebullición. Si es necesario, añadir agua hirviendo durante la cocción.
– En cuanto las judías estén bien cocidas, añadir las zanahorias, la cebolla, un poco de sal y aceite o *tamari*, y proseguir la cocción durante 20 minutos más.
– Mezclar y servir con perejil picado.

HAMBURGUESA DE JUDÍAS AZUKI

INGREDIENTES PARA 2-3 PERSONAS

250 g de judías azuki *cocidas, escurridas y trituradas • 1 escalonia • 1 zanahoria rallada • 1 patata hervida • ½ taza de nueces y avellanas picadas • 3 cucharadas de puré de tomate • Nuez moscada • Tomillo • Harina de arroz para rebozar • 3 cucharadas de aceite de oliva virgen extra • Sal*

- En una cacerola, rehogar las escalonias cortadas en el aceite durante 4-5 minutos.
- Añadir la zanahoria y la patata triturada con un tenedor, más 2 cucharadas de avellanas y nueces picadas. Cocinar durante unos 8 minutos.
- Retirar del fuego y añadir el puré de judías *azuki* con las 3 cucharadas de puré de tomate, 1 cucharada de tomillo y una pizca de nuez moscada rallada.
- Si la mezcla resulta demasiado blanda, agregarle galletas de arroz integral previamente tostadas y trituradas.
- Mezclar bien y hacer 8-10 hamburguesas: rebozarlas en harina, en las nueces y avellanas picadas, y freírlas en una sartén con aceite bien caliente durante 5-6 minutos por cada lado.

LA COCCIÓN DE LOS GARBANZOS EN LA OLLA A PRESIÓN

INGREDIENTES PARA 3-4 PERSONAS

1 taza de garbanzos • 1 ramita de romero (opcional) • 10 cm de kombu *• 3 tazas de agua*

- Lavar y poner en remojo, en 3 tazas de agua, toda la noche, las algas con los garbanzos.
- Poner los garbanzos, las algas y el agua de remojo en una olla a presión y cocer durante 1 ½ hora a partir de que silbe la olla.

Si se desea cocer los garbanzos (siempre después de haberlos dejado en remojo) en una olla de fondo grueso que no sea a presión, aumentar la cantidad de agua y prolongar el tiempo de cocción una hora más.

«PANELLE»

INGREDIENTES PARA 5-6 PERSONAS

500 g de harina de garbanzos • entre 800 ml a 1 litro de agua • Aceite para freír • Sal • Jengibre en polvo

- Verter el agua en una cacerola y ponerla en el fuego hasta que comience a hervir.
- Añadir la harina de garbanzo en forma de lluvia y la sal.
- Remover continuamente hasta obtener una mezcla muy densa que debe separarse de las paredes de la olla.
- Apagar el fuego cuando la «polenta» esté homogénea y sin grumos.
- Verter la preparación en un plato rociado con aceite y extenderla con una espátula húmeda para obtener una superficie uniforme de aproximadamente 4-5 mm de grosor.
- Calentar el aceite en una sartén, y cuando esté muy caliente, cortar el bloque de garbanzos en rectángulos (así se consiguen los «panelle») y freírlos.
- Dejar que se doren bien por un lado y el otro, y colocar cada «panella» sobre papel de cocina, para eliminar el exceso de aceite.
- Servir con jengibre.

HUMUS DE GARBANZOS

INGREDIENTES PARA 4 PERSONAS

2 tazas de garbanzos muy bien cocidos • ½ taza de zumo de limón • ½ taza de aceite de oliva virgen extra • 1 cucharada de alcaparras desaladas y picadas • Sal

- Triturar todos los ingredientes en la batidora y añadir poco a poco el zumo de limón y el aceite de oliva.

Este alimento típico de Oriente Medio se puede untar en galletas u obleas.

ENSALADA DE GARBANZOS

INGREDIENTES

2 tazas de garbanzos cocidos • 3 tomates sin semillas cortados en dados • 1 escalonia finamente picada • 2 cucharadas de perejil picado • 15 aceitunas negras sin hueso • 2 cucharadas de vinagre de manzana • 1 cucharada de mostaza orgánica natural (sin gluten) • Aceite de oliva virgen extra • Sal

– Poner en un cuenco las escalonias, los tomates, los garbanzos y las aceitunas.
– Sazonar con una mezcla preparada a base de vinagre, aceite, mostaza y perejil.

La cocción de las alubias en la olla a presión

Ingredientes para 3-4 personas

1 taza de alubias • *10 cm de alga* kombu • *3 tazas de agua*

– Lavar las alubias y ponerlas en remojo en 3 tazas de agua, junto con las algas, durante toda la noche.
– Al día siguiente, poner todo en una olla a presión y cocinar durante 1 hora con el difusor, a partir del momento en que suene la olla.
– Si prefieres cocer las alubias en una olla de fondo grueso, añade 1 ½ taza de agua e incrementa el tiempo de cocción entre 30 y 40 minutos.

Albóndigas de judías

Ingredientes para 4 personas

300 g de judías cannellini *bien cocidas y muy bien escurridas* • *1 taza de galletas de arroz integral tostadas y trituradas* • *1 diente de ajo picado* • *2 cucharadas de perejil picado* • *1 patata hervida y aplastada* • *Sal* • *¼ de cucharadita de jengibre en polvo* • *Aceite de oliva virgen extra para freír*

– Triturar las judías hasta obtener un puré, ponerlas en un recipiente y añadir el resto de ingredientes.
– Mezclar todo, formar en bolas un poco aplastadas en el medio y freírlas en aceite caliente.

Judías y pimientos

Ingredientes para 4 personas

250 g de judías cannellini *cocidas* • *2 pimientos asados, limpios y cortados en tiras* • *15 aceitunas negras sin hueso* • *½ cucharada de alcaparras* • *1 diente de ajo* • *2 cucharadas de vinagre de manzana* • *½ cucharadita de jengibre en polvo* • *Sal* • *6 cucharadas de aceite de oliva virgen extra* • *Perejil picado*

– En una sartén, poner el aceite y el ajo, rehogar unos minutos y añadir los pimientos.

- Saltear durante 5 minutos y agregar las judías, las alcaparras y las aceitunas.
- Saltear otros 10 minutos más, añadir el vinagre y el jengibre, remover y servir con perejil picado.

La cocción de las lentejas rosadas peladas

Por cada taza de lentejas rosadas, lavadas y escurridas

2 ½ tazas de agua • 1 trozo de alga kombu *de 8 cm*

- Poner el alga, las lentejas y el agua en una cacerola de fondo grueso.
- Llevar a ebullición, después bajar el fuego y cocer a fuego lento durante aproximadamente ½ hora, tapando parcialmente la cacerola.
- Dejar que se evapore el agua por completo si se desea triturar después.

Lentejas de Rodas cocidas en la olla a presión

1 taza de lentejas de Rodas • 2 tazas de agua • 10 cm de kombu

- Lavar las lentejas y el alga.
- Ponerlas en la olla a presión con el agua y cocer a fuego lento durante 30 minutos.
- Si utiliza una olla de triple fondo, aumentar la cantidad de agua en una taza y dejar cocer durante unos 45-50 minutos.

La cocción de las lentejas verdes en la olla a presión

1 taza de lentejas verdes • 2 tazas de agua • 10 cm de alga kombu

- Lavar las lentejas y el alga, escurrirlos y ponerlos en una olla a presión con el agua.
- Cocer durante 30 minutos con el difusor.

Esta legumbre también se puede cocer en una olla normal durante unos 50 minutos.

PATÉ DE LENTEJAS ROSADAS PELADAS CON PEREJIL CRUDO Y AJO

INGREDIENTES PARA 1 PERSONA

½ taza de té de lentejas rosadas cocidas con alga kombu *por persona • 1 cucharada de aceite de oliva virgen extra • Sal • Perejil crudo • 1 diente de ajo*

– Poner las lentejas cocidas, el ajo y la sal en un robot.
– Verter la pasta en un cuenco para servir y añadirle el aceite de oliva y el perejil crudo.
– Sazonar con sal, mezclar bien y servir.

LENTEJAS A LA CAMPESINA

INGREDIENTES PARA 3-4 PERSONAS

1 apio • 2 zanahorias • 200 g de lentejas pequeñas tipo de Rodas • 4 cucharadas de aceite de oliva virgen extra • Sal • 1 cebolleta verde • Almendras o nueces tostadas • Un ramito de hierbas aromáticas de su elección • Pimienta negra • Pan de arroz tostado

– Preparar las lentejas dejándolas en remojo unas horas, cambiar el agua y cocerlas con las zanahorias, el apio y la cebolleta.
– Cuando las hortalizas estén listas, escurrirlas y ponerlas en una sartén y sofreírlas, con el ajo picado, las hierbas aromáticas, sal y pimienta.
– Añadir un poco de vino blanco, un puñado de almendras o nueces picadas y servir caliente, acompañado con rebanadas de pan de arroz tostado.

LA COCCIÓN DE LOS GUISANTES SECOS EN LA OLLA A PRESIÓN

INGREDIENTES PARA 3 PERSONAS

1 taza de guisantes secos • 2 tazas de agua • 10 cm de alga kombu

– Dejar en remojo los guisantes durante 8 horas en 2 tazas de agua con el alga *kombu.*
– A continuación, poner todo en una olla a presión y cocer durante 1 hora con el difusor.
– De esta manera se obtiene una mezcla que, triturada en la batidora, con sal y aceite, proporciona una buena crema de guisantes.

Albóndigas de judías secas

Ingredientes para 3-4 personas

200 g de judías secas en remojo durante toda la noche • 1 zanahoria picada • 2 tallos de apio picados • 1 escalonia picada • 2 cucharadas de aceite de oliva virgen extra • 1 taza de galletas de arroz integral tostadas y trituradas • Harina de arroz integral para rebozar las albóndigas • Sal • Aceite de sésamo para freír

- Cocer las judías con alga *kombu* y un poco de agua durante 30 minutos.
- Cuando estén cocidas, triturar todo en la batidora. Poner la pasta en una sartén con aceite, añadir la zanahoria, el apio y la cebolla, y saltear hasta que la pasta se seque.
- Apagar el fuego, añadir las galletas de arroz trituradas y mezclar.
- Formar una pasta espesa y hacer con ella bolas. Rebozar cada una en la harina de arroz y dorarlas en una sartén con un poco de aceite.
- Poner las albóndigas sobre papel absorbente antes de servirlas.

Sin leche de vaca ni levadura ni huevos, con cereales orgánicos sin gluten

Tempeh

El *tempeh* al que se hace referencia en este texto es el de soja 100 % orgánico. Existen también *tempeh* de trigo y soja, de *okara* y soja, y de legumbres y soja.

El *tempeh* natural no contiene gluten.

Se trata de un alimento de uso muy difundido en Indonesia. Se encuentra en las tiendas de alimentos naturales y macrobióticos con la certificación de los alimentos orgánicos no modificados genéticamente. Se presenta en forma rectangular; suele tener un espesor de alrededor de 2 a 10 cm de anchura y 15 de longitud. Se puede encontrar fresco, con fecha de caducidad a corto plazo, o en tarro, con fecha de caducidad a más largo plazo.

Esta proteína vegetal se compone de granos de soja hervidos, sin piel, a los que se inocula una bacteria (de arranque), la levadura *Rhizopus oligospurus*, la cual aumenta el micelio de *tempeh*. De esta manera se obtiene un producto proteico vegetal fermentado. Durante la fermentación se producen algunas transformaciones que confieren al *tempeh* diversas propiedades beneficiosas. Para comenzar, se eliminan los oligosacáridos de la legumbre, que son los responsables de las flatulencias. Además, desaparecen los inhibidores que impiden la asimilación de los minerales presentes en la legumbre. La fermentación permite la predigestión de las proteínas, las grasas y los hidratos de carbono, con lo cual se obtiene así un alimento de elevada digestibilidad.

El *tempeh* contiene vitamina B_{12}; 19,5 g de proteínas por cada 100 g y su contenido en grasas es bajo.

Se utiliza en la cocina para hacer sándwiches, como ingrediente para cubrir pizzas, rellenar lasañas y enriquecer sopas. Resulta excelente en guisos y ragús, y sabroso rebozado con galletas de arroz trituradas, etc.

TEMPEH AL VAPOR

INGREDIENTES PARA 3 PERSONAS

1 paquete de tempeh • *Sal*

– Cortar el *tempeh* en trozos pequeños y colocarlos en la cesta para cocer al vapor, sobre una olla con agua con sal hirviendo.
– Cocer el *tempeh* con la tapa durante unos 20 minutos.
– Preparado de esta manera, el *tempeh* se puede utilizar en varias recetas.

TEMPEH FRITO

INGREDIENTES PARA 3 PERSONAS

1 paquete de tempeh • *Aceite de oliva virgen extra* • *Sal o* tamari • *3 cucharadas de harina de arroz semiintegral*

– Cortar el *tempeh* en tiras de aproximadamente 1 centímetro de grosor y rebozarlas en la harina.
– Calentar el aceite en una sartén y freír el *tempeh* hasta que los trozos estén dorados.

- Retirar de la sartén y escurrir el exceso de aceite con papel de cocina. Sazonar con sal o *tamari* y zumo de limón.
- Preparado de este modo, el *tempeh* se puede consumir con otros ingredientes añadidos o solo.

GUISO DE *TEMPEH* CON HORTALIZAS

INGREDIENTES PARA 3-4 PERSONAS

1 paquete de tempeh *fresco (300 g) • 1 trozo de col blanca • 1 cebolla • 1 zanahoria • 1 trozo de alga* kombu *remojada en agua • Sal o* tamari *• 3-4 cucharadas de aceite de oliva virgen extra • Jengibre*

- Cortar el alga en trozos pequeños y ponerla en una cacerola de fondo grueso.
- Añadir la zanahoria, la cebolla y el repollo pelados o lavados y picados. Por último, agregar el *tempeh*, cortado en dados.
- Incorporar 1 cucharada de aceite y agua sin que supere la última capa de alimentos.
- Añadir una pizca de sal y poner al fuego.
- Cocer a fuego medio, con la tapa puesta, durante unos 25 minutos a partir de que el agua empiece a hervir. Condimentar con más sal o *tamari*.
- Mezclar un poco y servir el guiso sazonado con jengibre en polvo.

GUISO DE *TEMPEH* A LA VENECIANA

INGREDIENTES PARA 3 PERSONAS

1 paquete de tempeh *artesanal fresco • 6 cebollas grandes • 1 hoja de laurel • 2 cucharadas de arroz acidificado o vinagre de manzana • Sal • 4 cucharadas de aceite de oliva virgen extra • ½ cucharadita de jengibre • 3 cucharaditas de semillas de sésamo • ½ cucharadita de semillas de hinojo (opcional) • 1 trozo de alga* kombu *de 8 cm previamente remojado en agua*

- Cortar el alga en trozos pequeños y ponerlos en una cacerola de fondo grueso.
- Pelar y cortar las cebollas y ponerlas en una sartén con la hoja de laurel (sin la nervadura central), sal, las semillas de hinojo, el aceite y 3 tacitas (de café) de agua.
- Cocinar a fuego medio durante 30 minutos, añadir el *tempeh* y cocinar durante otros 10-15 minutos.

– Antes de apagar el fuego, verter el arroz acidificado y las semillas de sésamo, remover y servir con un poco de jengibre.

Tempeh a la cazadora

Ingredientes para 3 personas

1 bloque de tempeh *cortado en dados • 2 escalonias cortadas en rodajas • 2 cucharadas de puré de tomate • ½ vaso de vino blanco • Romero • 2 cucharaditas de jengibre rallado • Harina de arroz integral para rebozar • 3 cucharadas de aceite de oliva virgen extra • Sal*

– Rebozar el *tempeh* y freírlo en aceite caliente durante unos minutos, hasta que se dore.
– Colocar los dados fritos sobre papel absorbente.
– En una sartén de fondo grueso, poner las escalonias y un poco de agua con una pizca de sal.
– Cocer hasta que las escalonias estén transparentes, añadir el aceite y sofreír durante unos minutos.
– Añadir el *tempeh*, el vino, la salsa de tomate y el romero. Cocer durante 20 minutos.
– Al finalizar de la cocción, añadir el jengibre.

Este plato va muy bien con rebanadas de polenta asada.

Tempeh rápido

Ingredientes para 3-4 personas

1 paquete de tempeh *• 2* radicchios *en rodajas • 2 escalonias, cortadas en rodajas • Mejorana • 1 cucharada de vinagre de manzana • Sal • 3 cucharadas de aceite de oliva virgen extra • 1 cucharada de* tamari

– Cortar el *tempeh* en juliana y saltearlo en un poco de aceite, con la mejorana y la cebolla, hasta que se dore.
– Añadir el *tamari* en fina lluvia, el *radicchio* y cocinar unos minutos.
– Remover de forma continua y, al final de la cocción, añadir el vinagre de manzana.

Tempeh con patatas y judías verdes

Ingredientes para 3-4 personas

1 paquete de tempeh • *2 patatas* • *300 g de judías verdes* • *Zumo de 1 limón* • *Perejil picado* • *1 hoja de laurel* • *Semillas de sésamo* • *Aceite de oliva virgen extra* • *Sal*

- Marinar el *tempeh* durante ½ hora de la siguiente manera: poner el *tempeh* cortado en juliana en un cuenco, añadir sal, remover y poner un plato sobre el *tempeh* y sobre el plato una olla con agua para comprimir el *tempeh*.
- Hervir las judías verdes y las patatas cortadas en trozos y ponerlas en una cacerola.
- Cocer a fuego lento en un poco de aceite durante unos 5 minutos, removiendo constantemente. Si es necesario, añadir agua.
- Cuando haya transcurrido ½ hora, retirar el *tempeh* de la sal, lavarlo con rapidez y tratar de escurrir bien el agua.
- Saltear el *tempeh* en una sartén con un poco de aceite hasta que esté dorado y añadirlo al resto de los ingredientes.
- Cocer unos minutos.
- Cuando esté cocido, aromatizar con perejil picado y semillas de sésamo tostadas.

Tempeh a la miel orgánica

Ingredientes para 4-5 personas

400 g de tempeh *cortado en trozos pequeños* • *2 cucharadas de miel orgánica* • *2 cebollas cortadas en trozos pequeños* • *Sal* • *4 cucharadas de aceite de oliva virgen extra*

- Poner los ingredientes en una olla con 2 tazas de agua, una cucharada de aceite de oliva y dos pizcas de sal.
- Cocer durante 20-25 minutos, hasta que el agua se haya evaporado.
- Dejar que se enfríe.

Este alimento se puede utilizar como relleno de sándwiches de arroz, añadido en ensaladas o, a modo de pasta, untado en galletas de arroz.

SÁNDWICH DE TEMPEH

INGREDIENTES PARA 4-5 PERSONAS

1 pizza de harina de arroz integral cocida o pan de focaccia *de arroz • Ensalada de hojas verdes crudas •* Tempeh *con miel orgánica, la cantidad necesaria para el relleno • Mostaza orgánica natural (sin gluten)*

– Cortar en trozos cuadrados la pizza de arroz, hacer un sándwich relleno con el *tempeh* con miel.

Como alternativa, en lugar de pizza se puede utilizar pan de *focaccia.*

TEMPEH CON CEBOLLAS TIERNAS Y CHUCRUT

INGREDIENTES PARA 3 PERSONAS

300 g de tempeh *cortado en dados • 300 g de pan duro de arroz cortado en dados • 2 cucharadas de chucrut • 4 cebollas tiernas cortadas en rodajas finas • Sal o 2 cucharadas de* tamari *• Aceite de oliva virgen extra*

– Poner el *tempeh* en una cacerola de fondo grueso, con aceite y dos dedos de agua.
– Disponer el pan de arroz y la sal o el *tamari* sobre el *tempeh.* Tapar la cacerola.
– Cocer entre 5 y 10 minutos.
– Agregar la cebolla y el chucrut, remover y servir.

Tofu

Tanto el *tempeh* como el **tofu** carecen de equivalentes en la cocina mediterránea. El origen del tofu se encuentra en China. Se trata de una proteína vegetal que no contiene gluten. El tofu al que se refiere este libro es el natural y orgánico, elaborado con soja que no ha sido manipulada genéticamente. El tofu es resultado de un particular procedimiento de cocción de la soja amarilla, reducida a «nata», filtrada y cuajada, después, con «nigari». El procedimiento para la obtención del tofu a partir de la soja se parece al que se utiliza para la obtención del queso a partir de la leche, por lo que el tofu recibe también el nombre incorrecto de «queso de soja». Este producto se presenta blanco, en trozos rectangulares. Tiene una textura blanda. Se encuentra fresco, con caducidad a corto plazo, o bien conservado en agua y con caducidad a más largo plazo. Es un alimento fácil de digerir y asimilar.

Se trata de una proteína utilizada especialmente en la alimentación vegetariana y macrobiótica. Constituye una buena oportunidad para ingerir proteína (en lugar de las proteínas animales) y puede ser consumida por niños (sobre todo después de los tres años), adultos y ancianos.

En la cocina, el tofu se puede emplear de varias maneras. No se debe usar todos los días porque es de tendencia yin. El tofu no tiene sabor propio, por lo que se presta a su combinación con diferentes verduras y otros sabores, incluidos los fuertes, como, por ejemplo, los de las alcaparras, el *miso* de arroz, las anchoas, etc. Una de sus características es que absorbe los sabores de los ingredientes con los cuales se mezcla. Es muy bueno en guisos, cocinado a la plancha, hervido, en ensaladas, frito, salteado con verduras, marinado, en revoltillos y combinado con salsas.

Tiene, además, propiedades especiales que resultan beneficiosas para la salud: carece de colesterol y, de hecho, facilita la eliminación de depósitos de grasa; aporta una reducida cantidad calorías y es bajo en grasas saturadas. Las proteínas del tofu son de la más alta calidad en cuanto a su digestibilidad y por el hecho de ser un alimento muy rico en *lisina*, un aminoácido importante de escasa presencia entre los cereales.

El tofu blanco natural no contiene gluten, pero el que se encuentra listo para su consumo, en forma de croquetas, sí contiene gluten añadido (pan rallado, salsa de soja); también el tofu ahumado y asado a la plancha contiene *shoyu*, por lo que contiene gluten.

Si se compra el tofu blanco natural fresco o en tarro se pueden conseguir muchas recetas deliciosas; he aquí algunas de ellas.

La cocción del tofu blanco al vapor

Ingredientes

1 paquete de tofu blanco fresco • (o 1 frasco de tofu)

Este producto de soja puede cocinarse de diversas maneras.

- Se puede cocer al vapor para su utilización en diferentes platos.
- Colocar el tofu cortado en trozos pequeños en el cesto de cocción al vapor y éste sobre una cacerola con agua hirviendo con sal; cocer el tofu cubierto durante unos 20 minutos.

– Tras su cocción al vapor, este alimento está listo para ser utilizado de varias maneras, como, por ejemplo, triturado, con sardinas o alcaparras, con sardinas y semillas o con alcaparras y semillas. De esta manera se puede hacer un paté para untar o una crema para sazonar cereales o verduras.

Guiso de tofu

Ingredientes para 2 personas

1 trozo de tofu blanco fresco • 2 escalonias • 4 rábanos • Un poco de raíz de bardana • 1 trozo de alga wakame *• 2 cucharadas de aceite de oliva virgen extra • Sal o* tamari

– Lavar las verduras y el alga.
– Cortar todo en trozos pequeños y ponerlos en una cacerola con 2 tacitas de agua, un poco de sal y el tofu cortado en trozos pequeños.
– Cubrir con una tapa y poner en el fuego.
– Cocer durante 10-15 minutos, añadir el aceite y proseguir la cocción durante 3 minutos más; agregar la sal o el *tamari*, remover y servir.

Guiso de tofu con verduras

Esta receta es fácil de elaborar y permite variaciones en función de las verduras que elegimos. Presento una forma de preparación entre muchas.

Ingredientes para 2 personas

1 trozo de tofu blanco fresco • 1 trozo de kombu *de 6-7 cm, ablandado en agua • ½ taza de raíz de bardana ablandada y cortada en trozos • 1 cebolla • 1 zanahoria • 2 cucharadas de aceite • Dos pizcas de sal o* tamari

– Pelar, lavar y cortar las verduras. Ponerlas en una sartén con el aceite, el tofu cortado en trozos pequeños y, encima, la raíz de bardana.
– Agregar dos tazas de agua y la sal.
– Poner sobre el fuego. Cuando empiece a hervir, bajar el fuego y proseguir la cocción durante 15 minutos.
– Antes de apagar el fuego, añadir el *tamari*. Servir con semillas de sésamo tostadas.

TOFU FRITO

INGREDIENTES PARA 2-3 PERSONAS

1 paquete de tofu • Aceite de oliva virgen extra para freír • Sal o tamari *• Kuzu, el necesario para rebozar*

- Picar el tofu, secarlo con papel absorbente y envolverlo en un paño de cocina seco, sobre el que se colocará un peso.
- Dejar reposar durante unas horas para que la tela absorba la mayoría del agua que contiene el tofu.
- Rebozar los trozos de tofu con el *kuzu*.
- Freírlos en una sartén con aceite caliente.
- Dorar cada trozo de tofu, de un lado y del otro, sacarlos de la sartén y ponerlos en un cuenco, con una pizca de sal o unas gotas de *tamari*.
- Mezclar y ya está listo para añadirlo a otros ingredientes o degustarlo solo.

TOFU A LA PLANCHA

El tofu a la plancha, así como el ahumado, que se venden en las tiendas de alimentos naturales listos para su consumo, contienen gluten; por tanto, prepara en casa un buen tofu a la plancha sin gluten.

TOFU A LA PLANCHA HECHO EN CASA

INGREDIENTES PARA 2 PERSONAS

1 trozo de tofu fresco • Aceite de sésamo para untar la plancha • ½ cucharadita de sal o tamari

- Cortar el tofu en trozos rectangulares de 1-1,5 centímetros de grosor.
- Untar la plancha, preferentemente de hierro fundido, con el aceite, y calentar bien.
- Poner los trozos de tofu en la plancha, uno por uno, y asar durante 5 minutos por cada lado. Añadir sal o *tamari*.
- Rociar con zumo de jengibre fresco rallado y servir.

CROQUETAS DE TOFU

Las croquetas de tofu que se venden ya preparadas en las tiendas de alimentos naturales contienen pan rallado y salsa de soja, o sea, gluten, prohibido para los celíacos.

Intenta preparar croquetas de tofu sin gluten.

Croquetas de tofu caseras

Ingredientes para 4 personas

1 patata hervida • 250 g de tofu cocido al vapor • 1 zanahoria rallada • 50 g de apio nabo rallado • 1 calabacín rallado • ½ cucharadita de jengibre en polvo • 1 cucharada de semillas de girasol trituradas • 2 cucharadas de semillas de sésamo trituradas • ½ taza de galletas de arroz tostadas y trituradas • Aceite de oliva virgen extra para freír • Sal

- Desmenuzar el tofu
- Ponerlo en un cuenco y añadir el resto de los ingredientes.
- Amasar la mezcla hasta obtener una masa homogénea y bastante dura.
- Tomar una cucharada grande de masa entre las manos, hacer una albóndiga y aplastarla hasta que el disco tenga un grosor de alrededor de un centímetro.
- Freír las croquetas en un poco de aceite y servir sobre una ensaladera.

Suflé de tofu

Ingredientes para 6-8 personas

800 g de tofu • 400 g de nabos • 450 g de calabaza • 2 tazas de ramitos de brócoli previamente blanqueado • 1 cucharada de piñones • 1 cucharada de aceite de maíz • 6 cucharadas de aceite de oliva virgen extra • Sal

- Triturar el brócoli con 400 g de tofu cocido al vapor, con un poco de aceite y sal.
- Cocer los nabos y la calabaza al vapor y triturarlos por separado con 200 g de tofu, un poco de aceite, los piñones y sal.
- Engrasar ligeramente un molde de horno y verter sobre él, en primer lugar, la crema de calabaza; a continuación, los nabos y finalmente el verde.
- Hornear a 180 °C durante 30 minutos, hasta que el suflé esté bien espeso.

Caprese de verduras con tofu

Ingredientes para 2-3 personas

1 trozo de tofu blanco fresco • 5 tomates maduros firmes • 1 diente de ajo • 1 tallo de apio • ½ cucharadita de orégano • Sal o 2 cucharaditas de tamari *• Aceite de oliva virgen extra para freír*

- Cortar el tofu en dados y freírlo en un poco de aceite, pocos trozos a la vez.
- Cuando esté dorado de ambos lados, espolvorearlo con *tamari*.
- Lavar y cortar los tomates y colocarlos en una bandeja grande.
- Lavar el tallo de apio y cortarlo en trozos muy pequeños.
- Enjuagar y picar la albahaca.
- Hacer lo mismo con el ajo.
- Distribuir las verduras y el tofu frito sobre los tomates.
- Sazonar, espolvorear con el orégano y servir.

CANAPÉS DE TOFU BLANCO CON ALCAPARRAS Y ACEITUNAS NEGRAS

INGREDIENTES PARA 4 PERSONAS

4 rebanadas de pan de arroz sin gluten • 1 paquete de tofu blanco fresco • 1 cucharada de alcaparras • 10 aceitunas negras Gaeta • 5 tallos de apio • Sal • 3 cucharadas de aceite de oliva virgen extra

- Colocar las 4 rebanadas de pan en una bandeja de servicio.
- Enjuagar las alcaparras, deshuesar las aceitunas picadas, lavar el apio y cortar 2 centímetros de cada tallo y picarlo. El apio restante se utilizará para decorar el plato.
- Cortar el tofu en lonchas y cocerlo al vapor durante 20 minutos.
- Poner el tofu en una batidora con 3 cucharadas de aceite de oliva y las alcaparras.
- Triturar hasta obtener una pasta cremosa.
- Verter la preparación en un cuenco.
- Picar las aceitunas y agregarlas, al igual que el apio picado.
- Mezclar todo y untar cada pan con la pasta.
- Antes de servir, colocar en cada canapé una nuez.

REVOLTILLO DE TOFU

INGREDIENTES PARA 3-4 PERSONAS

300 g de tofu natural cocido al vapor • 1 puerro pequeño cortado en anillos • 1 zanahoria cortada en juliana • Unas hojas de col china • Una pizca de azafrán • Algunas aceitunas negras deshuesadas y picadas • Rúcula o cebollino picados • 4 cucharadas de aceite de oliva virgen extra • Sal o tamari

– Chafar el tofu con un tenedor.
– Disolver el azafrán en una tacita con una cucharada de agua caliente.
– Verter un poco de aceite en una sartén y saltear las verduras removiendo continuamente.
– Cuando las verduras se hayan cocido y estén crujientes, añadir el tofu, sal o *tamari* y seguir removiendo.
– Después de unos minutos, agregar el azafrán y adornar con rúcula o cebollino.

Tofu con crema de pimientos

Ingredientes para 3-4 personas

1 barra de tofu • 1 pimiento rojo • 1 pimiento amarillo • 1 pimiento verde • 1 escalonia • Abundante perejil • Hierbas aromáticas (salvia, romero, mejorana, tomillo, orégano) • Vinagre de manzana o zumo de limón • 4 cucharadas de aceite de oliva virgen extra • Sal

– Cortar el tofu en lonchas y asarlas a la plancha unos minutos.
– Condimentarlo luego con el vinagre, o el zumo de limón, la sal y las hierbas.
– Aparte, picar los pimientos y la escalonia con el perejil y una pizca de sal.
– Poner en una cacerola y añadir una cucharada pequeña de agua y un poco de aceite.
– Cocer a fuego medio durante 25 minutos, removiendo con frecuencia y añadiendo gradualmente un poco más agua si es necesario.
– Hacia el final de la cocción, se debe haber obtenido una pasta bastante, pero no demasiado, seca.
– A continuación, añadir las lonchas de tofu asadas a la plancha y dejar que se impregnen del sabor de la salsa durante unos minutos, a fuego lento.

Crema de soja casera, sin gluten (para platos salados)

Ingredientes para 2-3 personas

200 g de tofu blanco natural cocido al vapor durante 15 minutos • 6 cucharadas de aceite de girasol • 1 cucharadita de sal • ½ taza de leche de soja natural tibia

– Poner todos los ingredientes en un robot de cocina y picar hasta obtener una pasta homogénea.

- Esta crema carece completamente de gluten y puede servirse con arroz o pasta de arroz o maíz, condimentada con perejil y jengibre.
- También se puede enriquecer añadiendo yema de huevo cruda a la mezcla.

Sin leche de vaca ni levadura, con cereales orgánicos sin gluten

FLORES DE CALABACÍN RELLENAS

INGREDIENTES PARA 4 PERSONAS

4 flores de calabacín peladas, lavadas y escurridas • 3 cucharadas de queso pecorino rallado • Perejil picado • 1 huevo • 100 g de galletas de arroz integral tostadas y trituradas • Aceite de oliva virgen extra para freír • 4 cucharadas de requesón

VARIANTE SIN REQUESÓN

½ paquete de tofu fresco blanco cocido al vapor y bien escurrido • 1 patata mediana hervida y en puré • 3 cucharadas de gomasio

- Mezclar el pecorino con el requesón.
- Añadir el perejil picado y rellenar las flores de calabacín con la pasta.
- Batir el huevo con una pizca de sal.
- Bañar las flores con el huevo y rebozarlas en la harina de galletas de arroz.
- Freír las flores rellenas en abundante aceite caliente durante unos minutos, hasta que estén bien doradas.
- Sacar las flores de la sartén y ponerlas sobre papel de cocina para eliminar el exceso de aceite. Servir calientes.

Esta misma receta se puede elaborar sustituyendo el requesón por tofu y puré de patatas, con gomasio para darle más sabor.

Albóndigas de lentejas

Ingredientes para 4 personas

300 g de lentejas cocidas y bien escurridas • 1 taza de galletas de arroz integral tostadas y trituradas • 1 diente de ajo • 3 cucharadas de perejil picado • 1 huevo (opcional) • Sal • ¼ de cucharadita de jengibre en polvo • Aceite de oliva virgen extra para freír • ½ taza de harina de arroz integral

– Triturar las lentejas, ponerlas en un cuenco y añadir el resto de ingredientes finamente picados y mezclados.
– Con las manos apenas mojadas, hacer bolas con la masa, teniendo cuidado de aplastarlas un poco en el medio.
– Freír en aceite bien caliente.

Este plato también puede degustarse durante las salidas.

Como alternativa a la taza de galletas de arroz integral tostadas y trituradas, se puede utilizar una taza de harina de arroz integral.

Albóndigas de *tempeh*

Ingredientes para 2-3 personas

250 g de tempeh *al vapor • 1 diente de ajo • 4 cucharadas de semillas de sésamo tostadas • 1 huevo • 3 cucharadas de perejil picado • 1 taza de harina de arroz integral • Sal • Aceite de oliva virgen extra para freír*

– Triturar las semillas. Añadir el *tempeh* y mezclar con el robot de cocina.
– Poner la pasta en un cuenco, agregar el ajo picado, el perejil, el huevo y la sal, y mezclar bien todo.
– Añadir gradualmente la harina de arroz integral, y si la pasta está demasiado seca, añadir el agua necesaria para obtener una preparación de consistencia óptima para hacer las albóndigas.
– Tomar una cucharada colmada de masa con las manos ligeramente mojadas y darle forma de albóndiga.
– Aplastar los dos lados y freír.

Albóndigas de tofu

Ingredientes para 3-4 personas

250 g de tofu • 1 huevo • 2 cucharadas de perejil picado • ½ taza de harina de arroz integral • ½ taza de galletas de arroz tostadas y trituradas • 2 cucharadas de semillas de sésamo trituradas • 1 diente de ajo • Agua para la masa (la necesaria) • 1 cucharadita de aceite de oliva virgen extra para la masa • Sal • Aceite de oliva virgen extra para freír

- Triturar el tofu y ponerlo en un cuenco con el huevo, la sal, el aceite, el perejil, el ajo y las galletas de harina de arroz integral trituradas.
- Añadir agua a la preparación hasta conseguir la consistencia adecuada para hacer las albóndigas (la masa no debe ser demasiado blanda).
- Tomar una cucharada de masa y, con las manos ligeramente húmedas, hacer bolitas aplastadas en los lados.
- Freír en aceite caliente y servir.

Quiche de tofu

Ingredientes para 3-4 personas

1 loncha de tofu blanco desmenuzado con un tenedor • 2 zanahorias ralladas • 4 cucharadas de pasta de sésamo • 1 puñado de kuzu *• 1 cucharada de semillas de sésamo • 1 cucharadita de vinagre de manzana • 1 cucharadita de sal*

- Mezclar bien, con las manos, todos los ingredientes.
- Poner la preparación en una bandeja de horno untada con aceite y presionarla hasta que tenga 1-2 centímetros de alto.
- Espolvorear la *quiche* con las semillas de sésamo.
- Hornear durante 20 minutos a 150 °C, hasta que se dore.

Para completar la *quiche* con una base de pasta, probar la siguiente pasta rústica:

250 g de harina de arroz integral • 60 g de margarina orgánica • 1 cucharadita de sal • ¼ de cucharadita de jengibre en polvo • 2 yemas de huevo • 120 ml de agua

- Poner en un robot de cocina la harina, la sal y el jengibre, y amasar durante un minuto.

- Añadir los ingredientes restantes y luego amasar de nuevo a velocidad media.
- Preparar una bandeja de horno del mismo tamaño que la *quiche* mencionada anteriormente. Cubrirla con papel vegetal, verter la mezcla y hornear a 170 °C durante 25 minutos.
- Retirar del horno, colocar la masa en la parte superior de la *quiche* y servir caliente.

Proteínas vegetales con gluten, sin lácteos vacunos ni huevo

TOFU AHUMADO

El tofu ahumado listo para su consumo se vende empaquetado en las tiendas de alimentos naturales. No es recomendable para los celíacos, ya que entre los potenciadores del sabor contiene *shoyu* (y, en consecuencia, trigo). Se trata de una excelente alternativa para quienes no toleran las proteínas de la carne o la leche de vaca.

¿Cómo se utiliza?

Retirar el tofu ahumado del paquete. Calentarlo en el horno, al vapor o frito en una sartén con un poco de aceite. También se puede añadir a ensaladas o emplear como relleno de pastas, verduras, etc.

CROQUETAS DE TOFU

Incluso las croquetas de tofu se venden listas para consumir en las tiendas de alimentos naturales. Sin embargo, no son aptas para los celíacos, porque se les ha añadido trigo. En cambio, representan una buena oportunidad de ingerir proteínas para quienes son intolerantes a otras proteínas diferentes del gluten. Se pueden utilizar de la siguiente manera:

- Sacar las croquetas del paquete y calentarlas en el horno, al vapor o fritas en una sartén con un poco de aceite; acompañarlas con una guarnición de verduras y servir.

Seitán

El **seitán** es una proteína vegetal. Es el gluten, es decir, el producto de la elaboración de la pasta de harina de trigo duro pasada por agua caliente y fría varias veces. La repetición de esta operación elimina el salvado y el almidón, con lo que queda una parte gomosa, que es el seitán. Este residuo se cocina en agua con *kombu*, jengibre y *tamari*. Se puede conservar en la nevera durante unos días con el líquido de cocción.

Le recuerdo al lector que se trata de un producto elaborado con soja, por lo que no es adecuado para las personas con intolerancia específica a esta leguminosa.

Seitán con brócoli

Ingredientes para 3-4 personas

400 g de seitán fresco • 1 kg de brócoli hervido • 1 diente de ajo • 4 cucharadas de aceite de oliva virgen extra • Sal

- Picar el seitán.
- Rehogar el ajo previamente picado en una sartén con aceite.
- Añadir el seitán y cocer a fuego medio durante 15 minutos.
- Agregar el brócoli y subir el fuego.
- Saltear los ingredientes durante 5 minutos.
- Incorporar sal, mezclar y servir.

Guiso de seitán, apio, tomates y patatas

Ingredientes para 3-4 personas

5 cm de alga kombu *remojada • 300 g de seitán fresco • 1 tallo de apio • 6 tomates pequeños • 3 patatas • 4 cucharadas de aceite de oliva virgen extra • Sal*

- Cortar el seitán en trozos pequeños. Pelar, lavar y cortar las verduras.
- En una cacerola de fondo grueso, poner el alga cortada en trozos pequeños, el aceite de oliva, las patatas, el apio y los tomates y, encima, el seitán.

– Agregar 2 tazas de agua y ½ cucharadita de sal. Cocer a fuego medio durante unos 25 minutos con la tapa ligeramente abierta.
– Una vez cocido, sazonar con sal y servir.

Seitán con patatas y pimientos

Ingredientes para 3-4 personas

300 g de seitán • 3 patatas • 10 aceitunas negras sin hueso • 1 cucharadita de alcaparras • 1 diente de ajo picado • 1 pimiento rojo asado, limpio y cortado en tiras • 1 ramita de perejil lavado y picado • 4 cucharadas de aceite de oliva virgen extra • Sal

– Pelar y lavar las patatas, cortarlas en dados y ponerlos en una cacerola de fondo grueso.
– Añadir los trozos de seitán, el aceite de oliva, un poco de sal, las aceitunas, las alcaparras y ½ taza de agua. Cocer a fuego medio durante unos 20 minutos. Cuando esté cocido, añadir los pimientos y mezclar.
– Subir el fuego hasta que se evapore el agua que queda en la cacerola.
– Rectificar de sal, apagar el fuego y añadir el perejil y el ajo crudos.

Seitán con alcachofas

Ingredientes para 3-4 personas

300 g de seitán fresco • 8 corazones de alcachofas tiernas • 1 diente de ajo • 2 cucharadas de semillas de sésamo • 2 cucharadas de perejil picado • 4 cucharadas de aceite de oliva virgen extra • Sal

– Lavar los corazones de alcachofas y cortarlos en cuartos.
– Cortar el seitán en trozos pequeños.
– Rehogar el ajo en una cacerola con aceite.
– Añadir las alcachofas, el seitán y una taza de agua. Cocer a fuego medio, con la tapa, durante 20 minutos.
– Una vez cocido, sazonar con sal, agregar las semillas de sésamo y, antes de servir, el perejil picado.

Seitán con berenjenas

Ingredientes para 3-4 personas

300 g de seitán • 2 berenjenas • 8 tomates pequeños • 1 diente de ajo • 10 hojas de albahaca • 1 cucharadita de orégano • 4 cucharadas de aceite de oliva virgen extra • Sal

- Pelar y lavar las berenjenas y los tomates; cortarlos en dados.
- Picar el seitán.
- Salar la berenjena y taparla.
- Dejar reposar aproximadamente una hora.
- Enjuagar y escurrir bien, presionando los dados de berenjena.
- Rehogar el ajo en una sartén con aceite; a continuación, agregar la berenjena y cocerla durante 10-15 minutos.
- Añadir el seitán y proseguir la cocción durante 10 minutos más. Agregar los tomates y cocer durante otros 7-8 minutos.
- Apagar el fuego y añadir la albahaca y el orégano.
- Rectificar de sal y servir.

Sofrito de tofu, *tempeh* y seitán

Ingredientes para 6-7 personas

200 g de tofu blanco frito • 200 g de tempeh *frito • 200 g de seitán • 800 ml de salsa de tomate • 2 hojas de laurel sin el nervio central • 1 cebolla • 1 diente de ajo • ½ vaso de vino blanco • Pimentón o ¼ de cucharadita de jengibre molido • Perejil picado • 7 cucharadas de aceite de oliva virgen extra • Sal*

- Cortar el seitán en trozos pequeños y dorarlos en una sartén con aceite.
- Agregar el tofu, el *tempeh* y la mitad del vaso de vino blanco.
- Añadir unas cucharadas de salsa de tomate, la cebolla pelada, lavada y cortada en rodajas y el ajo picado. Incorporar la sal y el laurel y cocer durante 5 minutos.
- Verter la salsa de tomate restante y cocer a fuego medio, con la sartén ligeramente destapada, durante unos 30-35 minutos.
- Apagar el fuego y sazonar con sal, jengibre y guindilla.
- Servir con perejil picado.

Ragú de seitán

Ingredientes para 4 personas

250 g de seitán • 1 tallo de apio • 1 zanahoria y 1 escalonia finamente picadas • 2 tazas grandes de salsa de tomate • Albahaca fresca • 1 taza de agua • 2 cucharadas de vino blanco DOC • 4 cucharadas de aceite de oliva virgen extra • Sal

- Calentar el aceite con las verduras picadas, sal, el seitán y el vino, y cocer a fuego lento hasta que las verduras estén ligeramente transparentes.

- Añadir el puré de tomate y la taza de agua. Proseguir la cocción durante 65 minutos. Antes de finalizar la cocción, añadir la albahaca fresca y apagar el fuego.

Guisantes de temporada con seitán

Ingredientes para 3-4 personas

1 taza de guisantes frescos de temporada pelados • 250 g de seitán • 2 cebollas • Jengibre • 4 cucharadas de aceite de oliva virgen extra • Sal

- Picar el seitán y las cebollas previamente peladas.
- En una cacerola, verter el aceite, la cebolla, los guisantes y el seitán.
- Agregar sal y 1 ½ taza de agua, y cocer a fuego medio, con la tapa, durante 30 minutos, hasta que los guisantes se hayan cocido bien.
- Antes de retirar del fuego, rectificar de sal y mezclar. Servir con el jengibre.

Escalopes a la milanesa

Ingredientes para 4 personas

4 filetes de seitán • 100 g de pan rallado (galletas de arroz tostadas y trituradas) • Semillas de sésamo (opcional) • 1 huevo • 4 cucharadas de aceite de oliva virgen extra • Sal

- Sumergir los filetes de seitán en el huevo batido con sal y luego empanarlos con el pan rallado mezclado con semillas de sésamo (opcional).
- Freír en una sartén con abundante aceite y poner el seitán ya frito sobre papel absorbente.

Seitán a la genovesa

Ingredientes para 2-3 personas

250 g de seitán • 6 cebollas blancas • 1 zanahoria • 1 tallo de apio • 1 vaso de zumo de zanahoria • 3 cucharadas de aceite de oliva virgen extra • Sal • Albahaca fresca • 2 cucharadas de tamari

- Cortar el seitán en trozos pequeños.
- Pelar, lavar y picar la cebolla, la zanahoria y el apio.
- Poner las verduras en una cacerola de fondo grueso, agregar una taza de agua, sal y cocer a fuego medio, con la tapa, durante 35-40 minutos.
- Triturar las verduras hasta obtener un puré.

- Cocer el puré de verduras a fuego medio durante 5 minutos.
- Agregar el zumo de zanahoria y proseguir la cocción durante otros 15 minutos.
- Antes de apagar el fuego, añadir 2 cucharadas de *tamari* y albahaca fresca.

Fu

Se trata de un extracto de gluten de trigo candeal secado en el horno. Se presenta de diferentes formas, tales como rosquillas secas o «lagane» anchos y largos. Se puede consumir horneado o tras dejarlo en remojo durante 10 minutos. Se mezcla con sopas y verduras.

Es un gran sustitutivo para quienes tengan intolerancia a la carne y no sean celíacos.

Fu salteado con raíces

Ingredientes para 2 personas

2 trozos de fu *ablandado previamente en agua • 1 cebolla • 1 zanahoria • 1 trozo de apio • 5 cm de alga* kombu *previamente remojada en agua • 2 cucharadas de semillas de sésamo • 2-3 cucharadas de aceite de oliva virgen extra • Sal o* tamari

- Pelar, lavar y cortar en trozos las raíces.
- Cortar el alga *kombu* y ponerla en una cacerola de fondo grueso.
- Encima del alga, colocar las raíces y el *fu* cortado en tiras. Añadir un poco de aceite y ½ taza de agua. Cocer durante unos 20 minutos.
- Agregar las semillas de sésamo y el *tamari*.
- Cocer unos minutos más, remover y servir.

Fu con bechamel de soja

Ingredientes para 2 personas

2 tiras de fu *• 400 g de salsa de soja (*véase *la receta en la página 166) • 1 cucharada de perejil picado • 2 cucharadas de semillas de girasol*

– Sumergir el *fu* en agua.
– Prensarlo, cortarlo en tiras y sumergirlo en la salsa bechamel.
– Remover, agregar las semillas de sésamo tostadas, rociar con *tamari*, espolvorear con perejil picado y servir.

FU CON BRÓCOLI Y JUDÍAS

INGREDIENTES PARA 2-3 PERSONAS

2 trozos de fu *previamente remojados y escurridos • 500 g de brócoli hervido • 100 g de judías* borlotti *• 1 diente de ajo • 3 cucharadas de aceite de oliva virgen extra • Sal*

– Dorar el ajo en una sartén con aceite y añadir el brócoli, las judías y el *fu* cortado en tiras.
– Saltear durante unos minutos, agregar un dedo de agua y cocer durante 10 minutos.

FU CON JUDÍAS VERDES A LA *PIZZAIOLA*

INGREDIENTES PARA 2-3 PERSONAS

2 trozos de fu *previamente remojados y escurridos • 500 g de judías verdes cocidas • 6 tomates • 1 diente de ajo • Albahaca fresca • ½ cucharadita de orégano • 3 cucharadas de aceite de oliva virgen extra • Sal*

– Lavar, escaldar y pelar los tomates; quitarles las semillas y cortarlos en dados.
– Rehogar el ajo unos minutos en una sartén de fondo grueso con aceite.
– Agregar los tomates y la sal, y cocer durante 5 minutos.
– Añadir el *fu* y las judías verdes, y cocer otros 8-10 minutos.
– Apagar el fuego e incorporar el orégano y la albahaca antes de servir.

Proteínas animales, recetas sin gluten ni proteínas de leche de vacuno

Pescado de mar fresco

Quienes tengan intolerancia al gluten pueden, obviamente, consumir pescado sin ningún problema. Es evidente que es necesario que se mantengan alejados de los empanados y los rebozados preparados con cereales que contengan gluten.

La mejor manera de disfrutar del pescado de mar fresco y no correr riesgos es prepararlo de un modo simple: al vapor, hervido, a la parrilla, a la papillote, a la sal, al horno, etc., sazonado únicamente con aceite de oliva y limón.

Si te gusta el pescado frito, puedes prepararlo rebozado con harina de arroz integral o semiintegral orgánica previamente tamizada. Si te gustan las recetas de pescado más elaboradas, he aquí algunas de ellas.

PESCADO A LA ROMAÑOLA

INGREDIENTES PARA 4 PERSONAS

4 rodajas de pescado de mar (aproximadamente 600 g) • 10 cucharadas de aceite de oliva virgen extra para freír • Romero y ajo picados • 1 taza de galletas de arroz tostadas y picadas • Sal • Jengibre • El zumo de un limón

- Mezclar las galletas trituradas con el romero, el ajo, la sal y el jengibre.
- Rebozar las rodajas de pescado en la mezcla, presionando con la palma de la mano para que se adhiera bien a la carne.
- Freír las rodajas rebozadas por ambos lados en el aceite caliente, hasta que estén doradas.
- Servir muy caliente, rociadas con zumo de limón.

Sopa de canana

Ingredientes para 4 personas

1 kg de cananas frescas • 1 manojo de perejil • 1 manojo de albahaca • 2 dientes de ajo • 1 vaso de aceite de oliva virgen extra • 1 vaso de vino blanco seco • 1 taza de puré de tomate • Sal • Jengibre • ¼ de cucharadita de hinojo • 8 rebanadas de pan de arroz

- Limpiar las cananas quitándoles el saco intestinal, la «pluma», los ojos y el pico.
- Lavar con cuidado y cortar el tubo en tiras y los tentáculos en trozos pequeños. A continuación, escurrir todo.
- Rehogar durante unos minutos el ajo en una cacerola con medio vaso de aceite de oliva, y luego añadir la canana.
- Regar con el vino y, cuando éste se haya evaporado un poco, agregar el puré de tomate.
- Aromatizar con el hinojo, incorporar 2 vasos de agua hirviendo y cocer en la olla tapada durante aproximadamente una hora. Cuando la sopa esté cocida, rectificar de sal.
- Justo antes de servir, poner el resto del aceite en una sartén y dorar 2 dientes de ajo picados.
- Agregar las rebanadas de pan y dejar que se frían ligeramente. Distribuir el pan en platos soperos y verter en ellos la sopa de canana; espolvorear con el perejil y la albahaca, y servir.

Berza rellena de sardinas y patatas

Ingredientes para 4 personas

10 hojas grandes de berza escaldadas • 15 sardinas sin espinas cocidas al vapor • 1 cucharada de alcaparras desaladas y marinadas en vinagre de manzana • 20 aceitunas negras • 8 patatas hervidas y peladas • 1 pimiento rojo dulce seco • 2 dientes de ajo • 4-5 cucharadas de aceite de oliva virgen extra • Sal • 3 cucharadas de perejil picado • ½ vaso de vino blanco (opcional) • Jengibre en polvo

- Tomar cada vez dos hojas de col escaldadas y extenderlas una sobre la otra.
- Triturar las patatas y escurrir las alcaparras de la marinada.

- Poner el puré de patatas en un cuenco, agregar las alcaparras, las sardinas cortadas en trozos, las aceitunas, el perejil, el ajo, sal, un poco de aceite y un poco de jengibre.
- Mezclar bien la pasta y rellenar con ella las hojas de berzas, extendiéndola por la zona central. A continuación, envolver las hojas y sujetarlas con un palillo.
- En una sartén con aceite, saltear el ajo picado hasta que adquiera color; entonces, añadir el pimiento, al que previamente se le habrán quitado las semillas y el tallo.
- Rehogar todo menos de un minuto y, acto seguido, colocar en la sartén las hojas de berza rellenas.
- Saltear a fuego fuerte unos minutos, verter el vino y proseguir la cocción durante otros 15 minutos.
- Por último, condimentar con sal, espolvorear con el jengibre y servir.

Calamar relleno

Ingredientes para 3 personas

3 calamares, medianos o pequeños, limpios • 1 manojo de rúcula lavada y cortada • 1 o 2 dientes de ajo • Sal • 3 cucharadas de aceite de oliva virgen extra • Jengibre

- Cortar los tentáculos de calamar en trozos pequeños y ponerlos en un cuenco.
- Añadir la rúcula, el ajo picado, sal, el aceite de oliva y el jengibre.
- Mezclar todo y rellenar los calamares con la preparación.
- Colocar los calamares rellenos sobre una plancha caliente y cocer durante 5-8 minutos por cada lado.
- Servir calientes sobre un lecho de lechuga y rodajas de limón.

Sepia con calabaza y flores de calabaza

Ingredientes para 3-4 personas

3 calamares medianos limpios • 15 flores de calabacín limpias • ½ taza de calabaza amarilla cortada en dados • 2 cucharadas de perejil • 1-2 dientes de ajo • Sal • Aceite de oliva virgen extra para freír • Jengibre

- Picar los tentáculos de las sepias y ponerlos en un cuenco.
- Añadir las flores de calabaza, la calabaza, el ajo, sal y el aceite.

- Freír, verter el vino y proseguir la cocción con la tapa colocada durante 15 minutos.
- Servir con perejil crudo y jengibre.

Sepia con brócoli

Ingredientes para 4-5 personas

3 calamares medianos limpios • 1 kg de brócoli hervido • 1 diente de ajo • 1 pimiento (opcional) • Sal • 5 cucharadas de aceite de oliva virgen extra • Jengibre en polvo

- Dorar un poco de ajo y el pimiento en una sartén con aceite y, a continuación, añadir la sepia cortada en trozos pequeños.
- Cocer durante unos 20 minutos a fuego medio, agregar el brócoli y mezclar.
- Cocinar entre 5 y 10 minutos más, condimentar con sal, apagar el fuego y servir.

Guiso de patatas, aceitunas negras, tomates cereza rojos y atún

Ingredientes para 3-4 personas

250 g de atún al natural en un tarro de vidrio • 2 patatas • 10 aceitunas negras • 1 diente de ajo • 8 tomates cereza rojos • Sal • 3 cucharadas de aceite de oliva virgen extra • 1 cucharada de perejil picado

- Sacar el atún de la lata y ponerlo en una cacerola con los tomates previamente lavados y cortados, el ajo picado, las patatas peladas, lavadas y cortadas en trozos, las aceitunas, el aceite de oliva y un poco de sal.
- Poner la cacerola en el fuego y cocer a fuego medio, con la tapa puesta, hasta que las patatas estén cocidas.
- Antes de apagar el fuego, rectificar de sal. Servir con perejil crudo.

Berenjenas rellenas de tofu blanco y anchoas

Ingredientes para 4 personas

4 berenjenas medianas, lavadas y cortadas por la mitad • 1 loncha de tofu blanco • 8 anchoas • 1 cucharada de alcaparras • 3 cucharadas de perejil picado • 4 cucharadas de mijo cocido • 8 aceitunas verdes • 3 cucharadas de semillas de sésamo • Sal • 4 cucharadas de aceite de oliva virgen extra

- Quitar la parte central de la pulpa a las berenjenas y salarlas. Dejar que reposen durante una hora y enjuagar.
- En una sartén con aceite, sofreír la pulpa de las berenjenas previamente cortada en trozos pequeños, durante 6-7 minutos.
- Triturar el tofu con las alcaparras, las anchoas y las aceitunas (si no se desea triturar, desmenuzar el tofu con un tenedor y picar lo más finamente posible el resto de los ingredientes con un cuchillo); poner la mezcla en un cuenco y añadir el mijo, las semillas, el perejil, un poco de sal y un chorrito de aceite.
- Mezclar bien la pasta y rellenar con ella las berenjenas. Colocar las berenjenas rellenas en una fuente de horno untada con un poco de aceite y cocer a 200 °C durante 30 minutos.
- Retirar del horno, dejar enfriar un poco y servir.

Escarola rellena suculenta

Ingredientes para 3 personas

3 escarolas limpias • 6 anchoas desaladas • 1 cucharadita de alcaparras • 9 nueces • 15 aceitunas negras sin hueso • 6 cucharadas de mijo cocido • 2 cucharadas de semillas de sésamo • 2 dientes de ajo • 1 cucharada de pasas rehidratadas • Sal • Aceite de oliva virgen extra para freír • Jengibre

- Escaldar las escarolas en abundante agua hirviendo con sal.
- Escurrirlas y disponerlas abiertas sobre una bandeja.
- En un cuenco, poner el mijo, el ajo picado, las alcaparras, las anchoas desmenuzadas, las nueces trituradas, las pasas, las semillas de sésamo, un poco de sal, aceite de oliva y el jengibre.
- Mezclar bien y rellenar las escarolas con la masa.
- Cerrarlas y asegurarlas atándolas con bramante.
- Rehogar el ajo en una sartén con aceite.
- Poner las escarolas rellenas y freírlas bien a fuego medio por todos los lados.
- Apagar el fuego, dejar que se enfríen un poco y servir.

Sopa de pulpitos

Ingredientes para 4-5 personas

800 g de pulpitos frescos limpios • 200 g de tomates pelados • 1 diente de ajo • 5 cucharadas de aceite de oliva virgen extra • Sal

- En una cacerola de fondo grueso, verter el aceite y añadir los pulpitos, el ajo picado y el tomate previamente cortado en dados.
- Llevar a ebullición con la tapa.
- Bajar el fuego y cocer a fuego medio durante 30-35 minutos, con la cacerola parcialmente tapada.
- Antes de apagar el fuego, añadir sal.
- Servir con perejil fresco picado.

Ensalada de mariscos

Ingredientes para 4-5 personas

500 g de pulpo fresco limpio • 500 g de calamares frescos limpios • 500 g de sepia fresca limpia • 5 cucharadas de aceite de oliva virgen extra • Limón (al gusto) • Ajo (al gusto) • Perejil picado

- Poner el pulpo en una cacerola, cubrirlo con agua y llevar a ebullición. Cuando comience a hervir, bajar el fuego y cocer durante 30 minutos.
- En otra cacerola, poner la sepia y los calamares, cubrirlos con agua, llevar a ebullición y hervirlos durante ½ hora a fuego lento.
- Cuando todo el marisco se haya enfriado, cortarlo en trozos pequeños y disponerlo en una fuente para servir; sazonarlo con zumo de limón, aceite de oliva, ajo y perejil.
- Tras haberse enfriado, la ensalada de mariscos está lista para servir.

Con huevo

Albóndigas de morralla

La morralla se compone de peces pequeños que se pueden encontrar en las pescaderías entre marzo y mediados de junio. Por lo general, cuando vende en otras temporadas, se trata de pescado descongelado. Estos pescaditos son ricos en calcio y hierro, así como muy sabrosos cuando se comen como se describe en la siguiente receta.

Ingredientes para 4 personas

250 g de morralla • 2 huevos • 1 taza llena de galletas de arroz tostadas y trituradas • 1 cucharada de perejil picado • Sal • Aceite de oliva virgen extra para freír • Jengibre para servir • Un poco de ajo picado

- En un cuenco, poner las galletas trituradas y la morralla.
- Añadir los huevos batidos, el perejil, la sal y el ajo, y mezclar hasta obtener una masa que permita formar albóndigas. Si la masa está demasiado dura, verter un poco de agua. A continuación, con las manos húmedas, hacer las albóndigas y aplastarlas un poco.
- Freír en aceite caliente y servir con un poco de jengibre.

ALBÓNDIGAS DE BACALAO

INGREDIENTES PARA 4 PERSONAS

250 g de bacalao • 2 huevos • 1 taza llena de galletas de arroz tostadas y trituradas • 1 cucharada de perejil picado • Sal • Aceite de oliva virgen extra para freír • Jengibre para servir • 600 ml de tomate frito con ajo y aceite de oliva

- En un cuenco, colocar el bacalao y las galletas trituradas.
- Añadir los huevos batidos, el perejil, la sal y el ajo, y mezclar con las manos hasta que la preparación permita hacer las albóndigas. Si la masa está demasiado dura, verter un poco de agua.
- A continuación, con las manos húmedas, preparar las albóndigas y aplastarlas un poco.
- Freír en aceite caliente, disponer en una bandeja de horno y añadir la salsa de tomate caliente.
- Hornear durante 10 minutos a 200 °C.
- Retirar del horno y servir con un poco de jengibre.

ALBÓNDIGAS DE BACALAO CON SALSA BECHAMEL

INGREDIENTES PARA 4 PERSONAS

250 g de bacalao • 2 huevos • 1 taza llena de galletas de arroz tostadas y trituradas • 1 cucharada de perejil picado • Sal • Aceite de oliva virgen extra para freír • Jengibre para servir • 600 ml de salsa de soja caliente (véase *página 166) • Un poco de ajo picado*

- Poner el bacalao y las galletas trituradas en un cuenco.
- Añadir los huevos batidos, el perejil, la sal y el ajo, y mezclar con las manos hasta que la preparación permita hacer las albóndigas. Si la masa está demasiado dura, verter un poco de agua.
- A continuación, con las manos húmedas, preparar las albóndigas y aplastarlas un poco.

– Freír las albóndigas en aceite caliente, colocarlas en una fuente y verter la bechamel de soja caliente. Servir con un poco de jengibre.

Carne blanca orgánica

Conejo a la cazadora

Ingredientes para 5-6 personas

1 conejo de aproximadamente 1,8 kg cortado en trozos • ½ limón para la marinada • Sal para la marinada • 8 tomates cereza rojos • 2 dientes de ajo • 1 cucharada de mejorana • 1 cebolla • 1 trozo de tallo de apio • ½ vaso de vino blanco seco • 6 cucharadas de aceite de oliva virgen extra

– La noche anterior, lavar bien el conejo y ponerlo en una fuente con agua, sal y la mitad de un limón.
– Tapar y conservar en la nevera durante toda la noche.
– Al día siguiente, lavar muy bien todos los trozos de conejo, ponerlos en una cacerola de fondo grueso y tapar.
– Encender el horno y cocer el conejo durante 15-20 minutos a fuego medio.
– Se advertirá que el conejo libera líquido. Desecharlo, añadir el aceite e introducir de nuevo en el horno a fuego medio.
– Cocer durante otros 30 minutos, teniendo cuidado de dar vuelta a los trozos de vez en cuando, para que no se peguen a la olla.
– Transcurrido este tiempo, añadir el vino, la cebolla y el apio cortado en trozos pequeños.
– Proseguir la cocción a fuego medio durante 5-10 minutos.
– Agregar el ajo picado y los tomates cortados por la mitad.
– Cocer a fuego fuerte, removiendo continuamente, durante 5 minutos más; agregar la mejorana y apagar el fuego.

Pollo de corral relleno

Ingredientes para 6 personas

1 pollo de aproximadamente 2 kg • 300 g de arroz integral cocido • 150 g de guisantes cocidos escurridos • 250 g de salsa bechamel (véase *página 166 en la sección «Aperitivos y acompañamientos»*) *• 2 tallos de apio • 3 zanahorias • 3 cebollas tiernas • 200 ml de caldo de verduras* (véase *receta en la página 230) • Sal • 6 cucharadas de aceite de oliva virgen extra • Jengibre*

- Retirar los menudillos del pollo, lavarlo y secarlo.
- Cocer durante unos 10 minutos una cebolla picada en un vaso de agua con sal.
- A continuación, añadir los guisantes y el aceite de oliva, y proseguir la cocción durante otros 5 minutos.
- Apagar el fuego, agregar el arroz, la salsa bechamel y un poco de jengibre.
- Mezclar bien todos los ingredientes.
- Salar el pollo por dentro.
- Rellenarlo con la preparación de arroz y guisantes, y luego coser las aberturas de tal modo que el relleno no se salga durante la cocción.
- Sazonar el pollo con sal y un poco de jengibre también por fuera.
- Ponerlo en una fuente de horno y agregar las zanahorias, la cebolla y el apio, todo previamente pelado, lavado y cortados en trozos pequeños.
- Hornear a 200 °C durante 20 minutos. A continuación, añadir 1 cucharón de caldo y seguir añadiendo caldo de vez en cuando para evitar que el pollo se seque.
- Hornear durante unos 60-70 minutos en total.
- Transcurrido este tiempo, sacar del horno, dejar que se enfríe un poco y cortar en trozos.
- Servir con el relleno.

Este plato es muy suculento y, por tanto, se aconseja comerlo sólo ocasionalmente, como plato único y acompañado con abundantes verduras.

Pechuga de pollo con piel de limón y almendras

Ingredientes para 1 persona

100 g de pechuga de pollo por persona • Piel de limón • 1 puerro • ½ cucharada por persona de aceite de oliva virgen extra • Sal • El zumo de ½ limón • ½ taza de almendras tostadas

- Cortar la pechuga de pollo en trozos pequeños; lavar y picar el puerro.
- Poner el puerro en una sartén con la piel bien lavada de un limón, 1 tacita de agua y sal.
- Cocer durante 8-9 minutos.
- Agregar la pechuga de pollo y, si es necesario, un poco más de agua hirviendo.
- Proseguir la cocción entre 5 y 6 minutos más, removiendo con frecuencia.
- Añadir el aceite.
- Saltear durante unos minutos y, antes de apagar el fuego, incorporar el zumo de ½ limón y las almendras tostadas picadas.

Pechugas de pollo con piña

Ingredientes

300 g de pechuga de pollo cortada en dados • 3 rodajas de piña fresca • 5 cucharadas de aceite de oliva virgen extra • Perejil lavado y picado • Pimentón o jengibre (opcional) • Sal

- Poner la piña, previamente cortada en dados, en una cacerola de fondo grueso con una pizca de sal y el aceite. Cocer a fuego fuerte durante unos 8-10 minutos.
- Agregar las pechugas de pollo y cocer durante otros 7-8 minutos.
- Sazonar con sal y apagar.
- Servir con perejil picado y el pimentón o, si se prefiere, con jengibre.

Pollo al limón

Ingredientes para 3-4 personas

1-2 limones lavados y cortados en rodajas • 3 pechugas de pollo cortadas en dados posteriormente rebozados en harina de arroz • Sal • 4 cucharadas de aceite de oliva virgen extra • 2 cucharadas de perejil picado • Jengibre

- Rehogar los dados de pollo rebozados en una sartén de fondo grueso con aceite.
- Retirar el pollo de la sartén y poner en ella las rodajas de limón con un poco de sal.
- Sofreír durante 8-10 minutos, agregar los dados de pollo rehogados y cocear durante otros 3-4 minutos.
- Rectificar de sal, apagar el fuego y servir con el perejil picado.

Ensalada de verduras y corazones de escarola lisa con pollo hervido

Ingredientes para 3-4 personas

300 g de pollo deshuesado hervido • 1 corazón de escarola lisa • ½ taza de zanahoria cortada en juliana • 3 rábanos previamente lavados, cortados en rodajas y marinados en vinagre de manzana • 1 cebolla previamente pelada, cortada y en sal durante una hora • 2 cucharadas de perejil • 5 aceitunas verdes deshuesadas • El zumo de 1 limón • Aceite de oliva virgen extra • Sal

- Poner en un cuenco el pollo hervido, los rábanos recién sacados de la marinada y escurridos, la cebolla escurrida y las demás verduras lavadas y cortadas en trozos pequeños.
- Mezclar las aceitunas, sal, aceite y el zumo de limón. Añadir la preparación al cuenco.
- Incorporar bien todo, agregar el perejil y servir.

Conejo con zumo de arándanos

Ingredientes para 4 personas

1 conejo lavado, cortado en trozos y marinado durante una noche en agua, sal y medio limón • 300 ml de zumo de arándanos, sin azúcar • 1 cebolla • 1 zanahoria pequeña • 4 cucharadas de aceite de oliva virgen extra • Sal • Jengibre • 8 cucharadas de arándanos frescos

- Escurrir el conejo, secarlo y colocarlo en una sartén grande.
- Tapar el recipiente y cocinar durante 10 minutos.
- Desechar el agua que haya liberado el conejo.
- Añadir el aceite y proseguir la cocción con la tapa puesta a fuego medio, durante 35-40 minutos. Agregar un poco de agua, si es necesario.
- Cuando el conejo esté cocido, incorporar las zanahorias, la cebolla y una tacita de zumo de arándanos.
- Cocer otros 10 minutos, añadir el zumo de arándanos restante y proseguir la cocción con el recipiente parcialmente tapado para que el zumo pueda evaporarse.
- Cada cierto tiempo, dar la vuelta a los trozos de conejo. Apagar cuando sólo quede en el recipiente medio centímetro de zumo.
- Los arándanos se pueden agregar 5 minutos antes de apagar el fuego.
- Servir con un poco de jengibre.

Pechugas de pollo de corral con pimientos amarillos

Ingredientes para 3-4 personas

3 pechugas de pollo cortadas en dados • 2 pimientos amarillos asados, limpios y cortados en tiras • 10 aceitunas negras sin hueso • 1 diente de ajo • Sal • 4 cucharadas de aceite de oliva virgen extra • 1 cucharada de vinagre de manzana

- Calentar el aceite en una sartén, añadir los dados de pechuga de pollo y cocer durante 3-4 minutos.
- Agregar el pimiento, el ajo y las aceitunas, y saltear durante 5-6 minutos.
- Por último, rociar con vinagre de manzana, apagar el fuego y servir después de rectificar sal.

Berenjena siciliana rellena de cordero picado, cocinada en salsa de tomate

Ingredientes para 3 personas

3 berenjenas sicilianas • 250 g de carne de cordero picada • 2 dientes de ajo • 1 taza de galletas de arroz integral tostadas y trituradas • Hojas de albahaca • 2 cucharadas de queso pecorino rallado (opcional) • 10 aceitunas negras • Una pizca de jengibre

Para la salsa de tomate

1 litro de puré de tomate • 4 cucharadas de aceite de oliva virgen extra • Sal • Hojas de albahaca

- Lavar las berenjenas y quitarles el tallo. Hacer un agujero en el centro y extraerles la pulpa.
- Picar la pulpa y saltearla en un poco de aceite.
- Sacar la pulpa de la sartén y dejar que repose sobre papel absorbente.
- En un cuenco, poner la carne picada, la albahaca picada, el queso rallado, la pasta de berenjenas frita, las galletas trituradas, el ajo picado, sal y jengibre.
- Amasar la preparación y rellenar las berenjenas.
- Ponerlas en una sartén con aceite y freírlas durante 10 minutos; a continuación, verter sobre ellas el tomate y un poco de sal, y cocer a fuego medio, con la sartén parcialmente tapada, durante unos 40 minutos.
- Servir con albahaca fresca.

Con huevo

Cabrito con huevos, guisantes y limón a la napolitana

Esta receta pertenece a la tradición culinaria de la Campania. Habitualmente se prepara durante el período de Pascua. Es un plato muy sabroso, pero también muy suculento, y por esta razón se recomienda consumirlo con moderación y acompañarlo con grandes cantidades de verduras crudas o cocidas.

Ingredientes para 4-5 personas

1 ½ kg de cabrito cortado en trozos pequeños • 500 g de guisantes frescos pelados • 3 huevos frescos • 3 cucharadas de queso pecorino rallado • El zumo de 2 limones • 1 cebolla mediana • 5 cucharadas de aceite de oliva virgen extra • Sal • Jengibre • 2 cucharadas de perejil picado

- Lavar el cabrito y secarlo bien.
- Colocar los trozos de cabrito en una sartén de fondo grueso y añadir un poco de sal y aceite.
- Cocer a fuego medio, con la sartén tapada, durante unos 40 minutos, teniendo cuidado de dar la vuelta a los trozos de vez en cuando.
- Mientras tanto, poner los guisantes en una sartén con la cebolla previamente lavada y picada.
- Agregar sal y 1 ½ vaso de agua, y dejar cocer a fuego muy moderado durante 20-25 minutos.
- A continuación, añadir aceite a la sartén con los guisantes y proseguir la cocción durante 10 minutos más.
- Poner en un cuenco los huevos, sal, el queso y el jengibre, y batirlos. En cuanto se hayan mezclado, añadir el zumo de limón e incorporar bien.
- Cuando el cabrito esté bien cocido, agregar los guisantes y mezclar. Inmediatamente después, verter los huevos batidos, mezclar bien todos los ingredientes y apagar el fuego.
- Servir con perejil picado y jengibre.

Rollitos de pollo o ternera a la napolitana

Ingredientes para 4 personas

4 filetes de pechuga de pollo • 2 cucharadas de queso pecorino rallado • 2 dientes de ajo • Una pizca de jengibre • Sal • 4 cucharadas de aceite de oliva virgen extra • 250 g de puré de tomate • Perejil picado

– Salar los filetes de pollo, extenderlos y colocar en medio el perejil, el queso y el jengibre.
– Enrollar los filetes y sujetarlos con un palillo para que no se abran.
– Calentar el aceite en una cacerola y dorar los rollitos durante unos minutos.
– Añadir el puré de tomate y sal, y dejar que hierva a fuego medio durante unos 20 minutos.
– Servir con albahaca fresca.

Albóndigas de pollo de corral

Ingredientes para 4 personas

300 g de carne de pollo picada • 1 diente de ajo, picado • 1-2 huevos • 2 cucharadas de perejil picado • ¼ de cucharadita de jengibre en polvo • 4-5 cucharadas de harina de arroz integral • Sal • Aceite de oliva virgen extra para freír

– Poner en un cuenco todos los ingredientes, excepto el aceite, y mezclar bien con las manos. Tomar una cucharada de masa, y siempre con las manos, darle forma de bolas ligeramente aplastadas.
– Freír las albóndigas en aceite caliente, dejar que reposen unos minutos sobre papel de cocina y servir.

Carne roja orgánica

Albóndigas de ternera (o de carne blanca) con verduras, sin huevo

Ingredientes para 5-6 personas

400 g de ternera picada • ½ taza de zanahoria rallada • ½ taza de calabacín rallado • ¼ de taza de semillas de girasol tostadas y trituradas • 1 cucharadita de sal • ½ taza de harina de arroz finamente molida o de galletas de arroz tostadas y trituradas • 1 diente de ajo, picado • 1 ramita de perejil • Jengibre • Agua para la masa • Aceite de oliva virgen extra para freír

- Poner en un cuenco todos los ingredientes e ir añadiéndoles agua hasta dar a la masa la consistencia adecuada para preparar las albóndigas.
- Mezclar bien todo y luego, con las manos húmedas, hacer las albóndigas y prensarlas entre las manos tanto como sea posible.
- Freírlas en una sartén con aceite caliente.
- Dejar que reposen unos minutos sobre papel de cocina y servir.

Asado de ternera con leche de soja

Ingredientes para 5-6 personas

Alrededor de 1 kg de cadera de ternera • 5 cucharadas de aceite de oliva virgen extra • 1 ramita de romero atado a la cadera • Bayas de enebro • 1 diente de ajo • Leche de soja (la suficiente para cubrir el asado) • Sal • Jengibre • 2 cucharadas de vinagre de arroz

- Bridar la carne con bramante para darle forma de cilindro y colocarla en una fuente con unas cucharadas de vinagre. Escurrir la carne y ponerla en una cacerola de acero inoxidable del tamaño adecuado.
- Verter el aceite sobre la carne y agregar el romero, el ajo, las bayas de enebro, sal y jengibre.
- Deje marinar al menos 12 horas dando la vuelta de vez en cuando.
- Desechar las bayas de enebro y cubrir la carne con leche de soja.
- Cocer con la olla tapada, a fuego muy bajo, durante una hora.
- Hacia el final de la cocción, subir el fuego para que se dore la carne: la leche debe quedar espesa, cremosa y dorada.
- Cortar la carne en rodajas gruesas y servir con la salsa de la cocción.

Rifatto de ternera

Ingredientes para 4-5 personas

400 g de filetes de ternera hervidos y fríos • 200 g de cebolla cortada en rodajas • 300 g de tomates pelados • 4 cucharadas de aceite de oliva virgen extra • Albahaca picada • Sal • Jengibre

- Cocer la cebolla a fuego fuerte en una sartén con ½ vaso de agua y un poco de sal.
- Cuando esté bien transparente, añadir el aceite y proseguir la cocción durante unos minutos más.
- A continuación, incorporar los tomates cortados en trozos pequeños y cocer a fuego fuerte durante 5 minutos.

- Agregar los filetes de carne y cocer unos minutos más, hasta que se espese la salsa.
- Servir con albahaca fresca y jengibre.

ROSBIF ASADO AL HORNO

La carne de ternera debe hornearse entre 25 y 30 minutos por kilo.

- Colocar la carne en una fuente de horno y asar en el horno a 250 °C durante el tiempo que el peso de la carne requiera.
- Retirar del horno, dejar que se enfríe, cortar en lonchas y servir con un poco de sal y el jugo de la carne asada.

Con huevo

ESCALOPES

INGREDIENTES PARA 4 PERSONAS

4 lonchas finas de carne de ternera • 1 huevo • 1 taza de galletas de arroz tostadas y trituradas • Sal • Aceite de oliva virgen extra para freír

- Batir el huevo con sal en un cuenco y poner en remojo las lonchas de carne.
- Rebozar cada una con las galletas trituradas y disponerlas en un plato.
- Freír cada escalopa en una sartén.
- Servir calientes, acompañadas con una rodaja de limón.

ALBÓNDIGAS DE TERNERA

INGREDIENTES PARA 4-5 PERSONAS

300 g de carne de ternera picada • 1 diente de ajo • 2 cucharadas de perejil picado • ½ taza de galletas de arroz tostadas y trituradas • 1 cucharada de queso de oveja rallado (opcional) • 3-4 cucharadas de harina de arroz • 1-2 huevos • ¼ de cucharadita de jengibre en polvo • Sal • Aceite de oliva virgen extra para freír

- Poner en un cuenco todos los ingredientes, excepto el aceite.
- Mezclar bien con las manos y hacer las albóndigas ligeramente aplastadas.
- Freír en aceite caliente, dejar que reposen unos minutos sobre papel de cocina y servir.

Huevo

La vieja y clásica *frittata* ha contado desde siempre con la aprobación de los *gourmets*. Económica y de rápida elaboración, calma pronto las punzadas de hambre y satisface el paladar. No obstante, cabe señalar que no todos los huevos son lo mismo. Utilizar huevos orgánicos fecundados es mucho más conveniente para nuestra salud. De hecho, el huevo fecundado contiene menos colesterol y es más digerible que los huevos puestos por gallinas criadas de forma intensiva. Estudios realizados en Estados Unidos han demostrado que los huevos provenientes de granjas seleccionadas contienen menos colesterol que huevos producidos «en batería». Proporcionan proteínas, zinc y vitaminas del grupo B

Otro punto que hay que tener en cuenta se relaciona con la cocción del huevo y los otros alimentos con los que se combina. El huevo se debe considerar yang, por lo que va bien con los alimentos de tendencia yin como las verduras.

Si, en cambio, lo acompañamos con fiambres o salchichas, acabaremos creando un plato desequilibrado, ya que tanto los embutidos como las salchichas se salan, se prensan, se conservan, etc. y también son yang, con lo cual no pueden equilibrar el yang del huevo.

Por este motivo es bueno combinar el huevo con verduras y sólo ocasionalmente con ingredientes yang. Asimismo, es importante elegir un método de cocción que tienda a yin; es excelente el huevo pasado por agua con una guarnición de verduras.

HUEVO PASADO POR AGUA

- Sumergir en agua hirviendo el huevo muy bien lavado y cocer durante 3-4 minutos. Apagar el fuego, retirar de la cacerola y abrirlo.
- De esta manera la yema queda casi intacta y la clara apenas blanca.
- Ayudarse con una cuchara para recoger la clara de huevo que se habrá pegado parcialmente a las paredes de la cáscara y añadirla a la yema. Sazonar con una pizca de sal y unas gotas de limón.
- Servir el huevo siempre acompañado con una guarnición de verduras, cocidas o crudas.

Huevo duro

- Sumergir en agua hirviendo el huevo muy bien lavado y cocer durante 8-10 minutos.
- Retirar de la cacerola, dejar que se enfríe, quitar la cáscara y cortarlo en rodajas o en trozos.
- Se puede condimentar con sal, aceite de oliva y limón.

Ensalada de huevo duro y verduras

Ingredientes para 4 personas

4 huevos duros • 5 rábanos • ½ taza de zanahorias cortadas en juliana • 1 cebolla finamente picada y remojada en sal y zumo de limón durante 1 hora • 1 endivia • 1 pepino • 10 aceitunas negras sin hueso • 4 cucharadas de aceite de oliva virgen extra • Sal • Zumo de limón

- Pelar y lavar las verduras.
- Enjuagar la cebolla, colarla y ponerla en un cuenco. Añadir las verduras lavadas, las aceitunas deshuesadas y los huevos previamente picados.
- Aliñar con una mezcla de sal, aceite de oliva y limón.

Huevo frito en agua

Ingredientes para 1 persona

1 huevo • 1 cazo con agua • Sal • 1 cucharadita de aceite • Jengibre

- Verter un vaso de agua en un cazo, agregar sal y llevar a ebullición.
- Cascar un huevo y verter el contenido con cuidado en el agua hirviendo.
- Cocer hasta que la clara esté blanca.
- Desechar el agua y poner el huevo en un plato.
- Se puede sazonar con un poco de aceite, otro poco de jengibre y una pizca de sal.

Huevos con acelgas

Ingredientes para 2 personas

½ taza de acelgas cocidas y bien escurridas • 2 huevos • Sal • 2 cucharadas de aceite de oliva virgen extra

- Cortar las acelgas y ponerlas en una sartén con aceite a fuego lento. Rehogar las acelgas durante 2 minutos.

– Mientras tanto, cascar los huevos en un cuenco, añadirles sal y batirlos. A continuación, agregarlos a las acelgas.
– Dejar que la *frittata* tome forma y darle la vuelta para que se cueza bien por ambos lados. Apagar el fuego y servir.

Huevos con escarola

Ingredientes para 2 personas

½ taza de escarola hervida, bien escurrida • 2 huevos • Sal • 2 cucharadas de aceite de oliva virgen extra

– Cortar la escarola y rehogarla durante unos minutos en una sartén con aceite.
– Batir los huevos.
– Añadir el huevo batido a la escarola y cocer la *frittata* a fuego lento por ambos lados.
– Apagar y servir.

Huevos con patatas

Ingredientes para 2 personas

2 patatas de montaña • 2 huevos • Sal • 2 cucharadas de aceite de oliva virgen extra

– Lavar, pelar y cortar las patatas en dados.
– Ponerlos en una sartén con un vaso de agua y un poco de sal.
– Llevar a ebullición y cocer a fuego medio, con la tapa puesta, hasta que los dados de patata se ablanden y, a continuación, añadir el aceite.
– Batir los huevos y agregarlos a la patata.
– Cocer la *frittata* a fuego lento, por ambos lados, y servir.

Huevos con cebolla

Ingredientes para 2 personas

2 cebollas blancas • 2 huevos • Sal • 2 cucharadas de aceite de oliva virgen extra • Ralladura de limón (opcional)

– Pelar y cortar la cebolla en rodajas finas. Ponerla en una cacerola con 2 vasos de agua y sal.
– Llevar a ebullición y cocer hasta que se evapore toda el agua.
– Añadir la ralladura de un limón a la cebolla junto con el aceite de oliva.

- Batir los huevos y agregarlos a la cebolla. Cocer la *frittata* por ambos lados a fuego lento.
- Apagar el fuego, retirar y servir.

Huevos con calabacín

Ingredientes para 2 personas

2 huevos frescos • 1 calabacín • Sal • 2 cucharadas de aceite de oliva virgen extra

- Lavar, pelar y cortar el calabacín en trozos pequeños; ponerlos en una sartén con ½ vaso de agua y un poco de sal, y cocer durante 8-10 minutos con la tapa (si es necesario, añadir más agua).
- Cuando el calabacín se haya cocido, agregar el aceite y, a continuación, los huevos previamente batidos con sal.
- Cocer la *frittata* a fuego medio por ambos lados, apagar el fuego y dejarla reposar unos minutos sobre papel de cocina antes de servir.

Huevos con cardos

Ingredientes para 4-5 personas

1 kg de cardos • 1 limón • Harina de arroz blanco finamente molida • Aceite de oliva virgen extra para freír • 1 cucharada de margarina orgánica • 2 cucharadas de queso rallado (opcional) • 4 huevos • Sal • Jengibre

- Pelar los cardos, cortarlos en trozos de unos 4 dedos, eliminar todos los hilos, lavarlos y llevarlos a ebullición con agua y el zumo de limón.
- Cuando transcurran tres cuartas partes del tiempo de cocción, colar el agua de los cardos y dejar que se sequen.
- Poner en el fuego una sartén con abundante aceite. Tan pronto como comience a estar muy caliente, freír los trozos de cardo previamente rebozados con la harina de arroz. Cuando se hayan dorado, retirarlos, escurrir el aceite y disponerlos en capas en una fuente de horno. Espolvorearlos con queso rallado.
- Poner sobre los cardos fritos el contenido de cada uno de los cuatro huevos, bien espaciados, y añadir sobre ellos trocitos de margarina y, encima, otra capa de queso rallado.
- Hornear a 250 °C, hasta que la clara de huevo se coagule, pero la yema todavía esté blanda.
- Retirar del horno y servir.

FRITTATA DEL «MENDIGO»

Se la llama así porque, con unos pocos ingredientes muy económicos, constituye una comida completa de proteínas, verduras y carbohidratos.

INGREDIENTES PARA 4 PERSONAS

5 huevos frescos • 1 taza de acelgas o escarola hervida, bien escurrida • ½ taza de galletas de arroz tostadas y trituradas • Sal • ¼ de cucharadita de jengibre en polvo • 4 cucharadas de aceite de oliva virgen extra

- Picar las verduras cocidas, batir los huevos con sal y añadirlos a las verduras; agregar las galletas de arroz trituradas y mezclar.
- Poner la preparación en una sartén con aceite previamente calentado durante 2 minutos.
- Cocinar la *frittata* a fuego medio, con la tapa puesta. Cuando se haya cocido por un lado, proceder de la misma manera por el otro lado.
- Cuando esté lista, escurrir la *frittata* sobre papel de cocina unos minutos y servir.

Salsas para acompañar los platos

MAYONESA COCIDA

INGREDIENTES PARA UN FRASCO DE 250 G

150 ml de leche de soja natural • 70 ml de vinagre de manzana • 2 yemas de huevo • 2 cucharaditas de aceite de girasol • 2 cucharaditas de azúcar moreno molido en un molinillo de café • 1 cucharadita de sal • 1 cucharadita colmada de mostaza natural orgánica sin gluten

- Mezclar bien la mostaza, el aceite y el azúcar en un cuenco de porcelana.
- Batir las yemas en otro cuenco y agregarlas a la preparación anterior.
- Añadir el vinagre y, finalmente, la leche de soja.
- Colocar el recipiente en una cacerola con agua hirviendo (el agua debe llegar a la mitad del cuenco).
- Calentar a fuego lento, removiendo constantemente, hasta que la salsa haya adquirido la consistencia de una crema.

– Verter la crema resultante en un recipiente de vidrio o porcelana y dejar que se enfríe. Tapar y conservar en la nevera. Esta mayonesa debe consumirse en 5 días a partir de su elaboración.

Mayonesa de huevos duros

Ingredientes para 3-4 personas

1 cucharada de yema de huevo duro • 2 cucharadas de aceite de girasol orgánico • 1 cucharada de vinagre de manzana • ½ cucharada de mostaza natural orgánica sin gluten • Sal • Pimienta o jengibre (opcional)

– Pasar la yema de huevo duro a través de un tamiz.
– Añadirle sal, jengibre y la mostaza. Verter el aceite a chorritos.
– Por último, agregar poco a poco el vinagre sin dejar de remover.
– Servir.

Mayonesa sin huevo

Ingredientes para 1 frasco de 150 g

1 cucharada de harina de soja • 2 cucharadas de agua • 1 cucharada de vinagre de arroz • 100 ml de aceite de girasol • Sal

– Poner la harina de soja en un cuenco.
– Agregar el agua y remover hasta que se forme una pasta.
– Añadir el vinagre de arroz poco a poco, mezclar bien y, a continuación, incorporar sal y el aceite, gota a gota al principio, luego una cucharadita a la vez hasta agregar todo el aceite, trabajando siempre la preparación con un batidor. Remover hasta obtener una mezcla uniforme.

Preparación artesanal de requesón y de queso de cabra o de oveja

Queso de leche de oveja o de cabra

Ingredientes para un queso de tamaño mediano

3 litros de leche ecológica de cabra o de oveja • 1 cucharadita rasa de cuajo natural de cabrito o de cordero (son fermentos vivos del cordero o el cabrito tomados del estómago del animal y cultivados en leche de cabra o de oveja, que luego se conservan, según el procedimiento de secado, con sal y aceite de oliva) o enzimas disponibles en las farmacias (que no provengan del ganado bovino)

- Calentar la leche a 30-40 °C en una cacerola de acero inoxidable.
- Disolver el cuajo en un dedo de agua, filtrarlo y añadirlo a la leche.
- Remover y dejar la cuchara de madera en la cacerola con la leche, para saber si se cuaja la leche.
- Cuando esté lista, romper la cuajada suavemente con una cuchara de madera y recoger el queso con una espumadera. Ponerlo en un colador de malla fina o en un molde de paja o de plástico.
- Dejar que escurra todo el líquido durante aproximadamente 1 hora, salar un poco y servir.

Requesón de leche de oveja o de cabra

- Después de haber recogido el queso se puede obtener el requesón a partir del mismo suero.
- Poner otra vez la cacerola con el suero en el fuego y agregar dos pizcas de sal y ½ vaso de leche de oveja o de cabra.
- Llevar a ebullición, hervir 2 minutos y apagar el fuego.
- Se advertirá que, incluso durante la cocción, habrán ascendido a la superficie pequeños copos blancos: es el requesón.
- Recoger el requesón con una espumadera y colocarlo en un molde para requesón.
- Dejar que escurra el líquido durante una hora y luego servir.
- El requesón [*ricotta* en italiano] se llama así porque, de hecho, se cuece dos veces.

Queso-requesón de leche de oveja o de cabra

Ingredientes para un molde mediano

3 litros de leche ecológica de cabra o de oveja • 1 cucharadita de cuajo o fermento (pero no de ganado bovino) • Sal para condimentar el queso-requesón al final

- Verter la leche en una cacerola y llevar a ebullición.
- Dejar enfriar a 30-40 °C y, a continuación, añadir a la leche tibia el cuajo diluido en un poco de agua y previamente filtrado.
- Dejar una cuchara de madera en la cacerola para controlar cómo va cuajando la leche.
- Cuando esté lista, romper la cuajada con cuidado y recogerla en un molde para requesón.
- Dejar que escurra el líquido durante una hora aproximadamente, retirar del molde, añadir sal y servir.

Rúcula, queso de cabra, nueces y manzanas

Ingredientes para 4 personas

1 manojo de rúcula fresca • 4 rodajas de queso de cabra • 8 nueces • 1 manzana • 3 rábanos cortados y lavados

- Pelar la manzana y lavarla; lavar la rúcula.
- Colocar la rúcula en una bandeja de servicio.
- Cortar la manzana en medias lunas y disponerla en los bordes de la bandeja.
- Colocar el queso en el centro con las nueces encima.
- Distribuir en la bandeja los rábanos cortados en rodajas.

3.11 La cesta para pasar un día fuera de casa

Si decides irte de viaje y estás siguiendo una dieta sin gluten, sin proteínas de leche de vaca o sin azúcar blanquilla, no te preocupes demasiado con respecto a la comida que llevarás. Tanto si vas a la montaña como si vas al mar, a visitar ciudades o pueblecitos, el problema se resuelve rápidamente con cualquiera de las recetas que se ofrecen a continuación. Muchas de ellas ya se han descrito en otras secciones de este libro, porque son las que más se prestan para llevar. Si no tienes tiempo o ganas de cocinar la comida para el viaje, pero buscas una manera de alimentarte durante un día, al menos llévate lo siguiente:

- galletas de arroz integral S.G.;
- semillas de girasol;
- semillas de calabaza;
- zumos de fruta 100 % naturales (por ejemplo, zumo de arándanos) o zumo de vegetales 100 %.
- algas *nori* tostadas.
- fruta fresca (por ejemplo plátanos bio, manzanas bio, etc.).
- aperitivo orgánico sin gluten.

No te chuparás los dedos, pero al menos no sufrirás calambres estomacales.

(Quienes no quieran o no deban incluir *tamari* en su dieta pueden reemplazarlo por sal y aceite; hay que recordar que el *tamari* contiene soja).

Sin proteínas de leche de vaca ni huevo, con cereales orgánicos sin gluten

Caponata con tomate, cebolla y atún

Ingredientes para 3-4 personas

400 g de pan de arroz duro • 3 tomates • 1 cebolla • 1 tallo de apio • 150 g de atún al natural • 4 cucharadas de aceite de oliva virgen extra • Sal • Orégano • Albahaca

- Cortar el pan de arroz en dados grandes y ponerlo en remojo durante unos minutos hasta que se ablande un poco.
- Lavar y pelar los tomates, las cebollas y el apio. Cortarlos todos en trozos pequeños y ponerlos en un cuenco.
- Añadir el atún y el pan bien escurrido, y aromatizar con aceite de oliva, sal, albahaca y orégano.
- Mezclarlo todo muy bien e introducirlo en un recipiente de vidrio para llevar.

Caponata con pimientos, aceitunas, patatas y anchoas

Ingredientes para 3-4 personas

400 g de pan de arroz duro • 1 pimiento amarillo asado, limpio y cortado en tiras • 2 patatas cocidas • 2 anchoas • 10 aceitunas negras sin hueso • Aceite de oliva virgen extra • Sal • El zumo de 1 limón

- Cortar el pan en dados grandes y ponerlo en remojo para que se ablande un poco.
- Pelar las patatas, cortarlas en trozos y ponerlas en un cuenco junto con el pimiento, las aceitunas deshuesadas, el pan bien escurrido, el perejil picado y las anchoas cortadas en trozos pequeños.
- Aliñar con aceite y un poco de sal, mezclarlo todo muy bien y ponerlo en un recipiente de vidrio para llevar.

Caponata con tofu frito, anchoas, endivias y tomates cereza

Ingredientes para 3-4 personas

400 g de pan de arroz duro • 150 g de tofu blanco frito • 2 anchoas • 1 endivia • 6 tomates cereza no muy maduros • 4 cucharadas de aceite de oliva virgen extra • Sal • Unas gotas de tamari

- Cortar el pan en dados grandes y ponerlo en remojo para que se ablande.
- En un cuenco, poner la endivia y los tomates cereza previamente lavados, pelados y picados.
- Añadir el pan bien escurrido y las anchoas enjuagadas y cortadas en trozos pequeños.
- Cortar el tofu en dados pequeños, freírlo en aceite caliente, verter unas gotas de *tamari* y agregarlo a la mezcla.
- Aliñar con aceite y un poco de sal, remover e introducir en un recipiente de vidrio para llevar.

Mezcla salada para picar

Ingredientes para 3-4 personas

½ taza de semillas de sésamo • ½ taza de semillas de calabaza secas • ½ taza de semillas de girasol • Un poco de tamari

- Tostar por separado las semillas en una sartén hasta que adquieran un color marrón claro.
- Mezclarlas y espolvorearlas con un poco de sal.

Bolas de arroz

Ingredientes para 5 personas

600 g de arroz integral cocido • 5 hojas de alga nori *previamente tostadas en el fuego • 2-3* umeboshi

- Colocar el alga sobre una estera de bambú y poner encima el arroz.
- En el centro, disponer media *umeboshi*.
- Cerrar el alga con las manos un poco húmedas, procurando formar una bola.
- Junto con la *umeboshi*, también se pueden colocar verduras cortadas muy finas.
- Los japoneses han utilizado las bolas de arroz como comida de viaje durante décadas.

Sartù de arroz integral

Ingredientes para 8 personas

700 g de arroz integral redondo cocido • 300 g de salsa de tomate (tomate triturado, aceite de oliva, ajo, sal, cocción de 15 a 20 minutos) • 500 g de salsa bechamel (véase receta en la página 166) • 200 g de guisantes frescos • 2 cebolletas tiernas • 2 cucharadas de queso pecorino (opcional) • ½ taza de galletas de arroz integral tostadas y trituradas • 5 cucharadas de aceite de oliva virgen extra

- Verter la salsa sobre el arroz cocido.
- Mezclar muy bien.
- En una cacerola, poner las cebollas peladas y cortadas en trozos pequeños, un vaso de agua, los guisantes y sal y cocer a fuego medio durante 20-25 minutos.
- Añadir el aceite y proseguir la cocción durante 10 minutos más.
- Untar con aceite una fuente de horno y verter la mitad del arroz con la salsa.
- Poner encima los guisantes con la cebolla, la salsa de tomate y el queso pecorino. Cubrir con la otra mitad de arroz y salsa.
- Espolvorear la superficie con las galletas de arroz trituradas.
- Hornear a 190 °C durante 30-35 minutos.
- Retirar del horno, dejar que se enfríe y meter en la cesta de viaje.

Gofres de arroz integral con *bresaola* sin gluten y verduras

Para preparar esta receta necesitarás una gofrera.

Ingredientes para 4 gofres

350 g de agua • 300 g de harina de arroz integral recién molida • 1 cucharadita de sal • 1 cucharada de aceite de oliva virgen extra

Para rellenar el sándwich de gofres

4 lonchas de bresaola *sin lactosa ni gluten añadido • 4 hojas de lechuga lavadas • 2 rodajas de tomate • Sal • Aceite de oliva virgen extra para aliñar*

- Verter en una cacerola el agua, la sal y el aceite de oliva, y llevarlo todo a ebullición.

- Añadir la harina y remover enérgicamente hasta obtener una mezcla homogénea y esponjosa. Apagar el fuego y dejar que se enfríe un poco.
- Hacer una bola de unos 8-9 cm de diámetro y ponerla en la gofrera previamente untada con un poco de aceite de oliva y cerrar la tapa.
- Cocer durante 3-4 minutos.
- Transcurrido este tiempo, abrir la tapa de la gofrera y levantar el gofre con un palillo.
- Si el gofre se separa del molde está bien cocido; de lo contrario dejar cocer unos minutos más y luego meter en la cesta de viaje.
- Repetir el procedimiento hasta que toda la mezcla esté cocida.
- Rellenar los gofres fríos con la *bresaola*, la lechuga y el tomate; aderezar, poner encima otros gofres y los sándwiches estarán listos para llevar.

SÁNDWICH DE PAN DE PIZZA O FOCACCIA CON TOFU A LA PLANCHA

INGREDIENTES PARA 2-3 PERSONAS

1 pizza de arroz o 1 focaccia *de arroz • 1 trozo de tofu a la plancha preparado en casa • Hojas de lechuga*

- Cortar en trozos cuadrados la pizza de arroz y hacer sándwiches rellenos de ensalada verde y tofu.
- Como alternativa a la pizza, se puede utilizar pan de *focaccia* de arroz.
- Para el envasado, envolver el sándwich en papel encerado, a continuación, en servilletas de papel y, finalmente, en papel de aluminio.

FLAN DE MACARRONES DE MAÍZ CON BECHAMEL DE SOJA

INGREDIENTES PARA 3-4 PERSONAS

300 g de macarrones de maíz ya cocidos • 400 g de bechamel (véase *receta de la página 166) • 4 cucharadas de aceite de oliva virgen extra • ½ taza de galletas de arroz tostadas y trituradas*

- Verter la bechamel sobre los macarrones, mezclar todo bien y ponerlo en una fuente de horno untada con aceite.
- Espolvorear la superficie con las galletas de arroz integral tostadas y trituradas.
- Hornear a 190 °C durante 25 minutos.
- Retirar del horno, dejar que se enfríe, cortar y meter en la cesta para llevar.

Recetas con huevo, sin proteínas de leche de vaca, con cereales orgánicos sin gluten

BOLAS DE ARROZ

INGREDIENTES PARA 2-3 PERSONAS

350 g de arroz hervido • 2 huevos • 100 g de tofu blanco frito, sazonado con sal o tamari *• 1 taza de galletas de arroz tostadas y trituradas • Aceite de oliva virgen extra • Sal*

– Batir los huevos con sal y mezclarlos muy bien con el arroz cocido tibio.
– Con las manos húmedas, formar bolas de arroz del tamaño de una mandarina.
– En el centro de cada bola, colocar un trozo de tofu frito sazonado con sal o *tamari*.
– En un plato grande, poner la harina de las galletas de arroz tostadas y trituradas.
– Rebozar las bolas de arroz con las galletas trituradas.
– Calentar el aceite en una sartén y freír los *arancini*.
– Escurrirlos sobre un papel de cocina absorbente y ponerlos en la cesta para llevar.

FRITTATA DE TALLARINES 100 % DE MAÍZ

INGREDIENTES PARA 3-4 PERSONAS

300 g de tallarines de maíz ya cocidos • 2-3 huevos al gusto • Aceite de oliva virgen extra para freír

– Batir los huevos con sal y añadir los tallarines cocidos, bien escurridos.
– Mezclar.
– Calentar el aceite en una sartén.
– Poner la preparación de tallarines y huevo.
– Cocer a fuego medio, teniendo cuidado de mover la sartén sobre el fuego para que la *frittata* se cueza bien por todas partes.
– Cuando la base de la *frittata* esté lista, darle la vuelta y cocinarla por el otro lado.

– Escurrir el aceite con papel de cocina absorbente y meter en una fiambrera.
– Es recomendable cortar la *frittata* en casa, para poder consumirla fácilmente durante el viaje.

FRITTATA DE MACARRONES 100 % DE MAÍZ Y ARROZ CON ESPINACAS

INGREDIENTES PARA 3 PERSONAS

*250 g de macarrones de maíz y arroz cocidos • 150 g de espinacas cocidas, bien escurridas • ½ taza de bechamel de soja (*véase *la receta en la página 166) • 2 huevos • Sal • Aceite de oliva virgen extra para freír*

– Batir los huevos con sal y verter sobre los macarrones.
– Añadir las espinacas picadas y la bechamel de soja.
– Mezclar bien todo y ponerlo en una sartén con aceite caliente. Cocer la *frittata* por ambos lados.
– Sacar de la sartén, eliminar el exceso de aceite con papel absorbente, cortar en trozos y meter en la cesta para llevar.

Pizzas diversas de cereales orgánicos sin gluten

Una buena solución para una comida fuera de casa es llevar con nosotros una de las pizzas descritas en la sección «Las pizzas de pan y sin gluten», en las páginas 241-265 del libro. La de verduras o la de calabaza constituyen una elección estupenda.

Para transportarlas, coloca las porciones de pizza unas sobre otras, envuélvelas primero en el papel sulfurizado, luego en papel de cocina y después en papel de aluminio.

A lo largo del libro se describen más maneras de llevar la pizza del modo más adecuado (*véase* el índice de recetas al final del volumen).

Albóndigas con cereales orgánicos sin gluten

Un plato muy recomendable y cómodo de llevar para las comidas fuera de casa son las albóndigas. Entre las que se presentan en este libro, son particularmente adecuadas las siguientes:

- Albóndigas de judías (sin huevo) (página 390)
- Albóndigas de lentejas (página 406)
- Albóndigas de *tempeh* (página 406)
- Albóndigas de tofu (página 407)
- Albóndigas de morralla (página 420)
- Albóndigas de ternera (o de carne blanca) con verduras, sin huevo (página 428)

Dulces sin leche de vaca elaborados con cereales orgánicos sin gluten

Los dulces siguientes, seleccionados de entre una gran cantidad (presentados en la sección «Dulces y aperitivos»), son los más adecuados para su transporte y no contienen cereales con gluten ni proteínas de leche de vaca, ni azúcar blanquilla, ni aceites hidrogenados, ni margarina.

Si no tiene demasiado tiempo para preparar un postre, lleve consigo bollería ecológica ya preparada y envasada, sin gluten, sin leche de vaca, sin azúcar blanquilla y sin grasas hidrogenadas, que encontrarás en las tiendas de alimentos naturales.

En todo caso, no te rindas, no te dejes condicionar por las cuestiones alimentarias para quedarte en casa. Sal, sobre todo si el clima es agradable y el propósito es recreativo.

- Galletas fáciles (página 452)
- Pastel de manzana fácil (página 485)
- Cuadraditos de nueces (página 512)
- Rosas del desierto (página 513)
- Turrón (página 515)
- Tarta María (página 518)
- Tarta Rossella (página 526)

Con huevo

GOFRES DULCES DE ARROZ INTEGRAL

Para esta receta es imprescindible tener una gofrera eléctrica.

3 huevos • Una pizca de sal • 100 g de margarina de girasol ecológica • 150 g de azúcar de caña integral • ½ cucharadita de vainilla natural • La ralladura de 1 limón • 500 g de harina de arroz integral recién molida • 300 g de leche de soja a la vainilla o leche de arroz o agua

- Calentar el líquido elegido con la vainilla, la sal, el azúcar y la ralladura, y llevarlo a ebullición.
- Añadir la harina y remover enérgicamente hasta obtener una pasta firme y dura.
- Apagar el fuego y dejar que se enfríe.
- A continuación, agregar la margarina.
- Batir los huevos aparte y después verterlos sobre la masa. Seguir mezclando hasta obtener una pasta homogénea.
- Encender la gofrera eléctrica y, cuando esté caliente, poner 3 cucharadas de la pasta y cerrar la tapa.
- Cocer durante 3-4 minutos, separar el gofre con un palillo y sacarlo de la gofrera. Continuar así con el resto de la pasta.
- Dejar que se enfríen los gofres: puedes llevártelos tal cual están o untar mermelada y hacer sándwiches.

3.12 Dulces y aperitivos

Siempre apreciados por la mayoría de las personas como una «exquisitez», utilizados para completar un almuerzo especial o para celebrar un acontecimiento particular, los dulces no podían faltar entre las recetas que ofrece este libro.

Los dulces, especialmente preferidos por los niños, pero no sólo por ellos, a menudo constituyen un magnífico sustitutivo que muchos reciben encantados.

Los dulces que presento tienen características especiales que tratan de seguir en su mayor parte, al igual que los platos anteriores, las normas de una alimentación saludable, integral y orgánica, y poseen sobre todo algunas características fundamentales: no contienen gluten, azúcar blanquilla refinada, proteínas de leche de vaca, margarinas vegetales hidrogenadas ni manteca de cerdo.

La margarina a la que me refiero en las recetas es de girasol, ecológica y no hidrogenada.

También propongo recetas que requieren leche de soja: quienes tengan sensibilidad a este producto pueden reemplazarlo por leche de arroz S.G. La leche de arroz más equilibrada es la preparada en casa, la fresca, es decir, la que hay que mantener en la nevera, luego está la de los envases de cartón de larga conservación, y si no tienes intolerancia al gluten, puedes utilizar leche de avena.

Para satisfacer el paladar de muchas personas, especialmente de los más pequeños que, por intolerancias, enfermedad celíaca, diabetes, etc., deben abstenerse de ingerir dulces «comunes», he procurado prestar especial atención a esta parte, a fin de que ellos también puedan disfrutar de postres sabrosos, sanos y aromáticos.

Recordemos que una humilde gelatina de frutas también es un postre sano, dulce, fresco y delicado. Intentemos apreciar y aprovechar los sabores moderados.

¡Y si tienes la suerte de no sufrir ninguna intolerancia, consumir estos postres naturales contribuirá a que estés sano!

Muchas de las recetas descritas a continuación deben considerarse aperitivos muy adecuados para su consumo en distintos momentos del día.

No hace falta debatir demasiado sobre la conveniencia o no de consumir aperitivos. Nuestros hijos, y, a menudo nosotros mismos, los comemos.

Preferir los aperitivos naturales es, sin duda, muy saludable, al igual que comer una buena fruta, un zumo de frutas sin azúcar ni potenciadores del sabor, o un buen pan de arroz, espelta o trigo orgánico (a menos que tengas intolerancia al gluten) con verduras, pero cuando esto no te satisfaga, también tienes la otra opción.

Hay una gran variedad de aperitivos y bollería con gluten y sin él, sin azúcar, sin huevo, sin levadura, sin la leche de vaca, etc., que puedes encontrar en las tiendas de alimentos naturales.

Te sugiero, sin embargo, que prepares las recetas que siguen, y te recomiendo también que no abuses de este tipo de pastelería. Come dulces y todos los productos de pastelería con moderación, y consume sólo en ocasiones especiales las recetas con múltiples ingredientes: huevos, levadura, chocolate y demás.

Debo decir que mi propia tendencia al consumo de dulces es moderada. Si en ocasiones crees necesario acentuar esos sabores, añade una mayor cantidad de edulcorante natural. Recuerda, sin embargo, que es bueno para tu salud acostumbrarte a la sencillez.

Muchas de las recetas que presento aquí incluyen malta 100 % de arroz o 100 % de maíz; personalmente, creo que estos productos son unos edulcorantes excelentes. Sin embargo, si no tienes intención de utilizarlos, te invito a que evites el azúcar blanquilla y que elijas entre los siguientes edulcorantes naturales: azúcar moreno de caña, jarabe de agave, jarabe de arce, miel o fructosa orgánica.

Le sugiero al lector con intolerancia al gluten que adquiera un pequeño mortero de piedra, o quizás un molinillo eléctrico, para moler los granos sin gluten y tener siempre harina fresca y no contaminada.

Atención: si tienes la suerte de disponer de un buen robot de cocina o una batidora y deseas utilizarla para la masa de los pasteles, las galletas u otras preparaciones, recuerda que primero debes mezclar los ingredientes secos, como, por ejemplo, la harina, durante 1-2 minutos, con la ralladura del limón (si la receta la incluye) y una pizca de sal, y, a continuación, añadir el edulcorante, las grasas y, finalmente, la leche vegetal y los huevos. Si lo haces así, no correrás el riesgo de se corte la mezcla.

Dulces sin leche de vaca ni huevo ni levadura, con cereales orgánicos sin gluten

Besos de chocolate

Ingredientes para 3-4 personas

5 cucharadas de cacao negro orgánico en polvo • 8 cucharadas de jarabe de agave • Una pizca de sal • 1 taza de agua • 1 cucharada de marsala (opcional) • 120 g de avellanas tostadas y trituradas • 2 cucharadas de avellanas enteras • 1 paquete de galletas de arroz integral trituradas • Un poco de vainilla

- Preparar una mezcla con el cacao, el agave y el agua, teniendo cuidado de que no queden grumos; ponerla a fuego medio y llevarla a ebullición, removiendo con frecuencia.
- Dejar que hierva a fuego lento durante 1-2 minutos y luego apagar el fuego.
- Dejar que se enfríe y agregar al chocolate los demás ingredientes, reservando las avellanas enteras.
- Mezclar muy bien y luego hacer bolitas con las manos húmedas.
- Coronar cada beso con una avellana.
- Refrigerar durante una hora antes de servir.

Galletas de limón

Ingredientes para 4 personas

250 g de harina de maíz • 150 g de margarina vegetal orgánica • 3 cucharadas de zumo de limón • La ralladura de 1 limón • Vainilla natural • 50 g de pasas lavadas y rehidratadas • 3 cucharadas de malta 100 % de arroz • Una pizca de sal • 1 taza de amasake *de arroz*

- Mezclar la harina, la vainilla, la sal, las pasas y la ralladura de limón.
- A continuación, agregar la margarina, el zumo de limón, el *amasake* y la malta.
- Incorporar todo y formar pequeñas bolas aplastadas.
- Disponerlas en una bandeja de horno forrada con papel sulfurizado.
- Hornear durante 10-15 minutos a 230 °C.

GALLETAS DIVERTIDAS

INGREDIENTES PARA 4-6 PERSONAS

1 vaso de mantequilla de almendras (o crema de almendras) • ½ taza de malta 100 % de arroz • 70 g de almendras peladas y cortadas por la mitad • 60 g de kuzu

- Calentar la mantequilla de almendras junto con la malta, añadir el *kuzu* y remover hasta que la mezcla esté lo suficientemente espesa.
- Dejar que se enfríe y luego formar pequeñas bolas de un diámetro de aproximadamente 3 cm.
- Colocar en una bandeja de horno forrada con papel sulfurizado y decorar con las almendras cortadas por la mitad.
- Hornear a 210 °C, hasta que se doren.

GALLETAS DE TÉ BANCHA

INGREDIENTES PARA 4-6 PERSONAS

3 cucharadas de tahini *blanco • 6-7 cucharadas de malta 100 % de arroz • 1 ½ taza de harina de arroz semiintegral tamizada • ¼ de cucharadita de canela • Una pizca de sal • ½ taza de avellanas o almendras • 1 cucharada de aceite de sésamo • 1 cucharada de té* bancha *para preparar la infusión • 2 tazas llenas de agua • Moldes para galletas*

- Verter el agua en una cacerola y añadir el té *bancha* y una vaina de vainilla.
- Llevar a ebullición y hervir durante 2 minutos; después apagar.
- Colar el té y, en el té hirviendo, añadir la harina, el *tahini*, la sal, la malta, el aceite, la canela y, por último, las avellanas o las almendras.
- Remover bien hasta que la mezcla quede compacta, pero blanda.
- Si cuesta un poco, añadir más té.
- En una bandeja grande de hoino, colocar los moldes de papel para galletas.
- Poner la pasta en una manga pastelera y, con la boquilla más grande, rellenar con ella los moldes.
- Hornear durante 40 minutos a 160 °C.
- Retirar del horno y cubrir las galletas con un poco de jarabe de malta de arroz diluido con 2 cucharadas de té.

Galletas fáciles

Ingredientes para 4-6 personas

500 g de harina de arroz integral finamente molida y tamizada • 150 g de malta 100 % de arroz • 100 g de azúcar moreno de caña • 100 g de margarina vegetal orgánica • 120 g de zumo de naranja • Una pizca de sal • La ralladura de 1 limón

- Poner la harina, la sal y la ralladura de limón en una batidora. Batir y, luego, añadir el azúcar. Batir de nuevo. Agregar la margarina, la malta y el resto de los ingredientes y continuar batiendo.
- Forrar 2 bandejas con papel sulfurizado y verter la mezcla.
- Hornear durante unos 30 minutos a 170 °C.
- Si se quiere unas galletas muy crujientes, después de sacarlas del molde, ponerlas en la parrilla del horno y cocerlas 10-15 minutos más a unos 110 °C.

Estas galletas también se pueden utilizar como base para una copa de helado, para la preparación de la sopa inglesa, para acompañar una taza de té o para untar malta o mermelada de frutas.

Galletas integrales

Ingredientes para 6-8 personas

200 g de harina de quinoa • 400 g de harina de arroz integral • 400 g de copos de arroz • 300 g de tahini *blanco • 150 g de malta 100 % de arroz • Una pizca de sal • La ralladura de un limón • 500 ml de té* bancha

- Poner la harina, los copos de arroz, el *tahini*, la malta y la sal en una fuente grande.
- Mezclar muy bien y añadir el agua hirviendo hasta obtener una masa consistente y homogénea.
- Envolver la bola de masa obtenida en film transparente y dejar que repose durante 40 minutos a temperatura ambiente.
- Estirar la masa con las manos o con un rodillo sobre una superficie ligeramente aceitada; el grosor de la masa resultante debe ser de alrededor de medio centímetro.
- Con un cuchillo aceitado, cortar la masa en las formas deseadas y colocarlas en una bandeja de horno forrada con papel sulfurizado.

– Hornear durante 30 minutos a 170-180 °C, apagar el horno y dejar las galletas en su interior durante otros 10 minutos.

Galletas de arroz

Ingredientes para 3-4 personas

150 g de arroz integral finamente molido • 50 g de almendras molidas • 50 g de margarina orgánica • 2 cucharadas de miel • 5 cucharadas de crema de soja casera (receta en la página 479) • Jengibre • Sal • La ralladura 1 de limón • Vainilla natural en polvo

– Mezclar, sin dejar de remover, la margarina con la miel y añadir los demás ingredientes; amasar y formar un cilindro.
– Dejar que el cilindro repose en la nevera durante 30 minutos.
– Cortar la masa en discos de medio centímetro de grosor.
– Colocar los discos en una bandeja forrada con papel sulfurizado y hornear durante 15-20 minutos a 150-200 °C.

Cogollos de algarrobo

Ingredientes para 4 personas

1 taza de crema de cacahuete • ½ taza de harina de algarroba • ½ taza de malta 100 % de arroz • 1 taza de coco rallado • ⅓ de taza de achicoria liofilizada • Una pizca de sal

– Mezclar bien todos los ingredientes y hacer bolitas de aproximadamente 3 centímetros de diámetro.
– Refrigerar y servir frío.

Bombón de chocolate

Ingredientes para 4 personas

1 paquete de galletas de arroz integral tostadas y trituradas • 80 g de avellanas tostadas • 3 cucharadas colmadas de crema de avellanas • 1 cucharada de margarina orgánica • 1 barra de chocolate de obertura orgánico • 3-4 cucharadas colmadas de jarabe de agave • ½ vaso de marsala (opcional)

Para el exterior del bombón se puede utilizar al gusto

Coco rallado • Avellanas picadas • Lágrimas de chocolate de cobertura orgánico

- Poner en un robot de cocina las galletas picadas con el resto de los ingredientes y triturar hasta obtener una pasta homogénea.
- Verter la mezcla en un recipiente amplio y, con las manos húmedas, hacer bolitas de unos 3 cm de diámetro.
- Rebozar las bolitas en el ingrediente elegido y colocarlas en moldes de papel para repostería.

Consumir preferentemente después de que hayan reposado en la nevera durante unas 2 horas.

La misma receta se puede preparar con amaranto inflado en lugar de galletas de arroz.

Piel de naranja confitada

Ingredientes para 200 g

La ralladura de 2 naranjas • 150 g de miel líquida

- Cortar la piel de naranja en tiras, siguiendo el contorno de los gajos, hasta conseguir unas 10 o 12.
- Eliminar completamente la parte blanca.
- Sumergir la piel de naranja en agua fría y dejarla en remojo 24 horas, cambiando el agua 2-3 veces.
- Llevar a ebullición agua en una cacerola y, cuando rompa a hervir, sumergir las pieles.
- Dejar que hierva durante 5 minutos, escurrir y dejar que se seque sobre papel de cocina.
- Derretir la miel en un cazo de acero. Cuando empiece a hervir, sumergir las pieles de naranja y, transcurridos 2 minutos, apagar el fuego.
- Mantenerlas en el baño de miel durante un día entero.
- Retirar las pieles de la miel y llevarla a ebullición de nuevo. Sumergir las pieles de naranja otra vez en la miel hirviendo durante 2 minutos.
- Apagar el fuego y dejar que repose durante un día más.
- Repetir esta operación dos veces más.
- A continuación, dejar que las pieles confitadas se sequen sobre una parrilla durante un par de días.
- Cuando estén completamente secas, se pueden conservar en un frasco en la nevera.

Resultan muy útiles porque se pueden añadir a muchos postres.

Pudin de fresas y melocotones

Ingredientes para 4-5 personas

3 melocotones • 500 g de fresas • 20 g de agar-agar • 500 ml de zumo de manzana natural • 50 g de zumo de naranja natural • 20 g de kuzu *• Una pizca de sal • 2 cucharaditas de zumo de limón • 100 g de fresas silvestres para decorar*

- Escaldar los melocotones en agua hirviendo, pelarlos y quitarles el hueso.
- Cortarlos en trozos pequeños y ponerlos en una cacerola con el zumo de manzana.
- Lavar las fresas, limpiarlas y dejar que se sequen sobre papel absorbente.
- Cuando estén secas, cortarlas en trozos pequeños y añadirlos a los melocotones.
- Diluir el agar-agar con un poco de zumo de manzana y agregarlo a la cacerola con el resto de la fruta.
- Llevar a ebullición y cocer durante 10 minutos, removiendo con frecuencia, hasta que los melocotones y las fresas se hayan ablandado.
- Diluir el *kuzu* en el zumo de naranja y añadirlo a la preparación de frutas. Llevar a ebullición, sin dejar de remover, y a continuación, añadir la sal y el zumo de limón.
- Verter la mezcla de frutas en un molde de 1,2 litros y dejar que se enfríe; luego refrigerar durante 3-4 horas.
- Sacar el molde de la nevera, humedecer la base con agua caliente y volcarlo en un plato.
- Decorar el pudin con 100 g de fresas, colocadas a un lado, y servir.

Arroz con leche

Ingredientes para 4 personas

1 litro de leche de soja a la vainilla o leche de arroz • 150 g de arroz integral redondo • 50 g de azúcar moreno de caña • La piel de 1 limón • Canela en polvo • Sal

- Cocer el arroz en una cacerola con la leche, el azúcar, la piel de limón y una pizca de sal.
- Cuando el arroz esté bien cocido, retirar la piel, ponerlo en un cuenco y dejar que se enfríe.
- Espolvorearlo con abundante canela y servirlo frío.

Pudin de pan

Ingredientes para 4 personas

300 g de rebanadas de pan alemán sin gluten o pan de arroz duro • 50 g de tahini *o margarina orgánica • 100 g de mermelada de albaricoque • 100 g de pasas • La ralladura de 1 limón • 300 ml de leche de soja a la vainilla • 50 g de almendras picadas*

- Cortar la corteza del pan con un cuchillo de hoja serrada. Untar cada rebanada, por un solo lado, con margarina o *tahini*.
- En un tazón, mezclar las pasas con la ralladura de limón.
- Disponer en un molde profundo las rebanadas de pan, alternándolas con una capa de mermelada de albaricoque y una parte de las pasas.
- Continuar así hasta acabar con todos los ingredientes.
- Precalentar el horno a 190 °C. Verter la leche de soja sobre el pan colocado en el molde y presionar ligeramente para que se empape con el líquido.
- Espolvorear la preparación con las almendras picadas.
- Hornear durante 45 minutos.
- Retirar del horno, dejar que se enfríe unos 15 minutos y servir.

Pudin de chocolate

Ingredientes para 4 personas

50 g de margarina orgánica • 50 g de cacao amargo orgánico • 50 g de kuzu *• 500 ml de leche de soja a la vainilla • 150 g de malta 100 % de arroz • Un poco de marsala (opcional)*

- Tamizar el cacao y el *kuzu*.
- Derretir la margarina al baño maría, agregar el cacao y el *kuzu* y remover bien.
- Tan pronto como la mezcla esté bien incorporada, añadir la leche y llevarla a ebullición, removiendo constantemente.
- Incorporar la malta de arroz.
- Dejar que hierva a fuego medio durante 10 minutos.
- Humedecer el molde con el marsala y escurrir bien para evitar que queden charcos en la parte inferior.
- Verter la crema caliente, tapar y dejar que se enfríe.
- Cuando se haya enfriado, ponerla en la nevera durante 1-2 horas antes de servir.

Caramelos de algarroba

Ingredientes para 6 personas

100 g de harina de algarroba • 15 g de agar-agar • 50 g de jarabe de arce • 200 ml de zumo de manzana • 80 g de margarina orgánica o tahini • *20 g de* kuzu • *1 frasco de esencia de vainilla*

– Tamizar la harina y añadirle el agar-agar, la mitad del zumo de manzana y el jarabe de arce.
– Verter la mezcla en una cacerola y llevarla a ebullición.
– Dejar que hierva a fuego medio durante 5 minutos, para que el espesante se disuelva por completo.
– Diluir el *kuzu* con el zumo restante.
– Agregarle el *tahini* (o la margarina) y verterlo en la crema de algarroba.
– Llevar otra vez a ebullición, y dejar que la preparación se espese a fuego medio, removiendo continuamente.
– Añadir la vainilla y verter la mezcla en un molde aceitado, formando una capa de medio centímetro de grosor.
– Dejar que se enfríe y luego cortar en cuadraditos de 2 x 2 cm.

Castagnaccio (pastel de harina de castaña)

Ingredientes para 4 personas

200 g de harina de castaña • 3 cucharadas de aceite de oliva virgen extra • Una pizca de sal • 30 g de piñones • 1 ramita de romero fresco • 30 g de pasas (previamente remojadas en agua) • 80 g de azúcar moreno de caña

– Moler el azúcar moreno en un molinillo de café.
– Tamizar la harina de castaña y la sal, y añadir el azúcar; diluir los ingredientes en el aceite de oliva.
– Añadir a la mezcla 2 vasos de agua poco a poco, removiendo constantemente para deshacer los grumos.
– La preparación no debe quedar demasiado espesa ni demasiado líquida.
– Verter la mezcla en una bandeja de horno forrada con papel sulfurizado y disponer sobre la superficie las pasas, los piñones y el romero.
– Hornear durante 40 minutos a 190 °C.

Cesta mediterránea

Ingredientes para 4-6 personas

1 sandía mediana • 1 melón • 2 vasos de zumo de limón refrigerado • ½ vaso de jarabe de agave • Hojitas de menta para decorar

- Cortar el melón por la mitad, quitarle las semillas y extraer bolitas de pulpa con un sacabolas.
- Poner las bolitas en un cuenco y rociarlas con la mitad de una mezcla de zumo de limón y jarabe de agave.
- Remover con una cuchara.
- Hacer dos cortes verticales hasta la mitad de la sandía, dejando una amplia franja central de unos 4 cm de ancho, que servirá de asa de la cesta.
- A continuación, cortar la sandía a lo largo a ambos lados, formando 2 dientes.
- Retirarlos y cortar en zig-zag el borde de la cesta.
- Vaciar la sandía con el sacabolas y ayudándose con un cuchillo afilado.
- Poner las bolitas de sandía en un cuenco y añadir la otra mitad de zumo de limón mezclado con agave.
- Poner la sandía y el melón en un cuenco y mezclar.
- Colocar una mitad de la fruta en otro recipiente e introducirlo en el congelador durante 1 hora.
- Luego, mezclar las frutas del congelador con la otra mitad y rellenar con ella la cesta de corteza de sandía.
- Decorar con hojas de menta y servir.

Rosquillas de San José al horno – *Struffoli* al horno (versión sin huevos)

Ingredientes para 4 personas

400 g de harina de arroz semiintegral finamente molida o de harina de quinoa • 400 ml de agua • 1 cucharadita de sal • 2 cucharadas de aceite de oliva virgen extra o 1 cucharada colmada de margarina vegetal orgánica • La ralladura de 1 limón

* Si se elige la cocción al horno

Jarabe de arce al gusto suficiente para humedecer las rosquillas

* Si se decide freírla

Fructosa suficiente para cubrirlas

- Hervir el agua con sal, agregar el aceite o la margarina y la harina de arroz.
- Cocer durante unos minutos, sin dejar de remover, y luego mezclar la masa con fuerza.
- Después de que se haya entibiado la preparación, llenar una cucharada colmada de masa y formar cilindros de unos 12 cm de largo y 2 cm de grosor (poner sobre la superficie de trabajo unas gotas de aceite facilitará la tarea), y unir los dos extremos para formar las rosquillas.
- Forrar una bandeja de horno con papel sulfurizado y disponer en ella las rosquillas.
- Hornear a 180 °C durante unos 45 minutos y luego humedecer las rosquillas con el jarabe de arce.
- Si, en cambio, se ha escogido freírlas, calentar el aceite de oliva en una sartén. Poner las rosquillas en el aceite caliente y freírlas hasta que se doren. Espolvorear por encima la fructosa y colocarlas en una bandeja.
- Con el mismo procedimiento se pueden obtener buñuelos (hay que hacer bolitas en vez de cilindros).

Bombones

Ingredientes para 5-6 personas

150 g de almendras peladas • 150 g de chocolate negro orgánico rallado • 3 cucharadas llenas de malta 100 % de arroz • ½ taza de achicoria liofilizada • 1 vaso de marsala • Coco rallado o chocolate de cobertura orgánico rallado para decorar

- Tostar las almendras y molerlas muy bien. Mezclarlas con el chocolate, la achicoria liofilizada y el marsala.
- Incorporar bien todo y dejar que repose un día o dos.
- La pasta no debe quedar ni demasiado densa ni demasiado líquida.
- Usar la mezcla para hacer bolitas de un tamaño un poco menor al de una nuez.
- A continuación, rebozarlas en el coco o en el chocolate rallado.
- Servir los bombones.

Copa de fresas y nueces con yogur

Ingredientes para 4 personas

300 g de fresas silvestres • 100 g de jarabe de agave • 300 g de yogur de soja sin gluten • 80 g de copos de maíz (100 % sin gluten) • 8 nueces • ½ vaso de zumo de grosella

- Lavar las fresas, cortarlas en trozos pequeños y colocarlas en un recipiente con el zumo de grosella y el zumo de agave.
- Remover y dejar que repose durante 15 minutos.
- Triturar en la batidora.
- Preparar cuatro copas de vidrio.
- Colocar en ellas, primero, los copos de maíz y, a continuación, el yogur (frío, de la nevera) y la crema de fresas; decorar con las nueces.

Copa de ciruelas y fresas

Ingredientes para 6 personas

500 g de ciruelas pasas • 500 g de fresas • 100 ml de zumo de naranja • 50 ml de marsala (opcional) • 50 g de jarabe de agave • 30 g de almendras peladas y tostadas

- Cocer las ciruelas al vapor, a fuego lento, durante 15 minutos.
- Diluir el zumo de naranja en 100 ml de agua.
- Agregar el zumo de agave y el marsala.
- Limpiar las fresas con un paño húmedo, quitarles los pedúnculos y, si son muy grandes, cortarlas por la mitad.
- Dejar que se enfríen las ciruelas hasta que estén tibias y, luego, quitarles delicadamente los huesos.
- Poner las ciruelas y las fresas en un cuenco grande y sumergirlas en una marinada de zumo de naranja diluido, zumo de agave y marsala.
- Refrigerar de 2 a 3 horas, removiendo de vez en cuando.
- Picar las almendras.
- Justo antes de servir, poner la fruta y la marinada en cuencos individuales y espolvorearlos con las almendras picadas.

Copa de calabaza

Ingredientes para 6 personas

750 g de calabaza amarilla • 50 g de miel • 200 g de crema de arroz • 500 ml de leche de soja a la vainilla • Una pizca de sal • La ralladura de 1 limón • ½ cucharadita de canela en polvo • ½ cucharadita de jengibre en polvo • 4 fresas frescas para decorar

- Precalentar el horno a 200 °C.
- Pelar la calabaza, quitarle las semillas y cortarla en rodajas. Colocar las rodajas en la bandeja de horno.
- Hornear durante 15 minutos y comprobar la cocción con un palillo, que se pinchará en el centro de una de las rodajas. Si entra sin esfuerzo, la calabaza está lista.
- No apagar el horno.
- Con un robot de cocina, batir la calabaza asada hasta conseguir una crema.
- Verter la crema de calabaza en una cacerola y añadirle la miel, la ralladura de limón, la canela, el jengibre y la sal.
- Diluir la crema de arroz con la leche y agregársela a la crema de calabaza.
- Calentar a fuego lento, removiendo constantemente, hasta que rompa a hervir; entonces cocer a fuego lento durante 5 minutos, hasta que la crema espese un poco.
- Verter la crema en moldes individuales e introducirlos en el horno a 140 °C durante 20 minutos, hasta que la superficie esté dorada.
- Retirar del horno los moldes, dejar que la crema se enfríe durante un par de minutos y decorar con las fresas frescas.
- Servir inmediatamente.

Copa yin-yang

Ingredientes para 4 personas

150 g de fresas • 150 g de frambuesas • 50 g de moras • 2 plátanos maduros • 200 g de yogur natural de soja sin gluten

- Pelar y lavar con cuidado las fresas, las frambuesas y las moras.
- Secarlas con papel de cocina, con cuidado de no aplastarlas.
- Cortar la fruta en trozos grandes.
- Recoger el zumo que se desprenda.

- Pelar los plátanos, pasarlos por el pasapurés y mezclar el puré de plátano con el yogur.
- Tamizar la crema obtenida para eliminar los grumos.
- Extender la crema de plátano en el centro un cuenco grande, creando la curva típica del símbolo del yin-yang.
- En uno de los lados disponer la pulpa de las frutas del bosque trituradas y rociarlo todo con el zumo recogido previamente.
- Refrigerar durante 1 hora y servir.

Copa a la naranja

Ingredientes para 2-3 personas

500 ml de leche de soja a la vainilla • La ralladura y el zumo de una naranja • 70 g de harina de arroz integral finamente molida • 60 g de crema de algarroba orgánica, sin almidón ni gluten • Gajos de naranja pelados para decorar

- Verter la leche de soja en una cacerola y calentarla hasta que empiece a hervir.
- Agregar la ralladura de naranja y la harina de arroz, todo a la vez, removiendo de forma constante para evitar que se formen grumos.
- Cocer a fuego lento durante 8-10 minutos, sin dejar de remover, hasta que la mezcla forme una película en el dorso de una cuchara.
- Apagar el fuego y añadir la crema de algarrobas.
- Remover hasta que la preparación esté homogénea.
- Dejar que se enfríe, removiendo de vez en cuando.
- Añadir zumo de naranja suficiente para que la mezcla sea más fluida y cremosa.
- Verter la crema de naranja en copas e introducirlas en la nevera durante 2-3 horas; antes de servir, decorar las copas con los gajos de naranja reservados.

Crema dulce de *tahini*

Ingredientes para 4 personas

1 l de zumo natural de manzana • 10 g de agar-agar • 3 cucharadas de harina de arroz dulce • 3 cucharadas de tahini *• 1 cucharadita de ralladura de limón • 50 g de almendras tostadas y picadas • 100 g de mermelada de albaricoque*

- Calentar en una cacerola el ½ litro de zumo de manzana y el agar-agar.
- En el resto del zumo de manzana, diluir el *tahini* y la harina de arroz dulce.
- Cuando el agar-agar esté bien disuelto, añadir el líquido a la cacerola.
- Cocer, sin dejar de remover, durante 15 minutos y dejar que se enfríe.
- Agregar la ralladura de limón.
- Poner en copas de cristal y decorar con almendras picadas y una cucharada de mermelada de albaricoque.

Crema de arroz con almendras

Ingredientes para 4 personas

500 g de crema de arroz • 150 g de almendras peladas • 150 g de malta 100 % de arroz • 50 g de arándanos frescos • 3 hojas de menta para decorar

- Poner las almendras, junto con 50 ml de agua, en una batidora, y batirlas hasta que se forme una pasta densa.
- Añadir la crema de arroz y continuar triturando. Por último, agregar la malta de arroz y triturar hasta conseguir una pasta homogénea.
- Verter la mezcla en un cuenco grande. Colocar en el centro los arándanos lavados, una cucharada de jarabe de malta de arroz y las hojas de menta para completar la decoración.
- Dejar que se enfríe en la nevera durante 1 hora y servir.

Crema de manzanas

Ingredientes para 4 personas

8 manzanas golden • 1 vaina de vainilla • Una pizca de sal • La ralladura de 1 limón • Un puñado de avellanas tostadas y picadas

- Pelar las manzanas y cortarlas en rodajas finas, ponerlas en una cacerola con la vainilla y la sal, tapar y dejar que se cuezan a fuego lento durante unos 40 minutos.
- Cuando las manzanas estén tiernas, retirar la vainilla, poner la fruta en la batidora y batirla hasta que se forme una crema homogénea.
- Añadir la ralladura de limón, mezclar bien y verter en copas individuales.
- Decorar con las avellanas picadas.

Crema de castañas

Ingredientes para 6 personas

400 g de castañas secas • 800 mg de zumo de zanahoria • 1 cucharada de margarina orgánica • 100 g de jarabe de agave • Una pizca de sal • Un poco de canela • Un poco de vainilla

- Poner en remojo las castañas en agua durante toda la noche.
- Al día siguiente, escurrirlas bien y añadirles el zumo de zanahoria.
- A continuación, cocerlas (preferiblemente en una olla a presión) con una pizca de sal durante unos 50 minutos.
- Dejar que se enfríen hasta que las castañas estén tibias y luego ponerlas en la batidora y batir hasta que se forme una crema homogénea.
- Añadirle el zumo de agave, la margarina, la canela y la vainilla.
- Batir de nuevo antes de servir.

Crema de frutas

Ingredientes para 4 personas

1 melocotón • 1 manzana • 1 pera • 100 g de arándanos frescos • 200 g de uva • 4 ciruelas pasas sin hueso • 50 g de miel • Zumo de naranja natural • El zumo de ½ limón

- Lavar bien la fruta.
- Eliminar las pasas y los arándanos pochos, y secar los demás sobre una hoja de papel de cocina.
- Escaldar el melocotón y pelarlo.
- Cortarlo por la mitad y retirar el hueso.
- Pelar y quitar el corazón de la manzana y la pera.
- Rociarlas con el zumo de limón.
- Retirar las semillas de la uva.
- Poner toda la fruta en la batidora y triturar hasta obtener una crema homogénea, sin grumos.
- Verter el zumo de naranja y el resto del zumo de limón en un cazo grande y agregar la miel.
- Calentar a fuego lento, removiendo constantemente, hasta que la miel se disuelva.
- Añadir la crema de frutas al jarabe de naranja y mezclar bien.

- Llevar a ebullición, a fuego lento, durante 3-4 minutos, para que se reduzca un poco la salsa.
- Se puede servir caliente o fría.

Crema pastelera sin huevo

Ingredientes para 4 personas

500 ml de leche de soja a la vainilla o leche de arroz o agua • 80 g de harina de arroz blanco o harina de soja • 3 cucharadas de margarina o 5 cucharadas de aceite de sésamo • 3 cucharadas de miel • 80 g de azúcar moreno • La ralladura de 1 limón

- Calentar el aceite o la margarina a fuego lento en una cacerola profunda de acero inoxidable y de fondo grueso.
- Añadir la harina de soja o de arroz, remover bien y tostar durante un minuto.
- Poco a poco, sin dejar de remover, verter la leche de soja, el azúcar moreno, la piel de limón entera y la miel.
- Llevar a ebullición y cocer a fuego lento hasta que la crema se adhiera al dorso de una cuchara de madera.
- Remover constantemente.
- Si se desea servir como una crema, verter en 4 copas individuales y dejar que se enfríe.
- En el momento de servir, decorar con hojas y frutitos como se prefiera.
- Si se desea utilizar para relleno, dejar que se enfríe, removiendo de vez en cuando.
- Para evitar que se forme una película en la superficie, cubrir la crema con papel sulfurizado.

Crema de café

Ingredientes para 4 personas

500 ml de leche de soja a la vainilla • 4 cucharadas de kuzu *• 5 cucharadas de achicoria liofilizada • 4 cucharadas de malta 100 % de arroz • Vainilla natural • Una pizca de sal marina*

- Cocer la leche de soja con la achicoria liofilizada, la malta de arroz, la sal y la vainilla natural.

- Añadir el *kuzu* previamente disuelto en un poco de leche fría y cocer a fuego lento durante 10 minutos.
- Dejar que se enfríe hasta que se solidifique.

Crema para rellenar

Ingredientes para 2-3 personas

250 ml de leche de soja • 2 cucharadas de copos de agar-agar • 3 cucharadas de crema de almendras • 3 cucharadas de kuzu *• 2 cucharadas de malta 100 % de arroz*

- Hervir la leche de soja con la crema de almendras y la malta de arroz.
- Añadir los copos de agar-agar y el *kuzu* disuelto en un poco de agua fría, remover durante 2 minutos y luego apagar el fuego.
- Dejar que la crema, bastante espesa, entibie y ponerla en una manga pastelera para rellenar dulces.
- Si espesa demasiado no podrá utilizarse para este propósito.

Crema de tofu y fresas

Ingredientes para 4 personas

250 g de fresas frescas • 350 g de tofu • 3 cucharadas de malta 100 % de arroz • Una pizca de sal • Avellanas finamente picadas para decorar

- Mezclar todos los ingredientes y distribuir la crema en copas pequeñas.
- Decorar con una fresa entera y las avellanas picadas.

Crema de arroz al limón

Ingredientes para 4 personas

120 g de harina de arroz integral finamente molida y tamizada • 100 ml de agua • 500 ml de leche de soja a la vainilla • La ralladura y el zumo de 2 limones • 5 cucharadas de miel • Vainilla natural • Una pizca de sal • Jengibre • 200 ml de crema de soja casera, sin gluten (véase *receta en la página 404)*

- Hervir la harina de arroz previamente mezclada con un poco de leche, el agua y el resto de la leche, durante unos 10 minutos.
- Dejar que se enfríe y mezclar los demás ingredientes (del limón sólo se utiliza la parte amarilla de la piel).
- Antes de servir, añadir e incorporar con cuidado la crema de soja.

Guarnición de tofu para postres (crema)

Ingredientes para la guarnición de una tarta de 2 kg

300 g de tofu hervido durante 10 minutos con una pizca de sal • 2 cucharadas de tahini *• 1 vaina de vainilla cortada muy fina • Una pizca de sal • Jarabe de arce al gusto*

- Mezclar todos los ingredientes y triturarlos muy bien en la batidora.
- Servir frío.
- Usar para la decoración de pasteles, pudines y cremas, siempre en pequeñas cantidades.
- No es aconsejable consumir grandes cantidades de esta preparación, ya que a menudo es muy yin.

Crujientes de arroz

Ingredientes para 4 personas

200 g de arroz inflado 100 % sin gluten o amaranto inflado • 200 g de azúcar moreno de caña • 80 g de gluten • ½ vaso de zumo de naranja

- Poner en un cazo el azúcar, la miel y el zumo de naranja.
- Calentar hasta que se caramelice.
- A continuación, añadir el arroz inflado y mezclarlo enérgicamente para que también se caramelice de manera uniforme.
- Verter la mezcla sobre un mármol, formando un bloque de alrededor de medio centímetro.
- Dejar que se enfríe y, con un cuchillo aceitado, cortar las formas deseadas.

Delicias de verano con miel virgen

Ingredientes para 4 personas

8 albaricoques • 8 higos maduros • El zumo de ½ limón • 2 cucharadas de miel líquida • 150 g de miel virgen en panal • 200 g de yogur natural de soja

- Escaldar los albaricoques durante 30 segundos, dejar que se enfríen bajo el grifo y pelarlos.
- Lavar los higos y secarlos con papel de cocina; pincharles la piel con un tenedor y cortarlos por la mitad.
- En una bandeja de horno de terracota, distribuir los higos y los albaricoques de forma alterna, y rociarlos con el zumo de limón mezclado con miel líquida.

- Hornear a 220 °C durante 20 minutos y retirar del horno.
- Repartir la fruta en 4 platitos individuales y coronar con el yogur y un trocito de miel en panal.

DULCE TRANSPARENCIA

INGREDIENTES PARA 4 PERSONAS

2-3 naranjas de zumo • 1 piña madura • 2 zanahorias medianas • 90 g de gelatina o agar-agar

- Pelar la piña.
- Cortar en dados una mitad y triturar la otra en la batidora.
- Ablandar la gelatina en un recipiente con agua fría.
- Exprimir las naranjas y reservar el zumo.
- Hay que tener en cuenta que entre la piña triturada y el zumo de las naranjas se obtendrá alrededor de un litro de zumo.
- Desmenuzar la gelatina y, en baño maría, calentarla hasta que se disuelva, sin que llegue a hervir.
- Cuando se haya disuelto, dejar que se enfríe.
- Pelar las zanahorias y rallarlas en juliana con el rallador adecuado.
- Mezclarlas con los dados de piña.
- Distribuir la fruta en un molde rectangular de porcelana y cubrirla con el zumo.
- Refrigerar al menos durante 3 horas.
- En el momento de servir, volcar el postre en una bandeja y presentarlo cortado en rebanadas.

Este postre también está recomendado para los diabéticos. En los ingredientes no hay azúcares añadidos. Es un gran postre, fresco, ligero, perfecto para coronar una cena especial.

POSTRE DE INVIERNO

INGREDIENTES PARA 6 PERSONAS

1 calabaza de unos 600 g • 2 manzanas grandes • 1 vaina de vainilla • 1 puñado de pasas • 100 g de harina de arroz integral finamente molida y tamizada • 100 g de avellanas • 1 vaso de bebida de achicoria preparada • 100 g de malta 100 % de maíz • Sal • Agua

- Pelar la calabaza y las manzanas, y cocerlas en un poco de agua, sal y vainilla.
- Triturar la calabaza y las manzanas cocidas hasta obtener un puré, añadir las pasas y la harina de arroz (reservando 2 cucharadas) y cocer durante unos 20 minutos.
- Verter en copas de cristal y dejar que se enfríe.
- Tostar las nueces en una sartén y molerlas. Ponerlas en la bebida de achicoria, añadir la malta, las 2 cucharadas de harina de arroz reservadas y la sal.
- Cocer hasta que espese.
- Con esta salsa, adornar las copas hasta el borde.
- Dejar que se enfríe y cubrir con las avellanas picadas.

Dulcecitos con avellanas

Ingredientes

120 g de avellanas tostadas y picadas • 40 g de chocolate negro orgánico rallado • 4 cucharadas de malta 100 % de arroz • La ralladura de ½ limón o ½ naranja • 1 cucharada de marsala • Una pizca de vainilla • 2 galletas de arroz tostadas y trituradas • 30 g de margarina orgánica • ½ taza de almendras picadas

- Poner en un recipiente las avellanas, la malta, el chocolate, el marsala, la margarina, las galletas picadas, la vainilla y la ralladura de limón o de naranja.
- Mezclar todo y amasar bien.
- Con las manos húmedas, hacer bolitas y rebozarlas en las almendras picadas.
- Refrigerar durante unas horas y servir.

Higos chumbos con yogur a la rosa

Ingredientes para 4 personas

70 g de jarabe de agave • 1 vaina de vainilla • 1 puñado de pétalos de rosa • 200 g de yogur natural de soja sin gluten • 4 cucharadas de crema de arroz (densa) • 10 g de margarina vegetal de girasol orgánica • 4 higos chumbos

- En una cacerola, verter el jarabe de agave con 5 cucharadas de agua y dejar que se enfríe.

- Reservar algunos pétalos de rosa para la decoración final y verter el resto en la cacerola con la vainilla.
- Llevar la mezcla a ebullición y dejar que hierva a fuego lento durante 3-4 minutos.
- Retirar del fuego, filtrar el almíbar y dejar que se enfríe.
- A continuación, añadir el yogur y la crema de arroz, e introducir en la nevera durante una hora aproximadamente.
- Precalentar el horno a 200 °C y escaldar los higos chumbos. Quitarles las espinas, usando guantes, y pelarlos con la ayuda de un cuchillo.
- Poner los higos chumbos en una fuente de horno untada con margarina y hornear durante 10 minutos.
- Retirarlos del horno y colocarlos en copas individuales.
- Servir calientes, acompañados de la salsa fría de rosas.
- Decorar con los pétalos de rosa restantes.

FONDUE DE ALGARROBAS

INGREDIENTES PARA 4 PERSONAS

1 cucharada de margarina orgánica • 20 g de kuzu *• 50 g de harina de algarroba • 400 ml de leche de soja a la vainilla • 50 g de miel*

PARA SERVIR

1 piña pequeña • 6 albaricoques • 2 kiwis • 200 g de cerezas • 200 g de fresas frescas

- Sin quitarle la corteza, cortar la piña en rodajas y, a continuación, en triángulos.
- Lavar los albaricoques, quitarles los huesos y cortarlos en trozos.
- Pelar los kiwis y cortarlos en rodajas.
- Lavar las cerezas y las fresas, y dejar que se sequen en un trozo de papel de cocina.
- Disponer toda la fruta en una bandeja, agrupándola por variedades.
- Verter la margarina derretida en un cazo y agregar la harina de algarroba.
- Calentar, sin dejar de remover, hasta que la harina haya absorbido toda la grasa.
- Incorporar poco a poco, en chorritos, la leche de soja, mezclando constantemente para evitar la formación de grumos.
- Añadir la miel y el *kuzu*, este último previamente disuelto en un poco de leche.

– Llevar a ebullición y dejar que hierva a fuego lento durante 2-3 minutos, removiendo constantemente.
– Encender el aparato para *fondue* y verter la crema de algarroba en el recipiente y llevar a la mesa junto con la bandeja de fruta.

CRÊPES DE MANZANA

INGREDIENTES PARA 4 PERSONAS

3 manzanas amarillas grandes • 200 g de harina de arroz semiintegral, bien molida y tamizada • 250 ml de leche de soja a la vainilla o leche de arroz • Una pizca de sal • Aceite de oliva virgen extra para freír • 2 cucharadas de semillas de lino • 50 g de jarabe de agave

– Lavar y pelar las manzanas, retirarles el corazón y cortarlas en rodajas.
– Preparar la mezcla para rebozar en una batidora con la harina, la leche y la sal.
– Remojar las manzanas en la preparación y luego freírlas.
– Verter el zumo de agave y las semillas de linaza sobre las manzanas fritas.

CRUJIENTE DE FRUTOS DEL BOSQUE

INGREDIENTES PARA 4-6 PERSONAS

200 g de pan de molde alemán sin gluten o pan de arroz, cortado en rebanadas • 400 g de frutos del bosque

PARA LA SALSA

1 pera madura • 200 ml de marsala • Piel de naranja y de limón • 1 ramita de canela • 1 clavo • ½ cucharadita de agar-agar

– Limpiar y secar meticulosamente con papel de cocina los frutos del bosque; ponerlos en un cuenco.
– Forrar una bandeja de horno de terracota con papel sulfurizado.
– Con un cuchillo de hoja serrada, eliminar la corteza de las rebanadas de pan y ponerlas en la bandeja de terracota.
– Cocer en un cazo los frutos del bosque con 2 cucharadas de agua durante 10-15 minutos a fuego lento, removiendo de vez en cuando. Dejar que se enfríe durante 5 minutos, hasta que estén tibios.
– Poner los frutos con su líquido sobre las rebanadas de pan.

- Cubrir con papel encerado y colocar encima un plato que se adapte a la medida de la bandeja. Poner en el plato un peso ligero y refrigerar toda la noche.
- Lavar la pera y cortarla en trozos pequeños.
- Cocerla en una sartén con el marsala, las especias y la piel de los cítricos a fuego medio.
- Cuando la pera se haya ablandado bastante, añadir el agar-agar, cocer 2 minutos más y retirar del fuego.
- Hacer pasar la pera por un tamiz y dejar que se enfríe.
- Sacar las rebanadas de pan de la bandeja de horno, ponerlas en platitos y decorarlas con la salsa de peras.

POSTRE DE FRESAS

INGREDIENTES PARA 2 PERSONAS

1 paquete de copos de agar-agar • 1 taza de fresas frescas • 4 cucharadas de malta 100 % de arroz • El zumo de 2 limones • Sal

- Llevar a ebullición el agua con la malta de arroz, sal y el zumo de limón.
- Añadir los copos de agar-agar y cocer a fuego lento. A continuación, agregar las fresas limpias, cortadas por la mitad, y proseguir la cocción durante 15 minutos.
- Verter la mezcla en un molde húmedo e introducirlo en la nevera.
- Cortar en dados y servir.

GELATINA DE ARÁNDANOS

INGREDIENTES PARA 4 PERSONAS

600 g de arándanos frescos • 200 ml de zumo de manzana sin azúcares añadidos • 60 g de agar-agar

- Poner los arándanos en un cazo y agregar el zumo de manzana. Cocer a fuego lento durante 10 minutos.
- Hacer pasar los arándanos cuidadosamente por un tamiz y verter el puré resultante en un cazo limpio.
- Añadir el agar-agar y, a fuego lento, dejar que se disuelva.
- Poner el zumo en 4 moldes individuales. Dejar que se enfríe y refrigerar durante 2 horas.

Para la salsa de arándanos

100 g de arándanos frescos • 60 g de jarabe de agave • 1 cucharadita de kuzu

- Cocer los arándanos en 50 ml de agua. Transcurridos 5 minutos, pasarlos por un tamiz y diluir el *kuzu* con una cucharada de agua.
- Mezclar el zumo de arándanos con el jarabe de agave y el *kuzu*.
- A fuego lento, espesar un poco la salsa y luego dejar que se enfríe.
- Antes de servir, sumergir los moldes durante unos segundos en agua caliente y desmoldarlos en platos de postre.
- Napar con la salsa.

Gelatina de cerezas

Ingredientes para 5 personas

1 kg de cerezas • El zumo de 1 limón • 150 ml de zumo de manzana 100 % natural y sin azúcares añadidos • 4 cucharadas de marsala (opcional) • 50 g de gelatina o agar-agar • Hojas de menta para decorar

- Ablandar la gelatina poniéndola en remojo en agua fría. Dejar que repose durante 5 minutos.
- Deshuesar las cerezas, recogiendo en un cuenco el zumo producido. Reservar 6 cerezas para decorar.
- Reducir las cerezas a puré usando una batidora.
- Verter el zumo de manzana en un cazo, añadirle la gelatina y cocer a fuego lento hasta que esta se funda, removiendo de vez en cuando. Dejar que se enfríe.
- Forrar un colador con una gasa, verter la pulpa de la cereza y dejar escurrir el zumo en el cuenco con el zumo recogido previamente.
- Añadir el zumo de cereza al cazo con el zumo de manzana y remover.
- Agregar el marsala.
- Verter el líquido obtenido en 6 copas individuales y refrigerar al menos 2 horas antes de servir.
- Justo antes de servir, decorar cada plato con una cereza y unas hojas de menta.

GELATINA DE ALBARICOQUES

INGREDIENTES PARA 4 PERSONAS

6 albaricoques • 2 ½ tazas de zumo de manzana • ½ taza de pasas • 6 almendras peladas • 1 cucharadita de vainilla • 1 barra de agar-agar • 1 cucharadita de aceite de maíz orgánico • Una pizca de sal

- Lavar las pasas y sumergirlas en agua caliente. Lavar los albaricoques, cortarlos en 4 trozos y retirar el hueso. Saltearlos en una sartén con aceite durante un par de minutos.
- A continuación, añadir las pasas con el agua de remojo y sal, y cocer a fuego lento hasta que el agua se evapore.
- En un cazo, llevar a ebullición el zumo de manzana y la misma cantidad de agua. Cuando rompa a hervir, agregar la vainilla y el agar-agar y dejar hasta que se disuelva. A continuación, colocar los albaricoques y las pasas en 6 tazas, y verter la mezcla líquida.
- Dejar que se enfríe, decorar con las almendras, refrigerar durante 2 horas y servir.

GELATINA DE FRUTAS CON *KUZU*

INGREDIENTES PARA 4 PERSONAS

2 tazas de fruta fresca, mezclada o de un solo tipo, cortada en trozos • 2 tazas de agua • Una pizca de sal • 3 cucharaditas de kuzu

- Escoger fruta de temporada que contenga zumo, cortarla en dados o en rodajas.
- Hervir 2 tazas de fruta en 2 tazas de agua con una pizca de sal durante 5 minutos. Disolver 3 cucharaditas de *kuzu* en 2 tazas de agua fría. Verter la mezcla en un cazo, removiendo continuamente hasta que el *kuzu* adquiera una consistencia gelatinosa y transparente (unos 5 minutos). Servir a temperatura ambiente, para lo cual la preparación deberá reposar unos 45 minutos.

GELATINA DE FRUTAS CON AGAR-AGAR

INGREDIENTES PARA 4 PERSONAS

2 tazas de agua fría • 2 tazas de fruta de temporada cortada en trozos pequeños • 2 tazas de agua • Una pizca de sal • 2-3 cucharadas de zumo de manzana • 2 cucharadas colmadas de agar-agar

- Llevar a ebullición 2 tazas de agua con una pizca de sal, 2-3 cucharadas de zumo de manzana y 2 cucharadas de agar-agar.
- Hervir 5 minutos y añadir la fruta de temporada.
- Hervir durante 5-6 minutos y dejar que se enfríe hasta que adquiera una consistencia firme. Cortar en rebanadas y degustar entre comidas.

Gratín de manzanas con leche de almendras

Ingredientes para 4-6 personas

8 manzanas reineta • Una pizca de canela • 250 g de almendras picadas • 150 g de jarabe de agave • 100 ml de leche de arroz • Una pizca de sal • 400 ml de agua

- Cortar las manzanas y ponerlas en una bandeja de horno.
- Mezclar el agua y la leche con las almendras picadas, la canela, el jarabe de agave y la sal.
- Verter la preparación sobre las manzanas y hornear a 150 °C durante 30 minutos.

Ensalada dulce de arroz

Ingredientes para 4 personas

200 g de arroz integral • 400 ml de agua • La ralladura y el zumo de 1 limón (de la piel solo la parte amarilla) • La ralladura y el zumo de 1 naranja (de la piel solo la parte naranja) • 2 cucharadas de miel • Canela • Sal • Jengibre • Vainilla • 350 ml de crema de soja (hecha en casa, la receta está en la página 479, la de soja orgánica que se vende preparada contiene gluten) • Fruta al gusto

- Hervir el arroz y dejar que se enfríe.
- Mientras tanto, triturar en una batidora todos los demás ingredientes, excepto la crema de soja.
- Agregar la fruta picada, por ejemplo, manzanas, uvas, peras, etc.
- Añadir el arroz hervido frío.
- Antes de servir, mezclar con cuidado con la crema de soja.

Macedonia tibia de frutas deshidratadas

Ingredientes para 4 personas

100 g de orejones de albaricoque • 100 g de manzanas deshidratadas • 100 g de orejones de melocotón • 100 g de peras deshidratadas • 100 g de piña deshidratada • 50 g de pasas • 200 ml de zumo de manzana • 300 ml de zumo de pomelo • 1 ramita de canela • 2 clavos

- Poner la fruta en un recipiente grande, verter el zumo de manzana y el pomelo y mezclar bien.
- Dejar que repose durante toda la noche.
- Escurrir la fruta y reservar el líquido.
- Cortar los albaricoques por la mitad y los melocotones en cuartos.
- Picar el resto de la fruta.
- Hacer una bolsita con dos capas de gasa y llenarla con las especias.
- Cerrar con bramante.
- Poner la fruta en un cazo y añadir la mezcla de zumos de fruta y la bolsa de especias.
- Calentar a fuego lento, removiendo de vez en cuando. Llevar a ebullición y tapar el cazo.
- Hervir a fuego lento durante 10-15 minutos, hasta que la fruta esté bien blanda.
- Retirar del fuego y dejar que se enfríe unos minutos.
- Retirar la bolsa de especias y distribuir la macedonia en copas individuales.
- Servir inmediatamente.

Manzana rellena al horno

Ingredientes para 1 persona

1 manzana golden • ½ cucharada de pasas rehidratadas con agua • 1 cucharadita de tahini • *Una pizca de sal • 1 cucharadita de malta 100 % de arroz*

- Lavar la manzana y hacer un orificio en el centro, eliminando el corazón.
- Poner en él las pasas, el *tahini*, una pizca de sal y la malta de arroz.

- Colocar la manzana en una bandeja pequeña y hornearla a 180 °C durante 35 minutos.
- Sacar del horno, dejar que se enfríe y servir.

MANZANAS CRUJIENTES

INGREDIENTES PARA 2 PERSONAS

2 manzanas grandes • El zumo de 1 naranja • 50 g de pasas • 50 g de galletas de arroz tostadas y trituradas • 30 g de almendras picadas • 30 g de copos de maíz orgánico 100 % sin gluten • ½ cucharadita de canela en polvo • ½ cucharadita de jengibre en polvo

- Pelar las manzanas, cortarlas por la mitad y extraerles el corazón, dejando una pequeña cavidad.
- Poner las manzanas con el corte hacia abajo en una cacerola, sin superponerlas.
- Cubrirlas con las pasas y el zumo de naranja y cocerlas a fuego lento, con el recipiente tapado, durante 15 minutos.
- A continuación, disponerlas en platitos individuales, con el corte hacia arriba.
- Poner en un cuenco las pasas rehidratadas, el zumo que ha quedado en la cacerola, las galletas, las almendras, los copos de maíz y las especias.
- Extender la mezcla por las mitades de manzana y gratinarlas durante 5 minutos.
- Servir recién horneadas.

DELICIA DE ALMENDRAS

INGREDIENTES PARA 3-4 PERSONAS

150 g de almendras blanqueadas • 500 ml de leche de soja a la vainilla • 100 g de fructosa • 30 g de agar-agar • 18 almendras enteras peladas • Ralladura de limón para decorar

- Picar las almendras en la batidora con un poco de agua (reservando 18 para la decoración), hasta que adquieran una consistencia de papilla.
- Cubrir las almendras con 400 ml de agua hirviendo y dejar que se enfríen.
- Colar la leche de almendras obtenida con un tamiz de malla fina o con un colador forrado con gasa.

- Poner en un cazo la leche de soja y el agar-agar. Cocer a fuego lento hasta que se disuelva. Agregar la leche de almendras y la fructosa.
- Rellenar con la mezcla el molde de pudin de un litro e introducirlo en la nevera durante unas 2 horas.
- Justo antes de servir, sumergir el molde en agua caliente durante 1 minuto y ponerlo boca abajo sobre un plato de servir.
- Decorar con las almendras enteras y la ralladura de limón.

Mousse de melocotón con salsa de frambuesas

Ingredientes para 4 personas

4 melocotones • 30 g de agar-agar • 1 l de zumo de piña 100 % natural y sin azúcares añadidos • 4 cucharadas de kuzu *• Una pizca de sal • 2 cucharaditas de zumo de limón • 100 g de almendras molidas • 80 ml de jarabe de agave*

Para la salsa

100 g de pulpa de manzana • 100 ml de zumo de manzana 100 % natural y sin azúcares añadidos • 300 g de frambuesas

- Cocer la manzana picada y las frambuesas con el zumo de manzana hasta que todo adquiera una consistencia de crema.
- Pasar por un tamiz y dejar que se enfríe (reservar para decorar el pudin antes de servir).
- Escaldar durante un minuto los melocotones y pelarlos. Cortarlos en tiras.
- Mezclar el agar-agar con el zumo de piña, poner todo en un cazo, añadir el jarabe de agave y llevar a ebullición.
- Cocear a fuego lento durante 5 minutos. Verter el zumo de piña a los melocotones y dejar que repose. Disolver el *kuzu* en un poco de agua fría y agregar al cazo.
- Añadir sal, el zumo de limón y las almendras molidas. Remover, llevar de nuevo a ebullición y verter en un molde de pudin previamente humedecido con agua.
- Refrigerar durante 4-5 horas. Antes de servir, sumergir el molde en agua caliente y desmoldar en una fuente. Rociar con la salsa de frambuesa.

Crema de soja

Las personas con intolerancia al gluten no pueden consumir la crema de soja orgánica que se vende ya preparada porque contiene gluten. La receta siguiente, además de no contener gluten, es muy sabrosa y fácil de elaborar.

Ingredientes para 5 personas

250 g de tofu cocido al vapor durante 15 minutos • 2 cucharadas de malta 100 % de arroz • 6 cucharadas de aceite de girasol • Una pizca de sal • Una pizca de vainilla natural • ½ taza de leche de soja natural

- Poner todos los ingredientes en una batidora y triturarlos hasta obtener una mezcla cremosa.
- Introducir la crema obtenida en la nevera hasta que esté lista para servir.
- Es muy buena como acompañamiento de pasteles, tartas, helados y *crêpes*.

Panforte hecho en casa

Ingredientes para 4 personas

100 g de avellanas tostadas • 100 g de almendras tostadas sin pelar • 50 g de semillas de sésamo • 50 g de miel • ½ cucharadita de jengibre en polvo • 1 vaso pequeño de zumo de naranja natural • 20 g de harina de arroz finamente molida y tamizada • 50 ml de leche de soja a la vainilla • 20 g de harina de algarrobas • 4 higos • La ralladura de 1 limón • La ralladura de 1 naranja

- Precalentar el horno a 180 °C.
- Picar las avellanas y las almendras.
- Picar los higos secos muy finos.
- Verter la miel en un cazo y calentar a fuego lento.
- Poner los frutos secos en un cuenco.
- Tamizar la harina de arroz con la sal y la harina de algarroba.
- Añadir la harina a los frutos secos, agregar el jengibre, el sésamo y la ralladura de limón.
- Incorporar la miel caliente, la leche de soja y el zumo de naranja.
- Remover hasta que todos los ingredientes estén bien mezclados.
- Verter la preparación en una bandeja de horno forrada con papel sulfurizado y presionar con un mazo para carne húmedo.

- Cortar un disco de papel vegetal del mismo diámetro que el de la bandeja de horno y colocarlo sobre el pan de jengibre.
- Introducir la fuente en el horno a 150-160 °C y hornear durante 30 minutos.
- Retirar el *panforte* del horno, quitar el disco de papel y dejar que se enfríe en la bandeja.
- Colocar el *panforte* en una fuente y cortarlo en rebanadas finas.

PERAS Y PIÑAS AL ZUMO DE ARÁNDANOS

INGREDIENTES PARA 4 PERSONAS

4 peras • 4 rodajas de piña • 1 botella de zumo de arándanos 100 % sin azúcares añadidos • 1 cucharada de malta 100 % de arroz • 2 clavos de olor

- Pelar las peras sin quitarles el tallo. Pelar la piña y cortarla en rodajas.
- Poner la fruta en un cazo de fondo grueso de un diámetro de unos 28 centímetros.
- Añadir el zumo de arándanos y los clavos.
- Cubrir con una tapa y dejar que hierva. Cocer a fuego medio removiendo de vez en cuando.
- Apagar cuando el líquido se reduzca a las tres cuartas partes de su volumen inicial.
- Añadir la malta de arroz y remover.
- Cuando se enfríe, poner una pera y una rodaja de piña en copas individuales y cubrir con el zumo de arándanos.
- Este zumo es también exquisito cuando se añade a una copa de helado de vainilla o de frutas.

MELOCOTÓN MELBA

INGREDIENTES PARA 4 PERSONAS

4 melocotones amarillos maduros y firmes • 500 g de frambuesas frescas • 3 cucharadas de jarabe de arce • 4 cucharadas de helado de soja a la vainilla (véase *página 533)*

- Lavar con cuidado las frambuesas y dejarlas secar sobre papel de cocina.
- Reservar una cucharada colmada y pasar el resto por el tamiz.
- Añadir el jarabe de arce.
- Introducir el recipiente en la nevera hasta el momento de servir.
- Escaldar los melocotones en agua hirviendo y pelarlos.

- Cortarlos en cuartos y deshuesarlos.
- Preparar 4 platitos y verter en ellos la salsa de frambuesa reservada en la nevera.
- Colocar una bolita de helado en el centro de cada platito y decorar con unas pocas de las frambuesas enteras reservadas.
- Disponer los melocotones alrededor de las bolitas de helado de soja y servir.

Palomitas de maíz súper ricas

Ingredientes para 4 personas

80 ml de aceite de sésamo • 1 taza de maíz orgánico • 150 g de malta 100 % de arroz • ½ cucharadita de jengibre en polvo • ½ cucharadita de canela en polvo • 50 g de nueces picadas • La ralladura de 1 limón • La ralladura de 1 naranja • Una pizca de sal

- Verter el aceite en una cacerola y añadir el maíz.
- Tapar y cocer a fuego fuerte, moviendo la cacerola de vez en cuando.
- Cuando las palomitas de maíz empiecen a saltar, seguir moviendo la cacerola asegurándose de que la tapa no se mueva.
- Cuando dejen de crepitar, sacar del fuego.
- Retirar la tapa y añadir una pizca de sal y la malta, y agitar vigorosamente hasta que todas las palomitas de maíz estén untadas con malta.
- A continuación, agregar el resto de ingredientes y seguir removiendo.
- Estas palomitas se pueden comer solas o con una copa de helado; también se pueden servir como guarnición de un postre o hacer bolas humedeciéndose las manos con agua y presionando las palomitas, bañándolas luego con crema de avellanas (atención, no usar la malta de avellanas porque contiene gluten).

Crocante de sésamo

Ingredientes para 6 personas

400 g de semillas de sésamo • 400 g de malta 100 % de arroz • 1 cucharada de ralladura de limón • 1 cucharada de zumo de limón o de mandarina

- Lavar bien las semillas de sésamo y tostarlas en una sartén grande, removiéndolas de forma constante.
- En un cazo, fundir a fuego muy lento la malta de arroz y añadirle la ralladura de limón y una cucharada de zumo.

– Poner las semillas de sésamo en el cazo con la malta y mezclar con fuerza.
– Finalmente, verter toda la mezcla sobre una superficie previamente aceitada.
– Estirar la preparación, ayudándose con ½ naranja para aplastarla hasta que adquiera un centímetro de grosor.
– Antes de que se enfríe por completo, cortar el crocante en cuadraditos con un cuchillo aceitado.

Brazo gitano de castañas

Ingredientes para 6 personas

500 g de castañas • 50 g de harina de algarroba • 50 g de miel • 100 g de almendras peladas • La ralladura de 1 naranja • 300 ml de yogur de soja

– Poner las castañas en un recipiente con agua, llevar a ebullición y cocer a fuego lento durante 20 minutos. Escurrir, unas pocas cada vez, quitarles la piel y volverlas a introducir en el agua caliente.
– Dejar cocer otros 25 minutos. Escurrir las castañas y quitarles los restos de piel, con cuidado, con la ayuda de un cuchillo.
– Triturar las castañas en una batidora mientras todavía estén calientes y poner el puré resultante en un cuenco.
– Picar las almendras y añadirlas al puré de castañas.
– Agregar la harina de algarroba, la miel, el yogur y la ralladura de naranja.
– Mezclar bien todos los ingredientes con una cuchara de madera.
– Cuando la masa esté bien fría, extender una lámina de papel de aluminio sobre la superficie de trabajo.
– Verter sobre el papel de aluminio la mezcla de castañas y enrollarla hasta formar un cilindro.
– Envolver la preparación con papel de aluminio e introducir en el frigorífico durante 3-4 horas.
– Retirar el brazo gitano de la nevera, quitar el papel de aluminio y cortar en rebanadas gruesas.
– Si se desea, se puede acompañar este postre con yogur.

Rosas de chocolate

Ingredientes para 4 personas

100 g de chocolate de cobertura • 80 g de margarina orgánica • 50 g de fructosa • 1 naranja • ½ caja de copos de maíz 100 % sin gluten

- Trocear el chocolate y ponerlo en un cazo a fuego lento.
- Añadir la margarina y fundir los 2 ingredientes, removiendo con una cuchara de madera.
- Agregar la fructosa a la crema, removiendo continuamente.
- Lavar bien 1 naranja, secarla y rallar la cáscara sobre los ingredientes de la crema del cazo.
- Remover y retirar del fuego.
- Poner los copos de maíz en un cuenco, verter por encima la crema de chocolate y remover suavemente con una espátula o una cuchara de madera.
- Forrar una bandeja de horno con papel sulfurizado y disponer la mezcla en pequeños montones, dejando cierta distancia entre ellos. Introducir en la nevera para que se solidifique bien el chocolate, y luego servir.

Salsa de almendras con vainilla

Esta salsa puede acompañar postres fríos y calientes, helados o gelatinas.

Ingredientes para 4 personas

500 ml de leche de soja a la vainilla • 6 cucharadas de crema de almendras • 6 cucharadas de malta 100 % de arroz • Vainilla natural • La ralladura de 1 limón • 3 cucharadas de kuzu

- Calentar la leche de soja con todos los ingredientes, excepto el *kuzu*.
- Disolver este último en un poco de agua fría y mezclarlo con la leche de soja.
- Cocer durante unos minutos y la crema estará lista.

Tartaletas de albaricoque

Ingredientes para 3-4 personas

Para la masa

80 g de margarina orgánica • 40 g de azúcar moreno • 120 g de harina de arroz semiintegral finamente molida y tamizada • 80 g de avellanas peladas, tostadas y finamente picadas

Para el relleno
10 albaricoques • 20 g de azúcar moreno

Para la salsa
200 ml de yogur de soja • 200 g de albaricoques • 50 ml de zumo de manzana • ½ cucharadita de canela natural en polvo • Una pizca de sal • 50 g de mermelada de albaricoque sin azúcar añadido

- Forrar moldes individuales hondos de unos 10 cm de diámetro con papel sulfurizado.
- Lavar los albaricoques, deshuesarlos, cortarlos en trozos y colocarlos en los moldes.
- Espolvorear con un poco de azúcar moreno molido en el molinillo de café.
- Preparar una crema con la margarina y el azúcar moreno.
- Tamizar la harina y mezclarla con la crema y con las avellanas finamente picadas.
- Trabajar bien la preparación hasta que sea maleable. Luego, dividirla en 6 porciones iguales y formar discos del diámetro de los moldes.
- Poner las porciones de masa sobre los albaricoques y presionar ligeramente, de modo que no sobresalgan de los bordes.
- Hornear los moldes a 200 °C durante 20-25 minutos.
- Sacar del horno y dejar que se enfríen.
- Mientras tanto, preparar la salsa.
- Lavar los albaricoques y cortarlos por la mitad.
- Triturar las avellanas con el yogur, el zumo de manzana, las especias y la sal.
- Tamizar la mezcla y con la salsa de albaricoques cubrir el fondo de 6 platitos.
- Colocar una tartaleta sobre la salsa de albaricoques en el centro de cada plato. Verter la mermelada de albaricoque en un cazo pequeño y calentarla.
- A continuación, pasarla por un tamiz y ponerla en la manga pastelera.
- Extender un anillo de mermelada sobre la salsa de albaricoque alrededor de las tartaletas.
- El postre está listo para ser servido.

Tarta de mijo

Ingredientes para 6 personas

2 tazas de mijo • 6 tazas de agua • Sal marina • 2 cucharadas de tahini *• 4 cucharadas de pasas • Vainilla natural • Canela • La ralladura de 1 limón • 4 cucharadas de malta 100 % de arroz • 1 kg de manzanas*

- Lavar el mijo y hervirlo con la sal, el agua, las pasas y la ralladura de limón.
- Cuando esté cocido, agregar el *tahini* y mezclar bien.
- Mientras tanto, pelar las manzanas, quitarles las semillas y cortarlas en rodajas finas.
- Mezclar la canela y la vainilla con la malta. Cubrir con la mitad del mijo cocido una bandeja de horno engrasada con margarina vegetal, cubrir el mijo con las rodajas de manzana y añadir encima el mijo restante.
- Hornear a 250 °C durante 40 minutos.

Pastel de manzana fácil

Ingredientes para 4 personas

200 g de harina de arroz integral finamente molida • 1 cucharada de margarina vegetal orgánica • La ralladura de 1 limón • 1 vaso de agua o de zumo de naranja • Una pizca de sal • 1 manzana triturada con la mezcla • 2 manzanas cortadas en trozos para añadir a la preparación al final • 100 g de azúcar moreno de caña • 2 cucharadas de semillas de lino

- Poner en una batidora la harina de arroz, el azúcar moreno, la sal y la ralladura de limón, y mezclar.
- A continuación, añadir la margarina, el vaso de agua o de zumo de naranja y una manzana cortada en trozos pequeños, triturar durante unos minutos y agregar las semillas de lino y las 2 manzanas en trozos pequeños.
- Mezclar con cuidado los ingredientes y verter la preparación en una bandeja de horno forrada con papel sulfurizado.
- Hornear a 180 °C durante unos 35-40 minutos.

TORTITA DE COPOS DE ARROZ

INGREDIENTES PARA 4-6 PERSONAS

300 g de copos de arroz • 2 manzanas • 3 cucharadas de amaranto cocido en grano • Un poco de canela • 2 cucharadas de miel de acacia • 500 ml de leche de arroz • 2 cucharadas de pasas • 1 cucharada de semillas de girasol • 3 cucharadas de malta 100 % de arroz • Una pizca de sal

- Poner los copos en remojo en la leche de arroz caliente durante algunas horas, lo suficiente como para obtener una masa blanda pero compacta.
- Añadir a la mezcla las manzanas troceadas, el amaranto, la miel, las pasas, las semillas de girasol y la canela.
- Mezclar bien, agregando, si fuera necesario, un poco más de leche de arroz.
- Poner un cazo al fuego con un poco de aceite y cocer la tortita como si fuera una *frittata*, dándole la vuelta para que se haga por ambos lados.
- Poner en un plato y verter un poco de malta 100 % de arroz.

Dulces con levadura, sin huevo ni leche de vaca, con cereales orgánicos sin gluten

GALLETAS DE ARROZ Y MAÍZ

INGREDIENTES PARA 4 PERSONAS

150 g de harina fina de arroz • 150 g de harina fina de maíz • 150 g de azúcar de caña moreno • 120 g de aceite de maíz orgánico u 80 g de margarina vegetal • 100 ml de agua • 10 g de ralladura de limón • 20 g de crémor tártaro

- Poner en un cuenco el aceite, el agua, la levadura en polvo, la ralladura de limón y el azúcar, y disolver bien todos los ingredientes.
- Añadir poco a poco la harina y remover hasta obtener una mezcla harinosa y compacta.
- Poner la masa sobre papel sulfurizado y enrollarla para obtener un cilindro de unos 5 cm de diámetro.
- Introducir el cilindro en el congelador durante 30 minutos para que se endurezca. Retirar del congelador y cortarlo inmediatamente en rodajas.

– Colocar las galletas en una bandeja forrada con papel vegetal y hornear a 180 °C durante 15 minutos.

Receta rápida

Si no dispones de tiempo para preparar un dulce sin gluten, puedes resolver el problema de forma estupenda comprando en las tiendas de alimentos naturales una pasta para pasteles orgánica sin gluten. Es de la marca PROBIOS y contiene los siguientes ingredientes: 18 % de arroz, 9 % de maíz, 4 % de mijo, 4 % de alforfón, aceite de girasol no hidrogenado, miel, crémor tártaro y un espesante de goma guar.

Sobre esta base se puede extender una de las cremas pasteleras descritas en esta sección y decorar con fruta fresca o mermelada de frutas, avellanas o almendras picadas, o bien con una sencilla y sabrosa compota de frutas.

Strudel de manzana con canela

Ingredientes para 6 personas

Para la pasta

*50 g de agua • 30 g de azúcar de caña moreno • 20 g de aceite de girasol • 10 g de ralladura de limón • 10 g de crémor tártaro en polvo • 100 g de harina fina de maíz (*fioretto*) • 150 g de almidón de arroz (producto natural) o de crema de arroz, un poco de soda preparada en casa o harina de quinoa • Una pizca de sal • 10 g de miel de acacia*

Para el relleno

400 g de manzanas • 80 g de pasas • 40 g de copos de mijo • 30 g de piñones • 30 g de miel • 2 g de vainilla • 10 g de ralladura de limón • 5 g de canela

Para el zumo de canela

15 g de canela en polvo • 50 g de miel de acacia • Agua al gusto • Piñones y pasas para decorar

– Verter en un cuenco el agua y el aceite, y disolver en el líquido el azúcar; añadir la ralladura de limón, el crémor tártaro en polvo y la sal.
– Agregar poco a poco la harina y el almidón de arroz o la crema de arroz, removiendo hasta que la masa esté blanda y homogénea.
– Dejar que repose durante 10 minutos en un ambiente cálido.

- Poner en un cuenco las manzanas peladas y picadas, los piñones, la miel, la ralladura de limón, la canela, la vainilla en polvo y los copos de mijo.
- Mezclarlo todo con cuidado.
- Estirar la masa directamente sobre la bandeja de horno ya forrada con papel sulfurizado, poner encima el relleno de manzana y enrollarla bien cerrando los bordes exteriores.
- Hornear a 170 °C durante 25 minutos.
- Retirar del horno, recubrir la masa con miel diluida en un poco de agua y hornear de nuevo durante otros 5 minutos.
- Retirar del horno y dejar que se enfríe.
- En un cuenco, mezclar la miel con la canela y diluirlas ligeramente con agua.
- Disponer el *strudel* en un plato de servicio y verter el zumo de canela.
- Decorar con piñones y pasas previamente remojadas en agua.

Dulces con huevo, sin leche de vaca ni levadura, con cereales orgánicos sin gluten

---

Amaretti (galletitas de almendra)

Ingredientes para 2-3 personas

150 g de fructosa bien molida en el molinillo de café • 150 g de almendras molidas • 50 ml de marsala • 1 clara de huevo

- Batir la clara de huevo a punto de nieve. Poner en un cuenco un montoncito de almendras molidas y, en el medio, la fructosa, el marsala y la clara de huevo batida.
- Mezclar todo y cuando adquiera una consistencia homogénea, formar con la pasta bolas pequeñas.
- Ponerlas en una bandeja de horno forrada con papel vegetal y hornear a 180 °C durante 15 minutos.

Amaretti con coco

Ingredientes para 4 personas

50 g de dátiles secos • 100 g de coco deshidratado • 100 g de almendras molidas • El zumo y la ralladura de ½ limón • 1 huevo, ligeramente batido • 2 cucharadas de coco rallado

- Precalentar el horno a 170 °C.
- Picar finamente los dátiles y ponerlos en una cacerola.
- Cubrirlos con 100 ml de agua fría.
- Cocer durante 10 minutos a fuego medio, removiendo hasta que toda el agua se haya evaporado.
- Chafar los dátiles con un tenedor y dejar que se enfríen.
- En un cuenco, mezclar la almendra molida con el coco.
- Añadir la pasta de dátiles, el zumo y la ralladura del limón y el huevo batido.
- Remover hasta obtener una masa blanda.
- Humedecerse las manos con agua fría y, a continuación, tomar un pedazo de masa del tamaño de una nuez y rodarlo entre las palmas para formar una bola.
- Continuar de esta manera hasta acabar con la masa.
- Disponer las bolas en una bandeja de horno forrada con papel vegetal, dejando suficiente espacio entre ellas para permitir que se extiendan durante la cocción.
- Aplanar cada bola ligeramente con la parte inferior de un vaso.
- Hornear durante 15-20 minutos, hasta que los *amaretti* estén dorados y crujientes.
- Retirar del horno, colocar los *amaretti* en una bandeja, espolvorear con coco rallado y dejar que se enfríen completamente antes de servir.

Corona de arroz y fruta

Ingredientes para 4 personas

130 g de arroz blanco • 500 ml de leche de soja a la vainilla • Una pizca de sal • 1 vaina de vainilla • 2 yemas de huevo • 50 g de margarina orgánica • 100 g de jarabe de agave • 500 g de fruta fresca: peras, manzanas, uvas, kiwis, mandarinas • 50 ml de zumo de naranja recién exprimido • 7 cucharadas de malta 100 % de arroz para caramelizar el molde

- Lavar, pelar y triturar la fruta.
- Ponerla en un cuenco y dejar que se empape en el zumo de naranja, al que se habrá añadido 5 cucharadas de jarabe de agave.
- Remover y dejar que repose, removiendo de vez en cuando.
- Calentar la leche con la vainilla y luego sacar la vaina.
- Lavar el arroz y ponerlo en una cacerola. Cubrirlo con la leche, agregar la sal y cocer durante 45 minutos a fuego lento, hasta que se evapore por completo la leche.
- Dejar que se enfríe.
- Mezclar las yemas de huevo con el arroz, la margarina y 9 cucharadas de jarabe de agave.
- Verter en una cacerola 7 cucharadas de malta 100 % de arroz y 1 cucharada de agua.
- Dejar caramelizar a fuego medio y extender el caramelo en la parte inferior del molde de la corona.
- Precalentar el horno a 180 °C.
- Verter el arroz en el molde caramelizado y nivelarlo.
- Hornear al baño maría durante 30 minutos.
- Una vez cocido, dejar que se enfríe en el molde.
- Desmoldar en una bandeja de servicio y llenar el agujero de la corona con la ensalada de frutas maceradas.
- Distribuir el líquido de la maceración por encima del arroz y servir.

CREMA BÁVARA BLANCA Y NEGRA

10 g de agar-agar • 330 ml de leche de soja a la vainilla • 20 g de kuzu *• 4 yemas de huevo • 50 g de jarabe de agave • 1 vaina de vainilla • 100 g de crema de avellana orgánica, sin almidón, puesto que contiene gluten añadido • 1 cucharada de achicoria soluble • 3 claras de huevo*

- Batir las yemas con el agave en un cuenco hasta obtener una crema suave y clara.
- Diluir el *kuzu* en un poco de leche de soja fría y reservar ½ vaso de leche de soja.
- Verter el resto de la leche en un cazo y añadir la vainilla.
- Calentar la leche sin dejar que hierva.
- Añadir la leche de soja caliente y el *kuzu* a la crema de huevo.

- Llevar a ebullición y dejar que cueza durante 5 minutos, removiendo continuamente hasta que la crema forme una costra en el dorso de una cuchara.
- Apagar el fuego y retirar la vainilla.
- Fundir el agar-agar con un poco de agua en un cazo, verter la crema y diluir hasta que la gelatina esté muy líquida.
- Dejar que se enfríe.
- Aparte, batir las claras de huevo a punto de nieve.
- Cuando la gelatina comience a espesar, añadir con cuidado las claras de huevo batidas y verter la mezcla resultante en los moldes.
- A continuación, en un cazo al baño maría, disolver la achicoria en 3 cucharadas de leche de soja y añadirla a la crema de avellanas.
- Poner la preparación de avellanas en la manga pastelera con una boquilla estrecha.
- Llenar los moldes mientras la crema todavía esté blanda.
- Cubrir los moldes e introducirlos en la nevera durante 2 horas, hasta que la crema bávara esté lista.
- Sacar los moldes del frigorífico, sumergir las bases en agua fría durante unos segundos y desmoldar las *bavaroises* en platos individuales.

PROFITEROLES DE ARROZ CON CREMA PASTELERA AL LIMÓN

INGREDIENTES PARA 4-5 PERSONAS

½ l de agua • 50 g de aceite de oliva virgen extra • Una pizca de sal • La ralladura de 1 limón • 250 g de harina de arroz semiintegral tamizada • 5 huevos enteros

PARA LA CREMA

100 g de harina de arroz blanco • 100 g de jarabe de agave • 50 g de azúcar moreno de caña • 2 yemas de huevo • ½ litro de agua o leche de soja o leche de arroz • 1 piel de limón entera

PARA DECORAR

1-2 cucharadas de fructosa en polvo, molida en un molinillo de café

- Poner el agua en una cacerola, añadir el aceite, la sal y el limón, y llevar a ebullición.
- Agregar la harina de arroz y mezclar de nuevo con fuerza durante 5-10 minutos, evitando que se formen grumos.

- Apagar el fuego y esperar a que la mezcla se enfríe, removiendo de vez en cuando.
- Cuando la preparación esté tibia, añadir los huevos previamente batidos y mezclar bien hasta obtener una crema homogénea y bastante sólida.
- En una bandeja forrada con papel sulfurizado, disponer pequeñas porciones de pasta, a las que se habrá dado forma con una cucharilla.
- Colocar las porciones espaciadas para permitir que aumenten de tamaño durante la cocción. Hornear a 150 °C durante unos 60 minutos.

Para la crema

- Poner en un cazo la harina de arroz y el azúcar, mezclar bien y añadir las yemas poco a poco, el jarabe de agave y la leche o el agua.
- Incorporar bien los ingredientes y después agregar la piel de limón.
- Cocer a fuego medio durante 8-10 minutos, removiendo continuamente, incluso después de la ebullición.
- Dejar que la crema se enfríe y luego utilizarla para rellenar los hojaldres.
- Disponer los hojaldres rellenos en una bandeja y, si se quiere, añadir un poco de jarabe de agave y semillas de sésamo, o espolvorear con fructosa en polvo.

Galletas con amasake de arroz

Ingredientes para 4 personas

350 g de harina de arroz finamente molido • 80 g de amasake *de arroz casero • 60 g de azúcar de caña moreno • 60 g de margarina orgánica • 1 vaso de zumo de naranja • Una pizca de sal • 2 huevos • La ralladura de 1 limón*

- Poner la harina, la ralladura de limón y el azúcar moreno en un robot de cocina.
- Añadir los demás ingredientes y continuar mezclando hasta obtener una pasta homogénea.
- Precalentar el horno a 170 °C.
- Forrar dos bandejas para hornear con papel sulfurizado y distribuir en ellas cucharadas individuales de la mezcla, dejando espacio entre las porciones.
- Hornear durante unos 25 minutos, retirar, dejar que se enfríe y servir.
- En general, las galletas son casi iguales en cuanto a forma, por lo que es posible untar crema o mermelada y cubrirlas con otras galletas para obtener diferentes pastas.

GALLETITAS DE MAÍZ Y PASAS

INGREDIENTES PARA 6 PERSONAS

400 g de harina de maíz fina orgánica • 250 g de frutos secos (pasas, higos secos, nueces, piñones, almendras peladas) • 150 ml de aceite de maíz orgánico • 150 ml de malta 100 % de arroz • 2 yemas de huevo • ½ vaso de marsala • 1 cucharadita de levadura química • Una pizca de sal

- Poner en remojo las pasas en un poco de agua tibia.
- Pelar y picar las almendras, los piñones, los higos secos y las nueces.
- Hacer un montón con la harina y poner en el centro la malta, la levadura química, las yemas de huevo, el marsala, la sal, las nueces picadas, las pasas y el aceite.
- Trabajar primero la masa con los dedos, añadir unas cucharadas de agua y mezclar rápidamente sin amasar demasiado.
- Envolver en papel de aluminio, en film transparente o en un paño y dejar que repose en un lugar fresco durante al menos una hora.
- Estirar la masa con un rodillo hasta formar una lámina de unos 3-4 mm de grosor.
- Cortarla con un molde redondo de galletas.
- Colocar los círculos de masa en una bandeja de horno forrada con papel vegetal.
- Hornear en el horno precalentado a 190 °C durante unos 15 minutos, hasta que se doren.
- Para dar brillo a la superficie, pincelar las galletas mientras aún estén calientes con un poco de malta 100 % de arroz.

GALLETAS DE HARINA DE GARBANZOS

INGREDIENTES PARA 4 PERSONAS

300 g de harina de garbanzos • 200 g de margarina vegetal orgánica • 200 g de azúcar de caña moreno • 100 g de nueces picadas • 2 huevos • Canela • La ralladura de 1 limón • ½ taza de zumo de mandarina • Una pizca de sal

- Moler el azúcar en un molinillo de café y luego amasar junto con la margarina.
- Batir los huevos y agregarlos a la masa. Luego añadir la ralladura y el zumo de limón (con cuidado, gota a gota, para que no se corte la crema).
- Agregar, también poco a poco, la harina de garbanzos, la canela y las nueces trituradas.

- Forrar una bandeja de horno con papel sulfurizado y distribuir cucharadas individuales de masa.
- Hornear a 180 °C durante 20 minutos.

Pudin de almendras

Ingredientes para 4 personas

150 g de harina de arroz finamente molido • 400 ml de leche de almendras (la receta está en la página 567) • 3 claras de huevo • 2 cucharadas de agua de azahar • 200 ml de jarabe de agave

- Precalentar el horno a 170 °C.
- Calentar la leche de almendras en un cazo y, cuando empiece a hervir, verter la harina de arroz. Remover continuamente y cocer durante 5 minutos.
- Añadir el agua de azahar.
- Batir las claras de huevo a punto de nieve e incorporarlas a la crema de almendras cuando se haya enfriado.
- Verter la mezcla en un molde de pudin.
- Poner el molde al baño maría con el agua hasta la mitad del molde.
- Hornear durante una hora. Retirar del horno y dejar que se enfríe. Desmoldar cuando aún esté caliente, ya que así saldrá con facilidad.
- Poner el pudin en un plato y servir.

Arroz con leche con fresas

Ingredientes para 4 personas

200 g de arroz blanco • 50 g de harina de arroz semiintegral finamente molida y tamizada • 1 huevo • 400 g de fresas silvestres • 5 cucharadas de malta 100 % de arroz • 1 chorrito de zumo de limón • La ralladura de 1 limón • Canela • 1 cucharada de aceite de sésamo • 1 cucharada de margarina orgánica • Una pizca de sal • 600 ml de leche de arroz

- Cocer el arroz en la leche con sal a fuego medio.
- Cuando el líquido se haya absorbido por completo, retirar del fuego y dejar que se enfríe.
- En un cuenco, mezclar la harina de arroz, el huevo, la malta de arroz, el limón y el resto de ingredientes.
- Untar un molde de pudin grande con aceite de sésamo y verter la preparación.

- Hornear a 180 °C durante 30 minutos. A continuación, subir a 250 °C la temperatura y cocer durante otra ½ hora.
- Retirar del horno, dejar que el pastel se enfríe durante 5 minutos, desmoldar en un plato y servir.

Rosquillas de San José al horno – Struffoli al horno

Ingredientes de la masa para 4 personas

1 taza colmada de agua • 1 taza colmada de harina de arroz integral o semiintegral finamente molida y tamizada o harina quinoa • 1-2 cucharadas de margarina de girasol orgánica • 1 cucharadita de sal • la ralladura de 1 limón • 1 huevo • 2-3 cucharadas de malta 100 % de arroz (opcional; si quieres decorar con edulcorante natural, recuerda que el contraste entre dulce y salado siempre tiene más éxito) • 1 cucharada de semillas de lino (opcional)

Para pincelar

Jarabe de arce o malta 100 % de arroz

- Verter el agua en un cazo con sal y la ralladura de limón, y llevar a ebullición.
- Cuando rompa a hervir, verter de una vez la harina de arroz y remover con fuerza.
- Añadir la margarina, la malta (opcional), las semillas de lino (opcional) y remover la mezcla con energía.
- Cuando se haya enfriado un poco, agregar el huevo previamente batido y continuar removiendo con fuerza.
- Cuando la preparación se haya enfriado y esté homogénea, tomar una cucharada cada vez y colocarla sobre una superficie de trabajo previamente untada con un poco de aceite. Formar con la mezcla cilindros de 12 centímetros de largo y 2 de diámetro, y unir las puntas para formar rosquillas.
- Colocar las rosquillas en una bandeja forrada con papel sulfurizado y hornear durante 35-40 minutos a 180 °C.
- Retirar del horno, y si se les ha incorporado malta, ya pueden comerse tal cual están. En cambio, si no es así, se pueden pincelar con un poco de malta 100 % de arroz o con jarabe de arce.
- Con esta misma receta se pueden elaborar unos buenos *struffoli*; basta, sencillamente, con cortar los bastoncitos en porciones de un centímetro y proceder, a continuación, a hornear.

Cerezas a la crema

Ingredientes para 5 personas

500 g de cerezas negras • 300 ml de leche de soja a la vainilla • 30 g de kuzu *• 3 huevos • 50 g de miel • 30 g de* tahini *• Coco deshidratado y molido para espolvorear*

- Precalentar el horno a 220 °C.
- Lavar las cerezas con cuidado, secarlas con papel de cocina y quitar los huesos.
- Disolver el *tahini*.
- Calentar la leche de soja.
- Batir los huevos con la miel hasta obtener una crema clara y espumosa.
- Diluir el *kuzu* en una cucharadita de leche de soja y mezclarlo con la crema de huevo.
- Agregar poco a poco la leche tibia y el *tahini* disuelto.
- Untar ligeramente una bandeja de horno con la margarina orgánica.
- Distribuir las cerezas en la bandeja y verter la mezcla preparada.
- Hornear durante 30 minutos.
- Retirar la fuente del horno y cubrir la superficie del postre con papel de aluminio. Proseguir la cocción durante 10 minutos más.
- Dejar que se enfríe durante unos minutos, espolvorear la superficie con el coco deshidratado y servir inmediatamente.

Paloma de Pascua

Este postre se prepara normalmente para el día de Pascua. La primera vez que probé esta receta pensé que no tendría mucho éxito. El resultado fue que este pastel se acabó casi de inmediato. ¡Pruébalo!

Ingredientes para 6-8 personas

400 g de harina de maíz orgánico para polenta, que normalmente se cuece en 20 minutos • 1.200 ml de leche de soja a la vainilla • 1 vaina de vainilla • ½ cucharadita de canela en polvo • 5 huevos, las yemas separadas de las claras • 50 g de pasas • 100 g de orejones de albaricoque cortados en dados • La ralladura de 1 limón • La ralladura de 1 naranja • 50 ml de agua de mil flores • 50 ml de agua de azahar • 100 g de margarina vegetal orgánica • 300 g de azúcar de caña moreno o malta 100 % de arroz • ½ cucharadita de sal

Para la cobertura

20 almendras peladas • ½ tacita de miel natural orgánica

- Poner en un cazo la leche, el azúcar, la sal, la ralladura de limón y de naranja, y la vainilla.
- Llevar a ebullición, retirar la vainilla y agregar la harina de maíz.
- Cocer durante unos 20 minutos, removiendo continuamente. Apagar el fuego y dejar que se enfríe un poco.
- Añadir la margarina, las pasas, los orejones, la canela, el agua de azahar, el agua de mil flores y las yemas de huevo una a una, sin dejar de remover.
- Batir las claras de huevo y agregar poco a poco a la mezcla cuando esté tibia.
- Tomar un molde de horno (para más de 1 kg) con forma de Paloma de Pascua y verter en él la preparación. Colocar en una bandeja de horno.
- Cocer en el horno, a 180-200 °C durante 1 ½ hora.
- Retirar del horno, rociar el pastel con la miel y recubrir la superficie con las almendras cortadas por la mitad.
- Servir la Paloma de Pascua fría, decorada con flores de melocotón naturales, de papel o de tela.

Copa de fresas

Ingredientes para 4 personas

1 kg de fresas maduras • 250 ml de leche de soja a la vainilla • 2 cucharadas de tahini *(40 g) • 2 claras de huevo • 150 g de jarabe de agave • 20 g de gelatina o agar-agar • 7 fresas • 4 almendras • 4 nueces para decorar*

- Cubrir la gelatina con agua fría y dejar que se ablande.
- Limpiar las fresas y triturar la mitad con 50 ml de agua.
- Verter la mezcla en un colador cubierto con una gasa y filtrarla exprimiendo todo el zumo que se pueda. Recoger el zumo en un cazo de acero y agregar la gelatina disuelta o el agar-agar.
- Cortar la otra mitad de las fresas en trozos no muy pequeños. Calentar el zumo de fresas hasta que la gelatina o el agar-agar se disuelvan completamente. Dejar que se enfríe.
- Mezclar el *tahini* y el zumo de agave con la leche de soja, y añadir la preparación al zumo de fresas caliente. A continuación, agregar las fresas picadas.
- Batir las claras de huevo e incorporarlas poco a poco a la crema de fresas.

– Verter la mezcla en un cuenco grande y refrigerar durante 2 horas.
– Antes de servir, decorar con las fresas enteras, las almendras y las nueces.

Copa de melocotón

Ingredientes para 4 personas

500 g de yogur de soja • 10 g de agar-agar • 50 g de almendras peladas y picadas • 3 cucharadas de miel • 1 clara de huevo • 4 melocotones • Unas hojitas de menta fresca para decorar

– Calentar un poco de agua y fundir el agar-agar. Esperar a que se enfríe un poco y mezclar con el yogur.
– Calentar la preparación a fuego lento durante 5 minutos, sin dejar que hierva. Dejar que se enfríe del todo.
– Verter la mezcla de yogur en un cuenco y añadir las almendras molidas y la miel.
– Batir las claras de huevo a punto de nieve e incorporar poco a poco a la crema de yogur. Verter la preparación en copas individuales e introducirlas en el frigorífico durante 2 horas.
– Justo antes de servir, escaldar ligeramente los melocotones en agua hirviendo y pelarlos. Cortar por la mitad y quitar el hueso. Cortar en dados y distribuirlos sobre la crema de yogur de las copas.
– Decorar con las hojitas de menta fresca.

Natillas

Ingredientes para 4 personas

3 claras de huevo • 80 g de azúcar de caña moreno • 1 yema de huevo • 40 g de kuzu *• 500 ml de leche de soja a la vainilla • ½ cucharadita de canela en polvo • Una pizca de nuez moscada rallada*

– Batir las claras de huevo a punto de nieve y refrigerar. Remover bien el huevo con el azúcar y el *kuzu*. Sazonar con canela o una pizca de nuez moscada.
– Rebajar la crema con la leche de soja y después añadir con cuidado las claras de huevo, poco a poco.
– Precalentar el horno a 200 °C. Verter la crema en copas individuales y colocarlas en un recipiente para el baño maría.
– Llenar de agua hasta la mitad de las copas, cubrir con papel de aluminio y hornear durante 1 hora.
– Servir las natillas frías o tibias.

Crema de manzana con arroz

Ingredientes para 4 personas

100 g de arroz blanco • 500 ml de leche de soja o arroz • 1 manzana reineta de aproximadamente 200 g • 125 g de yogur de soja • 1 clara de huevo • 1 vaina de vainilla • 60 g de jarabe de agave (opcional)

Para decorar

4 ciruelas pasas sin hueso • 1 vaso pequeño de zumo de arándano • Sal fina

- Poner las pasas en una tacita y cubrirlas con el zumo de arándanos.
- Dejar en remojo hasta el momento de servir la crema.
- Poner el arroz en un cazo y cubrirlo con la leche.
- Añadir la vainilla y una pizca de sal, y llevar a ebullición a fuego medio.
- Bajar el fuego y proseguir la cocción durante 30 minutos, removiendo de vez en cuando.
- Mientras el arroz se cuece, pelar la manzana, quitarle el corazón y cortarla en trozos grandes.
- Añadir los trozos de manzana al arroz en ebullición y cocerlos, espumando si es necesario.
- Dejar que se enfríe la mezcla de arroz y manzana. Cuando esté completamente fría, retirar la vainilla y batir la clara de huevo a punto de nieve.
- Remover suavemente la mezcla, el yogur, los arándanos en que se han macerado las ciruelas y la clara de huevo montada.
- Verter la crema en 4 copas individuales y decorar cada una de ellas con una ciruela y, si se desea, un poco de jarabe de agave.

Flan de caramelo

Ingredientes para 4 personas

500 ml de leche de soja a la vainilla • 2 huevos enteros • 4 yemas de huevo • 80 ml de jarabe de arce • 1 vaina de vainilla

Para el caramelo

80 g de malta 100 % de arroz

- Calentar la leche con la vainilla sin llevarla a ebullición. A continuación, retirar la vainilla.
- Batir con una batidora eléctrica los huevos, las yemas y el edulcorante; añadir lentamente la leche caliente.

- En una cacerola de acero de fondo grueso, disolver la malta de arroz en una cucharada de agua. Distribuir la malta en los moldes, girándolos para que se adhiera a las paredes.
- Precalentar el horno a 180 °C. Verter la crema en los moldes pasándola por un colador.
- Colocar los moldes en una bandeja de horno con agua hasta la mitad de los mismos. Cubrir con papel de aluminio y hornear durante 45 minutos.
- La crema estará lista cuando, al pinchar un palillo en el centro, salga limpio.
- Dejar que se enfríe y conservar en la nevera hasta que esté lista para servir.

CRÊPES DULCES CON ARÁNDANOS

INGREDIENTES PARA 40 *CRÊPES*

7 huevos enteros • 500 g de harina de arroz semiintegral finamente molida • ½ cucharadita de sal • 1 litro de leche de soja a la vainilla • La ralladura de 1 limón • 2-3 cucharadas de margarina orgánica

PARA EL RELLENO

1 kg de requesón fresco de oveja • ½ vaso de leche de soja a la vainilla • 1 trocito de vainilla • ½ cucharadita de canela • 100 g de azúcar de caña moreno • 200 g de jarabe de agave • 100 g de pasas, previamente hidratadas

PARA LA CREMA DE ACOMPAÑAMIENTO

80 g de jarabe de agave • 400 g de arándanos frescos u otros frutos del bosque • ½ vaso de leche de arroz

- Incorporar poco a poco la harina a la leche y, a continuación, agregar la margarina, los huevos, de uno en uno, y finalmente la sal.
- Cuando la pasta esté homogénea y bastante líquida, proceder a su cocción tomando una cucharada de la pasta y vertiéndola en un molde especial para *crêpes* de un diámetro de 16 o 18 cm.
- Cocinar la *crêpe* a fuego lento, y cuando esté bien cocida por un lado, darle la vuelta con una paleta plana de madera para que se cueza por el otro. Proceder del mismo modo con el resto de la pasta.
- Después de la cocción, preparar el relleno de las *crêpes* de la siguiente manera: calentar la leche de soja con el trozo de vainilla y añadir el azúcar.

- Retirar el trozo de vainilla.
- Poner el requesón en un cuenco y agregar la leche de soja, las pasas, la canela y el jarabe de agave. Amasar bien los ingredientes y rellenar las *crêpes* con la mezcla.
- Aparte, preparar la crema de acompañamiento: triturar los arándanos con el zumo de agave y ½ vaso de leche de arroz; verter la crema obtenida sobre las *crêpes* rellenas.

CROQUETAS DULCES DE ARROZ

INGREDIENTES PARA 3-4 PERSONAS

200 g de arroz blanco • 500 ml de leche de soja a la vainilla o leche de arroz • 130 g de azúcar de caña moreno • 3 huevos frescos • 1 taza de galletas de arroz tostadas y trituradas • ½ cucharadita de canela natural en polvo (opcional) • ½ cucharadita de vainilla natural en polvo (opcional) • 1 cucharada de margarina orgánica • 50 g de piel de naranja confitada (véase *receta en esta sección) • Fructosa en polvo (molida en un molinillo de café) • Aceite de oliva virgen extra para freír*

- Cocer el arroz en la leche con una pizca de sal y añadir también el azúcar, la vainilla, la canela y un poco de agua, si es necesario. Cocer muy bien el arroz.
- Dejar que se enfríe y añadir 2 huevos, la margarina y la piel de la naranja confitada cortada en trozos pequeños.
- Mezclar todos los ingredientes y, cuando la preparación esté fría, hacer croquetas con las manos, pasarlas por el huevo batido y rebozarlas luego en las galletas trituradas.
- Freír las croquetas en aceite caliente, escurrirlas bien y espolvorearlas con la fructosa en polvo.
- Servir.

TARTA DE FRUTA Y CREMA

INGREDIENTES PARA 6 PERSONAS

500 g de harina de arroz integral finamente molido o harina de quinoa • 4 huevos enteros • 2 vasos de leche de soja a la vainilla o de leche de arroz • 2 cucharadas colmadas de margarina orgánica • 100 g de azúcar de caña moreno • 100 g de jarabe de arce • La ralladura de 1 limón • Una pizca de sal

- Poner la harina, el azúcar moreno, la sal y la ralladura de limón en un robot de cocina.
- Añadir la leche, la margarina, los huevos y el jarabe de arce y mezclar un poco más.
- Forrar con papel vegetal una bandeja de horno circular o rectangular, de unas dimensiones generosas, ya que la masa debe extenderse bastante para que quede baja y se pueda verter la crema.
- Hornear a 150 °C durante unos 30 minutos.
- Retirar del horno y añadir la crema pastelera de limón (la receta está en la página 491) y la fruta en rodajas. Se recomiendan kiwis, plátanos, fresas, arándanos, etc.
- Esta tarta también se puede decorar con mermelada orgánica sin azúcares añadidos o con albaricoques, cerezas, melocotones, arándanos, etc.

Dulce Regina

Ingredientes para 2 personas

175 ml de leche de soja a la vainilla • 2 pieles de limón • 1 cucharada de margarina orgánica • 25 g de galletas de arroz tostadas y trituradas • 1 huevo • 1 cucharada grande de puré de frutas cocidas • 50 g de fructosa en polvo

- Verter la leche en un cazo junto con la piel de limón.
- Calentar a fuego lento, apagar y dejar en infusión durante 10 minutos.
- Retirar la piel de limón.
- Poner otra vez en el fuego y agregar la margarina y 3 cucharaditas de fructosa.
- Remover hasta que se disuelva la margarina.
- Añadir las galletas trituradas y las yemas de huevo.
- Mezclar bien todo y verter la preparación en un molde pequeño untado con margarina.
- Hornear a 180 °C durante unos 15 minutos, hasta que la base esté firme.
- Sacar del horno y dejar que se enfríe un poco.
- Poner encima el puré de frutas.
- Aparte, batir la clara de huevo a punto de nieve, añadir 2 cucharaditas de fructosa y batir de nuevo. A continuación, agregar la fructosa restante y continuar trabajando la mezcla con cuidado hasta formar un merengue.

- Extender el merengue sobre el pastel y hornearlo de nuevo a 160 °C durante unos 8-10 minutos.
- Servir caliente.

Crujientes de almendras

Ingredientes para 6 personas

200 g de almendras molidas • 100 g de nueces • 2 cucharaditas achicoria liofilizada • 350 g de harina de quinoa finamente molida • 100 g de jarabe de agave • 1 clara de huevo • 3 cucharadas de fructosa para espolvorear

- Picar las nueces en un mortero.
- Mezclar en un cuenco las almendras molidas, las nueces molidas, la harina de quinoa y el jarabe de agave.
- A continuación, añadir la clara de huevo y 2 cucharaditas de achicoria. Mezclar hasta obtener una pasta homogénea.
- Verter un dedo de la preparación en moldes de papel para magdalenas, ponerlos todos en una bandeja y hornear a 180 °C durante 20 minutos.
- Una vez cocidos, retirarlos del horno y espolvorear fructosa por encima.

Delicias de avellana fáciles

Ingredientes para 4 personas

5 puñados de harina de arroz integral • 5 puñados de harina de maíz integral • 4 puñados de azúcar de caña moreno • Una pizca de sal • 2 huevos • 1 taza llena de té bancha *• La ralladura de 1 limón • 3 cucharadas de margarina vegetal de girasol • 3 cucharadas de avellanas enteras peladas*

- Poner en el robot de cocina la harina, el azúcar, la sal y la ralladura de limón.
- Triturar durante unos segundos; a continuación, agregar la margarina, los huevos y el té.
- Triturar hasta obtener una mezcla homogénea y blanda.
- Verter la preparación en pequeños moldes para magdalenas, decorar con las avellanas y hornear a 180 °C durante 20 minutos.

Fresas fritas

Ingredientes para 6 personas

1 kg de fresas • 4 yemas de huevo • 2 claras de huevo • 8 cucharadas de marsala seco • 100 g de jarabe de agave

- Batir las claras de huevo a punto de nieve firme usando la batidora eléctrica e introducirlas en la nevera.
- Poner en un cuenco 4 yemas de huevo con el jarabe de agave y batir por lo menos 8-10 minutos con la batidora eléctrica.
- Cuando la mezcla esté espumosa y clara, añadir el marsala.
- Colocar el cuenco en una olla con agua, poner al fuego, removiendo siempre con las varillas, y cocer al baño maría hasta que la crema de *zabaione* esté bien montada y esponjosa.
- Dejar que se enfríe. Mientras tanto, encender el gratinador del horno.
- Limpiar las fresas, lavarlas y secarlas bien con papel de cocina.
- Quitar los pedúnculos y, si son muy grandes, cortarlas en 4 trozos.
- Distribuirlas en 4 bandejitas.
- Usando una cuchara, añadir poco a poco las claras de huevo a punto de nieve a la crema de *zabaione*.
- Extender la crema sobre las fresas.
- Poner en el grill hasta que la superficie esté dorada.
- Si se desea, se puede acompañar de yogur de soja.
- Servir inmediatamente.

Buñuelos de fruta

Ingredientes para 3-4 personas

100 g de harina de arroz integral finamente molida • 50 g de azúcar de caña moreno • 1 vasito de marsala • 2 plátanos • 2 peras • 30 g de almendras • 30 g de pasas previamente remojadas en agua • 2 huevos • Miel • 1 cucharadita de semillas de sésamo tostadas • Aceite de oliva virgen extra para freír

- Macerar las pasas en el marsala.
- Cortar la fruta en rodajas y ponerla al fuego con el azúcar, hasta que tenga la consistencia de una compota.
- Añadir las pasas y el marsala.
- Verter en un cuenco la harina, las almendras molidas, las yemas de los huevos, las semillas de sésamo tostadas, una pizca de sal y la compota de

frutas; mezclar bien todos los ingredientes y después añadir las claras de huevo a punto de nieve.
- Remover con cuidado y verter la mezcla a cucharadas en el aceite caliente.
- Servir los buñuelos calientes rociados con miel.

Buñuelos de boniato

Ingredientes para 6-8 personas

500 g de boniatos • 80 g de azúcar de caña moreno • 50 g de harina de quinoa • 1 huevo • Una pizca de sal • Una pizca de nuez moscada o canela • La ralladura de 1 limón • Aceite de oliva virgen extra para freír

- Pelar y lavar los boniatos, cortarlos en trozos y cocerlos al vapor o hervirlos en agua ligeramente salada.
- Triturar el boniato con el pasapurés y dejar que el puré se enfríe.
- Añadir el azúcar, la harina, la ralladura de limón, una pizca de sal y las especias.
- Mezclar bien con un tenedor para que se integren los ingredientes.
- Batir el huevo y agregarlo a la masa.
- Hacer bolitas del tamaño de una nuez y freírlas en una sartén grande y profunda.
- Escurrir en papel de cocina.
- Si no te gustan los fritos, puedes hornear los buñuelos. En vez de la forma de bolas, es posible aplanarlas y colocarlas en una bandeja de horno forrada con papel sulfurizado.
- Hornear durante 15 minutos a 200 °C.

Tarta de arándanos

Ingredientes para 5 personas

300 g de arándanos frescos • 200 g de arroz inflado 100 % sin gluten • 200 g de jarabe de agave • 5 huevos, yemas y claras por separado • Unas gotas de esencia de vainilla

- Precalentar el horno a 190 °C.
- Pelar y lavar los arándanos.
- Batir en un cuenco las yemas de huevo con el jarabe de agave hasta obtener una crema suave y clara.
- Agregar a la crema los arándanos, el arroz inflado y la esencia de vainilla.

- En un recipiente limpio, batir las claras de huevo a punto de nieve e incorporarlas poco a poco a la mezcla de arándanos.
- Verter la preparación en un molde forrado con papel sulfurizado.
- Hornear durante 40 minutos, hasta que la parte superior esté crujiente y dorada.
- Sacar la tarta del horno y dejar que se enfríe en el molde; a continuación, desmoldar en una bandeja y servir.

ENSALADA DE FRUTAS CON *MOUSSE* DE NARANJA

INGREDIENTES PARA 4 PERSONAS

1 melón blanco • 1 naranja sanguina • 2 kiwis • 1 cesta de fresas silvestres

PARA LA *MOUSSE*

20 g de malta 100 % de arroz • 30 g de kuzu *• 300 ml de zumo de naranja natural colado • Una pizca de sal • 1 clara de huevo • Unas hojas de menta fresca para decorar*

- Pelar y cortar el melón, la naranja y los kiwis en rodajas finas.
- Antes de cortar las fresas, secarlas en papel de cocina. Poner toda la fruta picada en un cuenco.
- Colar la fruta y verter el zumo resultante en un cazo de acero inoxidable.
- Diluir el jarabe de malta de arroz y el *kuzu* en 2-3 cucharadas de zumo de naranja.
- A continuación, añadir el zumo de naranja restante y verter todo en el cazo.
- Calentar a fuego lento.
- Cuando rompa a hervir, cocer a fuego lento durante 5-6 minutos, removiendo continuamente, hasta que la crema forme una costra en el dorso de una cuchara.
- Verter la crema en un cuenco y dejar que se enfríe.
- Batir las claras de huevo a punto de nieve firme con una pizca de sal e incorporar poco a poco a la crema de naranja.
- Verter la *mousse* de naranja en los platos de servicio y poner encima la ensalada de frutas.
- Decorar con las hojas de menta.

Malfatti (versión I)

Ingredientes para 6 personas

100 g de arroz blanco • 250 g de harina de arroz integral finamente molida o de harina de quinoa • 200 g de jarabe de arce • 2 cucharadas de malta 100 % de arroz • 100 g de tahini *• 3 yemas de huevo • La ralladura de 2 limones • Una pizca de sal • 200 g de cacahuetes tostados y triturados*

- Cocer el arroz blanco en 250 ml de agua con una pizca de sal y la ralladura de limón.
- Hacer un puré con el arroz cocido, ponerlo en un cuenco, añadir el *tahini* y la harina de arroz, y mezclar muy bien.
- Dejar que se enfríe y agregar el resto de los ingredientes uno por uno.
- Remover bien la mezcla. Si queda demasiado blanda, añadir un poco de harina de arroz integral.
- Forrar una bandeja de horno con papel sulfurizado y, con una cucharita, poner la masa formando pequeños montículos.
- Hornear a 140 °C durante unos 60 minutos.

Malfatti (versión II)

Ingredientes para 8 personas

250 g de quinoa recién molida (o 250 g de alforfón recién molido) • 250 g de arroz integral finamente molido o 500 g de harina de arroz o de harina quinoa finamente molida • 3 huevos • 200 g de jarabe de agave • 200 g de cacahuetes triturados • 100 g de margarina vegetal orgánica • La ralladura de 1 limón • 100 g de zumo de naranja • Una pizca de sal

- En un robot de cocina, mezclar la harina con la ralladura del limón y la sal, luego añadir los cacahuetes y el resto de los ingredientes y amasar hasta conseguir una textura suave.
- Forrar una bandeja de horno con papel sulfurizado y colocar cucharadas de la mezcla de forma irregular.
- Hornear durante 30-40 minutos a 170 °C.

PASTEL ANDALUZ

INGREDIENTES PARA 6-8 PERSONAS

500 ml de leche de soja a la vainilla • 100 g de miel • 100 g de pan de arroz rallado o 100 g de galletas de arroz tostadas y trituradas • La ralladura de 1 limón • 1 vaina de vainilla • 4 huevos, yema y claras separadas • 100 g de pasas • 100 g de arroz 100 % de malta • 1 cucharada de zumo de limón

– Verter la leche en un cazo con la miel, la ralladura de limón y la vainilla. Calentar a fuego lento, removiendo, hasta que se disuelva la miel.
– Llevar a ebullición.
– Poner el pan de arroz en un cuenco con las pasas y verter la leche caliente.
– Dejar que se enfríe por completo.
– Precalentar el horno a 190 °C.
– Batir las yemas de huevo y añadirlas a la mezcla fría de pan y leche, incorporar bien los ingredientes hasta que la preparación esté cremosa y homogénea.
– Batir las claras de huevo a punto de nieve fuerte e incorporar a la crema poco a poco.
– Preparar el caramelo calentando a fuego medio la malta y el zumo de limón. Llevar a ebullición y hervir durante 3 minutos.
– Apagar y dejar que se enfríe.
– Verter el caramelo en un molde y girarlo hasta que cubra todo el fondo de manera uniforme.
– Poner la preparación de pan y nivelar la superficie. Hornear durante 40 minutos.
– Retirar del horno, dejar que se enfríe, poner en una bandeja y servir.

MORETTI DE ARROZ

INGREDIENTES PARA 5 PERSONAS

100 g de harina de arroz integral finamente molida y tamizada • 100 g de harina de algarroba • ½ cucharadita de vainilla natural • 100 g de tahini *o de margarina orgánica • 80 g de miel • 1 huevo • Una pizca de sal*

– Precalentar el horno a 190 °C.
– Poner la harina de arroz y la harina de algarroba en un cuenco, y hacer un agujero en el medio.

- En la cavidad, verter el huevo, el *tahini* o la margarina, la miel, la sal y la esencia de vainilla.
- Mezclar bien todos los ingredientes hasta obtener una pasta cremosa y sin grumos. Poner la preparación en una manga pastelera provista de una boquilla de estrella.
- En una bandeja de horno forrada con papel vegetal, distribuir con la manga montoncitos de mezcla de 4-5 cm de diámetro.
- Dejar entre ellos espacio suficiente para permitir que aumenten de tamaño durante la cocción.
- Hornear durante 10 minutos, hasta que hayan crecido y estén crujientes.
- Colocarlos sobre una rejilla de metal y dejar que se enfríen por completo.

MOUSSE DE FRAMBUESA

INGREDIENTES PARA 4 PERSONAS

250 g de frambuesas frescas • 40 g de jarabe de agave • 1 barrita de agar-agar • ½ naranja (zumo) • 150 ml de yogur natural de soja • 1 clara de huevo • 7-8 frambuesas frescas limpias, para decorar

- Reducir las frambuesas a una crema en la batidora o haciéndolas pasar por un tamiz, presionando con una cuchara de madera.
- Poner el puré en un cuenco grande, añadir el zumo de agave y mezclar.
- Colocar en un cazo ½ vaso de agua y la barrita de agar-agar.
- Llevar a ebullición y hervir hasta que la barrita se disuelva completamente. Dejar que se enfríe, verter el zumo de naranja y, poco a poco, también la crema de frambuesas y el yogur.
- Montar las claras a punto de nieve con una batidora eléctrica e incorporarlas la crema. Verter la mezcla en un molde de corona e introducir en la nevera durante 3 horas. Justo antes de servir, sumergir la base del molde unos segundos en agua caliente y desmoldar en una bandeja.
- Decorar la *mousse* con las frambuesas frescas, dispuestas a lo largo del borde exterior.

MOUSSE DE MANZANAS Y PIÑA

INGREDIENTES PARA 4 PERSONAS

250 g de piña fresca pelada • 1 manzana de aproximadamente 130 g • 200 g de yogur natural de soja • 1 cucharada de agar-agar • 100 ml de zumo de manzana fresco • 1 clara de huevo • Almendras fileteadas para decorar

- Cortar la piña en trozos pequeños.
- Pelar la manzana y quitarle el corazón. Cortarla en trozos pequeños e introducirlos en el robot de cocina junto con la piña.
- Triturar la fruta hasta que tenga una consistencia cremosa. Pasar la mezcla a un cuenco y agregar el yogur. Introducir en el frigorífico.
- Diluir el agar-agar en 2 cucharadas de zumo de manzana.
- Verterlo en un cazo con 50 ml de agua y el resto del zumo de fruta.
- Llevar a ebullición y hervir a fuego lento durante 5 minutos, removiendo continuamente.
- Sacar el recipiente del frigorífico y añadir el jarabe de manzana a la crema de fruta.
- Batir las claras de huevo a punto de nieve e incorporarlas, poco a poco, a la crema de frutas. Introducir la *mousse* en la nevera durante 2-3 horas, hasta que espese.
- Antes de servir, decorar con las almendras fileteadas.

MOUSSE DE CHOCOLATE

INGREDIENTES PARA 4-5 PERSONAS
(RECETA DE DANNY QUINN)

200 g de chocolate negro orgánico • 500 ml de leche de soja a la vainilla • 4 huevos • 2 cucharadas de azúcar de caña moreno

- Calentar la leche de soja a fuego lento. A continuación, añadir el chocolate en trozos y derretir, removiendo bien.
- Mientras tanto, batir los huevos hasta que estén espumosos y verterlos en la crema de chocolate con dos cucharadas de azúcar moreno.
- Dejar que espese, removiendo, y cuando la *mousse* esté suficientemente cremosa, retirar del fuego, dejar que se enfríe, refrigerar y servir.

MASA QUEBRADA

INGREDIENTES PARA 6-8 PERSONAS

300 g de harina de arroz finamente molida o harina de quinoa • 80 g de margarina orgánica • Una pizca de sal • La ralladura de 1 limón • 80 g de jarabe de arce • 2 yemas de huevo • 100 ml de zumo de naranja

- Mezclar la harina, la sal y la ralladura de limón en un robot de cocina durante 1 minuto. Añadir los otros ingredientes y mezclarlo todo de nuevo a velocidad media.

- Con las manos un poco húmedas, extender la masa en una bandeja de horno forrada con papel vegetal.
- Con la misma masa también se pueden preparar pastitas en moldes de papel individuales para magdalenas.
- Hornear a 170-180 °C durante 20-25 minutos. Retirar del horno y, si se desea, añadir mermelada sin azúcares añadidos o crema pastelera.

PASTIERA DE PASCUA

Durante las vacaciones de Semana Santa suelo preparar un pastel estupendo, elaborado a base de granos de trigo cocido. Lo llamo *Pastiera* de Pascua. Aquí propongo una versión modificada, sin gluten, elaborada con mijo. Prepara esta receta y comprobarás que es muy sabrosa. Por la cantidad de ingredientes que contiene se recomienda comer un trozo pequeño.

INGREDIENTES PARA 6-8 PERSONAS

400 g de mijo cocido • 400 g de requesón o tofu fresco • 250 g de jarabe de agave • 300 g de leche de soja a la vainilla • 5 huevos frescos de gallinas camperas • 1 cucharadita de vainilla natural • 50 g de fruta confitada mixta o de pasas previamente remojadas en agua • 100 ml de agua de azahar • 50 ml de agua de mil flores

- Poner en el robot de cocina el mijo cocido, el requesón o el tofu fresco, un poco de leche de soja y mezclar; a continuación, añadir los demás ingredientes e incorporar de nuevo.
- Verter la preparación en una bandeja de horno forrada con papel vegetal y hornear durante ½ hora a 190 °C y luego, durante una hora, a 140 °C.

PASTIERA DE PASCUA CON ARROZ INTEGRAL

INGREDIENTES PARA 6-8 PERSONAS

400 g de arroz integral cocido • 400 g de requesón o tofu fresco • 250 g de jarabe de agave • 300 ml de leche de soja a la vainilla • 5 huevos frescos de gallinas camperas • Un poco de vainilla natural • 50 g de fruta confitada o de pasas previamente remojadas en agua • 100 ml de agua de azahar • 50 ml de agua de mil flores

- Proceder como en la receta anterior.

Pastiera de Pascua con costra

La receta original de la *pastiera* prevé una masa dulce en la que se vierte el relleno también dulce. Intento sugerir una posibilidad para hacer la masa donde poner la mezcla dulce.

Ingredientes para 6-8 personas

Para la masa

¾ de taza de agua • ¾ de taza de harina de arroz integral finamente molida y tamizada o harina de quinoa • ½ cucharadita de sal • La ralladura de 1 limón • 1 cucharada de margarina orgánica • 1 huevo • 80 g de jarabe de agave

- Poner el agua en un cazo con la ralladura del limón y la sal.
- Cuando el agua hierva, añadir el agave y la margarina y, a continuación, verter la harina de una vez y remover con fuerza.
- Esperar hasta que la mezcla se enfríe un poco y agregar el huevo batido.
- Remover hasta que la preparación esté homogénea.
- Verter la mezcla en una bandeja de horno de bordes bajos forrada con papel sulfurizado.
- Humedecerse las manos y extender la masa teniendo cuidado de que sobresalga un poco por los bordes para mantener luego la mezcla en su interior.
- Finalizada la operación, hornear a 180 °C durante unos 15 minutos.
- Retirar del horno, verter la preparación en el bizcocho y volver a hornear durante 1 hora y 30 minutos, aproximadamente, a 140 °C.

Cuadraditos de nueces

Ingredientes para 6 personas

400 g de nueces • 300 g de azúcar integral de caña refinada en el molinillo • 4 huevos • Una pizca de sal

- Batir las yemas de huevo con la sal y el azúcar, batir las claras de huevo y picar un poco las nueces.
- Mezclar los ingredientes con una cuchara y luego verter todo en una bandeja de horno forrada con papel sulfurizado.
- Hornear a 180 °C durante 20 minutos, cortar en cuadraditos y volver a hornear a 140 °C, durante otros 15-20 minutos.

Arroz a la crema

Ingredientes para 5-6 personas

150 g de arroz blanco • 1 yema de huevo • 80 g de malta 100 % de arroz • 300 ml de leche de soja a la vainilla • 20 g de kuzu *• ½ cucharadita de nuez moscada • ¼ de cucharadita de jengibre en polvo • 2 cucharadas de azúcar de caña moreno • Una pizca de sal*

- Verter en una cacerola 700 ml de agua y una pizca de sal. Llevar a ebullición y añadir el arroz.
- Hervir a fuego medio durante 18-20 minutos, removiendo de vez en cuando, hasta que el arroz esté cocido.
- Colar y pasar a un cuenco.
- Encender el horno y precalentar el gratinador.
- En un cuenco aparte, batir la yema de huevo con la malta de arroz hasta obtener una crema ligera.
- Diluir el *kuzu* en 1-2 cucharadas de leche de soja fría y, a continuación, añadir el resto de la leche y la crema de huevo.
- Llevar a ebullición, removiendo continuamente.
- Dejar que hierva a fuego lento durante 5 minutos, sin dejar de remover, hasta que la mezcla forme una costra en el dorso de una cuchara.
- Verter la crema en el cuenco con el arroz, remover bien y aromatizar con la nuez moscada, la sal y el jengibre.
- Extender la mezcla en una fuente de horno de porcelana, nivelar la superficie y espolvorear 2 cucharadas de azúcar moreno. Poner bajo el gratinador durante 8-10 minutos, hasta que la superficie esté dorada.
- Retirar del horno y servir caliente.

Rosas del desierto

Ingredientes para 4 personas

200 g de harina de arroz semiintegral finamente molida y tamizada • 2 huevos • 150 g de azúcar de caña moreno • 80 g de margarina orgánica • 50 g de avellanas peladas • 50 g de chocolate negro orgánico (opcional) o 20 g de cacao orgánico (opcional) • Copos de maíz 100 % sin gluten, para la masa

- Mezclar en un robot de cocina la harina y el azúcar moreno; a continuación, añadir los huevos y la margarina, mezclar de nuevo y agregar las avellanas picadas y el cacao o el chocolate en trozos pequeños.

- Es importante que la masa no quede demasiado blanda, ya que habría que añadir una cucharada de galletas de arroz trituradas.
- Tomar una cucharadita de la masa y mezclarla con los copos de maíz hasta darle una forma que recuerde a una rosa. Hacer lo mismo con toda la preparación.
- Poner las rosas en una bandeja de horno forrada con papel vegetal y hornear a 180 °C durante 20 minutos.
- Estas galletas son muy apetecibles y gustan a todo el mundo.

Flan de amaranto

Ingredientes para 4-5 personas

300 g de amaranto • 1 l de agua • Sal • 1 vaina de vainilla • 1 ramita de canela • 75 g de margarina • La ralladura de ½ limón • 3 huevos • 100 g de miel • 100 g de pasas • 30 g de almendras

- Hervir el amaranto en el agua con la sal, la vainilla y la canela durante 25 minutos a fuego lento.
- Dejar que se enfríe y retirar la ramita de canela y la vaina de vainilla.
- Mezclar la margarina ablandada, la ralladura de limón, las yemas de huevo, la miel, las pasas de uva y la clara montada; llenar con la preparación un cuenco de porcelana untado con margarina vegetal, espolvorear con las almendras picadas y hornear durante 25-30 minutos a 180 °C.

Suflé de copos de arroz

Ingredientes para 4 personas

100 g de copos de arroz • 300 ml de leche de soja • 4 huevos, las yemas y las claras separadas • 50 g de azúcar de caña moreno molido en el molinillo de café • 15 g de tahini *• 50 g de miel • 30 g de harina de alforfón tamizada • 30 g de almendras picadas • 4 cucharadas de galletas de arroz tostadas y trituradas*

- Precalentar el horno a 220 °C.
- Distribuir los copos de arroz en una bandeja de horno forrada con papel vegetal y hornear durante 5 minutos, removiendo con una cuchara al menos una vez.
- Calentar la leche de soja y verter los copos de arroz tostado. Cocer a fuego lento durante 20 minutos.
- Preparar una crema con las yemas de huevo y el azúcar de caña.

- Luego agregar la harina de alforfón, el *tahini* y la miel.
- Verter la crema sobre los copos de arroz y cocer a fuego lento durante 5 minutos, sin dejar de remover.
- Dejar que se enfríe.
- Batir las claras de huevo a punto de nieve y mezclar poco a poco con la crema de copos de arroz fría.
- Untar una bandeja de horno con la margarina vegetal y cubrir la superficie con las galletas de arroz tostadas y picadas.
- Eliminar el exceso de harina.
- Llenar tres cuartos de su capacidad con la preparación y espolvorear por encima las almendras picadas.
- Introducir inmediatamente en el horno y cocinar durante 30 minutos sin abrir la puerta.
- Sacar el suflé del horno y servirlo de inmediato para evitar que se convierta en un rotundo fracaso.

Turrón

Ingredientes para 3-4 personas

40 g de miel de tilo • 250 g de almendras peladas • 2 claras de huevo • 1 plato de cereales inflados sin gluten (por ejemplo, amaranto)

- Calentar la miel a fuego lento hasta que hierva.
- Retirar del fuego y añadir con cuidado las claras de huevo batidas a punto de nieve.
- Calentar otra vez a fuego lento y agregar las almendras, evitando que vuelva a hervir.
- Apagar el fuego, mezclar bien y verter la preparación sobre una hoja de papel sulfurizado y espolvoreado con los cereales inflados sin gluten. Recubrir todos los lados con el cereal inflado y dejar que se enfríe. Una vez frío, cortar en trozos y servir.

Tarta de piña

Ingredientes para 4 personas

50 g ciruelas pasas deshuesadas • 50 g de higos secos • 300 g de piña fresca picada • 30 g de pasas • 50 g de semillas de calabaza • 3 huevos batidos • 50 g de almendras molidas • 100 g de harina de arroz blanco

- Deshuesar las ciruelas y ponerlas en un cazo con los higos secos.
- Añadir 150 ml de agua y llevar a ebullición.
- Hervir a fuego lento durante 10-15 minutos, hasta que toda el agua se haya absorbido y la fruta esté muy blanda.
- Poner la fruta cocida en un robot de cocina y triturarla hasta obtener una crema.
- Precalentar el horno a 180 °C.
- Pelar la piña, cortar 4 rodajas finas y reservar.
- Cortar el resto de la piña en dados y ponerlos en un cuenco junto con la crema de frutos secos y las pasas.
- Moler las semillas de calabaza.
- Agregar las semillas molidas a la mezcla de la fruta, junto con los huevos batidos, las almendras molidas y la harina de arroz.
- Remover bien con una cuchara de madera hasta que todos los ingredientes estén bien mezclados.
- No hay que triturar los dados de piña.
- Verter la preparación en un molde de 20 cm de diámetro, forrado con papel sulfurizado.
- Nivelar la superficie y decorar con las rodajas de piña reservadas.
- Hornear durante unos 40 minutos, hasta que, al pinchar un palillo en el centro, salga perfectamente limpio.
- Retirar del horno, dejar que se enfríe y servir.

Tarta caprese

Ingredientes para 4 personas

40 g de harina de quinoa recién molida • 3 cucharadas de margarina orgánica • 200 g de azúcar de caña integral molido en el molinillo de café • 4 huevos • 15 g de cacao orgánico • 130 g de almendras • 100 g de avellanas • Una pizca de sal

- Mezclar la quinoa con el cacao, el azúcar y la sal.
- Poner en un robot de cocina las almendras y las avellanas, mezclar y agregar después la quinoa y el resto de los ingredientes.
- Mezclar de nuevo durante 2 minutos.
- Forrar una bandeja de horno con papel vegetal y verter en ella la preparación.
- Hornear a 170 °C durante 25 minutos.

Tarta de dátiles

Ingredientes para 4 personas

200 g de almendras molidas • 200 g de dátiles frescos • 5 claras de huevo • 70 g de azúcar de caña integral molido en el molinillo de café • Una pizca de sal

- Deshuesar y picar finamente los dátiles.
- Aparte, añadir una pizca de sal a las claras y batirlas a punto de nieve muy firme.
- Agregar, poco a poco, las claras batidas a las almendras molidas, los dátiles y el azúcar moreno.
- Verter la mezcla en una bandeja forrada con papel vegetal y hornear durante unos 50 minutos a 150-160 °C.

Tarta de maíz con albaricoques

Ingredientes para 6 personas

400 g de harina de maíz orgánica finamente molida y tamizada • 1.200 ml de leche de soja a la vainilla o leche de arroz • 1 cucharada generosa de margarina de vegetal orgánica • 4 yemas de huevo • 100 g de jarabe de agave • La ralladura de 1 limón • 1 trocito de vaina de vainilla natural • 5 albaricoques frescos • Una pizca de canela

- Mezclar en un cazo la sal, la leche y la vainilla.
- Llevar a ebullición, agregar la harina de maíz y cocer, sin dejar de remover, hasta que la polenta se despegue de los lados del cazo.
- Cuando esté lista (20-30 minutos), apagar el fuego, retirar la vainilla y dejar que se enfríe un poco.
- A continuación, añadir la margarina, el jarabe de agave, la canela y las yemas de huevo, una cada vez.
- Remover la mezcla de forma vigorosa y constante.
- Cubrir una bandeja de horno con papel vegetal y verter en ella la mitad de la preparación de maíz. Lavar y cortar en trozos dos albaricoques y colocarlos sobre la mezcla.
- Verter la preparación restante en el molde y disponer en la superficie el resto de los albaricoques, cortados en cuñas.
- Hornear a 200 °C durante 50 minutos.

Tarta María

Ingredientes para 4 personas

Para la masa de la tarta

250 g de harina de arroz semiintegral finamente molida y tamizada • 100 g de azúcar de caña moreno • La ralladura de 1 limón • Una pizca de sal • 1 cucharada de margarina vegetal orgánica • 1 huevo • 1 taza de leche de soja a la vainilla • Una pizca de vainilla natural • 1 cucharada de pasas previamente remojadas en agua • 2 cucharadas de mermelada sin azúcar

Para la crema, que se verterá en el centro de la masa

80 g de harina de arroz finamente tamizada • 2 yemas de huevo • 500 ml de leche de soja o arroz • La piel de 1 limón • 120 g de jarabe de agave

Elaboración de la masa de la tarta:

- Amasar en un robot de cocina el azúcar, la sal, la vainilla y la ralladura de limón hasta obtener una masa homogénea.
- Añadir la leche, la margarina y el huevo, y mezclar de nuevo. Agregar las pasas y mezclar a baja velocidad.
- Preparar la crema uniendo primero la harina y el jarabe de agave y, a continuación, las yemas de huevo. Incorporar muy bien la crema.
- A continuación, añadir poco a poco la leche y, finalmente, la piel del limón.
- Llevar a ebullición a fuego lento.
- Remover la crema continuamente para evitar grumos.
- Poner la mitad de la masa de la tarta en una bandeja de horno forrada con papel vegetal. Verter la crema y 2 cucharadas de mermelada y, a continuación, añadir el resto de masa del pastel formando la última capa.
- Hornear a 180 °C durante una hora más o menos.

Tarta del Nilo

Ingredientes para 4 personas

250 g de harina de maíz finamente molida • 1 litro de leche de soja • 100 g de azúcar de caña moreno • 70 g de tahini *blanco • 3 huevos, separar la yema de la clara • Una pizca de sal*

Para la salsa de acompañamiento

150 ml de yogur de soja S.G. • 50 g de jarabe de agave • 2 rodajas de piña fresca

- Verter la leche en un cazo y añadir la sal y el azúcar.
- Calentar a fuego medio, removiendo, hasta que el azúcar se disuelva.
- Llevar ebullición y, cuando la leche rompa a hervir, agregar la harina, siempre removiendo con energía a fin de evitar la formación de grumos.
- Cocer durante 20-30 minutos hasta que la polenta esté lista. Poner la polenta en un cuenco y dejar que se enfríe un poco.
- A continuación, incorporar el *tahini*, las yemas de huevo, una cada vez, y mezclar bien hasta que se mezclen todos los ingredientes.
- Batir las claras de huevo a punto de nieve e incorporarlas con cuidado a la preparación de polenta.
- Verter la mezcla obtenida en una bandeja de horno forrada con papel vegetal.
- Hornear a 180 °C durante 40-45 minutos.
- Retirar del horno y dejar que la tarta se enfríe.
- Picar la piña y mezclarla con el yogur y el jarabe de agave.
- Servir la tarta acompañada de la salsa de yogur, piña y jarabe de agave en una salsera.

TARTA DE MELOCOTÓN

INGREDIENTES PARA 4 PERSONAS

80 g de margarina vegetal orgánica • 3 cucharadas de jarabe de agave • 2 huevos • 1 taza de amasake *de arroz • 20 g de harina de castaña • 1 cucharadita de canela molida • 1 cucharadita de jengibre fresco rallado • 4 melocotones cocidos*

PARA SERVIR

1 yogur de soja S.G. • Una pizca de canela

- Precalentar el horno a 190 °C.
- Mezclar la crema, la margarina y el jarabe de agave. Añadir los huevos, uno cada vez, batiendo bien hasta que la preparación esté suave y ligera.
- Incorporar bien, aparte, la harina de castaña con la canela y el jengibre.
- Añadir los ingredientes secos a la crema y mezclar bien. Agregar el *amasake* de arroz, reservando 1 cucharada.
- Mezclar todo muy bien, verter en una bandeja de horno forrada con papel vegetal.
- Escaldar los melocotones en agua hirviendo durante unos segundos y pelarlos.

– Cortarlos por la mitad y quitarles el hueso. Colocar las mitades, con la parte plana hacia abajo, sobre la superficie de la masa.
– Espolvorear con una mezcla de jengibre y canela y hornear durante 30-40 minutos.
– Retirar del horno, desmoldar la tarta y servirla tibia, acompañada de 2 cucharadas de yogur con una pizca de canela.

Tarta de calabaza

Ingredientes para 6 personas

1 kg de calabaza amarilla cocida al vapor • 150 g de almendras • 120 g de azúcar de caña moreno • 50 g de margarina vegetal orgánica • 3 huevos • Canela natural • Una pizca de sal

– Poner todos los ingredientes en un robot de cocina y mezclarlos.
– Forrar una bandeja de horno con papel vegetal y verter la preparación; hornear a 180 °C durante aproximadamente 1 hora.

Tarta de arroz

Ingredientes para 6 personas

200 g de arroz blanco • 500 ml de leche de soja a la vainilla • 50 g de margarina orgánica • 80 g de azúcar de caña moreno • 1 limón • 2 huevos enteros • ½ cucharadita de vainilla natural • 3 cucharadas de pasas • ½ taza de galletas de arroz integral tostadas y trituradas

– Cocer el arroz en agua hirviendo con un poco de sal durante 5 minutos.
– Colarlo y cocerlo en otra olla, en la cual se habrá llevado a ebullición la leche con ¼ del agua.
– Añadir la margarina, la vainilla, las pasas previamente remojadas en agua, el azúcar y la ralladura de limón.
– Cuando el arroz esté bien cocido, dejar que se enfríe y, a continuación, agregar las 2 yemas de huevo y las claras batidas a punto de nieve muy firme.
– Untar un molde de horno con la margarina, espolvorearlo con las galletas de arroz molidas y verter la preparación.
– Hornear en el horno precalentado a 180 °C y dejar que se dore durante unos 20-25 minutos.
– Retirar del horno y, cuando está tibia, servir.

Tarta de arroz de la abuela

Ingredientes para 8 personas

250 g de leche de soja o arroz • 100 g de arroz integral redondo • 200 g de azúcar de caña moreno • 6 huevos • 100 g de almendras • 100 g de naranja confitada • 1 limón • 1 vaina de vainilla • Margarina vegetal orgánica para untar en la sartén • 4 cucharadas galletas de arroz tostadas y trituradas

- Hervir el arroz en abundante agua con sal durante 50 minutos. Colarlo y ponerlo en otra olla con la leche y la vainilla, y cocer hasta que haya absorbido toda la leche.
- Sin retirar la olla del fuego, agregar el azúcar y mezclar vigorosamente; apagar el fuego y dejar que se enfríe.
- Retirar la vaina de vainilla.
- Añadir la ralladura de limón, los huevos batidos, la naranja confitada y las almendras picadas en trozos grandes en un robot de cocina.
- Mezclar todo y poner en un molde engrasado con margarina y espolvoreado con pasteles tostados de arroz.
- Pasar la bandeja para hornear al horno precalentado a 180 °C y cocer la torta de arroz durante 1 hora aproximadamente; dejar que se enfríe antes de servir en pequeños diamantes.

Dulces con huevo y levadura, sin leche de vaca, con cereales orgánicos sin gluten

Galletas de almendra

Ingredientes para 4 personas

200 g de almendras molidas • 4 yemas de huevo • 2 g de levadura química • 2 g de crémor tártaro • Ralladura de 1 limón • 80 g de fructosa

- Precalentar el horno a 190 °C.
- Mezclar en un cuenco las almendras molidas con las yemas de huevo, la fructosa, la levadura química, la ralladura de limón y el crémor tártaro.

– Amasar hasta que la pasta esté blanda y cremosa.
– Rellenar la manga pastelera con la pasta de almendras y poner una boquilla de estrella.
– Distribuir la masa en montículos sobre la bandeja de horno previamente forrada con papel vegetal.
– Los montículos deben tener aproximadamente 5 cm de longitud.
– Hornear durante 25 minutos y retirar. Dejar que las galletas se enfríen y servir.

Crujientes de copos de arroz

Ingredientes para 4 personas

125 g de copos de arroz • 50 g de harina de arroz integral finamente molida y tamizada • 70 g de margarina orgánica • 80 g de azúcar de caña moreno • 1 huevo • 1 cucharadita de levadura química sin gluten • Una pizca de sal

– Saltear los copos de arroz en la margarina, agregar el azúcar y dejar que se enfríe.
– Añadir el huevo y, sin dejar de remover, incorporar la harina, los copos, la levadura y la sal.
– Mezclar bien todo y, con las cucharas mojadas, moldear bolitas de mezcla, que se dispondrán en una fuente de horno untada con margarina. Hornear a 200 °C durante unos 15-20 minutos.

Pastelillos dulces de soja

Ingredientes para 5 personas

250 g de harina de soja • 1 cucharadita de levadura química sin gluten • Ralladura de 1 naranja • 100 g de pasas • 100 g de nueces picadas • 100 g de azúcar de caña moreno • 3 huevos, separar las yemas de las claras • 300 ml de leche de soja a la vainilla • 50 g de tahini

– Verter la harina de soja en una sartén y dejar que se caliente a fuego medio durante 2-3 minutos, removiendo continuamente, hasta que esté ligeramente tostada.
– Tamizar la harina tostada en un cuenco y añadir la levadura química, la ralladura de naranja, las pasas (previamente remojadas en agua) y las nueces picadas.

- En un cuenco, batir las yemas de huevo con el azúcar y añadir gradualmente la leche de soja y el *tahini*.
- Agregar la crema de huevo a los ingredientes secos y remover hasta que la mezcla esté muy cremosa.
- Batir las claras de huevo hasta que estén firmes e incorporarlas con cuidado a la preparación de harina de soja.
- Disponer discos de papel sulfurizado en la base de unos moldes de papel para magdalenas.
- Poner la mezcla en los moldes, llenándolos hasta la mitad.
- Hornear durante 15-20 minutos a 180 °C.
- Retirar los pastelillos del horno y servir calientes.

PASTEL AVANZINA

INGREDIENTES PARA 6 PERSONAS

3 cucharadas de arroz cocido • 150 g de harina de arroz integral finamente molida y tamizada • 2 huevos • 4 cucharadas de jarabe de agave • 2 cucharadas de mermelada de naranja sin azúcares añadidos • La ralladura de 1 limón • Una pizca de vainilla • 2 cucharaditas de levadura sin gluten

- Mezclar el jarabe de agave con los huevos y la mermelada hasta obtener una crema; verter la harina previamente incorporada con la levadura en polvo y mezclar durante un buen rato.
- Añadir el arroz, la ralladura de limón y la vainilla.
- Remover bien y colocar en un molde de horno para pastel de fruta forrado con papel vegetal.
- Hornear a 170 °C durante 45 minutos.
- Una vez retirado del horno, el pastel se puede cubrir con mermelada de cítricos.

PASTEL DE ZANAHORIA

INGREDIENTES PARA 6 PERSONAS

250 g de zanahorias • 100 g de jarabe de agave • 50 g de almendras picadas • 50 g de almendras molidas • 50 g de harina de arroz integral finamente molida • 1 cucharadita de levadura química • 5 huevos, separar las yemas de las claras • La ralladura de 1 limón • Una pizca de jengibre molido • Una pizca de nuez moscada

- Precalentar el horno a 180 °C.
- Lavar y rallar las zanahorias.
- Batir las yemas de huevo con el jarabe de agave, hasta obtener una crema suave y ligera.
- Mezclar la zanahoria rallada con la crema de huevo y agregar las almendras picadas, la ralladura de limón, las especias, la levadura química y las dos harinas tamizadas.
- Remover hasta obtener una preparación cremosa.
- Batir las claras de huevo a punto de nieve hasta que estén muy firmes e incorporarlas con cuidado a la mezcla.
- Verter la preparación en una bandeja de horno forrada con papel vegetal.
- Hornear durante 35-40 minutos.
- Retirar del horno y dejar que se enfríe.
- Desmoldar el pastel y colocarlo sobre una rejilla de metal. Servir frío.

Tarta delicia

Ingredientes para 6 personas

150 g de harina de arroz semiintegral finamente molida y tamizada • 150 g de almidón de arroz natural (producto de herbolario) • 3 cucharadas de margarina orgánica • 150 g de azúcar de caña moreno • 3 huevos • 1 taza de leche de soja a la vainilla o leche de arroz • La ralladura de 1 limón • 1 cucharadita de levadura química sin gluten • 1 piña fresca • 300 ml de zumo de piña 100 % natural y sin azúcares añadidos • 300 g de crema pastelera de limón casera sin gluten

- Poner en un robot de cocina la harina, el almidón de arroz, el azúcar y la ralladura de limón. Mezclar.
- A continuación, añadir los huevos, la margarina y la leche. Incorporar durante 2 minutos.
- Agregar la levadura, mezclar bien y verter la preparación en una bandeja de horno forrada con papel vegetal.
- Hornear a 180 °C durante 35-40 minutos.
- Desmoldar la tarta, dejar que se enfríe, cortarla por la mitad (en sentido horizontal) y empapar ambas mitades con el zumo de piña.
- Extender la crema pastelera sobre una de las mitades sobre aquella parte de la piña previamente cortada en rodajas.

– Cubrir con la otra mitad, recubrir con la crema restante y decorar con más rodajas de piña.

Tarta de higos frescos

Ingredientes para 6-8 personas

250 g de harina de arroz semiintegral finamente molida y tamizada • 250 g de almidón de arroz natural (producto de herbolario) • 2 cucharadas de margarina orgánica • 2 vasos de leche de soja de vainilla o de arroz • La ralladura de 1 limón • Una pizca de sal • 100 g de azúcar de caña moreno • 100 g de jarabe de arce • 5 huevos • 1 bolsita de levadura química sin gluten • 8 higos frescos pelados

– Poner en un robot de cocina la harina de arroz integral, el almidón de arroz, la sal, la ralladura de limón y el azúcar moreno. Mezclar. A continuación, añadir la leche de soja, los huevos, la margarina y el jarabe de arce. Incorporar de nuevo.
– Cuando la preparación se haya amalgamado bien, agregar la levadura química, mezclar de nuevo durante ½ minuto y verter en una fuente de horno forrada con papel vegetal.
– Antes de hornear, abrir por la mitad los higos pelados y distribuirlos aquí y allá sobre la mezcla.
– Hornear a 180 °C durante 35-40 minutos.
– Esta tarta también se puede elaborar colocando al final frutas menos dulces, tales como cerezas frescas, ciruelas, albaricoques, arándanos, fresas o melocotones amarillos.
– También se puede hacer más dulce poniendo pasta de algarroba orgánica sin leche ni gluten (se parece a una crema de chocolate), chocolate negro orgánico o crema pastelera de limón (como la que se ha descrito antes), que se mezcla antes de hornear.

Tarta marmoleada

Ingredientes para 6-8 personas

250 g de harina de arroz • 250 g de almidón de arroz natural (producto de herbolario) • 5 huevos frescos • 2 cucharadas de margarina • 2 vasos (de vino) de leche de soja a la vainilla o leche de arroz • La ralladura de 1 limón • Una pizca de sal • 100 g de azúcar de caña moreno • 100 g de jarabe de agave • 2 cucharadas colmadas de achicoria orgánica liofilizada • 2 cucharadas de jarabe de arce • 1 cucharadita de levadura química sin gluten

- Poner en un robot de cocina la harina de arroz y almidón de arroz, la sal, el azúcar moreno y la ralladura de limón. Mezclar.
- A continuación, añadir la leche, los huevos, el jarabe de agave y la margarina. Mezclar de nuevo.
- Agregar la levadura química e incorporar durante 2 minutos más.
- Verter ¾ partes de la preparación en una bandeja de horno forrada con papel vegetal y mezclar el resto con la achicoria liofilizada y 2 cucharadas de jarabe de arce.
- Incorporar un poco y luego verter la preparación, que tendrá un color marrón, sobre la que ya se ha puesto en la fuente de horno.
- Ambas pastas se mezclan, de manera que cuando se corte la tarta las rebanadas tengan una apariencia «marmoleada».
- Hornear a 180 °C durante 35-40 minutos.

TARTA ROSSELLA

Esta tarta lleva el nombre de una amiguita de mi hija a quien le encantaba preparar dulces y un día me trajo esta receta para que yo intentara traducirla a una versión «sin». Lo hice ¡y el resultado fue realmente satisfactorio!

150 g de harina de arroz semiintegral finamente molida y tamizada • 150 g de almidón de arroz (producto de herbolario) • 1 taza (de vino) de leche de soja a la vainilla • La ralladura de 1 limón • 120 g de azúcar integral de caña • 1 cucharada de margarina orgánica • 3 huevos enteros • 1 cucharadita de levadura química sin gluten • 4-5 cucharadas de mermelada sin azúcares añadidos

- Poner en un robot de cocina la harina de arroz, el almidón de arroz, el azúcar y la ralladura de limón; mezclar durante unos segundos y, a continuación, agregar la leche de soja, los huevos y la margarina. Mezclar un poco más.
- Por último, añadir la levadura química a la preparación e incorporar bien.
- Forrar una bandeja de horno con papel vegetal y verter la mezcla. Añadir 4-5 cucharadas de mermelada.
- Hornear a 180 °C durante unos 35-40 minutos.

Zuccotto de peras

Ingredientes para 4 personas

2 peras Williams o decana • 70 g de azúcar de caña moreno • 30 g de jarabe de arce • 30 g de tahini

Para la masa

150 g de harina de arroz blanco • 3 huevos, separar las yemas de las claras • 100 g de miel • 1 cucharadita de crémor tártaro • ½ cucharadita de levadura química • Una pizca de sal • 50 g de tahini

- Pelar las peras, cortarlas por la mitad, quitarles el corazón y cortarlas en forma de media luna. Llevar a ebullición agua en una cacerola y cuando rompa a hervir remojar en ella las medias lunas de pera durante 3 minutos.
- Escurrirlas con una espumadera y colocarlas sobre papel de cocina.
- Disolver en un cazo a fuego medio el *tahini* con el azúcar moreno y el jarabe de arce.
- Cuando el azúcar se haya fundido y esté ligeramente caramelizado, verter la mezcla en un molde y deslizarlo por las paredes para que las cubra de manera uniforme.
- Antes de que el caramelo se endurezca, disponer la pera en las paredes del molde, cubriéndolas por completo.
- Tamizar la harina, el crémor tártaro, la levadura química y la sal.
- Mezclar el *tahini* con la miel y yema de huevo, y agregar gradualmente la harina hasta que la masa esté tersa y homogénea.
- Batir las claras de huevo a punto de nieve muy firme con la batidora eléctrica.
- Incorporar con cuidado las claras montadas a la masa.
- Verter la preparación sobre las peras y nivelar.
- Hornear a 180 °C durante 50 minutos. Desmoldar el *zuccotto* en una fuente y servirlo caliente o frío, según se prefiera.

3.13 Helados

Los helados que propongo están pensados específicamente para quienes son intolerantes al gluten y a las proteínas de la leche de vaca. Los ingredientes que utilizo tienen, en su mayoría, un origen orgánico.

Los helados que muestro, además de no contener gluten, leche de vaca ni sus derivados, carece de azúcar blanquilla refinado y de edulcorantes dietéticos. A menudo utilizo malta 100 % de arroz o 100 % de maíz, porque creo que es un excelente alimento. Los que prefieran usar otros edulcorantes pueden escoger entre: azúcar de caña moreno integral, jarabe de arce, jarabe de agave, miel o fructosa orgánica.

La margarina a la que me refiero es la de girasol, ecológica y no hidrogenada.

Es necesario que las dosis para endulzar sean moderadas. Si se desea un sabor dulce más fuerte se pueden aumentar. Recuerdo, sin embargo, que es saludable para acostumbrarse al sabor dulce moderado.

La leche a la que se refieren con frecuencia las recetas de este libro es de soja S.G.; quienes sufran una intolerancia específica o alergia a este alimento pueden reemplazarlo por leche de arroz S.G. o, si no tienen intolerancia al gluten, también por leche de avena.

Le advierto al lector que si desea conseguir un helado más «cremoso», es necesario aumentar la dosis de la crema de arroz. Le aconsejo, también, que consuma estas exquisiteces sólo en los meses cálidos y de un modo muy moderado.

Quienes estén seguros de padecer únicamente intolerancia a la leche de vaca (y no sean celíacos) también pueden añadir a los ingredientes para la preparación de helados crema de soja orgánica, alimento absolutamente prohibido para los celíacos, ya que contiene almidón de trigo y, por tanto, **gluten**.

Degusta estos helados con tus amigos más golosos; garantizo que va ser un auténtico problema enviarlos de nuevo a su casa antes de que el helado se haya acabado.

Helados sin leche de vaca ni huevo ni azúcar blanquilla, con cereales orgánicos sin gluten

COPA DE HELADO Y FRUTA

INGREDIENTES PARA 4 PERSONAS

1 albaricoque • 1 durazno • 2 nísperos • 1 plátano • 200 ml de zumo de arándanos 100 % natural y sin azúcares añadidos • 100 ml de jarabe de agave • 1 cucharada de zumo de limón • 8 bolas de helado a escoger entre los siguientes sabores: nata, vainilla o fruta

- Lavar y pelar la fruta, cortarla en trozos pequeños y rociarla con el zumo de limón.
- Mezclar en un cazo pequeño el zumo de arándanos con el jarabe de agave. Llevar a ebullición y cocer a fuego lento durante 5 minutos.
- Dejar que se enfríe y agregar la fruta cortada.
- Llenar las copas con 3 cucharadas colmadas de ensalada de frutas, añadir el helado y verter el líquido de la ensalada de frutas.

COPA DE HELADO DE SOJA CON CEREZAS COCIDAS

INGREDIENTES PARA 6 PERSONAS

500 g de helado de soja a la vainilla (véase *receta en la página 533) • 500 g de cerezas negras • 150 ml de marsala • 1 rama de canela • 1 clavo de olor • La ralladura de ½ limón • 100 ml de jarabe de agave*

- Lavar y deshuesar las cerezas y ponerlas junto con su zumo en una cacerola de acero inoxidable.
- En otra cacerola, llevar a ebullición el marsala con las especias, la ralladura de limón y el jarabe de agave.
- Después de 2-3 minutos de ebullición, verter la salsa sobre las cerezas y cocer durante 10 minutos.
- Escurrir las cerezas y filtrar el líquido.
- Hacerlo espesar a fuego fuerte y, a continuación, retirar del fuego, dejar que se enfríe y, luego, mezclar con las cerezas.
- Usando la cuchara para helado, servir 4 bolas de helado de soja a la vainilla en copas.
- Distribuir las cerezas encima y rociar todo con el zumo cocido.

Copa de fresas con cereales sin gluten

Ingredientes para 5 personas

300 g de fresas • 250 de jarabe de agave • 300 g de yogur de soja • El zumo de 1 limón • 100 g de copos de maíz sin gluten • 4 nueces • 8 fresas frescas para decorar • Acompañar con 10 bolas de helado de vainilla (véase *receta en la página 533)*

- Lavar las fresas, cortarlas en trozos pequeños y colocarlas en un cuenco con el zumo de limón.
- Remover y dejar que repose durante 15-20 minutos.
- Verter el jarabe de agave en una cacerola con 50 ml de agua. Llevar a ebullición y cocer a fuego lento durante unos minutos. Apagar y dejar que se enfríe.
- Triturar las fresas hasta que se conviertan en una crema. Añadirla al jarabe de agave diluido y triturar durante 1 minuto más.
- Verter la crema en la heladera y ponerla en marcha.
- Mientras tanto, mezclar el yogur con las fresas cortadas por la mitad y, tan pronto el helado esté listo, verter la preparación de yogur y fresas hasta la mitad de las copas, agregar 3 cucharadas de copos de maíz a cada una, una bola de helado de fresa y vainilla, y decorar con las nueces y las fresas frescas.
- La copa ya está lista para servirse.

Helado de plátano

Ingredientes para 8 personas

5 plátanos maduros • 1 taza de crema de arroz integral • 600 ml de leche de soja • 100 ml de jarabe de agave • 50 g de margarina orgánica • Gajos de mandarina para decorar

- Pelar los plátanos, cortarlos en rodajas y poner los trozos en una batidora con 300 ml de leche de soja, la crema de arroz, el jarabe de agave y la margarina.
- Triturar hasta conseguir una crema muy ligera.
- Añadir, poco a poco, el resto de la leche y continuar triturando.
- Verter la mezcla en la heladera y ponerla en marcha hasta que esté listo el helado.
- Servir el helado en copas y decorarlo con los gajos de mandarina.

Helado de cereza

Ingredientes para 8 personas

1 kg de cerezas negras • 250 ml de jarabe de agave • 5 cucharadas de crema de arroz • 300 g de leche de soja a la vainilla • 50 ml de margarina vegetal orgánica

- Lavar y deshuesar las cerezas.
- Triturarlas y pasarlas por un tamiz.
- Poner el puré de cerezas en una batidora con los demás ingredientes.
- Triturar de nuevo hasta obtener una mezcla homogénea.
- Verter la preparación en la heladera y ponerla en marcha hasta conseguir un helado perfecto.
- Distribuir el helado en copas y servirlo decorado con una cereza.

Helado de frutas de verano

Ingredientes para 8 personas

200 g de albaricoques • 200 g de melocotón • 200 g de ciruelas amarillas • 300 g de leche de soja a la vainilla • 200 g de jarabe de agave • 1 taza de crema de arroz • 50 g de margarina orgánica • Nísperos para decorar

- Lavar y pelar la fruta, deshuesarla, triturarla y pasarla por el tamiz.
- Poner la mezcla en una batidora con los demás ingredientes.
- Triturar el puré de frutas hasta obtener una crema homogénea.
- Verter la preparación en la heladera y ponerla en marcha hasta que se forme el helado.
- Llenar las copas con helado y decorarlas con rodajas de nísperos.

Helado de frutos del bosque

Ingredientes para 8 personas

700 ml de leche de soja a la vainilla • 1 taza de crema de arroz • 200 g de malta 100 % de arroz • 300 g de frutos del bosque • 50 g de margarina orgánica

- Poner en un cazo 200 ml de leche de soja, la margarina, la malta y calentar. Antes de que rompa a hervir, añadir los frutos del bosque, mezclar bien hasta obtener una crema homogénea y apagar el fuego.
- Verter la preparación en una batidora, triturar y agregar la leche restante. Volver a triturar durante 1-2 minutos.

– Verter la mezcla en la heladera y ponerla en marcha hasta que el helado esté listo. Llenar las copas con el helado y servirlas adornadas con frutos del bosque frescos.

Helado de chocolate

Ingredientes para 8 personas

150 g de cacao amargo orgánico • 700 ml de leche de soja a la vainilla • 300 ml de jarabe de agave • 1 taza de crema de arroz • 50 g de margarina • 50 g de chocolate negro picado • 4 cucharadas de avellanas picadas • 1 vaina de vainilla

– Poner el cacao en una cacerola y diluirlo, poco a poco, con 100 ml de leche de soja.
– Añadir el jarabe de agave y seguir removiendo.
– Agregar unos 150 ml más de leche de soja y la vaina de vainilla. Calentar y dejar que hierva a fuego lento.
– Cocer a fuego lento durante unos minutos, sin dejar de remover, antes de apagar el fuego y agregar la margarina vegetal.
– En otra cacerola, diluir la crema de arroz con la leche de soja restante.
– En cuanto se haya enfriado, verter la crema de chocolate (sin la vaina de vainilla) en la cacerola con la crema de arroz y la leche de soja.
– Verter la mezcla en la heladera y ponerla en marcha.
– Cuando el helado esté casi a punto, añadir el chocolate negro picado.
– Tan pronto esté listo, servirlo en copas adornado con la avellana picada.

Helado de avellana

Ingredientes para 8-10 personas

150 g de crema de avellanas • 1 taza de crema de arroz • 700 ml de leche de soja a la vainilla • 250 ml de jarabe de agave • Avellanas picadas para decorar

– Poner en una olla 200 ml de leche de soja, la crema de avellanas y la crema de arroz. Calentar hasta que hierva y apagar. Mezclar para obtener una crema homogénea.
– Añadir el jarabe de agave y seguir removiendo. Verter esta preparación en una batidora y triturar todo hasta obtener una crema muy fina.
– Agregar, poco a poco, la leche de soja restante.

– Verter la mezcla en la heladera y ponerla en marcha hasta que esté listo el helado.
– Servir en copas y decorar con las avellanas picadas.

Nota: de la misma manera, con crema de almendras, se puede obtener un magnífico **helado de almendras**.

HELADO BICOLOR

INGREDIENTES PARA 8 PERSONAS

600 g de helado de vainilla (véase *receta a continuación)* • *900 g de helado de chocolate*

PARA EL HELADO DE «CHOCOLATE»

100 g de harina de algarroba • *25 g de* kuzu • *700 ml de leche de soja a la vainilla* • *100 ml de jarabe de agave*

– Disolver el *kuzu* en un vaso de leche de soja. Calentar la mezcla y, antes de que comience a hervir, verterla en la leche fría.
– Remover, poner de nuevo en el fuego y llevar a ebullición sin dejar de remover. Dejar que espese unos minutos.
– Añadir la harina de algarroba a la leche y remover. Verter la preparación en la heladera y ponerla en marcha hasta que el helado esté listo.
– Poner el helado de vainilla en un molde rectangular acanalado e introducirlo en el congelador.
– Cuando el helado de algarrobas esté listo, verterlo sobre el de vainilla, nivelar y volver a poner el molde en el congelador, cubierto con papel vegetal. El helado debe permanecer en el congelador aproximadamente 4 horas.
– Cuando se retire el molde del congelador, sumergirlo en agua caliente durante unos segundos, desmoldar sobre una fuente y servir cortado en porciones.

HELADO DE SOJA A LA VAINILLA

INGREDIENTES PARA 8-10 PERSONAS

700 ml de leche de soja a la vainilla o leche de arroz • *10 cucharadas de crema de arroz* • *250 g de malta 100 % de arroz* • *Un poco de vainilla natural* • *50 g de margarina vegetal orgánica* • *8 galletas de harina de arroz sin gluten*

- Poner en un cazo 200 ml de leche de soja, la crema de arroz, la malta, la vainilla y la margarina.
- Calentar hasta que los ingredientes estén bien mezclados.
- Verter la preparación en un robot de cocina y triturar, añadiendo poco a poco la leche de soja restante.
- Cuando se haya enfriado, verter la mezcla en la heladera y ponerla en marcha hasta obtener un helado perfecto.
- Servir en copas, acompañado de galletas de arroz sin gluten.

HELADO DE MANGO CON SALSA DE FRAMBUESA

INGREDIENTES PARA 4-6 PERSONAS

2 mangos maduros • 1 plátano • 50 ml de leche de soja a la vainilla • 1 taza de crema de arroz • 150 g de jarabe de agave • 1 vaina de vainilla • 150 g de frambuesas • 50 ml de zumo de uva • Ramitas de menta fresca • Frambuesas para decorar

- Pelar los mangos y extraer la pulpa.
- Cortar 4 lonchas finas y reservar.
- Pelar el plátano y ponerlo en la batidora junto con la pulpa de mango. Triturar hasta que la fruta adquiera una textura de crema.
- Diluir en un cazo la crema de arroz con un poco de leche, hasta obtener una pasta cremosa. Verter el resto de la leche de soja en una sartén y añadir el jarabe de agave y la vainilla.
- Calentar sin que llegue a hervir y agregar la crema de arroz.
- Llevar a ebullición y cocer a fuego lento durante 2-3 minutos. Apagar el fuego y dejar que se enfríe.
- Retirar la vaina de vainilla, incorporar la crema de mango y verter en la heladera.
- Poner la máquina en marcha hasta que el helado quede perfecto.
- Mientras tanto, preparar la salsa.
- Verter el zumo de uva en una sartén y añadir las frambuesas.
- Cocer a fuego medio durante 10-15 minutos, removiendo continuamente y triturando las frambuesas con una cuchara de madera.
- Apagar el fuego, dejar que se enfríe e introducir la salsa en el frigorífico hasta el momento de servirla.

- Cuando el helado esté listo, colocar una loncha de mango en el fondo de cada plato, cubrirla con una o más bolas de helado y verter encima la salsa de frambuesa.
- Por último, decorar con unas hojas de menta y frambuesas frescas.

Polo

Ingredientes para 1 o más helados

Fruta fresca de temporada al gusto • Malta 100 % de arroz • Leche de soja a la vainilla

- Triturar la fruta fresca con un poco de jarabe de malta de arroz y leche de soja hasta obtener un puré.
- Llenar pequeños moldes para helado (se pueden encontrar en las tiendas de artículos para el hogar) y colocar el palo en el centro.
- Introducir en el congelador durante 24 horas antes de degustarlos.

Granadina rica

Ingredientes para 3 personas

2 granadas • 2 naranjas • 1 manzana • 16 cubitos de hielo

- Lavar y cortar la manzana en cuartos eliminando el corazón.
- Abrir una de las granadas y extraer los granos. Licuar la manzana y los granos de granada.
- Pelar las naranjas con un pelador de patatas y cortarlas en juliana.
- Prensar la fruta.
- Recoger el zumo de naranja, manzana y granada y mezclarlo en una coctelera.
- Abrir la granada restante y poner los granos en un cuenco.
- Envolver los cubitos de hielo en un paño de cocina y golpearlos con un rodillo para triturarlos.
- Distribuir el granizado de hielo obtenido en vasos, mezclado con los granos de granada.
- Verter sobre la preparación el de zumo de fruta y espolvorear al gusto con la ralladura de naranja.

Helado de agua con sabor a limón

Ingredientes para 8 personas

1 kg de limones • 250 ml de jarabe de agave • 600 ml de agua • Fresas silvestres para decorar

- Lavar y cortar los limones por la mitad exprimir el zumo con un exprimidor.
- Poner en una cacerola el agua y el jarabe de agave, y llevar a ebullición con las pieles de los limones.
- Cocer a fuego lento durante 5 minutos.
- Apagar el fuego y dejar que se enfríe completamente.
- Añadir el zumo de limón a la mezcla de agua y jarabe de agave, remover bien y verter la preparación en la heladera.
- Ponerla en marcha hasta que obtenga un helado.
- Servir en copas de helado y decorar con las fresas silvestres.

Helado de agua con sabor a fresa

Ingredientes para 8 personas

700 g de fresas silvestres • 250 ml de jarabe de agave • 100 ml de agua

- Lavar y limpiar las fresas, secar sobre papel de cocina.
- Verter el agua y el jarabe de agave en un cazo y llevar a ebullición. Hervir a fuego medio durante 5-6 minutos.
- Dejar que se enfríe por completo.
- A continuación, poner las fresas y el contenido del cazo en una batidora.
- Triturar durante 1-2 minutos y luego verter la preparación en la heladera. Ponerla en marcha hasta obtener el helado.
- Servir en copas decoradas con hojas de fresa.

Helado de agua con sabor a frutos del bosque

Ingredientes para 8 personas

700 g de frutos del bosque • 250 g de jarabe de agave • 100 ml de agua

- Limpiar los frutos del bosque y dejar que se sequen sobre papel de cocina.
- Poner el agua y el jarabe de agave en un cazo, y llevar a ebullición. Hervir a fuego medio durante 5-6 minutos.
- Dejar que se enfríe por completo.

– Colocar las fresas y el contenido del cazo en una batidora.
– Triturar durante 1-2 minutos, luego verter la mezcla en la heladera y ponerla en marcha hasta que el helado esté listo.
– Servir en copas decoradas con hojas de arbustos de frutos del bosque.

Exquisitez de higos con helado de vainilla

Ingredientes para 8 personas

500 g de higos frescos • 4 orejones de albaricoque • 100 ml de zumo de manzana 100 % natural • 100 g de grosellas rojas • 500 g de helado de soja a la vainilla (la receta está en la página 533) • Ramitas de grosellas rojas y rodajas de limón para decorar

– Picar los orejones y ponerlos en un cazo con el zumo de manzana y las grosellas rojas.
– Cocer a fuego medio durante 15 minutos, removiendo constantemente y machacando de la fruta con una cuchara para extraerle el zumo.
– Retirar la cacerola del fuego y pasar el jarabe obtenido por un tamiz.
– Verter el jarabe de nuevo en la cacerola.
– A continuación, pelar los higos, cortarlos por la mitad, colocarlos en la cacerola con el jarabe y cocer a fuego lento durante 5 minutos, hasta que el líquido se evapore parcialmente y los higos estén cocidos pero firmes.
– Dejar que se enfríe e introducir en la nevera.
– En el momento de servir, utilizar una espátula para extender el néctar de higos en el fondo de cada copa, agregar una o más bolas de helado de vainilla y, finalmente, los higos. Rociar con el líquido de cocción.
– Decorar con ramitas de grosellero y rodajas de limón.

Melocotones con helado de soja a la vainilla

Ingredientes para 8-10 personas

500 g de helado de soja a la vainilla • 500 g de melocotones maduros • 100 ml de zumo de arándanos 100 % natural, sin azúcares añadidos • 1 trozo de vainilla • 1 clavo de olor • La ralladura de ½ naranja • 100 ml de jarabe de agave

– Lavar los melocotones, deshuesarlos y cortarlos en rodajas.
– Ponerlos en una sartén con el zumo de arándanos, las especias, la ralladura de naranja y el jarabe de agave. Llevar a ebullición y cocer a fuego lento durante 10 minutos.

- Retirar los melocotones y proseguir la cocción hasta que el líquido se espese un poco.
- Dejar que se enfríe por completo.
- Con la cuchara especial, colocar bolas de helado en las copas y añadir los melocotones y el líquido filtrado.
- Servir las copas decoradas con hojas de melocotonero.

Sorbete de sandía

Ingredientes para 8 personas

2 kg de sandía cortada en trozos pequeños • 20 g de almendras fileteadas • Granos de uva y hojitas frescas para decorar

- Licuar la pulpa de la sandía.
- Verter el zumo en la heladera y ponerla en marcha hasta que el sorbete esté listo.
- Poner las bolas de sorbete en copas y servirlas con una decoración de almendras fileteadas, granos de uva y hojitas frescas.

Sorbete de mandarina

Ingredientes para 6 personas

1 kg de mandarinas • ½ pomelo • 200 ml de jarabe de agave

- Verter el jarabe de agave en un cazo con 250 ml de agua y calentar a fuego lento, removiendo, hasta que los ingredientes se mezclen.
- Llevar a ebullición y cocer a fuego lento durante 5 minutos. Apagar el fuego y dejar que se enfríe completamente.
- Exprimir el pomelo y la mitad de las mandarinas; picar muy fina la piel de las mandarinas exprimidas y pelar la fruta restante.
- Cortar las mandarinas en gajos e introducirlos en la nevera.
- Verter en un cuenco el zumo de fruta con la piel de mandarina picada.
- Añadir el jarabe diluido frío.
- Poner todo en la heladera y ponerla en marcha hasta que el sorbete esté listo.
- Servir el sorbete en forma de bolas en copas decoradas con los gajos de mandarina.

ZUCCOTTO SORPRESA

INGREDIENTES PARA 10 PERSONAS

750 g de helado de soja a la vainilla (véase *receta en la página 533)* • *200 g de fresas* • *250 g de arándanos* • *200 g de grosellas rojas* • *200 g de crema de algarroba orgánica a la que no se le ha añadido almidón con gluten*

- Sacar el helado de soja del congelador e introducirlo en la nevera.
- Dejar que se ablande durante 30 minutos.
- Extender ⅔ del helado de soja en un molde para *zuccotto* de 1 ½ litro en la nevera durante 2 horas.
- Recubrir el molde uniformemente con una capa de unos 2 cm de helado, dejando un hueco en el centro.
- Introducir el molde en el congelador mientras se prepara el helado de frutos del bosque.
- Lavar bien las fresas, los arándanos y las grosellas rojas, descartando la fruta dañada. Dejar que se sequen sobre papel de cocina.
- Reservar 50 gramos de arándanos y poner el resto de los frutos del bosque en una batidora.
- Picar la fruta hasta obtener una crema.
- Verter la crema en un cuenco y añadir el resto del helado de soja ablandado.
- Retirar el molde del congelador y verter la crema de frutos rojos en el hueco del helado.
- Nivelar la superficie.
- Introducir el molde nuevamente en el congelador durante 3-4 horas.
- Poco antes de servir, retirar el molde del congelador y remojarlo en agua caliente durante 20 segundos.
- Desmoldar el *zuccotto* en una fuente y rociarlo con la crema de algarroba; dejar que la crema se endurezca en el congelador y servir.

Helados con huevo, sin leche de vaca ni azúcar blanquilla, con cereales orgánicos sin gluten

HELADO DE NATA

INGREDIENTES PARA 8 PERSONAS

1 taza de crema de arroz integral • 250 ml de jarabe de agave • 2 yemas de huevo • 800 ml de leche de soja a la vainilla o leche de arroz • 50 g de margarina vegetal orgánica • La piel entera de 2 limones

– Poner en un cazo la crema de arroz y las 2 yemas de huevo, remover hasta que la mezcla esté homogénea; añadir el zumo de agave y continuar mezclando; verter 500 ml de leche de soja y la piel del limón.
– Sin dejar de remover, llevar a ebullición la preparación, añadir la margarina y apagar el fuego.
– A continuación, agregar el resto de la leche y continuar removiendo. Si la mezcla parece demasiado espesa, incorporar más leche de soja.
– Retirar la piel del limón, dejar que la preparación se enfríe completamente y verterla en la heladera. Ponerla en marcha hasta que el helado esté listo.
– Servir el helado en copas decoradas con fruta al gusto.

HELADO DE TURRÓN

INGREDIENTES PARA 6-8 PERSONAS

150 g de almendras peladas y tostadas • 100 g de avellanas tostadas y trituradas • 3 claras de huevo • 250 g de miel • 600 ml de leche de soja a la vainilla • 1 taza de crema de arroz

– En un robot de cocina, poner las almendras y las avellanas, y triturar todo hasta obtener una harina.
– Batir las claras de huevo a punto de nieve.
– Mezclar la crema de arroz con las almendras y las avellanas molidas.
– Añadir la miel, siempre mezclando para obtener una crema homogénea.
– Agregar las claras batidas suavemente y, al final, poco a poco, la leche de soja.

– Verter en la heladera y ponerla en marcha.
– En cuanto esté listo, servir el helado en copas.

SUFLÉ HELADO CON FRESAS

INGREDIENTES PARA 10 PERSONAS

600 g de fresas silvestres • 400 ml de leche de soja a la vainilla • 200 ml de zumo de manzana • 4 yemas de huevo • El zumo de ½ limón • 100 ml de jarabe de agave • 200 g de crema de arroz integral

– Lavar bien las fresas silvestres y dejar que se sequen.
– Ponerlas en una batidora con el zumo de limón, el zumo de manzana, la leche de soja, el jarabe de agave, la crema de arroz y las yemas de huevo. Triturar hasta obtener una mezcla cremosa.
– Verter la preparación en un recipiente e introducirlo en el congelador durante una hora.
– Mientras tanto, preparar un molde de suflé forrándolo por dentro con papel vegetal de tal modo que sobresalga 7-8 cm del borde.
– Sujetar el papel con una cuerda o con gomas, y llenar el molde hasta la mitad con helado de soja.
– Retirar el recipiente del congelador y poner el helado de fresa en una batidora o en un robot de cocina. Triturar hasta que la mezcla esté espumosa.
– Verter ¾ partes del helado en el molde preparado y nivelar la superficie con una espátula húmeda.
– Con la cuarta parte restante llenar una manga pastelera con una boquilla de estrella.
– Distribuir el helado en montoncitos sobre la superficie del suflé. Introducir en el congelador durante 2-3 horas.
– Antes de servir, pasar el molde a la nevera y dejar que el helado se ablande durante 20 minutos.

COPAS DE HELADO DE NATA CON «GALLETAS FÁCILES»

INGREDIENTES PARA 6 PERSONAS

500 g de helado de vainilla (véase *receta en la página 533) • 8 «galletas fáciles»* (véase *receta en la página 452) • 300 g de fresas • 100 ml de jarabe de agave • 4 cucharadas de jarabe de arce • 4 cucharadas de avellanas picadas*

- Lavar las fresas, hacer con ellas un puré y agregar el jarabe de agave.
- Dejar reposar en la nevera durante una hora.
- Tomar 4 copas, poner 2 cucharadas de jarabe de fresas en cada una de ellas y, encima, las bolas de helado de vainilla. Cubrir cada bola de helado con una cucharada de avellanas picadas y jarabe de arce y poner a los lados 2 galletas en cada copa.

Helado con requesón de oveja y cereales orgánicos sin gluten ni azúcar ni leche de vaca

Helado al perfume de azahar con copos de maíz

Ingredientes para 8-10 personas

300 g de requesón • 100 g pieles confitadas (véase *receta en la página 454) • 500 ml de leche de arroz • 1 taza de crema de arroz integral • 250 ml de jarabe de agave • 50 ml de esencia de azahar • 150 g de copos de maíz 100 % sin gluten • 50 g de pasas • 1 vaina de vainilla • 4 cucharadas de marsala (opcional)*

- Poner en un cazo 200 ml de leche de arroz, la crema de arroz, las pieles confitadas, la vaina de vainilla, el zumo de agave y las pasas. Llevar a ebullición y cocer a fuego lento durante 2-3 minutos. Retirar.
- Cuando la mezcla esté tibia, retirar la vaina de vainilla y añadir, poco a poco, el requesón, la esencia de azahar y la leche de arroz restante.
- Verter todo en la heladera y ponerla en marcha hasta que el helado esté listo.
- Poner en cada copa 3 cucharadas de copos de maíz y una bola de helado.
- Rociar con una cucharada de marsala (opcional).

3.14 Conservas

Sumergir hortalizas o setas en aceite es una buena manera de mejorar sus características organolépticas, además de ser un medio para conservar los alimentos exponiéndolos al aire, el sol, la agua, el vinagre, la sal y el aceite.

Son adecuados para su conservación: las setas, las berenjenas, los tomates secos, las cebollas, los pimientos, los corazones de alcachofas, las judías verdes, el calabacín, etc., siempre de origen orgánico.

Veamos cómo se hace: preparar la verdura escogida, lavarla y cortarla como se prefiera; a continuación, escaldarla en abundante agua y vinagre de manzana (necesario para evitar que las conservas se contaminen con el bacilo del botulismo) durante unos minutos, escurrir y secar sobre un paño (incluso toda una noche). Preparar ajo en grandes cantidades, un poco de guindilla, si se desea, y tarros de cristal con sus tapones de rosca, limpios y secos.

Disponer en capas el ajo, la guindilla y la verdura, después el aceite y así sucesivamente hasta rellenar todo el tarro. Todas las verduras deben permanecer siempre cubiertas por el aceite para evitar la formación de moho, por lo que es recomendable comprobar de vez en cuando el nivel de aceite del recipiente.

Tarros de puré de tomate

Ingredientes

Alrededor de 1 ½ kg de tomates (para un tarro de 1 kg)

- Lavar los tomates. Abrir la mitad de ellos y quitar las semillas. Escurrir el tomate en un cesto limpio con un paño de cocina en la base.
- Sumergir la otra mitad de los tomates en agua hirviendo durante 2-3 minutos, luego retirarlos de la cacerola y dejar que se escurran en un colador grande.
- A continuación, poner el tomate en el pasapurés o en la batidora y triturarlo hasta conseguir una salsa de tomate.
- Verter la salsa en tarros limpios.

- Cerrarlos herméticamente y sumergirlos en una olla grande, sobre el fondo de la cual se habrán colocado algunos paños de cocina.
- Llenar la olla con agua, cubrir los tarros con otro paño de cocina y cubrir con la tapa.
- Cuando el agua empiece a hervir, bajar el fuego y cocer a fuego lento durante una hora.
- Dejar que los tarros se enfríen en la olla.
- Al día siguiente, retirar los tarros de la olla, secarlos y guardarlos.

Tarros de tomates pelados

Ingredientes

1 ½ kg de tomates pelados (para un tarro de 1 kg)

- Lavar los tomates y escurrirlos en un colador limpio.
- Cortar por la mitad un tercio (500 g) de los tomates y quitarles las semillas.
- Escurrirlos durante ½ hora y luego pasar por el pasapurés.
- Sumergir el resto de los tomates en agua hirviendo durante 5 minutos, retirarlos, colocarlos en una cesta, pelarlos y quitar las semillas haciendo un pequeño corte.
- Verter en el tarro primero 2-3 dedos de salsa de tomate y luego añadir los tomates pelados hasta llenar el frasco.
- Es necesario hacer un poco de presión para evitar la formación de grandes burbujas de aire.
- Cerrar el tarro herméticamente y esterilizarlo en una olla con agua.
- No olvidar poner paños de cocina en el fondo de la olla ni de taparla. Poner sobre el fuego y llevar a ebullición. Dejar hervir durante 1 hora.
- Dejar que los tarros se enfríen en la olla. A continuación, retirarlos, secarlos y guardarlos.

Judías verdes en aceite

Ingredientes para 1 tarro de aproximadamente 300 g

500 g de judías verdes • 500 ml de agua • 250 ml de vinagre de manzana • aceite de oliva virgen extra • 1 cucharada colmada de sal • Ajo • Guindilla (opcional)

- Pelar y lavar las judías verdes; escurrirlas en un colador.
- Poner sobre el fuego un cazo con 500 ml de agua, sal y 250 ml de vinagre de manzana.
- Cuando el líquido comience a hervir, sumergir la mitad de las judías verdes, durante 5 minutos, y retirarlas. Hacer lo mismo con la otra mitad.
- Dejar que las judías verdes se enfríen sobre un paño limpio colocado en una cesta.
- Esperar hasta que estén completamente secas e introducirlas en el tarro de vidrio con el ajo picado o la guindilla en aceite, teniendo cuidado de que este último llegue hasta la boca del tarro.
- Cerrar herméticamente, etiquetar y guardar.
- Se pueden consumir después de 20 días.

Berenjenas en aceite

Ingredientes para 1 tarro de 1 kg

2 kg de berenjenas (para 1 tarro de 1 kg) • Aceite de oliva virgen extra para llenar el tarro • 2 cucharadas de sal • Ajo picado • Orégano • Guindilla (opcional) • 500 ml de vinagre de manzana • 1 ½ litros de agua

- Lavar, pelar y cortar en juliana la berenjena.
- Ponerla en un cuenco, añadir sal, mezclar bien, prensarla un poco y añadir 100 ml de vinagre de manzana sin mezclar.
- Poner un plato encima de las berenjenas y sobre el plato un peso.
- Escurrir durante 24 horas.
- A continuación, desechar el agua de las berenjenas, escurrirlas bien y ponerlas en otro cuenco.
- Añadir el ajo, el orégano, la guindilla y 100 ml de aceite; mezclar bien.
- Poner la preparación en un tarro de vidrio y presionar; verter aceite hasta cubrirla completamente.
- Cerrar el frasco herméticamente, etiquetarlo y guardarlo.
- Se puede consumir después de 20 días.
- Antes de degustarlas conviene comprobar el nivel de aceite del tarro; siempre debe cubrir la berenjena.

Alcachofas en aceite

Ingredientes para 1 tarro de aproximadamente 750 g

350 ml de vinagre de manzana • 1 kg de alcachofas • 1 litro de agua • 1 cucharada colmada de sal • El zumo de 2 limones • Ajo picado • Pimentón (opcional)

- Retirar las hojas duras de las alcachofas, dejando únicamente el pequeño corazón blanco.
- Una vez limpias y lavadas, sumergirlas en un recipiente con agua, un poco de sal y el zumo de 2 limones; dejar en remojo 30 minutos.
- Poner sobre el fuego una olla con 1 litro de agua, 350 ml de vinagre de manzana y un poco de sal.
- Cuando el líquido esté a punto de hervir, poner en un colador las alcachofas y sumergirlas en el agua hirviendo durante 2-3 minutos, retirarlas y ponerlas a escurrir, boca abajo, sobre un paño de cocina limpio.
- Dejar que se sequen bien. Colocarlas en el tarro con el ajo y la guindilla y rellenar el tarro con el aceite. Cerrar herméticamente, etiquetar y guardar.
- Consumir después de 20 días.
- Asegurarse de que las alcachofas estén siempre completamente sumergidas en aceite.

Pimientos en aceite

Ingredientes para 1 tarro de 750 ml

1 kg de pimientos grandes rojos y amarillos • 1 cucharada de sal • 300 ml de vinagre de manzana • Aceite de oliva virgen extra, según sea necesario • Agua • Ajo • Orégano y guindilla (opcional)

- Pelar los pimientos, lavarlos y cortarlos en tiras no muy largas (4-5 cm).
- Colocarlos en un recipiente, espolvorearlos con sal, mezclar y dejar que reposen durante 2 horas aproximadamente.
- Poner sobre el fuego una olla con 1 litro de agua y 300 ml de vinagre de manzana.
- Cuando el agua empiece a hervir, sumergir el pimiento, por puñados, y hervir a fuego lento durante 1 minuto.
- Cortarlos y dejar que se sequen y enfríen sobre un paño de cocina durante unas 10 horas.

- A continuación, introducir los pimientos en un tarro de vidrio con el ajo picado, el orégano y la guindilla.
- Poner en el tarro primero una capa de pimiento, después el ajo, el orégano y la guindilla, luego el aceite, y así sucesivamente, hasta llenar todo el tarro.
- Todos los pimientos del tarro deben estar completamente cubiertos por el aceite.
- Cerrar herméticamente, etiquetar y guardar.
- Consumir después de 20 días.
- Conviene ir comprobando el nivel de aceite del tarro.
- Si es necesario, añadir más aceite.

PIMIENTOS ROJOS EN VINAGRE DE MANZANA

Para hacer esta receta, usar pimientos rojos pequeños y redondos, parecidos a una naranja. Los tarros de vidrio deben tener una boca muy ancha (15-20 cm).

INGREDIENTES PARA 1 TARRO DE 1.500 ML
1 kg de pimientos rojos • 1½ litro de vinagre de manzana orgánico

- Lavar los pimientos y dejarlos secar al aire (no al sol) durante 5 días.
- A continuación, limpiarlos con un paño húmedo, secarlos, cortar el tallo y ponerlos en el tarro, uno sobre el otro, tratando de llenar todos los espacios vacíos.
- Rellenar el tarro con el vinagre y poner un plato encima de la boca, para que ejerza una ligera presión sobre los pimientos y ayude a mantenerlos siempre bajo el aceite.
- Cerrar el tarro con su tapa y comprobar cada cierto tiempo que el nivel de vinagre sea el adecuado.
- Consumir después de un mes.

JARDINERA DE HORTALIZAS EN ACEITE

INGREDIENTES PARA 1 TARRO DE 1 KG
200 g de coliflor • 200 g de pepinos • 200 g de judías verdes • 200 g de cebollas • 200 g de zanahorias • 200 g de grelos (opcional) • 1 cucharada colmada de sal • Aceite de oliva virgen extra, para llenar el frasco • 300 ml de vinagre de manzana • 1 litro de agua • Ajo, orégano y guindilla

- Pelar, lavar y cortar en trozos pequeños todas las verduras.
- Añadir la sal y mezclar.
- Dejar con la sal durante 1-2 horas.
- Llenar una olla con 1 litro de agua y 300 ml de vinagre de manzana.
- Llevar a ebullición.
- Mientras tanto, escurrir las hortalizas en un colador.
- Cuando el agua de la olla rompa a hervir, añadir un puñado de hortalizas y escaldar durante 1-2 minutos.
- Retirar las hortalizas con una espumadera y colocarlas sobre un paño de cocina limpio.
- Continuar de este modo hasta escaldar todas las hortalizas.
- Cuando estén completamente frías y secas, colocarlas en el tarro, añadiendo el ajo, el orégano y la guindilla. Después, verter el aceite asegurándose de que lo cubra todo.
- Cerrar el tarro herméticamente y etiquetarlo.
- Dejar reposar al menos 20 días antes de consumir.

Atún en aceite

El momento adecuado para preparar el atún en aceite es septiembre, el mes en el que se pesca el mejor atún en nuestros mares. Comprar un atún no mayor de 7-10 kg.

Ingredientes para 1 kg de atún

1 kg de atún • 130 g de sal • 2 l de agua • Aceite de oliva virgen extra para rellenar los tarros

- Quitar al atún las vísceras, la cabeza y la cola, lavarlo y cortarlo en trozos grandes.
- Poner al fuego una olla grande con agua y sal.
- Cuando el agua alcance el punto de ebullición, sumergir el atún. Esperar a que el agua vuelva a hervir y cocer durante 3 horas y 10 minutos a partir de ese momento.
- A continuación, retirar el atún de la olla y colocarlo en una cesta cubierta con paños de cocina limpios, para que pueda escurrir y enfriarse.
- Cuando se haya enfriado completamente, quitarle las espinas y la piel, dejando la carne sola.
- Llenar ¾ de cada tarro de vidrio con el atún y, a continuación, verter el aceite de oliva hasta un dedo de la boca del tarro.

- Cerrar los tarros y proceder a su esterilización: disponer los tarros en una olla grande en la cual se hayan colocado previamente paños de cocina limpios, llenar la olla con agua y ponerla sobre el fuego. Llevar a ebullición y hervir a fuego lento durante 10-15 minutos.
- Apagar, dejar que se enfríe, sacar los tarros, secarlos, etiquetarlos y conservarlos en un lugar fresco y seco.

Esta receta me la dio Mateo Cucciniello, un experto en cuestiones ictícolas.

3.15 Confituras

Es aconsejable preparar cremas, compotas o mermeladas, cuando la temporada nos ofrece abundante fruta que nos gustaría conservar.

La fruta fresca o deshidratada y los frutos secos (cerezas, melocotones, albaricoques, higos, avellanas, almendras, etc.) deben ser de origen orgánico, lo cual le permitirá utilizar también la piel. El resultado será estupendo, incluso sin la adición de azúcar refinado.

Las mermeladas animan la mesa durante los meses de invierno, además de ser un recurso valioso para su consumo con pan o galletas de arroz y para las guarniciones de macedonias aromatizadas, tartas, pasteles, etc.

Prepararlas no es una tarea difícil y no exige ninguna habilidad especial. Sólo un poco de atención, tiempo y disponibilidad. El aroma que invade la casa y la alegría al ver los tarros de diferentes colores etiquetados en la despensa recompensarán el trabajo y el tiempo dedicados.

Como ya se ha señalado, considero que las maltas 100 % de arroz y 100 % de maíz constituyen magníficos edulcorantes naturales, pero si por alguna razón deseas abstenerte de utilizarlas, te invito a que elijas entre los siguientes edulcorantes: azúcar de caña integral moreno, jarabe de agave, jarabe de arce, miel, fructosa orgánica, zumo de manzana o de uva.

Crema de avellanas

Ingredientes para 1 tarro de 500 g

500 g de avellanas ligeramente tostadas en el horno y peladas

- Poner las avellanas peladas en un robot de cocina y triturar hasta obtener una crema muy fina.
- Poner la mezcla en uno o más tarros.
- Limpiar la boca de los frascos con un paño húmedo, etiquetar y conservar en la nevera durante unos 30 días.

Crema de avellanas con malta 100 % de arroz

Ingredientes para 1 tarro de 750 g

500 g de crema de avellanas • 200 g de malta 100 % de arroz

- Mezclar la crema de avellanas con la malta hasta obtener una preparación homogénea. También se puede utilizar un robot de cocina.
- Verter la mezcla en tarros de cristal. Limpiarles la boca y sellarlos.
- Colocar los tarros en una cacerola profunda y llenarla con agua hasta el cuello de los tarros.
- Llevar a ebullición y hervir a fuego lento durante 15-20 minutos.
- Dejar que se enfríe y secar los tarros, etiquetarlos y guardarlos.

Mantequilla de cacahuetes

Ingredientes para 1 tarro de 500 g

500 g de cacahuetes tostados y pelados • ¼ de cucharadita de sal

- Tostar ligeramente los cacahuetes, para que no se queme ninguno, y dejar que se enfríen.
- Para que el procedimiento del tostado resulte perfecto, precalentar el horno a un máximo de 130 °C durante 15 minutos.
- Poner los cacahuetes en un robot de cocina con la sal y triturar hasta obtener una pasta fina y homogénea.
- Introducir la pasta en uno o más tarros de vidrio, sellarlos y conservarlos en el frigorífico durante unos 30 días.
- Si se desea una larga conservación, esterilizar los tarros introduciéndolos en una cacerola profunda llena de agua.
- Llevar a ebullición y hervir a fuego lento durante 15-20 minutos. Dejar que los tarros se enfríen en la cacerola.
- A continuación, secarlos, etiquetarlos y conservarlos en un lugar fresco y oscuro.

Crema de almendras

Ingredientes para 1 tarro de 500 g

500 g de almendras peladas y tostadas • ¼ de cucharadita de sal

- Dejar que las almendras se enfríen completamente después de tostarlas.
- Ponerlas en un robot de cocina y triturarlas hasta obtener una masa.
- Llenar los tarros con la crema de almendras, etiquetarlos y conservarlos durante 30 días en la nevera.
- Si se desea una crema de larga duración, esterilizar los tarros, tal como se explica en la receta anterior.

Melocotones en almíbar

Ingredientes para 1 tarro de 1.500 g

1 kg de melocotones amarillos maduros • 100 g de miel fluida • 1 rama de canela • 1 clavo de olor

- Verter la miel en un cazo, diluirla en 500 ml de agua y añadir la rama de canela y el clavo de olor.
- Llevar a ebullición y hervir a fuego lento durante 5 minutos.
- Dejar que se enfríe por completo.
- Filtrar.
- Llevar a ebullición una olla con agua y, cuando rompa a hervir, escaldar los melocotones durante 1 minuto.
- Sacarlos usando una cuchara y, a continuación, pelarlos, cortarlos por la mitad y deshuesarlos.
- Disponer las mitades de melocotón en tarros de cristal con la parte plana hacia abajo, presionando ligeramente con una cuchara de madera para conseguir que entren todas.
- Verter el almíbar en los tarros, limpiar las bocas con un paño de cocina limpio y húmedo y sellar.
- Envolver los tarros en paños de cocina y ponerlos en una cacerola que los contenga con holgura.
- Llenar la olla con agua hasta el cuello de los tarros y llevar a ebullición.
- Hervir durante 20 minutos a partir de la ebullición.
- A continuación, apagar el fuego y dejar que se enfríen.
- Limpiar los tarros, etiquetarlos y conservarlos en un lugar fresco y oscuro.

Fruta en almíbar

Ingredientes para 1 tarro de 500 g

1 kg de fruta madura (albaricoques, ciruelas, peras, manzanas, piña) • 750 ml de zumo de manzana 100 % natural, sin azúcares añadidos • 50 g de miel natural • 1 ramita de canela • 1 clavo de olor

- Verter el zumo de manzana en un cazo con la miel, la canela y el clavo de olor.
- Calentar a fuego lento, removiendo, hasta que la miel se disuelva.
- Llevar a ebullición y cocer a fuego lento durante 5 minutos. Dejar que el almíbar se enfríe y filtrarlo.
- Lavar y pelar la fruta, quitar las semillas y los corazones.
- Cortar por la mitad los melocotones, los albaricoques y las ciruelas y las peras y las manzanas en cuartos.
- Cortar la piña en rodajas.
- Disponer la fruta en los tarros, sirviéndose de una cucharita, y teniendo cuidado de no llenarlos demasiado: la fruta debe permanecer por debajo del cuello del recipiente.
- Verter el almíbar sobre la fruta hasta cubrirla por completo.
- Limpiar la boca de los tarros con un paño de cocina húmedo y sellar.
- Envolver cada frasco en un paño de cocina para evitar que choquen durante la esterilización.
- Colocar una rejilla en el fondo de una cacerola de acero inoxidable y colocar los tarros encima.
- Llenar la olla con agua fría hasta el cuello de los tarros.
- Llevar a ebullición y cocer a fuego lento durante 20 minutos.
- Apagar el fuego y dejar que se enfríen en el agua.
- Limpiar los frascos, etiquetarlos y conservarlos en un lugar fresco y oscuro.

Crema de almendras con malta 100 % de arroz

Ingredientes para 1 tarro de 750 g

500 g de crema de almendras • 200 g de malta 100 % de arroz

- Mezclar muy bien la crema de almendras con la malta; se puede utilizar un robot de cocina.
- A continuación, verter la crema obtenida en los tarros, etiquetarlos y conservarlos en la nevera durante un mes.
- Los tarros se pueden esterilizar para su conservación a largo plazo.

Mermelada de frutas de larga duración (por ejemplo, cereza)

Puedes elaborar excelentes mermeladas sin necesidad de utilizar el azúcar. Sólo se necesita un poco más de atención, pero el resultado será sorprendente. En primer lugar, es esencial usar sólo frutas orgánicas, no tratadas químicamente, a fin de poder emplear tanto la pulpa como la piel. Como promedio, a partir de 2 kg de fruta se puede obtener un 1 ½ kg de mermelada, en función del tipo y el contenido de zumo de la pulpa. En lo que respecta a las cerezas, las peras y las manzanas, es preferible cocerlas y después quitarles las semillas antes de pasarlas por el chino o la batidora.

Se pueden preparar mermeladas de más de un tipo de frutas mezcladas o de un único tipo.

Mermelada de cerezas

Ingredientes para 1 tarro de aproximadamente 700 g

2 kg de cerezas maduras • ½ cucharadita de sal • 15 g de agar-agar • 150 g de manzanas deshidratadas

- Lavar, deshuesar y cocer las cerezas con la sal durante 1 ½ hora en un cazo de fondo grueso; controlar la cocción y utilizar un difusor de calor.
- Triturar la fruta en un chino o en la batidora. Si prefieres la fruta en trozos, puedes saltarte este paso.
- Poner la fruta otra vez en una cacerola y cocer entre 90 minutos y 2 horas, según el tipo de fruta y su dulzor.
- En los últimos 10 minutos, añadir las manzanas deshidratadas picadas y el agar-agar, y remover.
- Poner la mermelada en tarros 300-400 gramos y cerrar herméticamente.
- Envolver el fondo y los lados de cada frasco con una servilleta de algodón y sumergirlos hasta el cuello en una olla llena de agua.
- Cuando el agua empiece a hervir, cocer a fuego lento durante 20 minutos. No retirar los frascos hasta que se enfríen; después, secarlos, etiquetarlos y guardarlos.
- Una vez abierto, el tarro se debe conservar en la nevera.

Confitura de frutas (por ejemplo, albaricoque)

Si decides preparar una mermelada casera sin azúcar, quizá sea porque te han regalado una caja de albaricoques que pueden estropearse. Prueba esta receta.

Ingredientes para 1 tarro de aproximadamente 400 g

1 kg de albaricoques, lavados y deshuesados • 180-200 g de azúcar integral de caña • 15 g de agar-agar

- Poner los albaricoques y el azúcar en un cazo de fondo grueso.
- Derretir el azúcar a fuego lento y, a continuación, llevar a ebullición a fuego fuerte, sin dejar de remover.
- Agregar el agar-agar, bajar el fuego y cocer a fuego lento durante una hora y 15 minutos.
- Lavar los frascos y esterilizarlos durante 20 minutos en el horno a temperatura mínima.
- Llenar los tarros con la confitura, limpiar las bocas y sellarlos con la tapa.
- Colocarlos en una olla grande para y cubrirlos con agua.
- Llevar a ebullición y hervir a fuego lento durante 20 minutos.
- Dejar que se enfríen en el agua.
- Retirar los tarros del agua, secarlos y etiquetarlos.
- Conservarlos en un lugar fresco y oscuro.
- Una vez abierto, conservar el tarro en el frigorífico.

Con este procedimiento se puede obtener cualquier mermelada de frutas.

Hay que recordar que cuanto más acuosa sea la fruta (por ejemplo, las peras y las fresas), más espesante, por ejemplo agar-agar, necesitará y más largo deberá ser el tiempo de cocción.

Compota de albaricoque

Ingredientes para 1 tarro de aproximadamente 1 kg

2 kg de albaricoques maduros • 2 manzanas grandes • 30 g de agar-agar • 100 g de jarabe de agave

- Lavar y cortar los albaricoques por la mitad y deshuesarlos.
- Pelar las manzanas, quitarles los corazones y cortarlas en trozos grandes.

- Poner la fruta en un cazo de acero inoxidable y verter justo el agua suficiente para cubrirla. Llevar a ebullición y hervir a fuego lento durante 30 minutos.
- Verter el agar-agar en el cazo y añadir el zumo de agave. Remover y cocer a fuego lento entre 15 y 35 minutos.
- Lavar los tarros y dejar que se sequen en el horno durante al menos 20 minutos. Llenarlos con la compota cuando todavía estén calientes.
- Limpiar la boca de los tarros y sellarlos herméticamente. Dejar que se enfríen. A continuación, ponerlos en una cacerola grande para esterilizarlos.
- Cubrir con agua, llevar a ebullición y dejar que hiervan durante 20 minutos.
- Apagar el fuego y dejar que se enfríen en la cacerola con el agua.
- Cuando estén fríos, sacarlos del agua, secarlos, etiquetarlos y conservarlos en un lugar fresco y oscuro.
- Una vez abierto, conservar el producto en la nevera (no más de una semana).

Confitura de albaricoque con zumo de uva

Ingredientes para 1 tarro de aproximadamente 1 kg

1 ½ kg de albaricoques maduros • 700 ml de zumo de uva fresca

- Lavar los albaricoques con mucho cuidado. Cortarlos por la mitad y deshuesarlos.
- Poner la fruta en una cacerola de acero y añadir el zumo de uva.
- Llevar a ebullición y dejar que hierva a fuego lento durante aproximadamente 1 ½ hora, removiendo de vez en cuando.
- Lavar y secar los tarros, y dejarlos en el horno durante un mínimo de 20 minutos.
- Poner un platito en la nevera.
- Comprobar la consistencia de la confitura, poniendo una cucharada en el platillo enfriado en el frigorífico. Si al inclinarlo se forma una gota gruesa, se puede apagar el fuego; de lo contrario, proseguir la cocción durante otros 5-10 minutos.
- Poner la confitura en los tarros, limpiar las bocas con un paño limpio y sellarlos. Dejar que se enfríen.
- Envolver cada frasco en un paño de cocina. Colocar una rejilla en el fondo de una olla de acero inoxidable y poner encima los tarros.

- Llenar la olla con agua fría hasta el cuello de los tarros. Llevar a ebullición y cocer a fuego lento durante 20 minutos.
- Apagar el fuego y dejar que los tarros se enfríen en el agua.
- Limpiarlos y etiquetarlos.
- Conservar en un lugar fresco y seco.

Compota de fruta con cidra

Ingredientes para 1 tarro de 400 g

2 manzanas • 2 peras • 200 g de fruta deshidratada (albaricoques, higos, dátiles) • 1 cidra • ¼ de cucharadita de canela en polvo

- Pelar la cidra, previamente lavada y secada, con un pelador de patatas.
- Poner en un cazo de acero la fruta deshidratada, la piel seca de cidra y la canela. Si la cidra es muy grande, utilizar sólo la mitad de la piel.
- Cubrir con 300 ml de agua y llevar a ebullición, retirar del fuego y dejar que repose durante toda la noche.
- Limpiar y pelar la fruta fresca, quitando el corazón a peras y manzanas, y cortar en trozos.
- Exprimir la cidra y cortar la pulpa en gajos.
- Retirar la piel de cidra del cazo, agregar la fruta fresca a la fruta deshidratada ablandada y cocer a fuego lento durante 20 minutos, removiendo de vez en cuando.
- Añadir el zumo de cidra y cocer a fuego lento otros 10-15 minutos, hasta que la fruta esté muy cremosa.
- Lavar los tarros e introducirlos en el horno durante por lo menos 20 minutos para que se sequen. Llenar los tarros con la compota caliente. Limpiarles la boca con un paño húmedo y cerrarlos herméticamente.
- Dejar que se enfríen.
- Envolver los tarros en paños de cocina viejos y colocarlos en una cacerola profunda.
- Cubrir con agua hasta la boca y llevar lentamente a ebullición.
- Esterilizar la compota calculando 25 minutos de ebullición. Dejar enfriar en el agua y, a continuación, retirar los tarros, secarlos, etiquetarlos y conservarlos durante 3-4 meses en un lugar oscuro y fresco.

Mermelada de peras y ciruelas

Ingredientes para 2 tarros de 800 g

2 kg de peras • 1 kg de ciruelas • 300 g de azúcar de caña moreno • 20 g de agar • 200 ml de agua • Una pizca de sal

- Lavar la fruta, deshuesarla y descorazonarla.
- Ponerla en una cacerola de acero de fondo grueso y agregar el azúcar y el agua.
- Llevar a ebullición, bajar el fuego y cocer a fuego lento durante una hora y 40 minutos.
- Añadir el agar-agar, cocer a fuego lento durante 10 minutos más y apagar.
- Lavar los tarros y dejar que se sequen en el horno durante por lo menos 20 minutos.
- Llenarlos con mermelada, sellarlos y envolverlos en paños de cocina.
- Colocarlos en una cacerola profunda y llenar con agua hasta el cuello de los tarros.
- Llevar a ebullición y cocer a fuego lento durante 20 minutos.
- Dejar que los tarros se enfríen en la cacerola con el agua.
- Luego secarlos, etiquetarlos y ponerlos en un lugar fresco y oscuro.
- Una vez abierto, el frasco se debe conservar en el frigorífico, no más de 6-7 días.

Confitura de ruibarbo

Ingredientes para 1 tarro de 800 g

1 kg de tallos de ruibarbo • 200 g de azúcar de caña moreno • La ralladura y el zumo de ½ naranja • ½ cucharadita de canela • ½ cucharadita de jengibre

- Lavar el ruibarbo y cortarlo en trozos de 5 cm, eliminando los filamentos duros como se hace con los tallos de apio.
- Ponerlo en un cazo y cubrirlo con agua. Llevar a ebullición y dejar que se ablande durante 7-8 minutos.
- Colar y desechar el agua de cocción.
- Poner el ruibarbo en el cazo y agregar el azúcar, la ralladura y el zumo de naranja y las especias.
- Derretir el azúcar a fuego lento y, a continuación, llevar a ebullición a fuego fuerte, removiendo constantemente.
- Bajar el fuego y cocer durante 30 minutos.

- Lavar y esterilizar los tarros durante 20 minutos con el horno al mínimo.
- Rellenarlos con la mermelada, limpiarles la boca y sellarlos. Dejar que se enfríen.
- Envolver los tarros en paños de cocina viejos y ponerlos en una cacerola profunda. Cubrir con agua y llevar a ebullición.
- Hervir a fuego lento durante 20 minutos y apagar. Dejar que los tarros se enfríen en la cacerola y luego secarlos, etiquetarlos y conservarlos en un lugar fresco y oscuro.

Mermelada de membrillo

Ingredientes para 1 tarro de 600 g

1 kg membrillos lavados y pelados • 300 g de azúcar de caña moreno

- Poner la fruta y el azúcar en una cacerola de fondo grueso.
- Llevar a ebullición, y proseguir la cocción a fuego medio.
- Remover de forma continua durante 10 minutos. Apagar el fuego y remover la mezcla de vez en cuando hasta que se enfríe.
- Cubrir la olla con un paño de trama suelta y dejar que repose hasta el día siguiente.
- Al día siguiente, repetir el proceso y así sucesivamente los días posteriores, hasta que la mezcla alcance la densidad ideal de la mermelada clásica.
- En este punto, llenar los tarros, limpiarles bien las bocas, sellarlos y ponerlos en una cacerola profunda.
- Verter agua hasta el cuello de los tarros y llevar a ebullición. Proseguir la cocción durante 20 minutos, apagar y dejar que se enfríe.
- Limpiar los tarros, etiquetarlos y conservarlos en un lugar fresco y oscuro.

Esta receta me la sugirió una amiga muy querida, María Postiglione.

Confitura de higos glaseados

Ingredientes para 1 tarro de 500 g

1 cucharada de zumo de limón • 400 g de higos secos • ¼ de cucharadita de jengibre en polvo • ¼ de cucharadita de canela en polvo • ¼ de cucharadita de nuez moscada • 100 g de nueces picadas

- Cortar los higos en trozos no muy pequeños. Ponerlos en un cuenco y cubrirlos con el zumo de limón y 200 ml de agua.

– Dejar en remojo durante una hora.
– Poner los higos y el líquido de remojo en una cacerola.
– Calentar a fuego lento, sin tapa, hasta que se ablanden.
– Añadir las especias, subir el fuego y cocer a fuego lento, removiendo constantemente, hasta que el líquido se haya evaporado casi por completo y la mezcla haya adquirido una consistencia más espesa.
– Apagar el fuego y agregar las nueces a la preparación de higos.
– Verter en los tarros higos glaseados y limpiar las bocas con un paño húmedo.
– Etiquetarlos y conservarlos en la nevera.

COMPOTA DE HIGOS Y MANZANAS

INGREDIENTES PARA 1 TARRO DE 700 G

800 g de higos maduros • 3 manzanas (aproximadamente 400 g) • La ralladura de 1 limón • 8 cucharadas de marsala

– Lavar, pelar y descorazonar las manzanas.
– Cortarlas en dados.
– Pelar los higos y cortarlos en cuartos.
– Lavar y secar los tarros, colocarlos en el horno a la temperatura mínima durante 20 minutos.
– Introducir un plato pequeño en la nevera.
– Poner la fruta en un cazo y añadir la ralladura de limón y 1 litro de agua. Llevar a ebullición y cocer a fuego lento durante 20 minutos, removiendo de vez en cuando.
– Comprobar la consistencia de la compota poniendo una cucharada en el plato enfriado en la nevera. Si al inclinarlo se forma una gota gruesa, se puede apagar el fuego; de lo contrario, proseguir la cocción durante otros 5-6 minutos y volver a intentarlo.
– Dejar que la compota entibie en la cacerola; a continuación, añadir las 4 cucharadas de marsala y verter la compota en los tarros.
– Dentro de cada tarro, añadir sobre la superficie de la compota una cucharadita de marsala. Limpiar las bocas de los tarros con un paño limpio y húmedo. Sellarlos y envolverlos en paños de cocina limpios.
– Colocar una rejilla de metal en el fondo de una olla y disponer encima los tarros.
– Llenar la olla con agua fría hasta el cuello de los tarros.

- Llevar a ebullición y cocer a fuego lento durante 20 minutos.
- Apagar el fuego y dejar que los tarros se enfríen en el agua.
- Limpiar los frascos, etiquetarlos y conservarlos en un lugar oscuro, fresco y seco.

Crema de castañas, manzanas y uvas

Ingredientes para 1 tarro de 500 g

200 g de castañas secas • 4 manzanas (500 g de pulpa) • 300 g de uvas • Una pizca de sal • 50 g de malta 100 % de arroz • 1 vaina de vainilla

- Cubrir las castañas con agua y dejar que se ablanden durante toda la noche.
- Al día siguiente, escurrirlas y poner en una olla a presión con agua hasta cubrir y una pizca de sal.
- Pelar las manzanas, desechar los corazones y cortarlas en dados.
- Cocerlas a fuego medio con las uvas bien lavadas y la vaina de vainilla, posiblemente sin adición de agua, durante 40 minutos.
- Triturar los granos de uva: producirán suficiente líquido.
- Abrir la olla a presión y dejar que las castañas se enfríen durante 10 minutos. Pasarlas por el tamiz mientras todavía estén calientes.
- Esta operación eliminará la cutícula residual, siempre presente en las castañas secas.
- Retirar la vaina de vainilla y tamizar también la compota de manzanas y uvas, y después mezclar bien con la crema de castañas y la malta de arroz.
- Distribuir la crema en copas individuales y consumir de inmediato.
- También se puede conservar durante unos días en el frigorífico en un tarro hermético.

Mermelada rápida de frutas deshidratadas

Ingredientes para 1 tarro de 500 g

200 g de ciruelas pasas, albaricoques o higos deshidratados • 1 taza de té bancha • *1 trozo de vainilla natural • La piel de 1 limón o naranja*

- Poner en remojo la fruta deshidratada en el té *bancha* durante 3 horas.
- Cocer la fruta con el té y las especias hasta que estén muy blandas.

– Retirar las especias y pasar por el chino.
– Llenar el tarro, limpiarle la boca, sellarlo, etiquetarlo y conservarlo en la nevera durante unos 10 días.

Esta mermelada se puede utilizar para untar galletas de arroz o como relleno para pasteles y pastelillos.

Mermelada de frutos del bosque

Ingredientes para 1 tarro de 700 g

1 kg de frutos del bosque (moras, frambuesas, arándanos, fresas, grosellas) • 200 g de azúcar de caña moreno • 20 g de agar-agar

– Pelar y lavar las frutas con cuidado. Ponerlas en un cazo de fondo grueso, añadir el azúcar y llevar a ebullición.
– Cocer a fuego lento durante 1 hora, removiendo con frecuencia.
– Agregar el agar-agar, dejar en el fuego durante 10 minutos más y apagar.
– Cuando la mermelada se haya entibiado, llenar los tarros, previamente lavados y secados, sellarlos y disponerlos, envueltos en paños de cocina, dentro de una olla de metal profunda.
– Llenar la olla con agua hasta el cuello de los tarros y llevar a ebullición.
– Bajar el fuego y cocer durante 20 minutos.
– Dejar que los frascos se enfríen en la olla.
– Luego secarlos, etiquetarlos y conservarlos en un lugar oscuro, fresco y seco.

Mermelada de dátiles

Ingredientes para 2 tarros de 700 g

2 kg de dátiles • Una pizca de sal

– Lavar los dátiles y ponerlos en un cazo con una pizca de sal y tanta agua como sea necesaria para cubrir la fruta.
– Cocer hasta que los dátiles estén blandos. Retirarles el hueso y triturarlos mientras estén todavía calientes.
– Esta mermelada se puede consumir inmediatamente o se puede conservar vertiéndola en los tarros y esterilizándolos mediante su ebullición en una olla con agua durante 20 minutos.
– Dejar que los frascos se enfríen en la olla y luego secarlos, etiquetarlos y conservarlos.

3.16 Bebidas

Cuando se sigue una dieta de cereales integrales en grano (bien masticados), verduras, hortalizas, pequeñas cantidades de proteína, semillas oleaginosas y algas, y uno no se excede con la sal, con los condimentos y, especialmente, con los azúcares, aun con los naturales y sin refinar, pronto resulta evidente para todo el mundo que se reduce la necesidad de beber. Esto se debe a que el riñón no debe trabajar horas extra para eliminar el exceso de productos de origen animal, ni tampoco hay demanda de agua para equilibrar el azúcar refinado [Dominique Rösele, 1980]. Por tanto, es normal tener una menor necesidad de beber. En todo caso, es importante ingerir líquido cuando se tiene mucha sed, así como preferir siempre las bebidas que son 100 % naturales, sin gas y sin azúcar refinado añadido. He aquí algunas sugerencias.

Bebidas sin alcohol

AMASAKE DE ARROZ CALIENTE

Se puede definir como una bebida suave pero deliciosa. Es recomendable tanto como aperitivo para la tarde, como para el desayuno o para terminar una cena.

½ taza de amasake *de arroz • 1 taza de agua • Una pizca de sal • Una pizca de jengibre rallado*

- Mezclar en un cazo un poco de *amasake* con el agua y llevar a ebullición.
- Mientras se remueve constantemente, añadir la sal y cocer a fuego lento durante un minuto más.
- Apagar, verter en la taza y añadir el jengibre.

Aperitivo de piña

Ingredientes para 2-3 personas

La pulpa de 1 piña madura • ¼ de cucharadita de jengibre • 9 cerezas negras • Hojas de menta para decorar

– Licuar la pulpa de piña.
– Añadir el jengibre al zumo obtenido.
– Lavar y deshuesar las cerezas.
– Cortarlas por la mitad y añadirlas al batido de piña.
– Verter el líquido en copas y decorar con hojas de menta.

Aperitivo de naranja

Ingredientes para 2-3 personas

5 naranjas • 1 limón • 4 cucharadas de zumo de manzana sin azúcares añadidos • Piel de naranja y limón • 4 kumquats para decorar

– Con la ayuda de un pelador de patatas, extraer tiras largas de la piel de 4 naranjas y del limón, y colocarlas en un recipiente con agua fría.
– Exprimir las naranjas y filtrar el zumo obtenido. Se debe recoger alrededor de 200 ml de zumo. Mezclarlo con 2 cucharaditas de zumo de limón y con el zumo obtenido licuando una manzana.
– Verter el líquido en una jarra grande y ponerlo en un lugar fresco. Insertar sendas brochetas en la piel de cada uno de los kumquats.
– Verter el zumo preparado en 4 vasos altos, medio llenos de agua mineral.
– Decorar con las brochetas y servir.

Bebida de pera

Ingredientes para 2-3 personas

2 peras maduras • 2 cucharadas de zumo de limón • 1 bote de yogur de soja al natural • 6 cubitos de hielo

– Lavar las peras con cuidado, pelarlas, cortarlas en cuartos y quitar el corazón. Cortarlas en rodajas y rociarlas con el zumo de limón.
– Poner la fruta en la batidora y añadirle el yogur. Triturar durante 1-2 minutos, hasta que se forme una crema.
– Poner los cubitos de hielo en un paño de cocina limpio y machacarlos con un mazo para carne.

– Distribuir el hielo picado en los vasos y verter en ellos el batido.
– Servir inmediatamente.

Bebida de algarrobo densa

Ingredientes para 4 personas

50 g de harina de algarroba • 15 g de kuzu *• 850 ml de leche de soja a la vainilla • 1 ramita de canela • 50 g de miel*

– Mezclar la harina de algarroba con el *kuzu* y diluir, poco a poco, con 150 ml de leche de soja.
– Calentar el resto de la leche con la miel y la canela, llevándolo casi a ebullición.
– Verterla sobre la mezcla de algarroba y *kuzu*, removiendo vigorosamente.
– Retirar la canela.
– Poner sobre el fuego y llevar a ebullición. Hervir a fuego lento durante 5 minutos.
– Dejar que se enfríe unos minutos antes de verter la bebida en una jarra o, directamente, en vasos altos.
– Esta bebida se puede servir caliente o fría.

Bebida de manzana annurca

Ingredientes para 2 personas

500 g de manzanas annurca • La ralladura y el zumo de 1 limón • 3 cucharadas de miel líquida de flores silvestres

– Lavar y secar las manzanas, y cortarlas en trozos sin quitarles los corazones.
– Poner la manzana picada en un recipiente grande y rociar con el zumo de limón para evitar que se oxiden.
– Llevar a ebullición 600 ml de agua con la miel y la ralladura de limón.
– Verter sobre la manzana.
– Remover y dejar que repose durante al menos una noche.
– Poco antes de servir, colar y distribuir en vasos de trago largo y enfriar con cubitos de hielo. Decorar con rodajas de limón y servir inmediatamente.

Bebida de higos chumbos

Ingredientes para 2 personas

4 higos chumbos maduros, con la pulpa roja • 4 cucharaditas de zumo de limón filtrado • 1 higo chumbo rojo para decorar

- Sosteniendo un higo chumbo con un paño de cocina doblado varias veces, cortar los dos extremos.
- Con un cúter afilado, cortar la fruta a lo largo y pelarla completamente. Repetir con el resto de los higos chumbos. Cortar cada fruta por la mitad y licuarlas.
- Recoger el zumo y mezclarlo con el zumo de limón.
- Verter la mezcla en 4 vasos de aperitivo decorados con una rodaja de higo chumbo y servir inmediatamente.

Batido de zanahorias

Ingredientes para 2 personas

1 kg de zanahorias

- Lavar y cepillar las zanahorias, retirar los extremos, licuarlas y servir.

Cóctel de lechuga

Ingredientes para 1-2 personas

1 kg de lechuga fresca • 4 mandarinas • El zumo de ½ limón

- Lavar bien la lechuga, desechando las hojas pochas. Escurrirla bien.
- Pelar las mandarinas y quitarles las semillas que pudieran tener.
- Exprimir el zumo de ½ limón y filtrarlo.
- Licuar las hojas de lechuga y finalmente los gajos de mandarina.
- Recoger el zumo en una jarra y añadir el zumo de limón.
- Servir inmediatamente con una pizca de sal.

Batido de melón

Ingredientes para 3-4 personas

2 melones maduros • El zumo de 1 limón • ½ taza de zumo de ciruelas 100 % natural, sin azúcares añadidos

- Cortar el melón por la mitad y quitarle las semillas y la cáscara.

- Cortar la pulpa en dados, rociarlos con el zumo de limón e introducirlos en la nevera durante una hora, aproximadamente. Retirar y triturar la fruta.
- Verter la mitad del zumo obtenido en una cubitera e introducirla en el congelador.
- Mezclar el zumo de ciruelas con el resto del melón licuado y poner la preparación en la nevera hasta el momento de servir.
- Verter la mezcla en vasos y agregar los cubitos de melón helados. Remover con una cuchara larga y servir inmediatamente.

Infusión de rosa mosqueta

Ingredientes

10 g de rosa mosqueta fresca o 5 g de rosa mosqueta seca • 2 cucharaditas de miel

- Si se usan flores frescas, lavarlas, escurrir el agua, quitarles los pistilos y cortarlas en cuartos.
- Poner un cazo de acero inoxidable impecable sobre el fuego con 300 ml de agua, si es posible que no sea muy dura.
- Cuando empiece a hervir, añadir las flores, frescas o secas. Poner la tapa, bajar el fuego y cocer a fuego lento durante 10 minutos.
- Apagar el fuego, endulzar y dejar reposar y entibiar. Servir la infusión tibia, después de colarla.

Leche de almendras

Ingredientes para 4 personas

200 g de almendras • 50 g de miel • 800 ml de agua

- Llevar a ebullición una olla con agua y, cuando rompa a hervir, sumergir las almendras durante un minuto.
- Escurrir y retirar la película de color marrón, presionando las almendras entre los dedos pulgar e índice.
- Dejar que se sequen sobre papel de cocina.
- Poner las almendras en una batidora con 150 ml de agua.
- Triturar hasta obtener una pasta homogénea.
- Diluir la pasta con el resto del agua y dejar que repose en un frasco con tapa, en la nevera, durante la noche.

- Al día siguiente, filtrar el líquido con un colador forrado con gasa y escurrir para aprovechar toda la leche.
- Verter la mezcla en una botella y conservarla un par de días en la nevera.
- Endulzar con miel antes de servir.

Leche con pistachos

Ingredientes para 4 personas

100 g de pistachos al natural finamente picados • 50 g de miel líquida • 700 ml de agua

- Pelar los pistachos y picarlos finamente.
- Ponerlos en la batidora y añadir 150 ml de agua. Triturar, verter 350 ml más de agua caliente a 90 °C y volver a triturar.
- Poner la pasta obtenida en un frasco de vidrio, mezclar bien y dejar que repose durante toda la noche en la nevera.
- Colocar varias capas de gasa en un colador, ponerlo sobre una jarra grande y verter los pistachos con el agua de remojo. Filtrar bien y después escurrir la gasa.
- Calentar 200 ml de agua con miel a fuego lento. No dejar que hierva.
- Cuando se disuelva la miel, dejar que se enfríe y añadir la leche de pistachos.
- Remover y refrigerar durante una hora.
- Si no se consume inmediatamente, verter la bebida en un frasco hermético y conservarlo en la nevera hasta 2 días.

Leche y menta

Ingredientes para 2 personas

2 manzanas • 300 ml de leche de soja a la vainilla • 1 manojo de menta fresca • 50 g de jarabe de agave • Hojas de menta fresca para decorar

- Picar las hojas de un manojo de menta lavado y escurrido.
- Pelar las manzanas, retirar el corazón y cortar en rodajas.
- Poner en un robot de cocina la leche de soja, las manzanas, las hojas de menta, el agave y 2 cucharadas de hielo picado. Mezclar durante 2 minutos.
- Verter la leche y menta en vasos decorados con hojas de menta y servir.

Limonada

Ingredientes para 3 personas

6 limones • 600 ml de agua • 150 ml de jarabe de agave

- Lavar los limones, cortarlos por la mitad y exprimir el zumo.
- Verter el zumo de limón en 500 ml de agua.
- Poner en un cazo 100 ml de agua y el zumo del agave.
- Llevar a ebullición y cocer a fuego lento durante 2-3 minutos.
- Esperar a que se enfríe y añadir el jarabe al líquido restante.
- Mezclar bien, agregar unos cubitos de hielo y servir.

Limonada con fresas silvestres

Ingredientes para 3-4 personas

6 limones • 600 ml de agua • 200 ml de jarabe de agave • 300 g de fresas silvestres limpias

- Proceder como en la receta anterior, con la diferencia de añadir las fresas silvestres al cazo con agua y jarabe de agave.

Comer-y-beber

Ingredientes para 3-4 personas

El zumo de 3 naranjas frescas, sin azúcares añadidos • El zumo de ½ limón • 500 ml de zumo de manzana sin azúcares añadidos • 1 manzana cortada en cuñas • 1 plátano cortado en rodajas • 2 kiwis cortados en cuñas • 8 cubitos de hielo • 2 cerezas para decorar

- Lavar las manzanas, pelarlas y quitarles el corazón. Cortarlas en cuñas finas.
- Rociarlas con zumo de limón.
- Pelar el kiwi y cortarlo en cuñas.
- Pelar el plátano y cortarlo en rodajas. Rociarlas con zumo de limón.
- Distribuir la fruta en vasos y añadir una cereza en cada uno.
- Poner el zumo de naranja en una coctelera y agregar el zumo de manzana y los cubitos de hielo. Agitar la coctelera para que se mezclen los ingredientes.
- Verter la preparación de zumos sobre la ensalada de fruta de los vasos y servir inmediatamente.

Néctar de albaricoque

Ingredientes para 3 personas

500 g de albaricoques • El zumo de 2 naranjas • 125 g de yogur de arroz sin gluten añadido • 4 cubitos de hielo • 1 albaricoque y 4 hojitas de menta fresca para decorar

- Lavar los albaricoques, deshuesarlos y cortarlos.
- Ponerlos en un robot de cocina junto con el zumo de naranja y el yogur.
- Triturar los ingredientes.
- Verter la mezcla en vasos con los cubitos de hielo.
- Decorar con rodajas de albaricoque y menta fresca.

Néctar de ciruelas

Ingredientes para 2-3 personas

6 ciruelas maduras • 300 ml de zumo de naranja recién exprimido • 2 dl de zumo de manzana sin edulcorar • Agua (si se desea diluir)

- Lavar, deshuesar y cortar en rodajas las ciruelas.
- Ponerlas en un cazo y agregar los zumos de naranja y de manzana.
- Llevar a ebullición y cocer a fuego lento durante 10-15 minutos, removiendo de vez en cuando, hasta que las ciruelas estén bien blandas. Verter la mezcla en una batidora y triturar hasta obtener una crema.
- Poner el puré de ciruelas en un colador cubierto con una gasa y dejar que se filtre durante una hora, exprimiendo a veces la pulpa con el dorso de una cuchara.
- Verter el néctar obtenido en una jarra e introducirla en la nevera durante una hora.
- Llenar los vasos con el néctar y servir tal cual o diluido con agua.

Zumo de piña con kiwi

Ingredientes para 2-3 personas

La pulpa de 1 piña madura • 3 kiwis

- Pelar la piña y el kiwi y cortarlos en trozos pequeños.
- Licuar la piña y 2 kiwis.
- Recoger el zumo en una jarra y añadir la tercera pieza de kiwi.
- Servir en vasos altos con cubitos de hielo.

ZUMO DE ARÁNDANOS CON LIMÓN

Esta bebida pueden consumirla quienes quieran o necesiten eliminar el vino de su alimentación. Aunque diferentes, en muchos casos puede ayudar a dejar el vino porque tiene un fuerte sabor, ligeramente amargo y satisface notablemente la vista.

INGREDIENTES PARA 2-3 PERSONAS
500 ml de zumo de arándanos 100 % (sin azúcar) • El zumo de 2 limones

- Lavar y exprimir los limones.
- Mezclar el zumo de limón con el de arándanos, remover, verterlo en una jarra y tomarlo durante las comidas.

ZUMO DE ARÁNDANOS CON ALBARICOQUES

INGREDIENTES PARA 2-3 PERSONAS
500 ml de zumo de arándanos 100 % (sin azúcar) • 3 albaricoques

- Poner en la batidora los albaricoques previamente pelados, lavados, deshuesados y cortados en trozos pequeños.
- Añadir 150 ml de zumo de arándanos.
- Triturar hasta que se forme una crema.
- Agregar el zumo restante y continuar batiendo durante 1-2 minutos.
- Verter la mezcla en vasos y, si se desea, poner un cubito de hielo en cada uno.

ZUMO DE ZANAHORIA CON ESPECIAS

INGREDIENTES PARA 2-3 PERSONAS
2 manzanas • 1 naranja • 1 limón • 500 g de zanahorias • 1 ramita de canela • 2 clavos de olor

- Lavar y secar las manzanas, las naranjas y el limón. Cortarlos en rodajas finas y retirar las semillas. Poner la fruta en un cazo de acero inoxidable y cubrirla con 1 litro de agua.
- Añadir la canela y el clavo de olor. Llevar a ebullición y cocer durante 15 minutos a fuego lento.
- Forrar un tamiz con una capa de gasa y colocar debajo una jarra para recoger el líquido.

- Tamizar la fruta cocida.
- Al final, estrujar la gasa para extraer todo el zumo que se pueda.
- Dejar que se enfríe por completo.
- Licuar las zanahorias.
- Justo antes de servir, mezclar el zumo de zanahoria con el zumo cocido de frutas.
- Verter en vasos altos y decorar con fruta y rodajas de zanahoria.

Zumo de grosellas con plátano

Ingredientes para 2-3 personas

500 ml de zumo de grosellas 100 % (sin azúcares añadidos) • 2 plátanos maduros

- Poner en un robot de cocina 150 ml de zumo de grosellas y 2 plátanos, pelados y cortados en rodajas. Triturar hasta obtener una crema.
- Añadir el zumo de grosellas restante y volver a triturar.
- Llenar los vasos y, si se desea, agregar un cubito de hielo.

Zumo de espinacas con pomelo

Ingredientes para 2-3 personas

400 g de espinacas lavadas y cortadas • 3 zanahorias lavadas y peladas • 1 diente de ajo • El zumo de 1 pomelo • Cubitos de hielo

- Pelar el diente de ajo, licuar las verduras y verter el zumo en una jarra. Introducir en la nevera durante 1-2 horas.
- Antes de servir, mezclar el zumo de pomelo con el de espinacas y poner la mezcla en copas con cubitos de hielo.

Té bancha

Ingredientes para 3-4 personas

1 litro de agua • 1 cucharada colmada de té bancha

- Poner el agua en una cacerola con el té. Llevar a ebullición y dejar que hierva durante 5 minutos.
- Filtrar, endulzar y servir.

TÉ BANCHA CON MELOCOTÓN

INGREDIENTES PARA 2-3 PERSONAS

150 ml de té bancha • *2 melocotones* • *30 g de jarabe de agave* • *150 ml de yogur de arroz sin gluten añadido* • *10 cubitos de hielo*

– Escaldar los melocotones en agua hirviendo durante un segundo, pelarlos y deshuesarlos.
– Poner los melocotones en el robot de cocina junto con el yogur, el jarabe de agave y el té frío. Mezclar los ingredientes y poner la preparación en una jarra.
– Dejar enfriar en la nevera durante una hora.
– Poner los cubitos de hielo en un paño de cocina limpio y machacarlos con un mazo para carne. Distribuir el hielo picado en vasos y servir el batido de té con melocotón.
– Servir adornado con una rodaja de melocotón.

TÉ FRÍO CON ESPECIAS

INGREDIENTES PARA 3-4 PERSONAS

2 cucharadas de té bancha • *3 ramas de canela* • *3 clavos de olor* • *1 trozo de jengibre fresco de unos 2 cm* • *2 bayas de anís estrellado* • *100 g de miel* • *Cubitos de hielo* • *1 l de agua*

– Verter 1 litro de agua en un cazo con 2 cucharadas colmadas de té *bancha*. Llevar a ebullición.
– Añadir el trozo de jengibre, pelado y cortado en dados pequeños, la canela, el clavo de olor y el anís estrellado, y hervir durante 3-4 minutos.
– Apagar el fuego, tapar y dejar en infusión durante 10 minutos.
– Colar el té con especias y verterlo en una tetera o en una jarra.
– Agregar la miel, dejar que se enfríe y añadir 10 cubitos de hielo antes de servir.

TÓNICO DE REMOLACHA

INGREDIENTES PARA 4-5 PERSONAS

500 g de remolacha horneada • *20 g de perejil fresco* • *500 ml de zumo de arándanos* • *1 cucharadita de zumo de limón* • *Una pizca de sal*

– Lavar y secar el perejil.
– Desechar los tallos.
– Con un cuchillo, pelar las remolachas y cortarlas en trozos.

- Poner en la batidora, primero el perejil y el zumo de limón y luego los trozos de remolacha.
- Verter el zumo en una jarra, añadir el zumo de arándanos y enfriar hasta el momento de servir.
- Retirar la jarra de la nevera y añadir un cubito de hielo en cada vaso.
- Servir con unas hojas de perejil fresco.

Bebidas con alcohol

El vino

El nombre de «vino» se reserva al producto obtenido por fermentación alcohólica de la uva fresca y del mosto de uva que se consigue con la trituración y el prensado de la uva fresca, proceso que convierte el azúcar en alcohol etílico gracias a la acción de los sacaromicetos que se hallan en la superficie de la piel del grano. Este alcohol es el que determina el contenido alcohólico del vino, el cual multiplicado por 0,70 (el valor de la densidad de alcohol), da la cantidad de gramos de alcohol en el líquido. Por ejemplo: un vino con 12 % de alcohol tiene un contenido de alcohol de 8,4 gramos. Por ley, el contenido de alcohol del vino no puede ser inferior a 8 grados ni supera los 17-18 grados.

Además de alcohol etílico, el vino contiene otros alcoholes, como, por ejemplo, el glicerol, el metanol y alcoholes superiores. Estos últimos ayudan a dar sabor y aroma al vino.

Además de los componentes alcohólicos y el agua, en el vino también hay azúcares, tales como la glucosa y la fructosa, diversos ácidos, vitaminas, sustancias nitrogenadas, taninos, minerales, en ocasiones sustancias colorantes y otras asociadas con la extracción, tales como gomas y pectinas.

Las proporciones de cada componente y la calidad del vino dependen de la variedad de la uva, la naturaleza del suelo, el cultivo de la viña, las condiciones meteorológicas y la técnica de la elaboración del vino.

La medicina moderna, sustentándose en sus estudiosos más destacados, confirma lo que sostenían empíricamente los antiguos: las bebidas alcohólicas, siempre que se consuman en dosis moderadas, tienen un efecto indudablemente beneficioso sobre nuestro organismo.

Por lo general, el vino contiene más de 230 componentes.

Entre ellos recordamos el hierro y el cobre, a los cuales se les atribuye una ligera acción hematopoyética, por lo que está indicado en la anemia, especialmente el vino tinto, que contiene una mayor cantidad de estos minerales.

Los taninos son algunos de los bioflavonoides más concentrados. Se ha demostrado que el buen vino tinto tiene un efecto similar a la vitamina P. Contiene moléculas condensadas compuestas de flavanos– 3– ol.

Por su contenido en alcohol, se atribuye al vino cierta acción bactericida, y también los ácidos y los taninos están involucrados en esta acción; tanto es así que los vinos tintos, ricos en taninos, poseen un poder antibacteriano más intenso que los blancos. Según los nutricionistas, la cantidad de vino que un adulto puede beber sin correr riesgo es de alrededor de medio litro al día, siempre distribuido en las comidas. El vino no es recomendable, sobre todo, para las enfermedades del sistema digestivo o del hígado, cuando existe intolerancia a la levadura, en la candidiasis, en la dieta de la mujer embarazada y en los niños y jóvenes de hasta 16-18 años de edad. Nuestro país tiene el privilegio de producir cada año excelentes vinos producidos a partir de terrenos y viñedos que no han sido invadidos por los plaguicidas, cuyas uvas se someten a procesos naturales cuidadosos y profesionales antes de convertirse en un buen vino. Sin embargo, no todos los vinos del mercado tienen una calidad incuestionable y no todos son dignos de probarse. Si cada tanto deseamos medio vaso de vino tinto, conviene que sea de buena calidad y controlar que la etiqueta incluya, como mínimo, la expresión «Denominación de Origen Controlada y Garantizada».

EL VALOR ENERGÉTICO DEL VINO		
Sustancias en el vino	**g por litro**	**Calorías**
Alcohol	100	700
Glicerina	6	26
Azúcares	1,5	6
Dextrina	1	4
Crémor tártaro	2	4

3.17 Remedios naturales

Hipócrates dijo: «Tu comida debe ser tu medicina y tu medicina debe ser tu comida. Es el poder de la naturaleza el que cura, sólo podemos ayudar al proceso natural de curación». Uno de los grandes tópicos relacionados con las terapias naturales de la actualidad es que no son científicas. La verdad, en cambio, es que para muchas de las enfermedades más comunes en la literatura médica existe una documentación científica que respalda a la medicina natural más extensa y más sólida que la existente para otros fármacos o para la cirugía [Michael T. Murray, 1993].

Advertencia: en algunas recetas se incluye el uso de tamari, *alimento desaconsejado para quienes son intolerantes a la soja y, por tanto, a sus derivados. Se puede sustituir por sal.*

BEBIDA DE ZANAHORIA/DAIKON

Elimina el exceso de grasa y ayuda a disolver los depósitos de grasas y proteínas endurecidas del intestino.

- Rallar una zanahoria y un *daikon*; sólo se necesita una cucharada colmada de cada uno.
- Cocer durante 5-8 minutos en 2 tazas de agua, junto con una pizca de sal o 5 gotas de *tamari*.

BEBIDA DE KUZU

Potencia la digestión, aumenta la vitalidad y resuelve los estados de fatiga.

- Disolver una cucharada colmada de *kuzu* en 2 cucharadas de agua, mezclar bien y agregar todo a una taza de agua fría.
- Hervir, lentamente, a fuego lento, removiendo de forma constante hasta que el líquido blanco se torne gelatinoso y transparente.
- Añadir 1 cucharadita de *tamari*.
- Apagar el fuego y beber caliente.

BEBIDA DE RÁBANO (VERSIÓN I)

Ayuda a que baje la fiebre mediante el aumento de la sudoración.

- Mezclar ½ taza de rábano (*daikon*) fresco rallado con una cucharadita de *tamari* y ¼ de cucharadita de jengibre fresco rallado.
- Verter sobre la mezcla té *bancha* hirviendo, remover y beber caliente.

BEBIDA DE RÁBANO (VERSIÓN II)

Potencia la diuresis.

- Emplear una gasa para exprimir el zumo del rábano rallado.
- Mezclar 2 cucharadas de zumo con 6 cucharadas de agua hirviendo en la que se habrá disuelto una pizca de sal.
- Llevar a ebullición.
- Apagar el fuego y beber caliente.
- Consumir sólo una vez al día y no usar esta preparación durante más de 3 días seguidos sin el consejo de un experto en macrobiótica.
- Nunca beber el zumo de rábano crudo.

BEBIDA DE RÁBANO (VERSIÓN III)

Potencia la disolución de grasas y mucosidades.

- Poner en una taza una cucharada de rábano y unas gotas de *tamari*.
- Verter sobre la misma cantidad de té *bancha* hirviendo, mezclar y beber.
- Es más eficaz si se toma antes de acostarse.
- No usar esta bebida durante más de una semana, a menos que se estén siguiendo las recomendaciones de un experto en macrobiótica.

BEBIDA DE SETAS *SHIITAKE*

Se utiliza para relajarse ante un estado de mucha tensión y rigidez; también favorece la disolución de los depósitos de grasas animales.

- Poner en remojo una seta *shiitake* en dos dedos de agua, con el sombrero hacia abajo y el pie hacia arriba, hasta que se ablande (unos 20 minutos).
- Cortar el sombrero en cuatro trozos.

- Cocer la seta en 2 tazas de agua con una pizca de sal durante 20 minutos, utilizando el agua del remojo.
- Beber sólo la mitad de una taza y la segunda mitad 6-8 horas más tarde el mismo día, sólo si te lo ha recomendado un experto en macrobiótica.

BEBIDA DE HOJAS DE *SHISO*

La bebida que se obtiene hirviendo en agua las hojas de shiso, *frescas o marinadas, se utilizaba tradicionalmente en las intoxicaciones alimentarias, especialmente en las producidas por el pescado.*

BEBIDA DE RAÍZ DE BARDANA

Esta bebida otorga vitalidad y regula el peristaltismo intestinal.

- Se utiliza la bardana seca, en una proporción de 1 parte de raíz en 10 partes de agua, que se llevará a ebullición para después cocer a fuego lento durante 5-10 minutos.

BEBIDA DE SEMILLAS DE CALABAZA

No descarte las semillas de calabaza. Si las hierves, obtendrás una bebida que acabará con la retención de líquidos en los tobillos, las piernas y el abdomen. Por tanto, se recomienda especialmente a las mujeres antes y después del parto.

En la medicina tradicional de muchos países, especialmente de Europa del Este, las semillas de calabaza tienen fama de ser potenciadores de la función sexual masculina y proteger la próstata.

Para los problemas de próstata, he aquí una receta proveniente de Rusia:

- Añadir 100 gramos de semillas de calabaza en un litro de agua y dejar que hierva a fuego lento durante 20 minutos. Beber un vaso de la infusión 3 veces al día.

Bebida de semillas de sésamo

- Machacar ligeramente las semillas de sésamo. Sirven tanto las amarillas como las negras.
- Añadir 2 cucharaditas de semillas de sésamo en una taza de agua, llevar a ebullición y hervir durante 10-20 minutos.
- Beber 2-3 vasos de esta bebida, sin filtrar, todos los días.

Los efectos beneficiosos son diversos:

- oscurece el pelo (para este propósito debemos continuar tomándolo durante 2-3 semanas);
- mejora los problemas de visión;
- potencia la formación de leche cuando la madre produce poca;
- se puede utilizar en casos de menstruaciones irregulares.

Bebida de semillas de lino

Se prepara como la bebida de semillas de sésamo. Es una bebida ligeramente yin, que se puede tomar en caso de asma, tos, artritis, reumatismo, hemorragia uterina o menstruaciones demasiado abundantes. También funciona como laxante suave y potencia el parto gracias a la relajación de la matriz.

Sopa de judías *azuki*

- En una cacerola, hervir ½ taza de judías *azuki* en 2 ½ tazas de agua, junto con 5 centímetros de alga *kombu*. No poner sal.
- Añadir agua hirviendo a medida que el agua de la cacerola se vaya evaporando. No remover.
- Después de aproximadamente 1 hora, las judías deben estar tiernas.
- Beber una taza del líquido de cocción, al cual se le puede añadir una pizca de sal marina. De esta manera se estimulará la diuresis y se fortalecerá los riñones.

Se recomienda su uso como bebida única especialmente en los casos de nefritis.

Las judías se pueden reutilizar: basta añadir un poco de agua y de sal marina y cocer durante 5-10 minutos. Las judías *azuki* se recomiendan para todas las enfermedades renales y la diabetes.

Tisana de ajenjo

Adecuada para la eliminación de parásitos intestinales y en casos de ictericia.

- Cocer a fuego lento una cucharada de ajenjo en 750 ml de agua durante 6-8 minutos.
- Beber un poco cada vez para no tener estreñimiento.

Tisana de raíz de bardana (desecada)

Se utiliza para fortalecer y mejorar la vitalidad.

- Poner una cucharadita de bardana seca en una taza de agua fría.
- Llevar a ebullición y cocer a fuego lento durante 10 minutos.

También se puede preparar con la raíz fresca; en este caso, el volumen de bardana debe duplicarse.

Tisana de dendelio

Adecuada para el fortalecimiento de las funciones del corazón y el intestino delgado, así como para mejorar la vitalidad en general.

- Poner una cucharada de raíz fresca de dendelio (cortada en rodajas) en un litro de agua fría.
- Llevar a ebullición, bajar el fuego y cocer a fuego medio durante 10 minutos.

Tisana de kombu

Se prepara de dos maneras y se utiliza para fortalecer la sangre.

Versión A

- Hervir 35 cm de *kombu* seca en un litro de agua, a fuego lento, durante 10 minutos.

Versión B

- Secar el alga *kombu* en el horno a 350 °C durante 10-15 minutos, hasta que esté frágil y quebradiza.
- Rallar la mitad de una cucharilla de alga, poner en una taza y verter agua hirviendo.
- Dejar reposar durante 3 minutos.

TISANA DE LOTO

Ayuda a combatir la tos y la bronquitis y a disolver la mucosidad bronquial.

- Rallar la raíz fresca, hasta obtener la mitad de una taza con pulpa, y extraer el zumo con la ayuda de una gasa.
- Mezclar el zumo de loto con un poco de agua.
- Cocer a fuego lento durante 8-10 minutos.
- Añadir una pizca de sal y beber caliente.

TISANA DE ARROZ TOSTADO

Excelente para todo tipo de trastornos. Muy eficaz para bajar la fiebre.

- Tostar un poco el arroz, removiendo continuamente para evitar que se queme, hasta advertir su aroma.
- Mezclar con 10 partes de agua por cada parte de arroz tostado.
- Hervir, bajar el fuego y cocer durante 10 minutos.

DENTIE

El *dentie* se utiliza en la medicina popular macrobiótica para curar las afecciones de los dientes y las encías. Se presenta como un polvo negro de sabor muy salado. Procede del horneado de la berenjena. Después, la berenjena se muele y se mezcla con sal marina tostada. Resulta sorprendente observar que el uso constante del *dentie* rociado sobre las encías y los dientes mejora su salud.

TÉ BANCHA CON TAMARI

Neutraliza la acidez de la sangre, mejora la circulación sanguínea y alivia la fatiga.

- Poner 1 cucharadita de *tamari* en una taza y verter el té *bancha* hirviendo.
- Remover y beber caliente.

TÉ *MU*

El té *mu* es una creación de George Ohsawa, que se basa en la receta oriental tradicional para elaborar un remedio para problemas femeninos.

Se compone de una mezcla de dieciséis ingredientes, entre los que se encuentran plantas, raíces y hierbas silvestres: raíz de peonía japonesa, raíz de perejil japonés, canela china, regaliz, huesos de melocotón, raíz de ginseng, jengibre, piel de mandarina, clavo de olor, etc. Aunque esta bebida se compone de ingredientes tanto yin como yang, en su conjunto, se puede decir que es una mezcla de yang. Se puede encontrar un tipo de té *mu* menos yang, que contiene sólo nueve de los dieciséis ingredientes originales y posee un sabor similar, en las tiendas naturistas.

UME-TAMARI-BANCHA

Fortalece la sangre y la circulación mediante la mejora de la función digestiva.

- Poner ½ *umeboshi* y ½ cucharadita de *tamari* en una taza, y verter sobre el té *bancha* hirviendo.
- Mezclar bien y beber caliente.

UME-TAMARI-BANCHA CON JENGIBRE

Mejora la circulación de la sangre.

- Se prepara como la receta anterior, pero con la adición de ¼ de cucharadita de jengibre fresco rallado.
- Verter el té *bancha* hirviendo sobre ½ *umeboshi* y ½ cucharadita de *tamari*, añadir el jengibre, remover bien y beber caliente.

UME-TAMARI-JENGIBRE

Refuerza los órganos y las funciones digestivas, y revitaliza y regula la función intestinal.

- Preparar la bebida de *kuzu* (como se indica en la receta ofrecida anteriormente) y añadir la pulpa de ½ *umeboshi* picada.
- Cocer como ya se ha dicho.
- También se puede agregar una pizca de jengibre fresco rallado.

Conclusión

He recibido muchas enseñanzas, especialmente de las personas humildes, que han intentado ayudarme en mi historia; con la misma humildad se las ofrezco al lector.

A todos nos llega con afecto el mensaje de este documento: que «la Luz» llegue a nuestros pensamientos errados y errantes que nos alejan de la verdad, insinuándose también allí donde está el «despertar» de la memoria; que todos los hombres pueden redescubrir un mundo mejor, más simple, lleno de verdad y de amor; que el maravilloso camino de la humanidad puede continuar sereno en la dirección de la paz y el bien recompensado por los abundantes regalos que ofrece nuestra gran madre: «LA NATURALEZA».

«Quien viva según los dictados de la naturaleza nunca será pobre; quien siga las opiniones nunca será rico».

Epicuro

Glosario

Achicoria liofilizada. Se encuentra en todas las tiendas de alimentos naturales. Es una buena alternativa para los celíacos que tienen intolerancia al chocolate, así como a la cebada, y quieren tomar la leche del desayuno coloreada como un capuchino. La utilizo en varias recetas para dar color.

Acidulado de *umeboshi*. Líquido que se recoge de los recipientes donde fermenta la ciruela *umeboshi* con sal.

Agar-agar. Alga marina que se vende en polvo, copos o barras, y se utiliza para espesar.

Alfalfa. Variedad de hierba medicinal cuya diminuta semilla de color rojizo es especialmente adecuada para la preparación de los brotes, ya que germinan con rapidez.

Alforfón o trigo sarraceno. Cereal sin gluten, recomendado en invierno para sopas o caldos. *Véase* la descripción en «Los cereales integrales enteros que no contienen gluten», en la página 275.

Algas. Flora marina rica en minerales.

Amaranto. Cereal sin gluten proveniente de México. Contiene muchas proteínas y proporciona una cantidad moderada de hierro.

***Amasake*.** Bebida semilíquida dulce que se obtiene de la fermentación de arroz dulce integral y *koji* de arroz (si el *koji* se fermenta con la cebada, contiene gluten).

Anticuerpo. Molécula de Ig con una secuencia de aminoácidos específica que la hace capaz de reaccionar específicamente con un sitio complementario de la superficie de un antígeno homólogo.

AR. Artritis reumatoide.

***Arame*.** Alga marina rica en hierro y calcio.

***Arrowroot*.** Ya no está en el mercado. Se utilizaba en la cocina como espesante de salsas, gelatinas, pudines y tortas.

Avena. Cereal cuya leche es ideal para el destete. A pesar de que existe cierta polémica, todavía se considera un cereal que contiene gluten.

***Azuki*.** Judías rojas de soja, muy ricas en proteínas. Las procedentes de la región de Hokkaido constituyen una magnífica medicina para el riñón.

Bancha. Té que se obtiene al tostar sobre el fuego las hojas de té verde. Tiene el aroma del té inglés. Cuando se sirve frío es particularmente agradable. Tiene un efecto estabilizador y mejora la digestión. La recolección de las hojas tiene lugar después de su tercer año de vida. No contiene colorantes ni productos químicos. Tiene un bajo contenido en teína.

Bardana. Raíz con propiedades fortalecedoras.

Bonito. Copos de pescado que se venden también en trozos para desmenuzar. Se puede utilizar en salsas, sopas y caldos.

Carragenina. Sustancia gelatinosa que se obtiene mediante la ebullición del tallo del alga llamada «musgo irlandés», que se utiliza ampliamente en las industrias farmacéutica y alimentaria.

Cebada. Cereal con gluten. *Véase* la descripción en «Los cereales integrales en grano que contienen gluten» en la página 277.

Centeno. Gluten de maíz. *Véase* la descripción en «Los cereales integrales en grano que contienen gluten» en la página 277.

Col china. Tiene una forma alargada y unas hojas muy tiernas y dulces. Es de estructura compacta.

Complementario (Sistema). Proceso por el cual el anticuerpo, al reaccionar con el antígeno, desencadena la activación de 18 proteínas plasmáticas diferentes conocidas como complemento.

Complemento. Proteínas plasmáticas que se pueden activar en presencia de antígenos y anticuerpos.

Compotas de frutas. La mermelada más natural que existe. Se le suele añadir zumo de manzana y agar-agar, nunca azúcar blanquilla.

Croquetas de tofu. Se preparan a base de soja y se les añade cereales, hortalizas y especias. En las tiendas de alimentos naturales se pueden encontrar de varios tipos. ATENCIÓN, cuando las compres, lee detenidamente la etiqueta, ya que a menudo contienen trigo, *shoyu* o pan rallado, productos que no están permitidos a los celíacos, ya que contienen gluten.

Daikon. Rábano blanco japonés con propiedades curativas.

Dentie. Se extrae de la berenjena horneada durante un tiempo prolongado, reducida a polvo y mezclada con sal tostada. El resultado es un polvo negro salado que es una excelente medicina para las encías y los dientes.

Dulse. Algas de color rojo oscuro. Tienen una buena cantidad de hierro; se usa en sopas y ensaladas.

Encurtidos. Hortalizas y verduras fermentadas con sal, *miso*, *tamari*, *shoyu* o *umeboshi* durante unos días o unos meses. Excelentes para restaurar el pH y la flora intestinal. Atención: los encurtidos con *shoyu* contienen gluten, por lo que no se recomiendan a los celíacos.

Farro. Cereal que contiene gluten. Es magnífico para hacer sopas. Con su harina se pueden preparar postres, bollos y pasteles.

Fu. Gluten de trigo desecado. Es rico en proteínas. Se utiliza poniéndolo en remojo durante 5-10 minutos antes de cocerlo. Está disponible en varias formas. Prohibido para los celíacos.

GALT. Sistema que controla la respuesta inmunitaria a nivel gastrointestinal.

Gomasio. Una mezcla de semillas de sésamo tostadas y sal.

***Hiziki* (o *hijiki*).** Algas finas y ricas en calcio, hierro, potasio, yodo y fósforo. Regulan la presión arterial. Se utilizan en sopas, ensaladas y verduras.

Hojas de *shiso*. Hojas rojas que acompañan las *umeboshi* en recipientes con sal; son alcalinizantes.

Hokkaido. Isla japonesa donde crece una gran variedad de plantas, incluidos el *kuzu*, las calabazas y las judías *azuki*, de la que toman su nombre.

Ig. Proteína producida por las células plasmáticas, a menudo con actividad de anticuerpo.

IgA. Inmunoglobulinas principales de las secreciones seromucosas de las superficies corporales.

IgE. Presente en las secreciones seromucosas; aumentan en las parasitosis; mediadoras de muchas alergias atópicas.

IgG. Se encuentran principalmente en el fluido extravascular; principales anticuerpos contra las toxinas, los virus y las bacterias.

IgM. Aparecen temprano en la respuesta inmunitaria; fijan el complemento; principales anticuerpos contra antígenos polisacáridos y bacterias gram negativas.

Jengibre. Raíz muy aromática y picante utilizada como condimento o para compresas calientes de uso tópico.

Kamut. Uno de los cereales más antiguos (contiene gluten). Con su harina se hacen pastas, pan de *focaccia* y pasteles. De acuerdo con algunas investigaciones de prestigiosas instituciones de Estados Unidos, este cereal sería tolerable incluso en casos de hipersensibilidad al gluten. Es una gran alternativa al trigo.

Kanten. *Véase* «agar-agar».

Kasha. Alforfón tostado.

Kimpira. Plato elaborado con raíces fritas en aceite de sésamo y condimentadas.

Koji. *Aspergillus oryzae*. Es una espora útil para la fermentación. Se mezcla con la soja o con cereales integrales cocidos en grano, arroz, cebada, trigo, y después secados. El *koji* se utiliza para la preparación de *miso*, *amasake*, etc. Cuando en un producto está presente el *koji* fermentado con cebada o trigo, contiene gluten.

Kokkoh. Mezcla de cereales en grano con sésamo, *azuki*, algas, etc., primero cocidos con abundante agua y luego colados. Es un gran alimento para los niños pequeños.

Kombu. Alga rica en minerales y vitaminas. Se añade a las sopas, las verduras, los condimentos, las legumbres, etc.

Kome-miso. Pasta elaborada con semillas amarillas de soja, sal y arroz blanco. En las tiendas puede encontrarse un *miso* a base de arroz integral (*gen-mai miso*).

Kukicha. Se obtiene tostando cuatro veces las ramas y las hojas del arbusto del té. Tiene un sabor delicioso y es adecuado para todos. No contiene cafeína, por lo que también es idóneo para los ancianos y los niños, y tiene la capacidad de neutralizar los ácidos y los álcalis. Contiene taninos, que ayudan a eliminar los efectos nocivos del humo.

Kuzu. Proviene de una raíz (*Pueraria rampicante*) con propiedades alcalinizadoras y calmantes para el intestino. Se utiliza para espesar sopas, verduras, postres, etc. El mejor se cultiva en la isla de Hokkaido.

Lotus. Raíz de *Nynphaea alba*. Excelente para el aparato respiratorio.

Maíz. Cereal sin gluten, principalmente estival. *Véase* la descripción en «Los cereales integrales enteros que no contienen gluten» en la página 274.

MALT. Sistema inmunitario asociado a las mucosas.

Malta 100 % de arroz. Edulcorante natural a base de arroz, con un sabor delicado. El año 2000 trajo a muchos la oportunidad de consumir este producto, que en definitiva está elaborado 100 % de arroz sin cebada añadida. Ingredientes: arroz y agua.

Malta 100 % de maíz. Edulcorante natural a base de maíz fermentado, muy dulce. No lleva cebada añadida. Ingredientes: maíz y agua.

Malta de arroz. Edulcorante natural a base de arroz y pequeños porcentajes de cebada, contiene gluten (aproximadamente el 8 %).

Malta de avellanas. De sabor muy agradable, se elabora con malta de maíz y crema de avellanas. Contiene gluten.

Malta de cebada. Edulcorante natural a base de cebada fermentada. Contiene gluten. Muy a menudo, esta malta se añade a los copos de maíz, como los «cereales» con malta, y a otros preparados de pastelería.

Malta de maíz. Edulcorante natural obtenido de la fermentación del maíz, con una pequeña adición de cebada; contiene gluten (aproximadamente el 8 %).

Malta de trigo. Edulcorante natural. Contiene gluten. Este producto se añade a muchos pasteles y mermeladas.

Maltas de fruta. Todas son muy sabrosas y están elaboradas con malta de maíz, de cebada o de arroz y fruta. Contienen gluten.

Mantequilla vegetal orgánica. Margarina de aceite de girasol no hidrogenada.

Mijo. Cereal alcalinizador sin gluten; se recomienda especialmente en los cambios de estación.

Miso hatcho. Pasta elaborada con semillas de soja y sal, fermentada durante unos 3 años.

Miso. Condimento fermentado con propiedades curativas, bastante salado, compuesto de soja amarilla, a la que se agregan arroz, soja o cebada. El *miso* de cebada contiene gluten.

Mochi. Pasta hecha de arroz dulce cocido. La de ajenjo es excelente para la anemia.

Muesli. Mezcla de copos, fruta deshidratada y semillas.

Natto. Judías de soja, primero hervidas y luego fermentadas durante 24 horas.

Natto-miso. Condimento fermentado durante un breve período de tiempo, que se compone de *natto*, *miso* de cebada, *kombu* y jengibre. Contiene gluten.

Nigari. Líquido que queda después de la extracción de la sal del agua de mar; es útil para cuajar la leche de soja y para hacer el tofu.

Nishimé. Método de cocción para cocinar verduras sin aceite.

Nituké. Salteado de verduras con un poco de aceite.

Nori. Alga marina rica en vitamina A, calcio, y hierro. Es muy proteica (35 %). Se encuentra en hojas y en escamas. Indispensable para hacer *sushi*.

Okara. Pieles de las semillas de la soja amarilla que quedan cuando se hace el tofu. En la cocina se usan junto con los vegetales o en la preparación de croquetas.

Quinoa. Cereal sin gluten. *Véase* la descripción en «Los cereales integrales enteros que no contienen gluten» en la página 276.

Seitán. Proteína vegetal a base de gluten.

Sésamo. Pequeña semilla rica en calcio y hierro. Es indispensable para hacer el *tahini*. Se utiliza ampliamente en la cocina.

Shiitake. Setas muy yang que se encuentran en las tiendas de alimentos naturales. Tienen propiedades medicinales.

Shoyu. Salsa de soja y trigo. Contiene gluten.

SNA. Sistema nervioso autónomo.

SNC. Sistema nervioso central.

SNE. Sistema nervioso entérico.

Soba. Espaguetis de harina de alforfón. Sólo carecen de gluten aquellos en los cuales la etiqueta indica 100 % de alforfón; otros contienen pequeñas cantidades de harina de trigo.

Soja. Leguminosa perteneciente a una de diversas especies, con semillas de diferentes colores. Es muy versátil, y de ella puede obtenerse tofu, *tempeh*, *natto*, *miso*, leche, etc.

Somen. Espaguetis blancos de harina de trigo, muy pequeños. Contienen gluten.

Suribaki. Mortero de cerámica con la superficie interior estriada. Se vende junto con la mano del mortero de madera. Es ideal para la molienda de semillas. Imprescindible para hacer el gomasio.

Sushi. Arroz cocido con la adición de otros ingredientes, envuelto en una hoja de alga *nori* y posteriormente cortado en rodajas de varios grosores.

Tahini. Mantequilla de sésamo que se obtiene triturando las semillas. Se utiliza tanto para dulces y salados. La más agradable es la clara.

Tamari. Salsa de soja de fermentación natural cuyos ingredientes son la soja, la sal, el agua y, en ocasiones, *mirin* (arroz *calmochi* y agua). De los análisis a los que se ha sometido el *tamari* se desprende que es un producto sin gluten (gluten: prueba negativa de menos de 3 mg/kg, análisis llevado a cabo el 24-01-2003 por el Centro Ricerche e Analise Chimiche Cimico Fisiche Microbiologiche Chemicalcontrol Ltd).

Taro. Tubérculo de carne blanca y filamentosa. Se utiliza rallado para cataplasmas que liberan al organismo de toxinas, pus y depósitos tumorales. También se puede comer.

Té *mu*. Bebida compuesta por 16 hierbas. Este té es muy yang.

Tekka. Condimento, que consiste en *hatcho miso*, bardana, zanahoria, raíz de loto, aceite de sésamo y jengibre, cocido durante muchas horas. Debe tomarse en pequeñas cantidades; es ideal para personas muy débiles.

Tempeh. Semillas de soja amarilla fermentadas. Proteína vegetal de alta digestibilidad de origen indonesio.

Tempura. Plato a base de verduras, algas, peces, tofu y *tempeh*, rebozados en una pasta de agua y harina de cereales, y fritos, a continuación, en abundante aceite.

Tofu blanco en tarro. Tofu fresco que después se ha puesto en un tarro con agua.

Tofu fresco. También conocido como «queso de soja», se prepara con soja amarilla, agua y *nigari*.

Tofu seco. Se prepara como el tofu fresco, se corta en lonchas y luego se deja secar de manera natural. Antes de su uso es necesario ponerlo en remojo durante 10 minutos.

Udon. Tallarines japoneses elaborados con harina de trigo y harina de arroz semiintegral. Contiene gluten.

Umeboshi. *Prunus mume*; se trata de pequeñas ciruelas que se dejan secar y luego se maceran con sal y hojas de *shiso* entre tres y seis meses. Son muy alcalinizantes, favorecen la digestión y curan el intestino.

Vinagre de arroz. Vinagre de arroz fermentado.

Vinagre de manzana. Vinagre a base de manzanas fermentadas.

Wakame. Alga rica en proteínas y sales minerales, utilizada en sopas, ensaladas, etc.

FICHAS INFORMATIVAS

Parte 1 - Información para celíacos
Ficha informativa n.º 1

DECRETO PRESIDENCIAL 22.12.1963, N. 1518 ART. 23, «ALIMENTOS EN LA ESCUELA»: PROHIBIDO INTRODUCIR EN LAS ESCUELAS ALIMENTOS QUE NO HAYAN SIDO AUTORIZADOS NI COMPROBADOS POR EL PROFESIONAL SANITARIO

La buena voluntad, por mi parte y muchos otros, no ha impedido que niños con intolerancias alimentarias, enfermedad celíaca, diabetes, etc. experimentaran también en el ámbito escolar algo que para un progenitor es difícil de aceptar: la exclusión.

Esto sucede en la escuela, sobre todo en algunas ocasiones especiales como las celebraciones, a menudo sin previo aviso, de cumpleaños y santos de los compañeros de clase. En tales situaciones, a los «pequeños marginados por obligación» les toca encogerse de hombros y ver el desfile de bandejas repletas de golosinas que pasan delante de sus narices, o abstenerse de participar en este tipo de reuniones sociales, refugiados, muchas veces, en el ínterin, en otras aulas o encargados al personal de limpieza. En este sentido, me encontré con que el Decreto Presidencial 12/22/1963 N.º 1518 sobre el reglamento relativo a la aplicación del Título III de la Decreto Presidencial 1 ½ / 1961 n.º 264, sobre los servicios de medicina escolar, en su art. 23, dice lo siguiente:

«[...] el médico escolar [...] también lleva a cabo la constante vigilancia de las dependencias y muebles de cocina, almacenes de alimentos, el seguimiento de las tablas de nutrición, el embalaje y la distribución de las comidas en

las escuelas, así como la higiene de CUALQUIER ALIMENTO O BEBIDA DISTRIBUIDO DE CUALQUIER FORMA, EN LAS ESCUELAS Y EN LOS INSTITUTOS».

Esto implica que la costumbre de llevar y distribuir dulces en la escuela, con motivo de las celebraciones de cumpleaños y santos, **es arbitraria** si no es autorizada por el médico sanitario.

De ello se sigue, por tanto, que tantos niños experimentan el aislamiento descrito no sólo porque se ven impedidos por la patología que los afecta, sino sobre todo porque son víctimas de una norma que casi nunca se aplica.

¡Es oportuno decir, entonces: «Sobre la agresión, la burla»!

Sin embargo, sería muy importante y democrático implementar en las escuelas proyectos de alimentación natural y orgánica (en algunas ya se hace), pero teniendo en cuenta a los pequeños estudiantes con intolerancias: *mens sana in corpore sano* es una verdad que, ayer como hoy, dispone de una amplia confirmación.

Ficha informativa n.º 2
Supervisada por el Dr. Lorenzo Acerra

¿La avena contiene gluten?

El término «gluten» designa el complejo de proteínas de los cereales que contiene **prolaminas** que son tóxicas en el caso de la celiaquía. Las prolaminas son la parte proteica de los cereales solubles en alcohol. Como se puede ver en la tabla de la página siguiente, la prolamina del trigo es la gliadina, la de la cebada la hordeína, la propia del centeno la secalina y la que contiene la avena la avenina. Cuanto más alto sea el contenido en prolina y glutamina de un tipo de prolamina, más tóxico resultará en el caso de la enfermedad celíaca. Los máximos niveles de contenido de prolina y glutamina se presentan en el TRIGO, la CEBADA y el CENTENO.

El gluten de trigo tiene 4 fracciones de proteína: las albúminas, las globulinas, la glutenina, que es insoluble en alcohol, y las gliadinas, solubles en alcohol. En la celiaquía, la glutenina resulta muy poco tóxica mientras que las gliadinas son altamente tóxicas.

Cuando hablamos de una dieta sin gluten, a lo que en realidad nos estamos refiriendo es a las proteínas solubles en alcohol contenidas en los siguientes cereales: las gliadinas del TRIGO, la hordeína de la CEBADA, la secalina del CENTENO y la avenina de la AVENA. Descubrimos, en consecuencia, no sólo que, «técnicamente», la definición de «dieta sin gluten» no se refiere a una sola proteína, sino que podemos añadir hasta 40 gliadinas diferentes (proteínas) que pueden estar presentes en el mismo trigo.

El término «gluten» deriva del latín *gluten*, «pegamento». En ese momento, el gluten era la sustancia que se extraía cuando se liberaba el almidón de la harina [*Oxford Dictionary*, 1999]. En la actualidad, la palabra «gluten» se asocia, por lo general, con la parte tóxica de los cereales en la enfermedad celíaca. Gracias a la literatura médica sabemos que «la gliadina, la secalina, la avenina y la hordeína de los cereales tienen efectos nocivos en la enfermedad celíaca» [Murray, 1999; *N. del E.*] y quc «por lo menos una de las secuencias de las prolaminas tóxicas para los celíacos está presente en la cebada, el centeno y la avena» [De Ritis y Auricchio, 1988]. En la tabla se puede ver, entre otras cosas, la escala de toxicidad: la gliadina es la prolamina más tóxica en el caso de enfermedad celíaca.

CEREAL	TIPO DE PROLAMINA	COMPOSICIÓN (AMINOÁCIDOS)				TOXICIDAD EN LA ENFERMEDAD CELÍACA
		Alanina	**Leucina**	**Prolina**	**Glutamina**	
ARROZ	-	Alto	Alto	-	Bajo	-
AVENA	Avenina			<5 %	<30 %	-
CEBADA	Hordeína			17-23 %	36 %	+ +
CENTENO	Secalina			17-23 %	36 %	+ +
MAÍZ	Zeina	Alto	Alto	-	Bajo	-
MIJO	-	Alto	Alto	-	Bajo	-
TRIGO	a-Gliadina			17-23 %	36 %	+ + + +

De ahí que a la pregunta «¿La avena contiene gluten?» debamos responder, con esta premisa, que «técnicamente» sí, la avena contiene prolaminas, entre las cuales se ha identificado por lo menos una fracción tóxica para los celíacos.

Con todo, si bien para la hordeína y la secalina esta porción tóxica es idéntica y tiene la misma longitud que en la porción tóxica presente en el trigo, en la avenina es diferente porque tiene un aminoácido menos. ¿Esta diferencia podría bastar para que la avena no resultara tóxica para los celíacos?

O tal vez la respuesta es que esta diferencia sencillamente hace que la avena sea «menos tóxica para los celíacos».

Apoyamos aquí una consideración de orden general: si consideramos el «árbol genealógico» de los cereales, nos encontramos con que el TRIGO, el CENTENO y la CEBADA provienen los tres de una madre o especie antecesora común. Si subimos un escalón, encontramos el punto en el que también la avena comparte un ancestro común con esos cereales. En resumen, genealógicamente, si el trigo, el centeno y la cebada son hermanos, la avena es un primo de segundo o tercer grado. Si subimos un escalón más, también encontraremos el maíz y el arroz, pero ahora todos los indicios de parentesco han desaparecido, algo que también vemos en la tabla (página anterior). El arroz contiene, entre otras cosas, sólo trazas de la fracción de proteínas solubles en alcohol, pero no prolaminas, por lo que no resulta tóxico para los celíacos.

Según Kieffer [1982], los pacientes celíacos con altas concentraciones de anticuerpos antigliadina mostraron niveles altos de anticuerpos IgG en la misma medida contra las prolaminas de centeno, cebada y avena; los anticuerpos contra las prolaminas del maíz eran casi inexistentes; completamente ausentes los anticuerpos contra las proteínas del arroz. En los sujetos del grupo de control (con bajas concentraciones de anticuerpos antigliadina) se puso de manifiesto que las concentraciones de anticuerpos IgG presentes eran considerablemente menores en comparación con las que se encuentran en los individuos celíacos, pero la escala de reactividad frente a las prolaminas mencionadas era idéntica.

Varios investigadores han identificado y puesto a prueba una fracción de avenina (péptido) particularmente reactiva/tóxica para los celíacos, el péptido de la avenina «gamma-3, beta-turn rich». En los pacientes con enfermedad celíaca activa, el análisis ELISA de la IgA ante esta fracción fue tan específico (90,3 %) y de alta sensibilidad (98,5 %) que

Ribes-Konickx [2000] lo propone como una prueba de diagnóstico para la enfermedad celíaca, como alternativa o en sinergia con otros análisis de sangre.

Alfonso [1998] informa de una inmunorreactividad del mismo péptido a la avenina comparable a la propia de la a-gliadina.

Antes de continuar con la ponderación, recordamos que mientras la gliadina constituye el 40-50 % del total de proteínas del trigo, en la avena la avenina constituye sólo el 5-15 % de las proteínas totales.

La literatura médica ha dado respuestas mixtas en las pruebas de toxicidad de la avena para los celíacos. En unas ocasiones, los investigadores no observaron efectos tóxicos de la avena en sujetos con intolerancia al gluten [Dissanayake, 1974, Hallert, 1999, Hardman, 1997, Parnell, 1998 Hoffenberg, 2000, Picarelli, 2001]; otras veces, en cambio, sí se registraron efectos tóxicos de la avena en celíacos [Dicke, 1953, Van der Kamer, 1953] o resultados variables [Baker, 1976, Moulton, 1959].

Parece esbozarse un panorama en el que la avena resulta tóxica sólo en los casos graves de la enfermedad celíaca. Dos estudios presentados en el «VII Simposio Internacional sobre la enfermedad celíaca», celebrado en Tampere en 1996, confirma este panorama:

- Un estudio finlandés monitorizó de cerca a 12 adultos con dermatitis herpetiforme que comenzaron a consumir avena. Después de 3 meses, 5 de ellos desarrollaron una erupción cutánea leve en las rodillas, codos y cuero cabelludo [Regnala, 1996].
- Un estudio italiano informó de que los investigadores tomaron biopsias de celíacos que seguían una dieta sin gluten. Las muestras se mantuvieron en cultivo durante 24 horas dividiéndolas de la siguiente manera: en un grupo se añadió gliadina de trigo, en otro se agregaron prolaminas de avena y en el último no se añadió nada [Leone y Mozzarella, 1996]. Se monitorizaron los linfocitos CD25+. Se encontró que los linfocitos aumentaron en las muestras en las que se había añadido prolamina de trigo y en las que se había agregado prolamina de avena, mientras que en las otras no lo hicieron.

Troncone confirma estos mismos resultados en un artículo publicado en la revista *The Journal of Pediatric Gastroenterology and Nutrition* [n.º 22, 1996, página 414] y presentado en el Congreso ESPGAN de Mónaco [4 al 8 junio 1996, Monaco, Alemania]: «Las prolaminas de avena son capaces de activar, *in vitro*, la respuesta mediada por las células T del sistema inmunitario en la mucosa del celíaco».

Recientemente, un grupo de investigadores finlandeses ha realizado 3 estudios sobre la introducción de avena en la dieta de sujetos celíacos (una de ellos con 6 meses de seguimiento [Janatuinen, 1995], el segundo con 12 meses y el otro con 5 años de monitorización [Janatuinen, 2002]). Las conclusiones publicadas en el artículo citado son que «la avena puede no ser tóxica para los celíacos». Los resultados de estos estudios han recibido enorme atención y publicidad. Pero los que no han recibido la misma atención y publicidad han sido algunos de los aspectos importantes de la configuración del estudio.

El estudio, que comenzó en una muestra seleccionada de 63 pacientes celíacos, concluyó informando que al final de los 5 años de investigación, sólo 23 individuos celíacos se mantuvieron asintomáticos mientras consumían productos elaborados con avena al menos dos veces por semana (dosis semanal: 100 gramos de avena). Según los datos presentados por el investigador Bill Elkus, 100 gramos de avena contienen sólo 2 gramos de avenina.

En la publicación [Janatuinen EK, Kemppainen TA, Julkunen RJ (*No harm from five year ingestion of oats in coeliac disease*), «Gut», 2002, vol. 50 (3), marzo de 2002, páginas 332-335], está claro que los celíacos más graves fueron excluidos del estudio, de forma preventiva, al igual que los que volvieron a ser sintomáticos tras el consumo de pequeñas cantidades de trigo.

Escribe Auricchio [1991]: «En la mayoría de los pacientes con enfermedad celíaca, pequeñas cantidades de gluten en la dieta con frecuencia no causan síntomas clínicos o ni un aumento de los niveles de anticuerpos en la sangre ni alteraciones de la histología de la mucosa del ayuno». De hecho, la mayoría de ellos se vuelven sintomáticos o muestran una recaída en los cambios histológicos sólo con el consumo de grandes cantidades de trigo.

El estudio realizado en Finlandia, más que mostrar que la mayoría de los pacientes celíacos puede comer avena, indica simplemente que algunos adultos con enfermedad celíaca leve pueden consumir 2 gramos de avenina por semana sin llegar a ser sintomáticos.

Hay que señalar que los experimentos llevados a cabo hasta ahora acerca de la introducción de la avena en sujetos celíacos se limitan a los adultos. De momento, existe sólo un estudio aplicado a los niños, publicado por el Dr. Troncone.

En 1988, este investigador examinó a 6 niños con celiaquía activa y con altas concentraciones de anticuerpos antigliadina. En estos pacientes (con enfermedad celíaca activa grave) se encontraron altas concentraciones de anticuerpos IgG contra las albúminas, las globulinas y las gluteninas del trigo, así como contra las prolaminas de la cebada, la avena y el maíz.

Bibliografía

Alfonso, P.; Soto, C.; Albar, J.P., *et al.*, «Beta structure motif recognition by anti-gliadin antibodies in coeliac disease», en *EBS Lett*, vol. 427 (1), 1 mayo 1998, págs. 36-40.

Auricchio S.; Troncone R., «Effects of small amounts of gluten in the diet of coeliac patients», en *Panminerva Med*, vol. 33 (2), abril-junio 1991, págs. 83-85.

Baker, P.G., «Oats and barley toxicity in coeliac patients», en *Postgrad Med*, vol. 52, 1976, págs. 264-268.

Dicke, W.K., «Coeliac Disease. The presence in wheat of a fact or having a deleterious effect in cases of coeliac disease», en *Acta Paediatr*, vol. 42, 1953, págs. 34-42.

Dissanayake, A.S.; Truelove S.C.; Whitehead R., «Lack of harmful effect of oats on small-intestinal mucosa in coeliac disease», en *Br Med J*, vol. 4, 1974, págs. 189-191.

Hallert, C.; Olsson, M.; Storsrud, S., *et al.*, «Oats can be included in gluten-free diet», en *Lakartidningen*, vol. 96 (30-31), 28 julio 1999, págs. 3339-3340.

Hardman, C.M.; Garioch, J.J.; Leonard, J.N., *et al.*, «Absence of toxicity of oats in patients with dermatitis herpetiformis», en *N. Engl. J. Med*, vol. 337 (26), 25 diciembre 1997, págs. 1884-1887.

Hoffenberg, E.J.; Haas, J.; Drescher, A., *et al.*, *A trial of oats in children with newly diagnosed celiac disease*, vol. 137 (3), septiembre 2000, págs. 361-366.

Janatuinen, E.K.; Kemppainen, T.A.; Julkunen, R.J., *et al.*, «No harm from five year ingestion of oats in coeliac disease», en *Gut*, vol. 50 (3), marzo 2002, págs. 332-335.

Janatuinen, E.K.; Kemppainen, T.A.; Pikkarainen, P.H., *et al.*, «Lack of cellular and humoral immunological responses to oats in adults with coeliac disease», en *Gut*, vol. 46 (3), marzo 2000, págs. 327-331.

Janatuinen, E.K.; Pikkarainen, P.H.; Kemppainen, T.A., *et al.*, «A comparison of diets with and without oats in adults with celiac disease», en *N. Engl. J. Med*, vol. 333 (16), 19 octubre 1995, págs. 1033-1037.

Kieffer, M.; Frazier, P.J.; Daniels, N.W.; Coombs, R.R., «Wheat gliadin fractions and other cereal antigens reactive with antibodies in the sera of coeliac patients», en *Clin. Exp. Immunol.*, vol. 50 (3), diciembre 1982, págs. 651-660.

Leone, N.; Mozzarella, G., *Oats Prolamines In Vitro Activate Intestinal Cell-Mediated Immunity in Coeliac Disease*, Univ. Federico II, Naples; Istituto di Scienze dell'Alimentazione CNR, Avellino; Istituto Superiore di Sanità, Roma (Italia), 1996.

Moulton, A.L., «The place of oats in the coeliac diet», en *Arch. Dis. Child*, vol. 34, 1959, págs. 51-55.

Murray, J.A., «The widening spectrum of celiac disease», en *Am. J. Clin. Nutr.*, vol. 63, 1999, págs. 354-365.

Parnell, N.; Ellis, H.J.; Ciclitira, P., «Absence of toxicity of oats in patients with dermatitis herpetiformis», en *N. Engl. J. Med.*, vol. 338 (20), 14 mayo 1998, págs. 1470-1471.

Picarelli, A.; Di Tola, M.; Sabbatella, L., *et al.*, «Immunologic evidence of no harmful effect of oats in celiac disease», en *Am. J. Clin. Nutr.*, vol. 74 (1), julio 2001, págs. 137-140.

Reunala, T.; Collin, P., *Oats for Patients with Dermatitis Herpetiformis*, University Hospitals, Tampere y Helsinki, Finlandia, 1996.

Ribes-Koninckx, C.; Alfonso, P.; Ortigosa, *et al.*, «A beta-turn rich oats peptide as an antigen in an ELISA method for the screening of coeliac disease in a paediatric population», en *Eur. J. Clin. Invest.*, vol. 30 (8), agosto 2000, págs. 1470-1471.

Troncone, R.; Auricchio, S.; De Vincenzi, M., *et al.*, «An analysis of cereals that react with serum antibodies in patients with coeliac disease», en *J. Pediatr. Gastroenterol. Nutr.*, vol. 6 (3), mayo-junio 1987, págs. 346-350.

Van de Kamer, J.H. (WHDW), «Coeliac Disease IV. An investigation into the injurious constituents of wheat in connection with their action on patients with coeliac disease», en *Acta Paediatr.*, vol. 42, 1953, págs. 223-231.

Ficha informativa n.º 3
Supervisada por el Dr. Lorenzo Acerra

El trigo kamut

El trigo kamut (*Triticum polonicum*) es considerado uno de los cereales más nutritivos y completos, y es el componente fundamental de una alimentación natural y equilibrada. Su contenido en proteínas, sales minerales, vitaminas y grasas insaturadas es mucho mayor que el de las otras variedades de trigo y de los cereales en general.

Las características excepcionales nutricionales del trigo kamut derivan de su extraordinario patrimonio genético, sin cambios en miles de años. A diferencia de la calidad de la mayoría de los trigos más difundidos, el kamut nunca ha sido sometido a manipulación, selección ni cruzamientos varietales, manteniendo así intacta su dotación cromosómica original, sus especiales características nutritivas y su sabor ancestral.

La gran importancia que se concede al trigo kamut en los descubrimientos más recientes de la ciencia deriva de los problemas cada vez más comunes relacionados con las alergias alimentarias. De hecho, algunas investigaciones realizadas por renombradas instituciones estadounidenses muestran la excepcional digestibilidad y capacidad de absorción de este cereal, e incluso que sería tolerable en algunos casos de hipersensibilidad al gluten.

El origen del trigo kamut se remonta a los valles fértiles de Mesopotamia y se cultiva en Egipto desde hace 6.000 años, desde la época de las pirámides. Con la desaparición de la cultura egipcia, también se abandonó el cultivo del trigo kamut (como lo llamaron los egipcios). Desde entonces, y hasta mediados del siglo pasado, el trigo kamut se cultiva muy poco a causa del duro trabajo que exige la técnica para cultivarlo. Se prefieren las variedades más comunes del trigo, a las cuales las técnicas de selección genética han conferido cada vez mayores rendimientos y una mayor resistencia a las enfermedades.

Sólo en los últimos treinta años se ha producido un redescubrimiento del ancestro de la calidad actual del trigo. En la década de 1970, a raíz de los persistentes intentos del agrónomo y agricultor estadounidense Bob Quinn, se reanudó el cultivo del trigo kamut, primero de forma experimental y después a gran escala, haciendo resurgir este cereal característico, de gluma gigante y sabor dulce y rico.

Sus características son especialmente adecuadas para los métodos de producción de la agricultura ecológica, y la enorme gluma del kamut presenta una resistencia excepcional a las condiciones ambientales adversas.

VALORES NUTRICIONALES POR CADA 100 G DE TRIGO KAMUT	
Proteínas	17,3 %
Grasas	2,6 %
Hidratos de carbono	68,2 %
Fibra	1,8 %
Calcio	31 mg/100 g
Hierro	4,2
Magnesio	153
Fósforo	411
Potasio	446

VALORES NUTRICIONALES POR CADA 100 G DE TRIGO VALOR ENERGÉTICO: 335 KCAL/1.400 KJ	
Proteínas	12,3 %
Grasas	1,9 %
Hidratos de carbono	72,7 %
Fibra	2,1 %
Calcio	30 mg/100 g
Hierro	3,9
Magnesio	117
Fósforo	396
Potasio	400

Ficha informativa n.º 4
Supervisada por el Dr. Lorenzo Acerra

La comunión (hostias para celíacos)

El celíaco no puede tomar la hostia de trigo porque contiene gluten. Entonces, ¿qué se debe hacer? Muchos comulgan bebiendo un poco de vino del cáliz, otros llevan a la iglesia hostias caseras preparadas con crema o harina de arroz, cocidas en una plancha y cortadas en forma de círculo. Otros se abstienen.

Gracias al *Libro bianco della celiachia* [AIC, 2002] me enteré de que se ha admitido el uso hasta cotidiano por parte de los celíacos de una hostia para celíacos elaborada con almidón de trigo del tipo «Cerestar», «bajo contenido en gluten».

Cada hostia contiene solamente unas 4 diezmilésimas de gramo de gluten, por lo que si un celíaco la ingiriera todos los días durante treinta años, consumiría menos de medio gramo en total.

La pregunta surge de manera natural: «¿Cómo se ha elaborado el trigo para obtener este tipo de hostia?». Se sabe que cualquier persona que desee obtener almidón de trigo con «bajo contenido en gluten» sólo tiene dos caminos que la tecnología actual permite seguir: o bien intentar la manipulación genética, o bien separar el almidón del trigo de la harina con equipos industriales que intentan extraer tanto gluten como sea posible.

He llevado a cabo una investigación sobre el material informativo «Cerestar», incluso en su página web, para entender de dónde proviene el almidón utilizado para la hostia.

La empresa alemana Franz Hoch GmbH, de Miltenberg (Alemania), fabricante de la hostia, es parte del grupo Cargill, es decir, de Monsanto, un gigante del negocio de los alimentos modificados genéticamente.

Encontré varias patentes de trigo transgénico «con reducido contenido en cereal,» pero no conseguí comprobar el hecho (ni tampoco excluirlo) de que uno de estos trigos transgénicos se utilice para elaborar las hostias. También podría tratarse de hostias preparadas con almidón modificado (sin gluten). Esto me ofrece la oportunidad de describir esta industria al lector.

El almidón «modificado»

Gran parte de la harina «sin gluten» se hace con almidón de trigo «modificado» sin gluten. Hace años se creía que era posible eliminar toda la parte proteica. Hoy en día es un hecho reconocido que resulta tecnológicamente imposible eliminar todo el gluten y que, por tanto, cierta cantidad permanecerá en el almidón.

La norma para los alimentos etiquetados como «sin gluten» se adoptó en 1981 (*Codex Stan* 118-1981). Puesto que en ese momento no existía un método universal para medir el contenido de gluten de la harina, el límite se situó con una medida indirecta de 50 mg de nitrógeno/100 g.

Esto equivale (se comprueba por medio de equipos modernos) a alrededor de 30 mg de gluten/100 g de producto.

Una nueva comisión, en el marco del *Codex Alimentarius* (1999) (Foro con 160 naciones participantes), se creó hace unos años para discutir la homogeneización de los valores umbral y de las normas para los productos sin gluten.

El *Codex Alimentarius* ha llegado a un acuerdo según el cual se pueden etiquetar como «sin gluten» los productos que contengan menos de 20 mg/100 g de producto (sin gluten 0,2 %). Durante el encuentro se discutieron diversos problemas. Algunos investigadores argumentaron que los límites aplicados habrían sido demasiado elevados e insuficientes para garantizar la inocuidad de los productos para todos los celíacos. El representante del *Codex Alimentarius* definió esas solicitudes como poco realistas y señaló que no es posible obtener un umbral de cero y que nadie debería pretenderlo.

En realidad, existe la supertecnología para reducir los niveles de gluten residual, pero por lo general no es comercialmente viable, debido a que los productos serían en extremo caros. Espero que sean los utilizados para las hostias.

Algunos médicos han propuesto cambiar el nombre de los productos elaborados con almidón modificado y, por tanto, llamarles ya no «sin gluten», sino con «bajo contenido en gluten», ya que la etiqueta «sin gluten» no se corresponde con la realidad y puede conducir a error al consumidor. También fue rechazada esta propuesta.

La industria en cuestión afirma que «el almidón de trigo tratado de esta manera conduce a la producción de toda una gama de productos que de otro modo no habrían sido capaces de lograr con harinas sin gluten», y que «de esta gama de productos el celíaco no puede prescindir».

Parte 2 - Información para una cocina saludable

Ficha informativa n.º 5

Supervisada por el Dr. Lorenzo Acerra

Cómo comprar aceite de oliva virgen extra

¿Te has preguntado, cuando compras aceite de oliva virgen extra de diversas marcas, qué está vendiendo la industria alimentaria a un precio bastante razonable?

La etiqueta nos dice que el aceite es «fraccionado» en Italia, por ejemplo, pero no dice muchas otras cosas importantes.

Según Flavio Zaramella (Presidente de la Corporazione Mastri Oleari, entrevistado en *Report*, de Raitre, el 2 de marzo de 2002), «aceites que con la nueva regulación deberían servir sólo para iluminación y, en consecuencia, no son comestibles, ¡se convierten en virgen extra! Ésta es la política de calidad de los aceites de oliva vírgenes de la Unión Europea».

¡Así se explica el precio! Esto fue autorizado y legalizado por la normativa CEE n.º 2527 de 1995. La regulación de las mezclas de aceite para iluminación se ha mantenido sin cambios, incluso con el nuevo reglamento de la Unión Eurpea, que entró en vigor el 1 de noviembre de 2002 (¡tampoco ha cambiado que sea opcional para el productor suministrar información en la etiqueta!).

Luigi Veronelli, escritor, explica que: «Un porcentaje enorme del aceite de oliva virgen extra es un aceite refinado, un aceite que procede de aceite para iluminación y es, por tanto, absolutamente nefasto para la salud humana».

Además, por una exigencia comercial, la etiqueta no explica que la botella contiene más del 80 % del aceite comprado en el extranjero, como se ha explicado y documentado en el informe *Report* ya citado.

Siempre en el servicio *Report*, alejándose de un entrevistado, el periodista deja la cámara oculta; esto es lo que el confiado responsable de calidad de una marca muy conocida de aceite de oliva virgen extra italiano dice a otro empleado:

«Te han hecho la pregunta... nuestras aceitunas, ¿de dónde vienen?».

«Hemos sido sinceros en parte, he dicho una pequeña mentira porque usamos el 15 % [de aceite de oliva italiano] pero... esto no se puede cuantificar de ninguna manera».

¿Por qué Italia importa aceite de oliva del extranjero? Por una cuestión de precio, como de costumbre. ¿Se puede producir un aceite que cuesta mucho menos que el aceite de iluminación italiano? Sí, se puede. Veamos cómo.

El periodista de *Report* explica que «a Italia llegan miles de toneladas de falsificaciones de aceite, entre ellos el de avellana, que se convierte en aceite de oliva en la calle, o más bien en el mar».

Domenico Seccia, Fiscal General de Bari, dice al periodista de *Report*: «Hemos descubierto que el aceite salía de esos lugares como aceite de avellana, o sea que desde Turquía se vendía aceite de avellana y, después varios movimientos, lo cambiaban, sin duda también a través de los diversos documentos aduaneros, diferentes almacenes portuarios en los cuales se encontraba el aceite, en aceite de oliva de origen comunitario».

Concluye el periodista de *Report*: «Con la nueva ley sobre comisiones rogatorias, todos los documentos de viaje de las empresas extranjeras que participan en este tráfico que demostraban que en el momento de salir el aceite no era virgen extra no se pueden utilizar». Recapitulemos los puntos a tener en cuenta:

1. ¿Has comprobado la etiqueta para ver de dónde proviene el aceite?
Por ejemplo, un aceite D.O.P., de denominación de origen protegida, que certifique el origen de las aceitunas, ofrece seguridad suficiente. Existen, se encuentran en el supermercado y cuestan un poco más; yo los he encontrado a 12 euros el litro.

Si no se especifica el origen (sino sólo el lugar de EMBOTELLADO), significa que son mezclas de aceite italiano 15 %, y extranjero 85 %.

2. ¿Las olivas del aceite que compras se recogen de la planta o del suelo?
Para hacer el aceite de oliva virgen extra, las aceitunas deben recogerse del árbol y prensarse lo antes posible; de lo contrario, aumenta su acidez y se obtiene un aceite que no es comestible. El productor cuidadoso de aceite de oliva virgen extra explica a *Report*: «El secreto está en la recolección, porque yo las recojo y mientras lo hago las llevo aquí a la prensa; estas aceitunas que ve aquí, esta noche ya serán aceite».

3. ¿La extracción es en frío?
El productor de aceite de oliva virgen extra explica a *Report*: «A partir de la pasta obtenida con la piedra de molino se consigue el aceite y con esta pasta se hace el prensado en frío; de hecho, si se añade agua caliente se obtiene más cantidad, pero el aceite será menos rico en elementos beneficiosos».

4. ¿Es un aceite orgánico?
Al comprar un aceite orgánico está evitando productos procedentes de aceitunas tratadas con plaguicidas, de los cuales parece que muchos agricultores no quieren prescindir. Además, ¿qué se utiliza para la extracción y procesamiento de los aceites enviados a las grandes refinerías de aceites alimentarios?

Aceites minerales. El peligro químico lo constituyen las concentraciones de hidrocarburos policíclicos y aromáticos (como los carcinógenos de la gasolina) que se han denunciado en varias ocasiones, incluso en análisis de la Secretaría de Salud, según lo informado por Giovanni Lo Piparo, inspector de prevención del fraude, al periodista de *Report*.

El periodista explica que el aceite proveniente de España se elabora con talco, un método que debería ser prohibido porque deja rastros tóxicos en los alimentos, pero que a solicitud de los representantes españoles fue finalmente legalizado por la Unión Europea.

5. ¿Por qué no nos organizamos para comprar aceite directamente del fabricante?
El sistema industrial/económico legalizado por la Unión Europea puede llevar al supermercado un producto con un precio realmente bajo, que deja fuera de juego a los agricultores que quieren producir aceite de oliva virgen extra en serio. Si unos pocos siguen produciendo un buen aceite es por pura pasión.

La Unión Europea empeora después aún más la situación cuando paga 2.800 de las viejas liras por litro de aceite producido (aun cuando es aceite de iluminación). Estos incentivos resultan decisivos: recompensan la cantidad y no la calidad. El mercado se ha inundado de agricultores que se convirtieron en productores de aceite de iluminación para beneficiarse de esas aportaciones de la Unión Europea. Después, el sistema industrial procura hacer llegar al estante del supermercado este aceite combustible que el ama de casa cuidadosa y ahorrativa compra feliz y se lleva a casa.

Ficha informativa n.º 6
Supervisada por el Dr. Lorenzo Acerra

Por qué evitar el azúcar blanquilla y el azúcar «*light*»

William Dufty, en su libro *Sugar Blues* [Macro Edizioni, 1994] escribe: «Observe el comportamiento del niño después de unos diez días a partir de haberle prohibido el azúcar, las pastas y los caramelos: la diferencia lo dejará maravillado. Ésta podría ser la prueba de que usted necesita hacer el experimento con usted mismo y con el resto de la familia. He visto a muchos niños que han crecido sin azúcar. Es increíble: parecen de otra raza si se comparan con el promedio de los niños repletos de azúcar».

En la década de 1970, la Escuela Canyon Verde hizo un experimento con cuatro grupos de ratones alimentados, cada uno, de una manera diferente. Pronto resultó evidente que las dietas distintas tenían efectos diversos sobre el comportamiento de los diferentes grupos de ratones. Los ratones que recibieron una alimentación natural y agua se mantenían alertas y vigilantes. Los que recibieron una alimentación natural y perritos calientes se tornaron violentos y se enfrentaron de manera agresiva. Los individuos del grupo de ratones alimentados con cereales azucarados y zumo de frutas estaban nerviosos, hiperactivos y se comportaban de una manera inexplicable. Los ratones del cuarto grupo, alimentados con rosquillas y refrescos de cola, se salieron de todos los esquemas: tenían problemas para dormir y se volvieron temerosos.

Después de haber impartido clases durante veinte años, he observado que los niños alimentados con dosis masivas de golosinas, tales como chocolate, helados, caramelos, pasteles, etc. son mucho más inestables, desconcentrados y nerviosos que aquellos que los consumen en dosis mínimas.

En las mujeres, el azúcar provoca dolores menstruales. William Dufty explica la historia de Sophie Z., que consumía alrededor de cien gramos de azúcar refinado al día. Hacia los treinta años, sus menstruaciones eran muy dolorosas, pero esta incomodidad desapareció completamente después de dejar los dulces. «Desde entonces –añade Dufty–, he tenido muchos casos similares. Este hecho debe ser conocido y difundido ampliamente por aquellos que tratan a las mujeres. Abstenerse de azúcar libera a las mujeres de lo que pasa por una debilidad natural, a saber, el nerviosismo y la incapacidad para el trabajo, que a menudo son producto de menstruaciones difíciles».

El consumo continuo de azúcar ha sido asociado a una susceptibilidad anormal a las enfermedades infecciosas, especialmente a la poliomielitis, según los estudios realizados por los siguientes investigadores: Juneblut, 1936; Sandler, 1941; McCormick, 1942; Cheraskin, 1977.

Dufty llama «veneno» al azúcar blanquilla refinado, porque se trata de una sustancia refinada 100 %, que se extrae de la caña de azúcar, a la cual le han eliminado la fibra, los minerales y los demás elementos vitales. Los efectos son tanto más perjudiciales cuanto más se convierte su consumo en un hábito o un exceso.

No es necesario renunciar a hacer pasteles y otras delicias para el paladar de los niños, basta con utilizar azúcares naturales de liberación lenta, es decir, malta 100 % de arroz, jarabe de arce, jarabe de agave o azúcar de caña sin refinar integral del tipo «panela». Esta última tiene un aroma intenso y sabroso, muy diferente al del azúcar oscuro que se encuentra en las cafeterías. Este último es más bien un azúcar coloreado.

En cuanto a los azúcares «*light*», en el libro *Sugar Blues II. Nuovi veleni senza calorie aggiunte*, el Dr. Lorenzo Acerra documenta que son conocidas neurotoxinas.

Según datos del Centre for Disease Control, en Estados Unidos mueren de cáncer 8.000 personas cada año a causa de los aditivos químicos de los alimentos. Y esto es sólo la punta del iceberg, ¿qué pasa con las masas de consumidores con asma, problemas de conducta, hiperactividad y déficit de atención? Muchos de los casos pueden atribuirse directamente al efecto neurotóxico de diversos inventos de laboratorio que se utilizan para dar sabor a los alimentos o, en el caso de aspartamo, para endulzarlos. A esta sustancia se han asociado mareos, dolor de cabeza y problemas visuales y neurológicos. «Cuando me quedé embarazada, lo primero que mi doctor me dijo fue que no probara los productos dietéticos porque contienen aspartamo, que puede causar daños graves en el cerebro del feto» [Acerra, L., *Sugar Blues 2*, Macro Edizioni, 2000].

Bibliografía

Cheraskin, E., «Diet and Disease-Medical Proof of Their Life and Death Relationship», en *Health Science Edition pub.*, Keats Publishing Inc., New Canaan, Connecticut 1977, página 369.

Juneblut, C.W., «Blood sugar levels and dextrose tolerances in experimental poliomyelitis», en *Amer. J. Disease of Children*, vol. 51, 1936, página 91.

McCornick, W.J., «Observations on the 1941 outbreak of poliomyelitis and encephalytis in the Midwest», en *Medical Record*, vol. 155, 1942, página 89.

McCormick, W.J., «The Changing Incidence and Mortality of Infectious Disease in Relation to Changed Trends in Nutrition», en *The Medical Record*, Toronto (Canadá) septiembre 1947.

Sandler, B.P., «The production of neuronal injury and necrosis with the virus of poliomyelitis in rabbits during insulin hypoglicemia», en *American Journal of Pathology*, vol. 17 (194), 1941, página 69.

Sandler, B.P., «Diet is a major factor in polio prevention», en *The Ashville Citizen*, noviembre 1948.

Sandler, B.P., *Diet prevents polio*, The Lee Foundation for Nutritional Research Ed., Ashville 1951.

Ficha informativa n.º 7
Supervisada por el Dr. Lorenzo Acerra

Por qué evitar el microondas

Con respecto a los efectos nocivos y peligrosos de las frecuencias de los microondas en los sistemas vivos, existe una literatura científica amplia y documentada. Garaj-Vrhovac, Horvat y Karen [1991] han demostrado el daño mutagénico en los cromosomas de las células de hámster, causado por radiación de microondas a 7,7 GHz.

Para introducir un remedio fitoterapéutico en el mercado y obtener la aprobación para su uso, es necesario aportar una documentación exhaustiva y costosa. Con los microondas, sin embargo, la industria no ha tenido que justificar las alteraciones que provocan en los alimentos ni analizar sus consecuencias para la salud. Ha bastado decir que es extremadamente escasa la radiación que sale del horno y que, por tanto, esto no puede perjudicar directamente a los seres humanos situados a más de un metro de distancia.

Las frecuencias de las microondas obligan a los átomos, las moléculas y las células a invertir su polaridad cien mil millones de veces por segundo. No hay átomos o células de ningún sistema orgánico que puedan soportar un poder destructivo tan violento, ni siquiera durante un período mínimo de tiempo. Poner un huevo en el microondas durante unos cuantos segundos es suficiente para hacer nacer los polluelos con tres patitas o sin ojos. El debilitamiento de las membranas celulares causado por las microondas se utiliza en la rama de la ciencia que se ocupa de la alteración genética.

Las radiaciones del microondas conducen, por tanto, a la destrucción y deformación de las moléculas de los alimentos y a la formación de compuestos nuevos (llamados compuestos radiolíticos), que, sin duda, no se han visto jamás en el hombre normal y ni siquiera en la naturaleza. ¿Qué efecto tienen sobre la salud los alimentos dañados de este modo? Hertel y Blanc [1987] han demostrado alteraciones significativas en la sangre de los seres humanos tras el consumo de alimentos que han pasado por el microondas. En particular, se ha puesto de manifiesto un descenso de todos los valores de la hemoglobina, una disminución de la relación entre el colesterol bueno (HDL) y el colesterol malo (LDL), pero, sobre todo, un aumento de la leucocitosis y la disminución de las células blancas de la sangre a corto plazo. Indicadores que son pruebas de estrés biológico y de la activación de algún grado de degeneración.

Ficha informativa n.º 8

El agua

Al nacer, el hombre está compuesto de casi un 90 % de agua, y ese porcentaje disminuye con el envejecimiento. Dado el alto porcentaje en agua presente en el organismo, y teniendo en cuenta que durante su vida un hombre bebe una cantidad de agua que equivale a 600 veces su peso corporal, no se puede ser indiferente a la calidad del agua que se consume.

De acuerdo con el trabajo estadístico plurianual del profesor francés Louis-Claude Vincent, en las zonas con una alta tasa de mortalidad se dispone de un agua dura, fluorada o con la intervención de otros factores químicos; por otra parte, «cuanto más pura sea el agua potable, menor será la tasa de mortalidad».

A menudo, el agua superficial está contaminada químicamente por las industrias y la agricultura. La presencia de nitritos en el agua contaminada por fertilizantes utilizados en la agricultura es una de las causas de los tumores intestinales en adultos. Las aguas en Italia, por ejemplo, no deben contener más de 50 mg/l para no aumentar el riesgo de un eventual tumor; sin embargo, en la actualidad un decreto estipula una tolerancia adicional a los nitritos de hasta 75 mg/l de este veneno de mesa.

Según los expertos, en casi todas partes de Italia, las aguas superficiales no son potables. En cambio, todas las aguas con un bajo contenido en minerales procedente de las profundidades de la tierra, y que son origen «puro», tienen un efecto protector contra la trombosis y el cáncer.

El agua perfecta procede de lo más profundo de la tierra, no de la superficie y sólo esto asegura las siguientes cualidades:

- pH ligeramente ácido, 6,5-6,6;
- residuo fijo, calculado a 180 °C, menor de 50 mg/l.

Bebe sólo agua pura, nunca agua carbonatada, y, por supuesto, cuidado con la etiqueta. Un ejemplo para aclarar la diferencia cualitativa que existe entre las aguas es el siguiente: agua *Plose* (residuo fijo 27,3 – pH 6,5); los otros términos de la comparación se los dejo al lector, a quien invito a que compruebe en la etiqueta del agua que está bebiendo el residuo fijo, calculado a 180 °C y el pH.

Si no puedes permitirte el uso de un agua del tipo de la *Plose*, puedes recurrir a la filtración por ósmosis inversa (que se aplicará en el grifo de la cocina). Este filtro parece constituir una protección adecuada para la producción de agua suficientemente potable. Si es posible, usa agua de buena calidad para la cocina [Yates, A., *Medicina ortomoleculare*, Tecniche Nuove, 1996].

Ficha informativa n.º 9
Supervisada por el Dr. Lorenzo Acerra

Las sartenes antiadherentes con teflón

«Teflón» es la marca con la cual se conoce la resina de politetrafluoroetileno descubierta en 1941 y que se caracteriza por una alta resistencia al calor y a los productos químicos corrosivos. Al instante se hizo popular su uso en las sartenes antiadherentes.

Cuando se deja una sartén revestida de teflón sobre el fuego para que se enfríe, esta libera humo de teflón.

Se ha informado, ya en 1951, de que estos humos, que son completamente imperceptibles para el ojo y la nariz de los seres humanos, causan síntomas similares a la gripe; para las aves domésticas, en cambio, el teflón es un asesino.

Cuando empezaron a llegar los primeros informes que demostraban cómo los vapores de teflón causaban la muerte de las aves, se pensó que eran necesarias temperaturas muy elevadas para que se liberaran esos humos homicidas. Pero el teflón comienza a liberar estos vapores desde el primer momento en el cual se coloca la sartén sobre el fuego.

En cambio, las altas temperaturas sí son necesarias, según los investigadores de la Universidad de Toronto, para otro fenómeno que comienza aproximadamente a 280 °C: a estas temperaturas el teflón produce subproductos gaseosos tales como los clorofluorocarbonos, el trifluoroacetato y el ácido polifluorocarboxílico.

Ficha informativa n.° 10
Supervisada por el Dr. Lorenzo Acerra

Los OGM, organismos genéticamente modificados

Schmeiser es un campesino que fue llevado a la corte y multado porque las semillas que había conservado de la cosecha anterior resultaron contaminadas con la colza genéticamente modificada de Monsanto («caso Schmeiser»).

Las semillas modificadas genéticamente se encontraban en terrenos a cientos de kilómetros de distancia y los campesinos fueron multados por haber utilizado esas semillas, a pesar de la contaminación que acababan de sufrir, ya que eran «vecinos» de los terrenos cultivados con OGM.

Los agricultores orgánicos han tenido que dejar de cultivar colza, porque está contaminada con transgénicos.

Según un estudio reciente, entre 20 productos con un sello que garantizaba la ausencia de ingredientes modificados genéticamente, 11 mostraron rastros de OGM y 5 de ellos tenían cantidades importantes: se trataba de contaminaciones accidentales.

Hoy en día, quienes venden semillas transgénicas tienen el mercado garantizado: dado que estas semillas son estériles, no se pueden reproducir. El agricultor que las compra un año está, por tanto, obligado a volver a comprarlas los años posteriores.

Ésta es la gran tecnología que acaba en nuestra mesa y luego en nuestro organismo.

Los genes modificados terminan en los cromosomas de las plantas a través de las bacterias y, del mismo modo, las bacterias pueden utilizarse para introducir los genes seleccionados en animales.

El debate que tiene lugar en la actualidad, lamentablemente, sólo se refiere de forma exclusiva al siguiente interrogante: «¿Existen pruebas de que estos alimentos transgénicos dañan al organismo?», o «¿Se ha comprobado?».

Antes de introducirnos en este dilema, ponderemos cuán desestabilizadoras resultan estas tecnologías para la vida que el planeta Tierra ha cultivado durante millones de años. Cada día que pasa con los OMG en circulación perdemos esta antigua y auténtica sabiduría y dilapidamos la herencia de nuestros hijos.

El efecto de la selección de la industria alimentaria en los cultivos es crear dependencia entre los agricultores y en las futuras generaciones de todo el mundo.

Con la biotecnología OGM se crea una ensalada resistente a cierto plaguicida, de lo que se sigue un uso mayor e indiscriminado de plaguicidas. Además, el plaguicida está dentro del propio gen y en los cromosomas de los animales que lo consumen.

En resumen, la herramienta OGM, más allá de cualquier otro discurso, ha caído en las manos equivocadas. La vieja y buena ensalada de otrora mermaba si la dosis del plaguicida rociado superaba cierto valor umbral y después el agricultor tenía que arreglárselas para colocarla en el mercado. Ahora ya no es así.

¿A qué estamos jugando?

Una publicidad de la Coop dice: «Los OGM no son un juego de mesa».

No es sólo una cuestión de perjuicios para la salud cuando se muerde una mazorca de maíz OGM, sino que es sobre todo un peligroso experimento que pone en juego todo el patrimonio del planeta Tierra, un experimento realizado con fines de lucro, por mentes que quieren crear dependencia y empresas que por una parte creen en biotecnología y por otra venden plaguicidas.

Los efectos adversos de la ingestión de OMG

Una planta modificada genéticamente que produce un insecticida en un cromosoma mata a la mariposa monarca. Los entomólogos de la Universidad de Cornell lo han demostrado: en las larvas que se alimentan de esa planta se detiene su desarrollo e incluso pueden morir.

A partir de estudios de los doctores Pusztai, inmunólogo bioquímico, y de su colega Ewen, del Instituto Rowett de Aberdeen, se ha puesto de manifiesto que los ratones alimentados con patatas transgénicas mostraron un debilitamiento del sistema inmunitario, la atrofia de órganos internos, tales como el corazón, el hígado y el páncreas, una detención del crecimiento y daños en el desarrollo cerebral.

Parte 3 - Agresiones ambientales y químicas

Ficha informativa n.º 11

Supervisada por el Dr. Lorenzo Acerra

Por qué no se debe exponer el feto al mercurio dental de la madre

El profesor universitario Drasch, en 1994, se expresaba de este modo en el debate sobre el mercurio que liberan los empastes dentales: «Los futuros debates sobre los pros y los contras de las amalgamas dentales no deben limitarse a los efectos de las amalgamas en quienes las usan, adultos o niños, sino que también debe contemplarse la exposición del feto al mercurio dental materno. La aplicación de los empastes de amalgama en las mujeres antes y durante la edad fértil debe reconsiderarse».

Hace un siglo, algunos médicos utilizaban mercurio para inducir el aborto involuntario en los embarazos no deseados [Gibb, GD, «Somministrazione di mercurio per produrre aborto, seguita da tremori mercuriali», en *The Lancet*, Londres 1873, página 339]. Y ahora piensa que los empastes liberan vapores de mercurio. Si yo fuera el feto en cuestión, por supuesto, esperaría que mi madre no tuviera empastes dentales de amalgama.

El mercurio liberado por la amalgama de una mujer embarazada traspasa la placenta y aparece en el líquido amniótico y en la sangre, el hígado y la hipófisis del feto tan sólo 2 días a partir de la colocación del empaste en la boca de la madre. En 1996 se publicó el estudio del profesor Lutz (basado en 154 autopsias humanas), que mostró una importante relación entre el contenido de algunos tejidos de fetos o bebés que murieron antes de tiempo y la cantidad de amalgamas dentales de las madres.

Estos hallazgos confirman los resultados de un estudio similar anterior: Magnus Nylander, del Instituto Karolinska de Estocolmo, había demostrado en 1990 que 30 niños fallecidos a causa de la muerte súbita tenían niveles altos de mercurio en sus cerebros. Los neonatos (en edades de entre 11 y 50 semanas) de madres con más de 10 amalgamas también mostraron valores de hasta 2,544 mcg de mercurio/kg de tejido renal.

La Organización Mundial de la Salud [OMS, 1980] ha recomendado que, en las mujeres en edad fértil, la exposición a los vapores de mercurio debe ser la más baja posible, ya que el mercurio traspasa fácilmente la placenta. Entre otras cosas, se ha observado que la leche de las madres con amalgamas contiene porcentajes de mercurio proporcionales al número de empastes existentes en sus bocas.

¿HAY UNA DOSIS ACEPTABLE PARA LA EXPOSICIÓN DEL FETO AL MERCURIO?

Un organismo que está sometido a una carga de mercurio u otros metales pesados tóxicos los expulsa en la medida de lo posible. Y, de hecho, en casos de envenenamiento por mercurio, el metal se encuentra en la orina, las heces, las uñas, el pelo y la sangre. Un caso especial es el bebé en el útero, que no tiene ninguna posibilidad de expulsar lo que penetra por la barrera placentaria. El feto acumula día tras día, durante nueve meses, lo que circula por la sangre de la madre. Usa cada molécula como un ladrillo para crecer a partir de unos pocos gramos y unos kilos. Es bien conocido el «efecto concentrador»: en la práctica, la madre elimina el mercurio, ¡pero el feto no! Esto hace que en los tejidos del feto la concentración de mercurio sea de 4 a 10 veces superior que la de los tejidos de la madre.

«Los límites de seguridad del mercurio no son demasiado elevados para evitar daños prenatales. Un estudio realizado en las islas Feroe ha encontrado que incluso cuando las mujeres embarazadas tenían niveles de mercurio en sangre muy por debajo de los valores umbrales descritos por la Organización Mundial de la Salud, sus hijos mostraron algunas deficiencias, tales como una disminución de las capacidades de aprendizaje, de concentración y de memoria [*New Scientist*, 22 de noviembre de 1997].

El mercurio, entre otras cosas, predispone y prepara a los individuos para que tengan intolerancias alimentarias.

Algunos investigadores han informado que las intolerancias alimentarias desaparecieron después de la eliminación de las amalgamas de las bocas de los pacientes [Zamm, 1991 Stejskal, 1999]. Repasemos los diferentes mecanismos por los cuales el mercurio liberado de los empastes de amalgama contribuye de manera crónica a la situación de intolerancia a los alimentos. La colocación de empastes de amalgama provoca una alteración de la flora intestinal [Zamm, A.V, «Terapia per la *Candida albicans*: quando si può mettere la parola fine? Rimozione del mercurio dentales: un efficace elemento», en la *J Med Orthomol*, vol. 1, 1986, página 260]. Las dosis bajas de mercurio, liberadas de forma crónica alimentan directamente a *Candida albicans*, un hongo que siempre está presente en el intestino, que muta de forma virulenta y se propaga a otros tejidos cuando las circunstancias son favorables, y se nutre de metales pesados.

A causa de su elevada afinidad con grupos reactivos (en especial con los grupos sulfhidrilo, es decir, con azufre, pero también con grupos hidroxilo halógenos y grupos amino), el mercurio puede cambiar, inhibir o estimular funcionalmente componentes individuales o células del sistema inmunitario. Por ejemplo, el mercurio actúa en el sistema de la enzima CD26, necesario para digerir la caseína y la leche. Así se crean las intolerancias y alergias alimentarias.

Además, en muchos casos, el mercurio es un sinónimo de alergias.

El impacto del mercurio «dental» en el sistema inmunitario puede ser de diferentes tipos:

1. El mercurio aumenta la producción de IgE no específicas.
2. Se conoce la capacidad del mercurio, y de los metales en general, de causar alergias específicas, es decir, el organismo sensibilizado crea anticuerpos específicos para el metal.
3. El mercurio también puede desencadenar reacciones autoinmunitarias. Se ha relacionado con la esclerosis lateral amiotrófica, la esclerosis múltiple, la enfermedad de Crohn, la glomerulonefritis, los estados patológicos colagenosos, etc.

Bibliografía

Drasch, G., Univ. di Monaco, Declaración pública, 25 enero 1994, Bio Probe marzo 1994, «Carico di mercurio nei tessuti di feti e infanti umani», en *European J Pediatr*, vol. 153, n.º 8, 1994, págs. 607-610.

Lutz, E., «Mercurio, cadmio e piombo nel cervello e reni in feti e neonati», en *J Trace Elem. Med. Biol*, 1996, 10 (2), 1996, págs. 61-67.

Nylander M.; Weiner, J.A., «Relazione tra concentrazioni di mercurio in organi umani e alcune significanti variabili», en The Science of the Total Environ., vol. 138, 1993, págs. 101-105.

Oskarsson, A.; Schultz, A.; Ohlin, B.; Largerkvist, B.J., «Mercurio totale e inorganico nel latte materno in relazione al consumo di pesce e pre-

senza di amalgami in madri durante la gravidanza», en *Arch Environ Health*, vol. 51 (3), 1996, págs. 234-251.
Stejskal, J.; Stejskal, V., «Il ruolo dei metalli nelle malattie autoimmuni e il legame con la neuroendocrinologia», en *Neuroendocrinology Letters*, vol. 20, 1999, págs. 345-358.
Vimy, M.J.; Takahashi, Y.; Lorschider, F.L., «Distribuzione madre-feto del mercurio (203Hg) rilasciato da otturazioni di amalgama», en *Amer J. Physiol*, vol. 258 (RICP27); R939-945, 1990.
Zamm, A.V., «Il mercurio dentale: un fattore che aggrava e induce l'intolleranza chimica», en *J Orthomol Med*, vol. 6, 1991, págs. 67-77.
Ídem, «La rimozione del mercurio dentale: spesso un efficace trattamento per il paziente ipersensibile», en *J Orthomolecular Med*, vol. 5 (53), 1990, págs. 138-142.

Ficha informativa n.º 12
Supervisada por el Dr. Lorenzo Acerra

Por qué la única manera segura de retirar una amalgama es el protocolo seguro

Para el dentista no informado y sin preparación especial, retirar la amalgama significa aplicar el taladro y pulverizarla por completo. En este caso, con la VAPORIZACIÓN TOTAL DE LA AMALGAMA POR EL TALADRO, el paciente respira mercurio extremadamente concentrado (en la cavidad oral se puede llegar a exposiciones 300-400 veces más altas que los valores límite establecidos para el entorno laboral). Otro peligro proviene de los cientos de pequeños fragmentos de amalgama que el paciente puede tragar.

Cuando se coloca la amalgama en la boca, el empaste metálico libera cantidades diarias de vapor de mercurio muy bajas, cada día, año tras año. Es igual que un grifo que gotea una gota al día en un depósito, que se va llenando lenta e inexorablemente. El peligro de la exposición crónica, causada por cantidades minúsculas que se liberan días tras día, es reemplazado por el de una exposición aguda a una cantidad masiva de mercurio, causada por la extracción insegura realizada con el taladro.

Afortunadamente, no todos los dentistas ignoran los peligros de la vaporización de la amalgama. A medida que se informan, se difunden entre los dentistas dos tipos de precaución para evitar exponerse a sí mismos y a sus pacientes a un exceso de vapores de mercurio.

- La mayoría de los dentistas aplica la siguiente técnica, que protege al paciente en cierta medida: el dentista practica un **corte con el taladro en el centro de la amalgama** (o dos cortes, dividiendo en tres tercios iguales la superficie del empaste) y luego prosigue con **cinceles** y **palancas para extraer la amalgama**, tratando de utilizar el taladro lo mínimo posible. En este tipo de extracción segura, la utilización de diques de goma y *Clean-up* se ha convertido en algo habitual (protocolo AMON). El aspirador *Clean-up*, que está conectado a una potente bomba de aspiración quirúrgica, canaliza la emisión de vapores de mercurio y, por tanto, reduce notablemente la exposición del paciente.

Un nivel mayor de seguridad para el paciente con respecto al mercurio liberado se garantiza mediante una técnica llamada «desengaste».

- La técnica de desengaste: entre la amalgama y el esmalte no hay un «bonding» químico (unión química). Si se eliminan los encastres responsables de la retención mecánica de la amalgama se puede llevar a cabo la extracción sin tocarla. Con la eliminación de medio milímetro de esmalte que sostiene la amalgama, el conjunto se desprende como si fuera una piedra desengastada de un anillo.

En consecuencia, se aplica el taladro sobre medio milímetro de esmalte, es decir, sobre la parte superior de la corona dental, no sobre la amalgama. De esta manera se evita la excesiva vaporización de mercurio que se produce cada vez que se intenta seccionar la amalgama en fragmentos pequeños con el taladro y se ofrece un servicio mucho más seguro para el paciente que desea reemplazar la amalgama sin correr ningún riesgo. Esto resulta particularmente ventajoso en los casos severos de intoxicación o sensibilidad al mercurio.

Por lo demás, el esmalte que se pierde bajo la acción del taladro también debería ser sacrificado a fin de preparar la cavidad para la posterior colocación de las oclusiones realizadas en material biocompatible.

Además de estas precauciones, algunos dentistas se protegen y protegen a sus pacientes mediante la utilización de máscaras de oxígeno o con aire. Algunos de ellos han dispuesto una sala especialmente acondicionada para la extracción en la cual se han instalado filtros ambientales para el mercurio.

Cuando se decide retirar las amalgamas, además de buscar a un dentista que conozca las técnicas de extracción segura, también conviene seguir un régimen alimentario para las situaciones más delicadas. Se recomienda el uso exclusivo de cereales orgánicos en grano (me refiero, en particular, al arroz y al mijo), verduras ecológicas cocidas y crudas, *azuki* para facilitar la buena función renal y sopa de *miso* para favorecer una buena flora bacteriana. Hay que masticar bien los alimentos y, según lo recomendado por el doctor Miclavez (presidente de Amon, Asociación de Medicina y Odontología Natural), beber mucha agua tibia «ligera» (tipo *Plose*) durante el día.

En cuanto al azúcar blanquilla y las golosinas, la prohibición es absoluta. Hasta se debe dejar de consumir miel y azúcar moreno, ya que durante la fase de extracción tenemos que proporcionar este tipo de atención al organismo, a fin de facilitar la eliminación del mercurio y de las toxinas a las cuales de todos modos estamos expuestos.

El **cloruro de magnesio** y el **carbón vegetal** son prácticamente indispensables para reducir la absorción intestinal de toxinas. Otras formas de protección drenante y vitamínica son deseables, pero, por supuesto, no hay que olvidarse de eliminar de la dieta el gluten, la lactosa y la caseína.

Ficha informativa n.º 13
Supervisada por el Dr. Lorenzo Acerra

Los daños provocados por las vacunas

¿Te has preguntado cómo pueden los científicos producir animales con enfermedades autoinmunes con el fin de probar la eficacia de los medicamentos? El modelo experimental para las enfermedades artríticas en conejos consiste en someter a los animales a repetidas vacunas. Y lo mismo sucede con toda una variedad de síndromes autoinmunes que se producen en animales de laboratorio: se les proporciona un arsenal de «adyuvante» (bacterias muertas, mercurio, aluminio), vacunas y otras sustancias que se inyectan en los conejillos de indias.

Esto está bien documentado en el libro *Vaccinazzioni, istruzioni per l'uso*, manual de instrucciones que he publicado con la editorial Demeter Edizioni, y el libro *Autismo*, de Massimo Montinari [Macro Edizioni, 2002]. ¿Deseas llevar a tu organismo a un estado de hiperactivación inmunitaria? ¡Somete a tu cuerpo a una serie de inoculaciones con material antigénico! Un libro aparte, dedicado exclusivamente a *Asma e Vaccinazioni* ha sido publicado por Macro Edizioni [Valerio Pignatta, 2002].

La vacuna triple, contra la difteria, la tos ferina y el tétanos, que se administra a niños de 3 meses de edad, a continuación a los 6 meses y luego a los 11 meses, se produce mediante la colocación de las bacterias del tétanos y la difteria en un caldo de dextrosa, una infusión de corazón de res, sal y caseína. La bacteria de la tos ferina usada ha sido matada químicamente mediante la adición de *timerosal*, además de hidróxido de aluminio y sulfato de potasio. Se mezcla todo lo anterior, se reduce a polvo y se añade glicerina. A continuación, se incorpora metanol (un conocido veneno). El resultado se denomina vacuna DPT, la cual se inocula a los niños después de haber sido puesta a prueba en ratones para determinar su potencia.

La presencia directamente en la sangre de toxoides y bacterias muertas es un acontecimiento de una peligrosidad bien conocida por el organismo; de hecho, en enfermedades infecciosas, por ejemplo el sarampión o la rubeola, el cuerpo entra en una fase de preparación de la inmunidad local, posteriormente en otra que implica la presencia de macrófagos en la sangre, a continuación una de inmunidad celular y humoral que dura 10 días, y sólo después de estas etapas el virus pasa a la sangre.

Con la vacunación, sin embargo, crearemos las mismas condiciones que el organismo evita tan cuidadosamente: es decir, la penetración directa en la sangre de los toxoides y el material vírico que puede atacar de manera directa a la glándula tiroides, el cerebro, el corazón y los órganos vitales.

El objetivo declarado de la vacunación es aumentar la inmunidad con los anticuerpos IgE. Pero la IgE, que tanto se espera que incremente la inmunización contra el sarampión o la rubeola, se identifica de manera errónea con la inmunidad a la enfermedad. Las personas con una incapacidad absoluta para producir anticuerpos IgE (agammaglobulinemia), tras haber enfermado de sarampión mantienen una inmunidad de por vida a esa enfermedad. En consecuencia, la inmunidad de por vida a la enfermedad no es proporcionada por los niveles de IgE.

Cada vacunación destruye, además, los anticuerpos anteriores e incluso los permanentes. Por ejemplo, los niños que han tenido rubeola poseen una inmunidad de por vida a esta enfermedad, pero si han sido vacunados contra ella, esta inmunidad se pierde.

El hecho de que las vacunas hayan salvado a la humanidad de la viruela es sólo una leyenda, y cualquier persona que mire de cerca los datos puede demostrarlo, tema que he tratado en los capítulos 1 y 2 de mi libro *La vacunación, instrucciones de uso* [Demeter, 2002].

Si me sometiera a una vacunación no sólo no quedaría protegida de la enfermedad, sino que generaría un estado de hiperactivación inmunológica (es decir, se pueden activar enfermedades como la psoriasis, la fiebre del heno, tal vez el asma, para algunos la autoinmunidad, para otros una discapacidad física), y finalmente sobrevendría una fase de inmunosupresión, la cual siempre sigue a la vacunación.

Es bien conocido por la comunidad científica el importante efecto depresivo de la vacunación sobre los linfocitos y su consiguiente incapacidad temporal para combatir las infecciones y los virus. Por ejemplo, el *New England Journal of Medicine* informaba, el 19 de enero de 1984, que después de la vacunación contra el tétanos se podía demostrar en cualquier vacunado una caída temporal de las concentraciones de linfocitos T tras la inoculación. La caída más significativa se producía entre el tercero y el decimocuarto día después de la vacunación.

En este sentido, recuerdo el caso de una amiga con principios de la enfermedad autoinmune que tenía que viajar a Nepal y me dijo que entendía la importancia de evitar las vacunas para el viaje, pero que estaba preocupada por las eventuales enfermedades que podría contraer en Nepal.

Le expliqué que para la profilaxis contra las enfermedades infecciosas debería haber utilizado cloruro de magnesio. Se sabe que tiene un efecto de prevención y tratamiento para las enfermedades infecciosas.

La dosis es de 2,5 gramos al día disueltos en agua, a ingerir desde los siete días previos a la salida y durante su estancia.

Bueno, a su regreso, mi amiga me contó que se encontraba perfectamente: mientras que todos sus compañeros de viaje vacunados habían tenido diversos síntomas, debidos tanto al propio viaje como a la vacunación, ella se encontraba en perfecto estado de salud.

Para la documentación sobre los poderes antisépticos del cloruro de magnesio recomiendo una de las dos lecturas siguientes, Raúl Vergini, *Curarsi con il magnesio*, Red, o bien el libro del Dr. G. *Vaioli, Guida alla salute naturale.*

Ficha informativa n.° 14
Supervisada por el Dr. Lorenzo Acerra

El examen de HLA y la autoinmunidad por agresiones ambientales

La célula humana tiene en su propia membrana plasmática ciertas glicoproteínas específicas que pertenecen a la familia de las inmunoglobulinas, gracias a las cuales nuestro organismo reconoce como propias (SELF) las células del mismo individuo, o como ajenas (NON SELF y, por tanto, como agentes perjudiciales que hay que destruir) las células que no presentan esas glicoproteínas o las presentan en variedad diferente.

Dichas moléculas se conocen como ANTÍGENOS de HISTOCOMPATIBILIDAD, debido a que, a través de un proceso quimiotácico, son responsables del reconocimiento recíproco de pertenencia a un mismo cuerpo y, por eso, también se llaman ANTÍGENOS de RECHAZO en los casos en que se han introducido en organismos extraños (por ejemplo, en el trasplante de órganos) o cuando entran en contacto con patógenos: en este caso, los antígenos se unirán a los agentes patógenos para exponerlos a la acción de los linfocitos (células inmunitarias), encargados de la eliminación de NON SELF.

Debido a lo anterior, estos antígenos de histocompatibilidad son codificados por genes de las clases I, II y III.

Las moléculas de clase I se expresan en la membrana plasmática de todas las células.

Las moléculas de clase II se expresan en las células APC (Antigen Presenting Cell), tales como los linfocitos, los macrófagos, etc.

Las moléculas de clase III son proteínas solubles que pertenecen al sistema inmunitario del complemento.

Por HLA se entiende un grupo particular de antígenos tisulares encontrados por primera vez en seres humanos en células leucocitarias (de donde surge el nombre Human Leukocyte Antigens). Este sistema está regido por una región cromosómica dotada de varios loci genéticos experimentalmente en el brazo corto del cromosoma 6, cada uno con múltiples alelos, responsables de las respuestas inmunológicas y de rechazo.

Hace unos quince años, la investigación del HLA recibió un gran impulso. Se halló, de hecho, que el locus genético HLA controlaba el rápido rechazo de los órganos en las operaciones de trasplante: con medicamentos se podía suprimir el sistema inmunitario íntegro (Th0, Th1, Th2), pero no la última línea de defensa, el HLA, que, si los órganos eran incompatibles, provocaba el fracaso, es decir, el rechazo del órgano trasplantado.

Se descubrió, además, que el locus HLA (o antígenos de histocompatibilidad) lanza las primeras señales para la reacción inmunitaria, incluso antes de la producción de citoquinas.

Se entendía que la ubicuidad de las HLA en todas las células nucleadas es un requisito previo imprescindible para que las mismas puedan cooperar en la activación inmunológica.

El reconocimiento de un antígeno se produce o no en función del fenotipo de HLA presente en la expresión génica del individuo. Las diferencias individuales de las moléculas HLA de clase II pueden alterar la capacidad de las moléculas para unirse a los péptidos y, por tanto, modificar la naturaleza del reconocimiento de las células T.

Vaino (1987): la interacción entre células T y células B depende de las moléculas de HLA. La identidad del haplotipo entre las células que colaboran es necesaria, por lo que las patologías autoinmunes son controladas (a veces de forma exclusiva) por las HLA antes que por otras características genéticas del organismo.

Aten (1991): la autorreactividad y la inmunosupresión inducidas por mercurio son ambas dependientes de las HLA de clase II presentes.

Dubey (1991): después de la administración de mercurio a los conejillos de indias, el primer cambio observable, antes que cualquier otro suceso inmunológico, es una alteración de la expresión de las HLA de clase II. Este aumento de la expresión de linfocitos siempre va seguido de una activación de éstos.

Caruso (1996): las HLA de clase II determinan qué clase de citoquinas se induce preferentemente (en un estado de inmunosupresión) y, por tanto, el resultado y la manifestación de la respuesta inmunitaria en cada individuo.

Hanley (1997): las HLA de clase II regulan la respuesta autoinmune inducida por el mercurio y otros agentes ambientales (virus, venenos, etc.).

El reconocimiento de los antígenos determina las respuestas (Th2) y las respuestas celulares (Th1); en otras palabras, toda la «cadena de acontecimientos» inmunológicos.

Se descubrió que la molécula de HLA funciona como reconocimiento de última línea cuando en situaciones particulares (permeabilidad de la mucosa intestinal y, especialmente, en la inmunosupresión) sufre el ataque de toxinas, metales, virus u otros péptidos exógenos, lo cual origina la respuesta autoinmune.

Por tanto, para los investigadores que consideran las bases genéticas de la respuesta inmunitaria (HLA), está claro que la autoinmunidad se desarrolla en estrecha relación con las características immunogenéticas de cada paciente, como consecuencia de una agresión ambiental (que puede ser la exposición a metales, la vacunación, etc.), virus latentes u otros focos.

¿Para qué se usa el examen de HLA? (HLA- A, B, C- DR, DQ)

El especialista utiliza el examen de HLA para que quede más claro el diagnóstico y evitar otras investigaciones innecesarias y costosas.

Aunque la enfermedad autoinmune es todavía subclínica o en fase de progresión, el examen de HLA permite identificar con antelación, respecto a la clínica presente, el diagnóstico predictivo.

«La agresión ambiental»
Según ha confirmado la literatura médica (*véase* el recuadro de la página anterior) en el campo de la autoinmunidad, las HLA y el mercurio tienen un papel predominante. No resulta difícil constatar cómo muchas **reacciones generalizadas y sistemáticas pueden atribuirse a los efectos inmunológicos del mercurio sobre un sistema HLA particular**.

Bibliografía

Manuale Merck, Stampa Medica srl, San Donato Milanese, 1990.
Scandroglio, R., *La cellula*, Ed. S. Croce, Parma, 2000.

Ficha informativa n.º 15

Enfermedades neurológicas e intolerancias químicas; intolerancia a los fenoles (ácido gálico-«malvina»-salicilatos); enzima PST

Con respecto a este tema específico, la Dra. Donna Wiliams escribe:

«Un ejemplo de este problema es la intolerancia a ciertas formas de un aminoácido que existe en la naturaleza y que se llama fenol. Dos de estas formas, el **ácido gálico** y la ***malvina*** (antocianinas derivadas de la uva y los arándanos: di-glucosil-malvidina), se han relacionado con la dislexia. La intolerancia al ácido gálico también está asociada **con la hiperactividad y los problemas de atención,** mientras que la intolerancia a la malvina estaba vinculada al **autismo, la epilepsia y la esclerosis múltiple** [Ber, 1985]. De acuerdo con el artículo del Dr. Ber, el ácido gálico se encuentra en aproximadamente el 70 % de los alimentos conocidos y la *malvina* en más o menos 35 alimentos diferentes. Los fenoles también se hallan en el tabaco, el alcohol y muchas sustancias no comestibles, incluidos los productos derivados del petróleo, las sustancias plásticas, el caucho y el papel, y esto hace que desde el punto de vista del medio ambiente, evitar estas sustancias sea extremadamente difícil, si no imposible.

Intolerancia, sensibilización y alergia son palabras que a menudo se utilizan a modo de sinónimos; básicamente, significan que, por alguna razón, el organismo no puede procesar de manera adecuada ciertos alimentos o ciertos productos químicos. Estudios recientes han puesto de manifiesto la presencia de proteínas en muestras de orina de un gran porcentaje de autistas, lo que indica que su organismo es incapaz de digerir o metabolizar adecuadamente ciertos alimentos que, sólo parcialmente digeridos, no sólo representan sustancias tóxicas para el cuerpo, sino que no ayudarían al funcionamiento cerebral. Luego, cuando las moléculas de los alimentos no digeridos se absorben en la sangre, pueden actuar como **productores de alergias**. Quien piense que no son signos de intolerancia a los alimentos o a productos químicos deberá pensar de nuevo si los efectos de estas intolerancias pueden producirse en el funcionamiento del cerebro. **Las alergias cerebrales** están bien documentadas en la literatura de la medicina alternativa, y se sabe que el cerebro depende del sistema endocrino, el sistema digestivo, el sistema circulatorio, el sistema respiratorio y las secreciones para el suministro de nutrientes y la eliminación de la toxicidad que lo mantienen funcionando al máximo de su potencia.

En ocasiones es posible la neutralización de las sustancias que producen reacciones alérgicas (desensibilización), pero debe ser efectuada por un médico con experiencia en esta rama de la medicina.

Muchos profesionales han adquirido sus puntos de vista sobre alimentos como el trigo o los productos lácteos, presuponiendo una intolerancia al gluten o a la lactosa, cuando ambos son ricos en fenol, ácido gálico y ***malvina***, relacionados con la dislexia y el autismo (junto con otros alimentos muy comunes, tales como el azúcar, los cereales, los tomates, la soja, el pollo, los cítricos, el chocolate, el café, el té o las patatas). Ciertamente, muchos han logrado buenos resultados mediante la eliminación de los alimentos de alto consumo, tales como los derivados de la leche y/o el trigo, pero presuponer que se trata de una intolerancia a la lactosa o al gluten podrían equivaler a ponerse una pared delante en el mismo momento en que se ha vislumbrado una luz al final del túnel.

La intolerancia alimentaria es un campo nuevo y muchos médicos pueden ofrecer ayuda, pero también pueden no estar cualificados, o estarlo sólo parcialmente, o no tener los medios adecuados para ayudar. Dado que la intolerancia al ácido gálico y a la *malvina* incluye a un grupo tan grande de alimentos y tiene una implicación con la dislexia y el autismo, un buen comienzo sería encontrar un médico muy consciente de estas intolerancias al fenol y de cómo tratarlas.

También se están estudiando las causas que subyacen al fenómeno y, finalmente, llegará el día en que los avances no se consigan con la neutralización, sino por el descubrimiento y tratamiento de los órganos subyacentes o de disfunciones o desequilibrios endocrinos. El hígado y el páncreas, por ejemplo, son responsables de la producción de enzimas, de la digestión y la excreción, del nivel de azúcar en sangre, de la desintoxicación de la sangre y de la eliminación del exceso de aminoácidos del organismo. La intolerancia se produce cuando el cuerpo es provocado de forma continua por una sustancia que no puede utilizarse bien o de la cual no puede deshacerse».

[Tomado del libro de Williams, Donna, *Il Mio e il loro autismo*, Armando, Roma 1998].

Muchos padres de niños autistas han decidido dosificar a sus hijos una enzima llamada PST que sería deficiente en muchos individuos con el síndrome y esta insuficiencia aclararía las causas relacionadas con la intolerancia a los fenoles.

Esta enzima se dosifica tanto en Italia como en Inglaterra; las direcciones de los laboratorios especializados en estas pruebas se incluyen en este texto en la lista de direcciones útiles.

En la actualidad, muchos niños con autismo siguen una dieta llamada «Feingold», que prevé la exclusión de muchos alimentos, así como de diversos aditivos no alimentarios.

Una madre informa que el programa prevé la eliminación de todos los colorantes y conservantes artificiales (todo lo químico que hay en la alimentación y el entorno de los niños, incluso detergentes químicos para la ropa y el hogar) y salicilatos, desde los medicinales (como la Aspirina & co.) hasta los alimentos que contienen salicilatos (las plantas producen salicilatos como plaguicida natural para protegerse).

Entre los alimentos más ricos en salicilatos se encuentran: el chocolate, las almendras, las manzanas, los albaricoques, todo tipo de bayas y frutos rojos, las cerezas, el curry, la sidra de manzana, el vinagre de manzana, el clavo de olor, el café, los pepinos, los encurtidos, las uvas, las pasas, los melocotones, los frutos secos, los cítricos, el pimentón, los pimientos dulces y picantes, las ciruelas, las ciruelas pasas, el té, los tomates, el vinagre de vino, el vino, etc.

[Para una información más detallada sobre la dieta Feingold, visita http://www.feingold.org].

También se aconseja evitar los perfumes y aquello que contenga perfumes (no se sabe de qué tipo es el perfume; si es químico puede estar prohibido y si es natural puede ser producto de una planta prohibida).

Son ricos en fenoles los edulcorantes derivados del maíz, el glutamato monosódico (que se encuentra en las pastillas de caldo y en algunas comidas preparadas), los nitratos y los nitritos, los agentes sulfurados (tales como el dióxido de azufre, el sulfito de sodio, el bisulfito de sodio, el metabisulfito de sodio, el metabisulfito de potasio y el bisulfito de potasio) y los benzoatos (el benzoato de sodio, el ácido benzoico, etc.). En cuanto a los compuestos fenólicos de los alimentos, prácticamente todos tienen un componente fenólico. Las cosas que tienen cantidades más elevadas de compuestos fenólicos son las derivadas del petróleo, los aditivos, los colorantes y los conservantes artificiales.

Éstos sobrecargan una enzima llamada PST (fenol sulfuro transferasa), que también es necesaria para el cerebro, porque los neurotransmisores cerebrales (las sustancias químicas del cerebro) son fenólicos.

Diversos estudios han encontrado que en muchas personas autistas no existe una cantidad suficiente de esta enzima. Además, parece que los aditivos actúan directamente sobre el cerebro de algunas personas como una auténtica droga. Se trata de productos químicos de bajo peso molecular que pueden pasar a través de las membranas. Algunos estudios han demostrado que están relacionados con las proteínas de la sangre en el 99 % de los casos y, por tanto, actúan como algunas drogas psicoactivas. Por esta razón, la eliminación de estos compuestos es la base del programa de Feingold (www.feingold.org, febrero de 2003).

«Una dieta sin aditivos es una buena idea para cualquier persona, con o sin problemas de desintoxicación (con los consiguientes efectos en el cerebro), ya que, básicamente, los aditivos son en su mayor parte sustancias extrañas que se añaden a los alimentos para alargar la vida en los estantes y hacerlos más atractivos para el comprador. Muchos alimentos que contienen aditivos poseen un alto contenido en ácido gálico, y puesto que, tanto *Candida* como la disfunción del hígado están implicadas en la desintoxicación, puede ser una idea para explorar lo que ocurre en estas áreas.

[...] Incluso cuando se descubrió que la intolerancia a la harina de trigo se debe al gluten y la leche a la lactosa, aun así se deben buscar las causas subyacentes. Puede ser, por ejemplo, que tales intolerancias hayan surgido como resultado de **deficiencias enzimáticas tratables,** debidas a una disfunción curable del páncreas y/o del hígado, o a un problema con la hormona **secretina,** responsable de la producción de las enzimas necesarias para la degradación del gluten y/o la lactosa. Puede que la intolerancia al trigo o la leche no sea más que un síntoma de una infección por la levadura ***Candida albicans*, que también deberá ser tratada**. El azúcar no sólo agrava la infección por *Candida*, sino que además posee un alto nivel de complejo fenólico, ácido gálico, implicado en la dislexia, en la hiperactividad y en los trastornos del déficit de atención, además de ser una importante causa de agravación de la hipoglucemia. Quien considera una dieta libre de azúcar también debe tener en cuenta la posibilidad de condiciones subyacentes tratables, como *Candida albicans*, la intolerancia al ácido gálico y cualquier posible disfunción del hígado y el páncreas.

[...] En su artículo «Neutralization of Phenolic compounds in Olistic General Practice», el Dr. Ber también recuerda la intolerancia a otro compuesto fenólico, la *floricina* (abundante en alimentos comunes tales como la carne, el queso, el azúcar y la soja, entre otros), que se encuentra comúnmente en los diabéticos. Él continúa planteando la cuestión de si es posible que la floricina no sólo interfiera con la **función endocrina del páncreas,** sino también con la acción exocrina enzimática.

[...] Debido a que la hipoglucemia es como un balancín, el objetivo es permanecer en el centro, del mejor y el mayor tiempo posible. La forma de conseguirlo es ingerir alimentos de digestión lenta, como los hidratos de carbono complejos (cereales integrales, arroz integral)».

[Wiliams, D., *Il mio e il loro autismo*, *op. cit.*).

Algunos padres de niños autistas, razonando sobre la deficiencia enzimática específica de la PST, que contiene el ión SO_ (4) ^ (-), decidieron dar a sus hijos agua sulfurada (como la de Chianciano, que contiene 2 gramos/litro de iones de SO_ (4) ^ (-).

Uno de los padres describe los resultados:

«¿Los efectos del agua sulfurada? Yo diría que es milagrosa... sobre todo porque tiene efectos sobre el sueño. Antes, mi hijo tenía dificultades para conciliar el sueño. Creo que el ión SO_4^{-} aumenta en la sangre y consigue una depuración más eficaz que la sal inglesa disuelta en el agua de baño».

Personalmente, creo que es apropiado aconsejar a las personas que quieran hacer uso de este tipo de aguas sulfuradas que prefieran aquellas con una baja proporción de residuo fijo.

CONTENIDO DE SALICILATOS EN LOS ALIMENTOS

Fruta	mg/100 g	Verduras	mg/100 g
plátano	0,00	lechuga	0,00
pera (pelada)	0,00	patatas peladas	0,00
papaya	0,08	brotes de bambú	0,00
ciruela	0,09-0,21	apio	0,00
mango	0,11	nabo	0,00
ruibarbo	0,13	cebollino	0,03
zumo de albaricoque	0,14	lentejas, judías de soja	0,00-0,08
zumo de piña	0,16	col	0,00-0,08
higo	0,18	brotes de soja	0,06
limón	0,18	col de Bruselas	0,07
zumo de naranja	0,18	puerro	0,08
zumo de manzana	0,19	remolacha	0,11
zumo de uva	0,18-0,88	calabaza	0,12
manzana	0,10-0,69	patata con piel	0,12
coco rallado	0,26	tomate fresco	0,13
kiwi	0,32	zumo de tomate	0,10-0,18
zumo de pomelo	0,42	espárragos	0,14
sandía	0,48	coliflor	0,16
nectarina	0,49	cebolla	0,16
zumo de manzana	0,55	guisantes	0,16
mandarina	0,58	zanahorias	0,23
melocotón	0,58	setas	0,24
aguacate	0,60	aceituna negra	0,34
higos secos	0,64	espinacas	0,58
pomelo	0,68	brócoli	0,65
cereza	0,80	pepino	0,78
uva	0,94-1,88	berro	0,84
fresa	1,36	berenjena	0,88
melón	1,50	achicoria	1,02
zarzamora	1,86	calabacín	1,04
piña	2,10	guindilla	0,64-1,20
naranja	2,39	pimiento	1,20
albaricoque	2,58	rábano	1,24
arándano	2,76	aceituna verde	1,29
grosella	3,06	endivia	1,90
dátiles frescos	3,73	pepinillo	6,14
dátiles secos	4,50	**Cereales**	**mg/100 g**
frambuesa	5,16	maíz	0,43
uvas pasas, sultanas	5,80-7,80	otros cereales	0,00

CONTENIDO DE SALICILATOS EN LOS ALIMENTOS

Frutos secos y semillas	mg/100 g
pipa de girasol	0,12
avellana	0,14
semilla de sésamo	0,23
nuez	0,30
nuez del brasil	0,46
pistacho	0,55
alfalfa	0,70
cacahuete	1,12
castaña	2,92
almendra	3,00

Bebidas alcohólicas	mg/100 ml
ginebra	0,00
vodka	0,00
whisky	0,00
cerveza y sidra	0,16-0,35
jerez	0,46-0,56
brandy	0,49
vino	0,10-1,02
ron	0,76-1,28
oporto	1,40-4,20

Otras bebidas	mg/100 ml de la bebida lista para beber
manzanilla	0,06
coca-cola	0,25
café instantáneo	0,00- 0,96
té descafeinado	0,37
té	1,90-7,34

Otros alimentos	mg/100 g
productos lácteos	0,00- 0,05
carne	0,00
pescado	0,00
crustáceos	0,02-0,04
miel	2,50-11,24
regaliz	7,96-9,78
menta	0,77-7,58

(las especias añadidas contienen salicilato de metilo)

Especias	mg/100 g
ajo fresco	0,1
vinagre blanco	1,3
jengibre fresco	4,5
semillas de hinojo	6,9
salvia	21,7
comino en polvo	45,0
orégano seco	66,0
romero	68,0
tomillo	183
pimentón	203
curry en polvo	218

Parte 4 - Métodos naturales para mejorar la salud
Ficha informativa n.º 16

Manzana con clavos

Después del episodio de reumatismo con glomerulonefritis que afectó a mi hija, ella desarrolló una grave anemia ferropénica y su hemoglobina se redujo a 7,3. Fui a Roma a la «7 espigas», donde me encontré con Ferro Ledvinka, para preguntarles cómo resolver la situación, ya que la «el hierro medicinal» estaba contraindicado por los problemas que podía causar en el intestino.

Con su peculiar tranquilidad y sabiduría me dijo: «La veo agitada, señora, ¡pero no debería estarlo por tan poca cosa! Le voy a dar un remedio que ya se usaba en el siglo XIV, piense que daba nueva vida a las mujeres que habían perdido mucha sangre después de un parto difícil. No se preocupe, este remedio es infalible: la manzana con clavos».

En aquel momento me sentí aliviada y pensé que era un producto natural. Cuando le pregunté dónde comprar el remedio se rio y me dijo que prestara atención a lo que iba a explicarme. Me comentó que tenía que comprar manzanas annurca orgánicas, porque eran ricas en vitamina C, y después conseguir algunos clavos muy viejos (los clavos deben ser antiguos porque los que se comercializan en la actualidad son galvanizados y, por ello, no resultarían eficaces) en cualquier trapero de confianza. Continuó, recomendándome que limpiara muchas veces los clavos y los hirviera, los volviera a lavar y a hervir hasta que perdieran todo el óxido viejo. Entonces tendría que insertar 1 o 2 clavos en la manzana annurca y dejarlos así hasta el día siguiente. Un día después, tendría que poner los clavos a otra manzana, no volver a lavarlos, y pelar la manzana del día anterior, cortarla y dársela a la niña cruda o cocida. La operación debía repetirse cada día durante 3 semanas, tras lo cual debía descansar durante 8 días y volver a empezar, y así hasta que se normalizaran los valores hematológicos.

Yo lo miraba asustada e intentaba captar algún minúsculo signo de cinismo o de ironía que confirmara que se trataba de una broma. No había nada de eso en su cara. Lo que decía era lo que creía. Atónita, tartamudeé:

«¿Pero no tendrá el tétanos?». Puso en blanco los ojos, después los cerró y, con las manos juntas, dijo: «Mundo ignorante ¿cuando te rendirás?». Roja de vergüenza me despedí, le di las gracias y me fui.

Durante algunos días me debatí entre pensamientos opuestos: darle la manzana con clavos o darle hierro medicinal. Finalmente me decidí por la primera solución. Fueron 14 días con la manzana, aunque su cara siempre me parecía pálida, por lo que decidimos hacerle un hemograma y análisis para conocer el nivel de hierro.

Estábamos esperando los resultados cuando me llamó desde el hospital la enfermera que había tomado las muestras, que se había encariñado con mi hija, y me dijo: «¡Basta de inyecciones de hierro, la sideremia y la ferritina son muy altos!». Pero lo que no alcanzaba a entender era por qué el nivel de hemoglobina continuaba siendo todavía bastante bajo.

El Dr. Juan Merolla, un homeópata, me recomendó que la llevara a un buen pranoterapeuta para que le tratase el abdomen: el intestino de la niña no asimilaba el hierro porque todavía estaba inflamado.

La llevé a Piero Di Martino, conocido pranoterapeuta, que visitaba donde estaba mi amiga Marilina Miranda de la Ortica Bianca. Después de 8 tratamientos, la hemoglobina llegó a 10,6 y pronto se recuperó.

¿Milagro?

Hoy puedo decir que no. Utilizamos el método de la manzana con clavos cada vez que lo necesitamos y los resultados son excelentes.

Hace algún tiempo hasta se habló de este método en un programa de televisión en Raitre.

Ficha informativa n.º 17

Homeopatía

«La homeopatía es el remedio terapéutico más avanzado y perfeccionado que permite tratar al paciente de forma económica no violenta». Esto afirmaba Mahatma Gandhi con respecto a la medicina llamada «suave» o no «violenta». El término «homeopatía» fue acuñado por un médico alemán llamado Samuel Hahnemann a finales de 1700, autor de tres obras fundamentales que contienen los principios, experimentos y métodos de atención homeopática para las enfermedades agudas y crónicas. La medicina homeopática, además de ser eficaz para la resolución de diversos problemas relacionados con el hombre, desde la infancia a la senilidad, no es tóxica, por lo que no tiene efectos secundarios. Esto permite su aplicación incluso en períodos delicados, como el estado de gravidez. La homeopatía tiene muy en cuenta el modelo reactivo personal del paciente: sus tendencias, sus deseos, sus traumas, su forma de ser, por tanto, la tipología, para conseguir el restablecimiento de la salud. En consecuencia, esta medicina se caracteriza por un enfoque integral y personalizado del enfermo. La homeopatía es un método terapéutico basado en la aplicación de la ley de similitud: «Cualquier sustancia capaz de causar, a dosis ponderales, ciertos síntomas en una persona sana puede, a bajas dosis, curar esos mismos síntomas en una persona enferma».

Ventajas de la homeopatía:

1. Los medicamentos homeopáticos se preparan a partir de materias primas naturales de origen vegetal, animal y mineral.
2. El uso de medicamentos en pequeñas dosis garantiza la ausencia de toxicidad directa y de efectos secundarios.
3. La homeopatía trata al paciente mediante la estimulación de respuestas específicas para el restablecimiento del equilibrio de la salud.
4. La homeopatía permite tratar la enfermedad de una manera suave, rápida y eficaz.
5. La homeopatía mira al hombre en su totalidad e individualidad.
6. La homeopatía ofrece un tratamiento personalizado.
7. La homeopatía considera a la persona en su propio contexto y en función de su propio estilo de vida.
8. En la relación médico-paciente se da más valor al diálogo para una comprensión completa del paciente.
9. La ausencia de toxicidad hace que la homeopatía sea ideal para el tratamiento de enfermedades en la infancia, la tercera edad y las mujeres embarazadas.
10. La homeopatía es perfectamente compatible y complementaria con respecto a otros métodos terapéuticos [Bruno, B., *Natura e Salute, Techniche Nuove*].

Ficha informativa n.º 18

La aromaterapia

¿Qué son las «esencias» o, como deberíamos decir con mayor propiedad, los «aceites esenciales»? Con estos términos se definen, en general, los principios aromáticos que contienen las plantas, que se pueden obtener por destilación. Además de la composición química y las características físicas diferentes, estos aceites se distinguen de los llamados estables o, en cualquier caso, de las grasas que contienen las plantas, porque son «volátiles», es decir, suelen pasar muy fácilmente al estado gaseoso. En las plantas, las células que los «almacenan» pueden encontrarse en todas sus partes: en las flores, las hojas, los brotes, las semillas, en frutos e incluso la madera y las raíces [Instituto Palatini, *Oli esenziali per la cura del corpo*, La Casa Verde]. Los aceites esenciales tienen muchas aplicaciones. Pueden utilizarse en la atención ambulatoria, por ejemplo, para baños, baños de asiento, hidromasajes, masajes, fricciones, etc., y para la atención hospitalaria, donde tienen un gran número de aplicaciones para diferentes patologías: astenia, trastornos de la boca, cálculos biliares, problemas de circulación, diarrea, trastornos digestivos, hemorroides, agotamiento nervioso, fiebre, trastornos del hígado, picaduras de insectos, insomnio, tos, etc. Siempre se recomienda tomar el remedio en el agua y utilizar unas pocas gotas al principio, puesto que, aunque en raras ocasiones, se han dado casos de reacciones alérgicas.

Ficha informativa n.° 19
Supervisada por la Dr. Mariele Pompa

La ortobionomía

La ortobionomía es una forma suave de trabajo del cuerpo que ha sido desarrollada por el osteópata anglo-canadiense Dr. Arthur Lincoln Pauls. *Orto* significa «correcto, exacto, justo», *bio*, «naturaleza, vida» y *nomía*, «norma, ley». La combinación indica: en armonía con las leyes de la naturaleza, o bien «la correcta aplicación de las leyes de la naturaleza».

Cada cuerpo busca principalmente el mejor camino para encontrar su regulación. El agua no subirá nunca a la montaña, sino que, antes bien, buscará la ruta más fácil para descender. Un árbol no desarrollará sus ramas contra el viento, sino que se adaptará a las condiciones yendo en la dirección del mismo. Sobre esta base, la ortobionomía nunca irá en contra de algo. Buscará siempre la facilidad y el flujo natural de las cosas. Nuestro cuerpo se esfuerza constantemente en buscar o mantener un óptimo equilibrio muscular, nervioso y hormonal, entre otros. Debido a diversas influencias, sin embargo, se originan trastornos de la estructura física que afectan a la función y el bienestar de nuestro organismo conduciéndolo a desequilibrios. Estas influencias pueden ser, por ejemplo, el estrés, los accidentes, los errores conductuales crónicos, corazas emocionales y trastornos de los órganos internos. La ortobionomía permite a nuestro organismo corregir la estructura corporal, distendiendo las tensiones musculares, moviendo las articulaciones y eliminando actitudes físicas erradas. Los músculos y los ligamentos tensos se relajan de una forma muy delicada e indolora. Para una mejor comprensión del trabajo de la ortobionomía se puede señalar el ejemplo de un accidente de tráfico clásico: la colisión trasera. En el momento del accidente, el cuerpo reacciona con un reflejo natural de contracción muscular de la nuca para protegerse de posibles daños muy graves en la columna vertebral, es decir, el típico latigazo cervical. A menudo, sin embargo, el cuerpo mantiene esa tensión durante semanas o incluso meses, a pesar de que ya no sea necesaria. Esta tensión errónea, probablemente añadida a pequeños traumas musculares y psíquicos, puede ser la causa de los bloqueos vertebrales en la zona cervical que, a su vez, dan lugar a posteriores trastornos musculares y vegetativos en el organismo. La ortobionomía se basa en el principio de que por cada acción hay una reacción. «Si un punto ejerce una fuerza en una dirección precisa, se origina una fuerza contraria de la misma potencia en dirección contraria» [Isaac Newton, físico y matemático, 1643-1727]. Los músculos tensos y contraídos no serán estrujados ni estirados, sino que se buscará una posición cómoda para el músculo. Gracias a un reflejo neuromuscular, los ligamentos o los músculos tensos se relajan si la persona se mantiene en una posición que le resulta cómoda. De esta manera se reactivan las tendencias de autorregulación y corrección de nuestro cuerpo. La ortobionomía procede sin violencia y desconoce la manipulación forzada. No se trata de forzar la relajación, sino más bien de favorecer un movimiento libre y natural, porque los bloqueos situados en cualquier parte del cuerpo no sólo tienen una causa física, sino también otra de origen emocional. Por ello, el propósito más profundo es permitir que vuelva a vivir la experiencia de emoción ligada al traumatismo, dejando que el cuerpo desencadene libremente el reflejo que garantizará la liberación de la tensión.

Ficha informativa n.° 20

La dieta de los grupos sanguíneos

Éste es el título del sugerente e interesante trabajo de Peter D'Adamo. El estudioso considera que los cuatro grupos sanguíneos, 0 (cero) - A - B - AB, son la clave interpretativa de los misterios de la salud y la enfermedad. D'Adamo cree que, como es perjudicial administrar a una persona del grupo 0 sangre del grupo A, también es dañino comer alimentos que no son específicamente adecuados para su grupo: «Algunos investigadores han demostrado que muchas sustancias presentes en los alimentos pueden causar fenómenos de AGLUTINACIÓN, provocando la activación de fenómenos de auténtico rechazo». D'Adamo hace hincapié en la importancia de las relaciones entre la alimentación y los grupos sanguíneos.

Muchas lectinas alimentarias tienen características similares a las de los antígenos de los grupos sanguíneos y, por tanto, se comportan como enemigos de las personas que poseen anticuerpos contra ese antígeno específico. La leche, por ejemplo, tiene lectinas similares al antígeno B: si una persona del grupo A bebe un poco, su sistema inmunitario pondrá inmediatamente en marcha los mecanismos de aglutinación en un intento de eliminar al intruso. Según el naturópata estadounidense, las intolerancias alimentarias representan la incapacidad de los sujetos pertenecientes a un grupo sanguíneo particular de digerir normalmente ciertos alimentos a causa de la presencia de ciertas sustancias que les resultan perjudiciales, capaces de desencadenar fenómenos mínimos de aglutinación que, sumándose, con el tiempo pueden dar lugar a diversas expresiones de enfermedad. D'Adamo identifica la intolerancia de cada uno de los cuatro grupos sanguíneos para determinadas categorías de alimentos, que surgen de la presencia de lectinas.

Las lectinas son proteínas contenidas en los alimentos. Cada grupo sanguíneo tiene la capacidad de metabolizar unas y no otras. D'Adamo identifica la dieta correcta para cada uno de los cuatro grupos sanguíneos. En esta ficha se informa sucintamente sólo de las intolerancias de los 4 grupos sanguíneos según D'Adamo.

Grupo 0: baja tolerancia a los cereales, especialmente a los que contienen gluten, las legumbres, la leche y los productos lácteos; también mala tolerancia a los huevos, excelente tolerancia a la carne, incluso la roja.

Grupo A: baja tolerancia a la carne, el trigo, la leche y los productos lácteos.

Grupo B: baja tolerancia a la carne grasa y de aves de corral, a los mariscos, al trigo y al maíz.

Grupo AB: mala tolerancia a las carnes rojas, los embutidos, las conservas de trigo y los ahumados.

Ficha informativa n.° 21

Las flores de Bach

El precursor del uso de las esencias de las flores con fines terapéuticos fue el médico Inglés Edward Bach. Este método implica el uso de 38 esencias florales para el tratamiento de estados emocionales negativos, tales como la ansiedad, la soledad, la tristeza, etc. En tiempos más recientes, gracias a dos naturópatas californianos, se han añadido otras 36 especies; además, se han identificado esencias beneficiosas hawaianas, australianas, de Alaska y sardas. Siempre resulta conveniente ser guiado por un terapeuta en la elección de las flores. Las esencias florales pueden conservarse durante años, siempre que no se expongan a la luz solar ni se conserven en la nevera.

Acción de las flores de Bach: eficaces en caso de miedo, inseguridad, depresión, choque emocional, nerviosismo, estrés, fatiga, etc. La acción de todas las especies atraviesa la conciencia, proporcionando impulsos para encontrar en el «yo» la resolución de los problemas. En consecuencia, se reconoce el trastorno, procesado y finalmente superado. Por lo general, la terapia funciona de forma inmediata, pero llegar a la solución definitiva del problema lleva varios meses. La terapia no tiene efectos secundarios y no implica un gasto importante.

Ficha informativa n.° 22
Supervisada por el Dr. Walter Annunziata

La osteopatía

Se trata de una disciplina del arte de curar: el osteópata ve en el aparato musculoesquelético el reflejo del estado de todo el organismo. La osteopatía es una medicina holística que cree en el ser humano como una unidad de cuerpo, mente y espíritu, y en la salud como un estado natural de la persona. Mediante el estudio de la postura y de la dinámica del cuerpo, y comunicándose de forma manual con los tejidos, el osteópata accede a las causas fundamentales de los trastornos y les pone remedio. La osteopatía es fruto de la genialidad de Andrei Taylor Still, un experimentado médico de Estados Unidos, entre 1828 y 1917. Siempre en busca de nuevos caminos, estableció que todas las formas de enfermedad aguda o crónica generan, por un efecto reflejo, desequilibrios en el sistema musculoesquelético. Still se concentró en la estructura y la mecánica del cuerpo y creó sofisticadas técnicas manuales con las cuales consiguió derrotar todo tipo de enfermedades, incluidas las infecciosas. Entre los principios de la osteopatía, el más importante dice que el organismo dispone en sí mismo de todos los recursos para sanar.

Still había descubierto que una articulación obstruida o una arteria bloqueada pueden ser un obstáculo para las fuerzas de autocuración naturales. De este modo aparece la enfermedad, que es siempre un fenómeno de adaptación del cuerpo a una situación crítica. Pero con las manipulaciones, los tejidos retoman el oxígeno y la movilidad, y las energías de la salud reparan cualquier daño. La osteopatía moderna posee fuertes raíces en el pensamiento de Sill, pero con el tiempo se ha enriquecido con nuevos conceptos y técnicas. Hoy en día, el osteópata trabaja en estrecha colaboración con otros especialistas y emplea los instrumentos y los métodos de la medicina convencional, así como los suyos propios.

¿Quién necesita a un osteópata? En realidad, ya desde muy pequeño es posible precisar a un osteópata, hasta la senilidad, ya que esta medicina está en condiciones de verificar la presencia de pérdidas de movilidad y de barreras a la libre circulación de los flujos vitales, así como de desbloquear la situación a través de las técnicas apropiadas. Estos bloqueos representan a los responsables de muchas enfermedades. A menudo, el osteópata colabora con el ortodoncista para la restauración perfecta de las maloclusiones dentales que obstaculizan la deglución, así como un complejo mecanismo de fuerzas musculares. En muchos centros osteopáticos también se practican la hidrocolonoterapia y oxígeno-ozonoterapia que, en muchos casos, ayudan al paciente a superar enfermedades graves.

Ficha informativa n.º 23

La prueba del pH

Esta prueba se puede realizar en la sangre, la orina y la saliva.

En orina y saliva también se puede practicar en casa con cintas de «papel tornasol» (disponibles en las farmacias).

¿Cómo realizar la prueba del pH?

Es fácil. Recoger 3 dedos de la orina de la mañana en un contenedor y sumergir en él una cinta de papel tornasol durante 10 segundos. La «leyenda» adjunta en el paquete de tiras reactivas indicará, según el color de la tira, cuál es el valor de pH.

Tomar otra tira de papel tornasol y dejarla en la boca durante 10 segundos (siempre temprano por la mañana, sin haber comido ni bebido); a continuación, comprobar el color, comparándola con la «leyenda» para conocer el pH de la saliva.

¿Para qué sirve la prueba del pH de la orina y la saliva?

En pocas palabras, para entender mucho sobre el estado de nuestra salud, para comprender si estamos cometiendo errores y si es necesario tomar medidas.

Una dieta prolongada, demasiado rica en proteínas a expensas de las frutas y hortalizas, se traducirá en un pH en la orina bastante ácido.

Sin embargo, cuando la reserva alcalina se agota debido a errores en la dieta, a intolerancias alimentarias no diagnosticadas u otros problemas, puede causar la producción de amonio, una molécula muy alcalina que elimina el exceso de nitrógeno. En este caso, el pH de la orina será demasiado básico.

¿Cuáles deben ser los valores normales de pH de la saliva y la orina?

Los médicos Gianpaolo Vanoli y Alef Taum, en su libro *Guía para la salud natural*, nos aclaran las ideas con la tabla siguiente:

	SALUD PERFECTA	RANGO DE TOLERANCIA DEL ESTADO DE SALUD	pH PRECANCEROSOS	pH EN EL ESTADIO FINAL
Saliva	6,5	6,4-6,7	7,15	7,4
Orina	6,8	6,5-7,1	5,5	4,4

Ficha informativa n.º 24
Supervisada por el Dr. Lorenzo Acerra

La orinoterapia

Hasta hace unas décadas, cuando los agricultores se hacían heridas o cortes en la piel, no dudaban en utilizar el recurso de la orina para acelerar la curación y como desinfectante (de hecho, contiene urea).

La orina puede emplearse como una cura no sólo para la atención ambulatoria, sino también por vía subcutánea, ingerida, diluida o absorbida por vía sublingual.

La curación de las patologías con la orina está justificada y científicamente documentada (*véase* la bibliografía incluida al final de la ficha).

Mecanismos de curación de la orinoterapia

Reparación de la mucosa intestinal dañada

El Dr. Pierfrancesco Maria Rovere, en su libro *Amica urina* [Libreria Editrice Psique, 1999], capítulo 3, «La regeneración de la mucosa intestinal», afirma:

«Mediante la restauración de la función correcta del intestino, la terapia de la orina hace desaparecer muchas dolencias. [...]. Beber la orina y utilizarla para lavados intestinales permite a la mucosa obtener los beneficiosos efectos regenerativos».

«Cuando el intestino está dañado, se hace permeable a las sustancias tóxicas. Las consecuencias de esta permeabilidad son múltiples: inmunidad cruzada con la formación de autoanticuerpos, enfermedades autoinmunes, sensibilización a alimentos con la producción de intolerancias alimentarias, penetración de bacterias y hongos en el interior del organismo. Las sufren, en particular, quienes padecen VIH, enfermedad celíaca, quienes utilizan medicamentos antiinflamatorios no esteroideos, los pacientes con insuficiencia pancreática, los ancianos a los que se ha sometido a quimioterapia.

Orinoterapia: actividad antiviral y antibacteriana

Martha Christy documenta en su libro (*La tua perfetta medicina. Il miracolo che la scienza no ci aveva rivelato*, 1994) numerosos estudios publicados por investigadores y profesores universitarios.

McKay y Schroeder, después de demostrar el efecto de la urea en los virus de la polio y la hidrofobia se refieren a:

«La urea, una sustancia relativamente inerte, no es un veneno protoplasmático como tantos otros agentes antivirales y, por esta razón, en cierto sentido resulta sorprendente que la hidrofobia y la poliomielitis hayan sido erradicadas con tanta facilidad por las soluciones de urea».

Los experimentos de Bjornesjo [1951] y Myrvik [1954] han demostrado claramente que la orina humana puede inhibir el crecimiento y hasta destruir por completo las bacterias de la tuberculosis. Algunos componentes peptídicos de la orina que poseen una acción bactericida han sido identificados por estos investigadores.

A continuación, presento una lista de estudios que demuestran la inhibición bacteriana y viral mediante la orinoterapia.

Bjorrnesjo, KB; Departamento de Química Médica, Uppsala, *On the effect of human urine on Tubercule Bacilli*, Uppsala, 1951.

Foulger, J.H.; Foshay, L.; Departamento de Farmacología Experimental y Bacteriología de la Universidad de Cincinnati, «The Antiseptic and Bactericidal Action af Urea», en *Journal of Laboratory and Clinical Medicine*, 1935.

Garotescu, M., «Treatment of Colibacillary Cystitis with autourine Therapy», en *Rumania Medicala*, 1935.

Kaye, D., profesor de la Facultad de Medicina de la Universidad de Cornell, *Antibacterial activity of human urine*, Nueva York, 1968.

Krebs, M., *The use of convalescent urine in the mitigation of acute infections*, Dresde, 1940.

McKay, M. Eaton; Schroeder, C.R., «Virucidal (rabies and poliomyelitis) activity of acqueos urea solutions», en *Actas de la Sociedad Americana de Biología Experimental*, 1936.

Muldavis, L. (jefe del departamento de Traumatología del Hospital Royal Free de Londres); Holtzman, J.M., «Treatment of infected wounds with urea», en *The London Lancet*, 1938.

Myrvik, Q.; Weiser, R.; Houglum, B.; Berger, L.; Departamento de Microbiología, Facultad de Medicina de la Universidad del Estado de Wahington, *Inhibition of tubercule bacilli by urine*, Seattle, 1954.

Noble, R.C.; Parekh, M.; División de Enfermedades Infecciosas de la Facultad de Medicina de la Universidad de Kentucky, «Properties of Urine for Neisseria Gonorrhoeae», en *Sexually Transmitted Disease*, 1987.

Schlegel, J.U.; Cuellar, J.; O'Dell, R.M.; Facultad de Medicina de la Universidad de Tulane, *Bactericidal effect of Urea*, Nueva Orleans, 1961 (proyecto de investigación apoyado por el Fondo para la Salud Pública y Laboratorios Abbott).

Shusuke, T.; División del Instituto de Investigación de la Tuberculosis de la Universidad de Kyoto, *Isolation from human Urine of a Polipeptide having marked tubercolostatic activity*, 1965.

Symmers, W.; Kirk, T.S., *Urea as a bactericide and its application in the treatment of wounds*, 1915.

Weinstein, L.; McDonald, A. (Hospital Memorial de Massachusetts), *The action of urea and some of its derivatives on Bacteria*, Boston, 1946.

Wilson, J.W.; Laboratorio de Patología de la Universidad de Queen, Belfast, «Pleomorphism, as exhibited by bacteria grown on a media containing urea!», en *Journal of Pathological Bacteri*, Londres 1906.

La autorregulación inmunitaria

La curación de las alergias y las intolerancias alimentarias aparece con frecuencia en los textos que figuran en la bibliografía. Los principales métodos utilizados son la ingestión, las inyecciones y las gotas sublinguales de orina.

Si se practica una inyección de orina durante un ataque de asma, este se detendrá por completo, y de inmediato la crisis. La ingestión de orina continuada en el tiempo lo mejorará y hará que desaparezca, incluso en los casos de asma crónica.

En un caso informado por la Dra. Nancy Brunne durante el Simposio Médico de Oxford [1981], un niño de 5 años, asmático hiperactivo, tratado con orinoterapia por primera vez durante una crisis de gritos que generalmente duraban media hora, se relajó por completo inmediatamente.

«Después de 2 semanas de orinoterapia no tomaba más sus medicinas, volvió a usar las manos y a caminar libremente, ya no tenía ataques de asma en contacto con la hierba y el gato del vecino. Dos meses después, la hiperactividad y la histeria habían desaparecido y, por primera vez desde su nacimiento, dormía profundamente por la noche; aparte de dos pequeñas costras detrás de las rodillas, su piel era completamente normal y estaba asintomático».

En 1979, el Dr. William Fife, neuropsiquiatra de California de 40 años, después de haberse beneficiado personalmente de ellas, empezó a tratar a sus pacientes con inyecciones de orinoterapia, practicadas, normalmente, una vez por semana. Mientras trataba a pacientes psiquiátricos, el Dr. Fife observó mejoras en muchas enfermedades físicas, tales como la esclerosis múltiple, la colitis, la hipertensión, el lupus eritematoso, la artritis reumatoide, la hepatitis, la hiperactividad, la insuficiencia pancreática, la psoriasis y el eczema, la diabetes, el herpes zóster, la mononucleosis, etc. No se produjeron reacciones adversas graves a las inyecciones de orina en los 100.000 tratamientos del Dr. Fife.

¿En qué casos, es aconsejable abstenerse de la práctica orinoterapéutica?

Cuando la persona es fumadora, cuando toma cafeína, si lleva amalgamas; en general, si toma sustancias tóxicas y nocivas [Rovere, P.M., *Amica Urina*, Libreria Editrice Psique].

Algunos autores recomiendan el ayuno asociado a la orinoterapia en casos de enfermedades graves. Para aprovechar las ventajas de la práctica diaria de la terapia de la orina es suficiente con suspender el gluten y la lactosa-caseína, ya que es importante para evitar el consumo excesivo de carne.

INGREDIENTES DE LA ORINA HUMANA NORMAL			
(De «Nature and composition of urine from healthy subjects», Urianalysis in Clinical Laboratory Practice, 1975 de Free AH & Free HM).			
ácido ascórbico	30,15 mg/día	hierro	0,51 mg/día
ácido fólico	4,15 mg/día	inositol	14,15 mg/día
ácido glutámico	308,15 mg/día	lisina total	56,15 mg/día
ácido pantoténico	3,15 mg/día	magnesio	100,15 mg/día
alanina total	38,15 mg/día	manganeso	0,51 mg/día
alantoína	12,15 mg/día	metionina total	10,15 mg/día
aminoácidos totales	2,11 g/día	nitrógeno total	15,15 g/día
arginina total	32,15 mg/día	ornitina	10,15 mg/día
bicarbonato	140,15 mg/día	potasio	2,51 mg/día
biotina	35,15 mg/día	proteínas totales	35,15 mg/día
calcio	23,15 mg/día	riboflavina	0,91 mg/día
cistina	120,15 mg/día	tirosina total	50,15 mg/día
creatinina	1,41 mg/día	triptófano total	28,15 mg/día
dopamina	0,41 mg/día	urea	24,51 mg/día
epinefrina	0,01 mg/día	vitamina B_6	100,15 mg/día
fenilalanina	21,15 mg/día	vitamina B_{12}	0,03 mg/día
fósforo orgánico	9,15 mg/día	yodo	0,25 mg/día
glicina	455,15 mg/día	zinc	1,41 mg/día
glucosa	100,15 mg/día		

Para más información, ponerse en contacto con los siguientes grupos de orinoterapia o médicos:

Dr. Pierfrancesco Maria Rovere,
011 343715,
email: zhenland@yahoo.com.

Dr. Francesco Paolo Iaccarino,
tel. 081 8704328.

Dr. Giovanni Tambasco,
tel. 081 5540492.

Grupo italiano de Orinoterapia,
c/o Alessandro Lattanzi, fax 0585 674 545.

Franco Calorio (Arjuna),
Associaciones Culturale Prayana, tel. 01 3110174.

G. Paolo Vaioli, Consultor en Ciencias de la Nutrición y Medicina Orgánica Natural www.medicinaqualita.it,
email: med.nat @ transports.it.

Muchos de los elementos mencionados en la tabla de la página anterior se pueden encontrar en las listas de ingredientes de los frascos de suplementos dietéticos.

Montinari [2002] recuerda que en la orina humana hay 1 gramo de coenzima Q (benzoquinona). Quienquiera que haya comprado esta sustancia cara y extraordinaria, que potencia la regeneración de los tejidos y es antioxidante para las mitocondrias, observará en el envase que cada cápsula contiene 0,06 miligramos, es decir, una veintemilésima parte de la cantidad producida en nuestra orina cada día.

Porta-John de Estados Unidos recoge la orina a partir de la cual se produce (y vende a Sandoz, Merrell Dow y otras grandes compañías farmacéuticas) uroquinasa, una enzima capaz de disolver los coágulos sanguíneos que se usa para tratar a pacientes que han sufrido un infarto. Su producción anual de 2.000 g de uroquinasa, es «suficiente para liberar 260.000 arterias coronarias».

La uroquinasa no es el único fármaco derivado de la orina usado por la industria farmacéutica. Remito al lector al libro de Martha Christy [1994]. El título lo dice todo: *Su medicamento perfecto. El milagro que la ciencia no había revelado.*

Pero hay algo mágico en la orina difícil de identificar o incluir en una lista: representa siempre el antídoto gratuito para nuestra enfermedad.

El Dr. Burinsky estuvo muy cerca de esa identificación tan extraordinaria. Veamos cómo.

Los interruptores químicos: los «antineoplastones»

Burinsky ha demostrado que los antineoplastones aislados de la orina y la sangre, y en particular los A10, AS2-1 y AS5 con los que él ha trabajado «actúan como interruptores bioquímicos». Anular los genes aceleradores del cáncer (oncogenes) y reactivar los genes supresores del tumor ha sido siempre la aspiración de los investigadores.

Y éste es precisamente el mecanismo de acción de los antineoplastones, que son sustancias simples (derivados de aminoácidos, péptidos y algunos ácidos orgánicos) originalmente extraídas de la orina o la sangre, y que en la actualidad se producen en el laboratorio por síntesis química.

Son los interruptores bioquímicos que pueden APAGAR la señal que proviene de los oncogenes y ACTIVAR los genes *tumor supressor*.

En aproximadamente el 40 % de los cánceres humanos se ha destacado la activación de oncogenes «ras». En el centro de este complejo mecanismo bioquímico tenemos la proteína p21, que es el producto de los oncogenes «ras». Esta proteína nace inactiva. Para que pueda transmitir la señal, debe ser objeto de tres reacciones diferentes: la acción farnesil, la proteolisis y finalmente la metilación.

Se requiere que la proteína p21 se adhiera a la membrana para que la señal viaje a través de ésta. Sin las 3 reacciones que acabamos de mencionar, la proteína p21 no podría adherirse a la membrana y, por tanto, la señal no se podría transmitir.

Los antineoplastones AS2- y AS-5 controlan dos de estas reacciones, la acción farnesil y la metilación. Cuando se administran a un paciente que tiene oncogenes ras hiperactivos, la señal del oncogen se apaga. En consecuencia, las células malignas dejan de multiplicarse.

El otro problema en los casos de cáncer es el bloqueo de ciertos genes implicados en la supresión de los tumores, por ejemplo, el gen p53, el guardián del control de calidad de las células. Según estudios recientes, y como se informa en la revista *Science* de diciembre de 1997, en el 50 % de los casos de cáncer el gen p53 está bloqueado químicamente.

El tratamiento con antineoplastones desbloquea los genes *tumor supressor* mediante una reacción particular. Tratamos de describir aquí esta reacción (a pesar de la complejidad de la bioquímica y de los pasos a seguir).

Esta reacción, que conduce al bloqueo de los genes *tumor supressor*, está controlada por una enzima llamada *metiltransferasa*. Ésta se encuentra inicialmente inactiva. Cuando se vuelve hiperactiva, los genes *tumor supressor* pasan a estar en exceso metilados y, por tanto, bloqueados, como si tuvieran la cabeza completamente «barnizada»: los grupos CH3 (grupos metilo) se unen al residuo de citosínico del gen. La activación de la enzima está precedida de manera necesaria por la unión con la proteína PCNA.

Los antineoplastones impiden esta reacción porque activan un gen que produce p21WAF, el producto se une a la proteína PCNA y, por tanto, libera a los genes *tumor supressor* de su «barniz inmovilizador».

Una amplia literatura médica muestra que los antineoplastones AS2-1 y AS-5 activan la producción de la proteína p21WAF. Ésta desbloqueará los genes *tumor supressor* y éstos finalmente reanudarán su trabajo. Estos genes obligarán a las células malignas a que mueran por apoptosis (muerte celular programada).

Las reacciones descritas anteriormente implican no sólo el gen p53, sino también otros genes bloqueados. Es el caso de la neurofibromatosis 1 y 2, como ha subrayado Burinsky sobre la base de su investigación.

Burinsky continúa: «En la práctica, el mío es un nuevo enfoque de la terapia génica. Hasta ahora, la terapia génica era la introducción de genes desde fuera del cuerpo utilizando diversas sustancias víricas modificadas. Esto es muy complejo (y peligroso). El objetivo ya no es, como en la terapia génica, la introducción de genes *tumor supressor* en el lugar de los genes dañados o eliminados. La terapia, en cambio, es el uso de *interruptores bioquímicos*, sustancias químicas de las más básicas, que pueden DESACTIVAR los genes que aceleran el proceso de cáncer (oncogenes) y que pueden ACTIVAR los genes bloqueados que se suman a la supresión del proceso tumoral».

Investigaciones llevadas a cabo en todo el mundo muestran que éste es el camino correcto.

De los cientos de antineoplastones que se encuentran en la orina, Burinsky ha transformado en fármaco sólo el AS2- 1 y el AS-5, y de ellos se han evaluado los efectos iniciando una serie de investigaciones científicas. Los estudios más importantes también fueron confirmados por investigadores del National Cancer Institute. Ya no hay ninguna duda acerca del papel de «interruptores químicos» de los antineoplastones AS2-1 y AS-5 sobre las reacciones de los genes que hemos descrito anteriormente. Los antineoplastones han sido objeto de numerosos estudios preclínicos en el laboratorio, en ratones, etc. Después los estudios entraron en la «Fase I». Todos estos estudios han demostrado que pueden producir una significativa inhibición del crecimiento del tumor, tanto en animales de laboratorio como en los pacientes. Y «son completamente no tóxicos».

La terapia Burinsky, sin embargo, ha sufrido grandes ataques por parte de la industria de la quimioterapia. El propio Burinsky, tras una serie de ataques violentos de todo tipo, ha debido enfrentarse a 75 acusaciones diferentes en los tribunales (con un total de 290 años de prisión), pero finalmente fue absuelto. Hoy en día, Burinsky, después de haber gastado algunos millones de dólares, aún sigue comprometido con el proceso de aprobación del fármaco.

Los comentarios sobre los estudios en humanos (Fase II) son del Dr. Nicholas Patronas, Director de Neurorradiología del National Cancer Center, que testificó bajo juramento en el juicio de Burinsky que los antineoplastones son el tratamiento más eficaz para los tumores cerebrales del que él tenía conocimiento. Oncólogos de renombre en Estados Unidos y el mundo han elogiado la labor y los logros del Dr. Burinsky.

La FDA interfiere en este proceso poniendo requisitos absurdos relacionados con el tipo de pacientes que pueden ser incluidos en el estudio (Fase II) sobre antineoplastones. Por ejemplo, exige que los pacientes que se incorporan en los datos ya se hayan sometido, sin éxito, no a uno, sino a dos ciclos de quimioterapia (antes de que se puedan incluir los antineoplastones). En muchos casos, la quimioterapia ya ha devastado por completo su sistema inmunológico y no tienen nada con qué luchar, por eso mueren.

La FDA exige que los pacientes con linfoma del Dr. Burinsky abandonen el tratamiento si no consiguen la reducción del 50 % del tumor en seis meses. A una paciente con una reducción del tumor del 44 % se le prohibió continuar con el tratamiento y sólo la intervención política de su estado de origen, Arkansas, lo ha impedido (pero fue excluida de la monitorización del ensayo y etiquetada como fallida).

Lo absurdo de estas afirmaciones de la FDA es que sólo se aplican a la medicación de Burinsky, no a las quimioterapias convencionales de las multinacionales.

Recordaremos aquí un solo caso clínico:

Mary Jo Siegel (el testimonio proviene de Moss, R., *Antineoplastons: Comprehensive Cancer Care, Integrating Complementary & Alternative Therapies*, junio de 1998:

«Hace siete años fui golpeada por un tipo mortal de cáncer, el linfoma, el linfoma no-Hodgkin, para el que no había ningún tratamiento que condujera a la curación. Esta enfermedad puede tratarse durante períodos de tiempo con quimioterapia y radioterapia, pero el resultado final es siempre la muerte. Mi marido Steve y yo quedamos devastados por semejante pronóstico, pero estábamos decididos a encontrar una cura. Nuestra investigación nos ha llevado a los especialistas más eminentes de instituciones médicas como la UCLA, USC y el Instituto Dana Farber Cancer de Boston, y luego también a Stanford. Todos los expertos confirmaban la pesadilla de la que estábamos tratando de salir, y es que con las terapias existentes la enfermedad era incurable.

En el Instituto Dana Farber surgió un rayo de esperanza con la hipótesis de que me sometiera a un trasplante autólogo de médula ósea. Este proceso me obligaría a recibir altas dosis de quimioterapia y radioterapia (como la absorbida por una persona que se encontrara a un kilómetro y medio del lugar de impacto de la bomba atómica de Hiroshima). Perdería el pelo, tendría vómitos y náuseas, y me mantendrían en completo aislamiento por la amenaza de infecciones por contacto y virales. Después del tratamiento no cabe duda de que mi calidad de vida caería a cero. La quimioterapia me haría estéril. Sufriría daños en el corazón, los pulmones, el hígado, los riñones y la vesícula biliar, pero también en los ojos, las glándulas salivales y la tiroides, con más de un 50 % de probabilidades de que, finalmente, superado el tratamiento o el cáncer, aún podría desarrollar leucemia.

Tenía miedo y no me fiaba, porque sólo unos cuantos pacientes sobrevivían a largo plazo. Afortunadamente descubrimos el trabajo del Dr. Stanislaw Burinsky. Él estaba tratando a pacientes con cáncer avanzado con una terapia no tóxica que había descubierto.

El linfoma había llegado a la fase IV cuando empecé la terapia Burinsky. La fase V no existe, la última descrita es la IV. Los tumores malignos crecían por todo mi cuerpo. Mi médula ósea estaba infiltrada y había un tumor grande y cada vez de mayor tamaño en uno de los lados de mi cuello.

Después de sólo 3 semanas de tratamiento con antineoplastones, el tumor desapareció por completo. Las sucesivas radiografías realizadas en el UCLA Center mostraron una regresión del tamaño del tumor. Creo que es importante subrayar que durante el tratamiento con antineoplastones he podido llevar una vida completamente normal: iba de compras para llenar la despensa, conducía mi vehículo, asistía a reuniones. Tuve la oportunidad de acompañar a mis 3 hijos que, como adolescentes, tienen una gran necesidad de compañía. Más importante aún, este tratamiento había detenido mi cáncer terminal. A los 12 meses me consideraron en remisión, y no el Dr. Burinsky, sino los mismos expertos en linfomas del UCLA Center que me habían dicho que iba inexorablemente hacia una muerte segura. Dejé el tratamiento y me mantuve en remisión durante dos años, hasta que una radiografía mostró el posible retorno de la enfermedad. Tomé al instante un avión a Houston y el Dr. Burinsky me recetó un régimen de cápsulas de antineoplastones. A los cinco meses estuve nuevamente en remisión y he permanecido libre de cáncer hasta hoy».

Esto y más que, por falta de espacio, no puedo discutir sobre los estudios de Burinsky, prueba que la orina contiene la información para curar el cáncer, los «interruptores bioquímicos» adecuados.

En este punto podemos decir, por la experiencia clínica que se presenta en una amplia literatura médica, que la orina contiene información para curar muchas otras enfermedades, es decir, muchos otros «interruptores bioquímicos». Burinsky mismo nos lo recuerda: «La orina es una mezcla muy compleja, contiene millones de sustancias diferentes. En la orina se hallan, por ejemplo, factores antiangiogénesis que son aislados y utilizados como ingredientes activos en medicamentos de última generación».

Precisamente el Dr. Tambasco comenta esto en su libro *Urina, un dono della natura*, en 1998: «Algunas sustancias que contiene la orina son capaces de potenciar reacciones específicas y, por tanto, en última instancia, son los *interruptores químicos* por medio de los cuales la célula es capaz de analizar y luego activar determinados circuitos de la red que constituye la totalidad de su metabolismo. ¡La orina reintroducida en el organismo reactiva los diferentes circuitos vitales-biológicos! Tambasco concluye: «La orina es el medio activo y vivo que contiene toda la información y las características de la enfermedad, y puede hacer que la enfermedad desaparezca».

Bibliografía

Abele, J., *Urinoterapia: osservazioni ed esperienze*, Tecniche Nuove, Milán, 1998.

Calorio, F., *Diario di un amarolista*, Blu International Studio, Borgofranco d'Ivrea.

Christy, M.M., *La tua perfetta medicina*, Amrita, Turín, 1994.

Hasler, U.E., *La tua farmacia è in te*, Antonio Nobile Editore, Montecaglioso, 1996.

Romiti, R., *Amaroli: testimonianze al dott. Tal Schaller*, Blu International Studio, Borgofranco d'Ivrea.

Rovere, P.M., *Amica Urina*, Libreria Editrice Psiche, Bellaria.

Schaller, C.T., *Amaroli o l'Acqua di Vita*, Blu International Studio, Borgofranco d'Ivrea.
Schaller, C.T.; Razanamahay J., *Amaroli e digiuno*, Blu International Studio, Borgofranco d'Ivrea.
Tambasco, G., *Urina, un dono della natura*, Baul, Milán, 1998.
Vaioli, G.; Taum, A., *Guida alla salute naturale*, Vanoli Editore, Milán, 1997.
Van der Kroon, C., *La fontana d'oro*, Il Punto d'Incontro, Vicenza, 1994.

Ficha informativa n.º 25
Supervisada por la Dra. R. Prette

La hidrocolonoterapia

¿Qué es la hidrocolonoterapia? La hidrocolonoterapia es un tratamiento de limpieza intestinal, conocido desde hace muchos años en Estados Unidos, que ha proporcionado excelentes resultados en los pacientes que lo han experimentado. Este método se aplica en individuos con trastornos intestinales.

¿Cómo se produce un trastorno intestinal? «En el intestino está la muerte», dice un viejo proverbio. Con esto se refiere a un trastorno de las bacterias que viven en nuestro intestino. Desde el punto de vista médico, este trastorno se denomina «disbiosis».

¿Cómo y por qué se produce?

Hay muchas causas, que a menudo interaccionan:

1) Alimentación: tenemos alimentos suficientes, pero a menudo están desnaturalizados o ya no son vitales, a causa de que están refinados o de la adición de sustancias químicas y conservantes. El alimento muerto lleva «la muerte en el intestino».
2) Hábitos alimentarios: un mal hábito es masticar muy poco el alimento que se ingiere; mascar constantemente chicles o caramelos es causa, a menudo, de una mala digestión y, por tanto, de una condición ácida.

3) Medicamentos: muchos fármacos tienen notables efectos secundarios, los cuales se describen en el prospecto. Sin embargo, no se indican los efectos del fármaco sobre las bacterias intestinales. Sabemos que una sola dosis de antibióticos modifica las condiciones de oxígeno en el intestino, lo cual resulta en la destrucción del ambiente de vida de las bacterias «buenas». Hasta las píldoras anticonceptivas, los analgésicos y los antirreumáticos causan alteraciones en el ambiente intestinal.
4) Otras intoxicaciones implicadas en los trastornos intestinales son: la amalgama dental, que tiene una influencia muy negativa en las bacterias intestinales. Lo mismo se aplica a la intoxicación por otros metales pesados que pueden contaminar el alimento procesado o a través del medio ambiente contaminado. Las cargas psíquicas, el estrés y la falta de actividad física no deben olvidarse en la lista de posibles causas de la enfermedad intestinal. La falta de actividad física es también una de las principales razones que causan el estreñimiento o «mal de la época».

Consecuencias de los trastornos intestinales

El intestino, con su tortuosidad, es el órgano más grande de nuestro cuerpo. El intestino tiene la función de absorber los alimentos y rechazar las bacterias dañinas, los virus y las toxinas. Para que esto suceda interviene el sistema inmunitario, del cual el 60 %, aproximadamente, reside en este órgano. Por esta razón, enfermedades como alergias, deficiencias inmunitarias, enfermedades autoinmunes, etc. comienzan con un mal funcionamiento de los intestinos; de hecho, se las puede considerar, incluso, enfermedades «intestinales».

Con los hábitos alimentarios erróneos, la ingesta indiscriminada de medicamentos, etc. puede producirse: la proliferación de las bacterias intestinales patógenas, una perjudicial sedimentación de las paredes intestinales, a consecuencia de lo cual los residuos fecales permanecen a menudo en los bolsillos intestinales y conducen, con el tiempo, a una intoxicación del organismo. Las consecuencias suelen ser:

1) fuerte meteorismo como signo de la fermentación y la putrefacción;
2) autointoxicación, con el consiguiente mal funcionamiento del hígado;
3) déficit de minerales, debido a una mala absorción;

4) déficit de vitaminas, debido a la mala absorción en el intestino;
5) pérdida de vitalidad, cansancio y agotamiento constante;
6) infecciones fúngicas (por ejemplo, candidiasis); se multiplican los hongos en las paredes intestinales.

Los síntomas inicialmente no perjudiciales pueden convertirse, con el tiempo, en una auténtica enfermedad clínica, cuya causa la medicina convencional rara vez la busca en el intestino:

1) depresión, estados de ansiedad y agresividad;
2) falta de concentración;
3) las enfermedades de la piel como acné, dermatitis atópica, psoriasis, alergias e intolerancias;
4) enfermedades reumáticas de las articulaciones y los músculos;
5) dolores de cabeza por la hipertensión;
6) oclusión coronaria (*angina pectoris*).
7) alergias de las vías respiratorias, tales como la rinitis alérgica y el asma;
8) alergias e intolerancias alimentarias;
9) diarrea o estreñimiento.

Un intestino sano es la base de un cuerpo sano. La hidrocolonoterapia constituye la oportunidad para una terapia intestinal eficaz y beneficiosa en la mayoría de los casos. Una dieta sana y una discreta cantidad de actividad física aseguran que los intestinos se mantengan en el estado en que los ha dejado la hidrocolonoterapia.

¿Cómo funciona la hidrocolonoterapia? Con la limpieza de los desechos intestinales se eliminan los depósitos duros de décadas de antigüedad después de tan sólo unas pocas aplicaciones. Incluso en una persona sana, el intestino limpio es vital para contar con una mayor vitalidad, mayor bienestar y, especialmente, la mejora de la función del sistema inmunológico.

¿Existen contraindicaciones? Al igual que con cualquier terapia médica, la hidrocolonoterapia también se recomienda al paciente tras una cuidadosa y precisa asistencia médica profesional. No se aplica a las personas que tienen trastornos inflamatorios intestinales agudos, tales como la colitis ulcerosa con sangrado y la enfermedad de Crohn en fase aguda, etc. Para las enfermedades mencionadas anteriormente es necesario que el paciente esté en condiciones óptimas antes de que el médico especialista en el campo valore la posibilidad de aplicar una hidrocolonoterapia.

Curiosidad: los personajes del mundo del espectáculo están sometidos a tratamientos de hidrocolonoterapia, para mejorar la salud con el fin de mantener la vitalidad y la belleza: es bien sabido que «estar sano por dentro» es equivalente a «ser bella por fuera».

Ficha informativa n.º 26
Supervisada por el Dr. Juan Mascia

El shiatsu

Se trata de una técnica de origen oriental (con elementos procedentes de China, India, etc.), desarrollada en Japón, que se basa en la teoría (propia de la medicina tradicional china) según la cual, mediante la restauración del equilibrio de la energía dentro de «meridianos» (las líneas que conectan los puntos utilizados en acupuntura), promovemos la salud y el bienestar.

El Ministerio de Salud y Bienestar de Japón define el shiatsu como: «Una forma de manipulación que se ejerce con los pulgares, los dedos y las palmas de las manos, sin el uso de dispositivos mecánicos ni de otro tipo. Consiste en la presión ejercida sobre la piel con la intención de corregir las disfunciones internas, mejorar y preservar la salud o el tratamiento de enfermedades específicas».

En la práctica, es un método suave y relajante, similar a un masaje y a una gimnasia pasiva, lo que refuerza la capacidad natural del organismo para curarse a sí mismo y regenerarse. El estiramiento de los músculos y la suave presión aplicada por los caminos de la energía vital se utiliza para aliviar el dolor, la tensión, la fatiga y otros síntomas, así como para responder mejor al estrés. Además, el shiatsu hace que el paciente sea más consciente de las disfunciones que lo afectan y de las causas que las han producido; por tanto, ayuda a curar según sus propios recursos psicofísicos.

Ficha informativa n.º 27

La oxígeno-ozonoterapia

¿Qué es? La oxígeno-ozonoterapia es un método natural de tratamiento que aprovecha las propiedades de estos dos gases mezclados en un porcentaje preciso, para neutralizar las toxinas acumuladas en el organismo, eliminar la inflamación y activar la circulación sanguínea. Fue desarrollado por Payr y ampliamente experimentado en Alemania. La mezcla del oxígeno y el ozono se puede administrar tanto a nivel local como por la vía general.

¿Para qué sirve? Una serie de estudios científicos ha demostrado que la oxígeno-ozonoterapia es segura y efectiva en varios casos. En primer lugar, contra el dolor y la inflamación, alivia rápidamente. Esto sucede porque la mezcla de los dos gases, inyectada a nivel local, aumenta el intercambio de oxígeno en los tejidos y acelera la eliminación de toxinas. A nivel general y local, entonces, la oxígeno-ozonoterapia se utiliza para combatir virus, hongos y bacterias; además de que también estimula el sistema inmunitario, ayuda a descomponer las grasas y a reducir el nivel de ácido úrico en la sangre.

¿Cómo se aplica?

Hay tres métodos de administración de la mezcla de gases.

La primera es la llamada terapia local: con una aguja se inyecta el gas directamente en el músculo inflamado. Y después de algunas sesiones se puede advertir una clara disminución del dolor.

El segundo método, la terapia sistemática, está dirigido a todo el cuerpo. Se toman 250 ml de sangre en una bolsa estéril como las utilizadas para las donaciones de sangre. Luego, el médico inyecta en la bolsa una cantidad de oxígeno-ozono en una concentración específica. El gas es absorbido por la sangre, por lo que la misma sangre se administra de nuevo al paciente mediante una inyección intravenosa normal. La terapia dura cuarenta minutos y es completamente indolora. Por lo general, se inicia con una serie de seis sesiones.

El tercer método, llamado teoría capilar, se emplea para eliminar las llamadas teleangiectasias, es decir, las vénulas superficiales. Mediante una aguja muy delgada se introduce una dosis subcutánea de oxígeno-ozono. Los capilares observables desaparecen inmediatamente; a diferencia de los esclerosantes, no deja la menor lesión capilar.

¿Para quién está indicada la oxígeno-ozonoterapia?
Puede estar indicada en muchos casos:

- Dolor en las articulaciones e inflamación debida a contracturas agudas. Es especialmente útil cuando se está tan bloqueado que la manipulación vertebral es poco factible.
- Dolores musculares debidos a contracturas crónicas de origen metabólico. En este caso, se acumulan toxinas (ácido láctico, ácido úrico, ácido oxálico, etc.) en los músculos, que contribuyen a su estado de inflamación. Un síntoma clásico de la acidosis metabólica es la rigidez muscular por la mañana.
- Alteraciones del metabolismo de las grasas: hipercolesterolemia, hipertrigliceridemia.
- Hepatitis crónica.
- Infecciones crónicas y recurrentes por virus, bacterias u hongos.
- Fatiga crónica, depresión.
- Isquemia.
- Algunas celulitis.
- Telangiectasias cutáneas superficiales.
- Arteriopatías obstructivas crónicas de las extremidades inferiores.

Ficha informativa n.º 28

El drenaje linfático

El drenaje linfático manual, que fue desarrollado por el Dr. A. Leduc en Bélgica en la década de 1980, es una técnica específica que permite reducir y resolver el estancamiento de los líquidos formados en estados edematosos.

¿Para qué sirve?

Un edema es el resultado del desequilibrio que existe entre la filtración de líquido en los tejidos que atraviesan los capilares arterio-venosos y su reabsorción. El estado de equilibrio se alcanza cuando las vías de drenaje son suficientes para reabsorber líquido de los tejidos producidos por filtración transcapilar. Sin embargo, cuando el sistema de drenaje resulta insuficiente, los tejidos se hinchan, la presión intratisular aumenta y la piel se relaja formando un edema. La causa del edema se puede atribuir al sistema linfático, al sistema venoso, o a ambos. La técnica de drenaje linfático se utiliza para reducir la retención de líquido.

¿Cómo funciona?

El paciente está relajado y en posición supina con las piernas en una posición de pendiente. Las maniobras manuales deben ser precisas, suaves y ligeras. El drenaje comenzará siempre en la base de la extremidad para ir hacia la parte más distal. Las maniobras y la posición del paciente cambian si se trata de una obstrucción linfática abdominal, en cuyo caso se ejecutarán maniobras de recuperación de la linfa desde el lado edematoso hacia el lado sano. El drenaje linfático manual se lleva a cabo en dos etapas. En un primer momento, la técnica permite estimular los colectores que estaban inactivos, permitiendo que se drenen los ganglios linfáticos. En un segundo momento, el líquido fluirá hacia los colectores. Un tratamiento repetido en el tiempo permite obtener resultados duraderos. Cuando el drenaje se ha completado, el paciente debe permanecer acostado durante unos momentos. La duración del tratamiento y la frecuencia de las sesiones varían dependiendo del tipo y la gravedad del edema. Una sesión puede durar de media a una hora. Después de las sesiones, el paciente siente una sensación de ligereza y bienestar.

¿Para quién está indicado?

Para aquellos que sufren edema de los miembros inferiores, con una sensación de pesadez en las piernas, síndromes de inflamación postoperatoria con o sin resección de los ganglios linfáticos, edema de las extremidades superiores, edema facial, insuficiencia venosa y linfática y úlceras varicosas.

Ficha informativa n.º 29
Artículo de Beno J. Schorr, Colegio Catarinense, profesor de física, química y biología, 30/09/1985

El cloruro de magnesio

Las desesperadas víctimas del «pico de loro» (nervio ciático), de los dolores en la columna vertebral y de la calcificación tienen ahora una cura perfecta para el dolor, sencilla, barata y sorprendente, que resuelve todas las enfermedades causadas por la deficiencia de magnesio, incluso la artritis y la osteoartritis. Se trata de una solución de 100 gramos de cloruro de magnesio en 3 litros de agua pura. Una vez disuelta se debe almacenar en vidrio (no plástico). La dosis es de una taza de café por la mañana y otra por la noche, antes de acostarse, con el estómago vacío.

Mi tratamiento: diez años antes de comenzarlo (yo tenía 60 años) sentí unas punzadas agudas en la región lumbar, el llamado «pico de loro», que ya entonces me causaba una creciente molestia en el nervio del muslo derecho. Después de cinco años, la molestia se convirtió en dolor y en un sufrimiento que, a pesar de todos los tratamientos, siempre aumentaba. Dos años después, al levantarme de la cama, sentí un cosquilleo que me atravesaba la pierna derecha hasta el pie; al recostarme, el hormigueo se detuvo y al incorporarme el hormigueo volvió. Repetí las dos posiciones: ¡Ay! ¡Ay! ¡Ciertamente, el maldito pico del loro me estrangulaba el nervio ciático en la tercera vértebra! Me vi obligado a trabajar, en lo posible, sentado.

Después de un año, siempre sentado menos en misa, ¡la vida era un tormento! Pospuse mi viaje a Marajon, donde tenía que completar la red telefónica de cuarenta y ocho estaciones en seis estados. Sin embargo, después de seis meses me fui con la esperanza de mejorar en ese clima de verano perpetuo; en cambio, todo era peor. Celebraba la misa sentado y acompañado por los fieles, y siempre sentado dirigía a mis ayudantes en el montaje de los postes y la conexión de las antenas en los tejados. Sin pérdida de tiempo me fui a un especialista en Florianópolis con nuevas radiografías... pero ¡ahora ya no se trataba sólo de una, sino una bandada de loros con sus picos calcificados y duros! ¡No había nada más que hacer! Diez aplicaciones de onda corta y todos los estiramientos posibles de la columna no calmaban lo más mínimo el dolor constante, hasta el punto de que ni siquiera podía dormir tumbado. Me quedaba sentado, prácticamente cayéndome de la silla por el sueño.

¿Y entonces? Desanimado, me volví hacia el Buen Dios: «¿Puedes ver el sufrimiento de tu criatura? ¿No puedes otorgarle una gota de Tu Misericordia?...».

La Divina Providencia hizo que en Porto Alegre me encontrara a un jesuita, el padre Suárez, quien me dijo que la cura era fácil con cloruro de magnesio, tal como había escrito en un librito Piug, el jesuita español que la había descubierto... y cuya mano, antes calcificada y dura como una piedra, volvió a ser como la de un niño gracias a los suplementos. El padre Suárez me dijo bromeando: «Con esta sal sólo podrás morir de una herida de bala en la cabeza, pero no de otra cosa». De inmediato comenzó el tratamiento de una taza por la mañana y otra por la noche, pero yo seguía durmiendo enrollado. Pero a partir del vigésimo día conseguí dormir tumbado en la cama. Con todo, al caminar todavía sentía dolor. Al trigésimo día me levanté con extrañeza: «¿Será que estoy soñando?». Ya no me dolía nada y me fui a dar un paseo por la ciudad. Al cuadragésimo día caminé todo el día sin esfuerzo. Al día sexagésimo la pierna derecha estaba igual o incluso mejor que la otra. Al tercer mes estaba curado, podía retorcerme como una cobra. La ciática había sido vencida.

La explicación es que el magnesio recoge el calcio de los lugares equivocados y lo fija en los huesos, en el lugar preciso donde se necesita, por lo que, como veremos, el magnesio se encuentra entre los dieciocho minerales necesarios para que el organismo humano se mantenga en perfecto estado de salud. El magnesio produce el equilibrio mineral vivificando los órganos en sus funciones catalizadoras, en los riñones para eliminar el ácido úrico, en la artrosis, elimina el calcio hasta incluso en las delgadas membranas de las articulaciones y en las esclerosis calcificadas; del mismo modo que evita los infartos mediante la purificación de la sangre y revitaliza el cerebro conservando la juventud hasta una edad avanzada. El magnesio es el más indispensable de los minerales y su función es como la de un profesor cuando entra en un aula llena de confusión, que lo pone todo en su lugar y expulsa a los intrusos. Después de los 40 años, el organismo absorbe menos magnesio, con lo que acaecen las enfermedades y la vejez.

Por tanto, se debe tomar en función de la edad y de las propias necesidades. El magnesio no es un medicamento, sino un alimento sin contraindicaciones, y es compatible con la medicación.

Formaciones orgánicas: el nervio ciático, la columna vertebral, las calcificaciones, la otosclerosis, la artrosis, la artritis, la osteoporosis y la osteoartritis.

Próstata: un anciano no podía orinar. El día antes de la operación le administraron tres dosis de magnesio como preparación... e inmediatamente mejoró, y una semana después estaba curado... ¡sin la operación!

Dolencias de las personas mayores: rigidez muscular, calambres, temblores, arterias rígidas, poca actividad cerebral, etc.

Cáncer: muchos lo tenemos más o menos moderado. Consiste en células malformadas por deficiencia de alguna sustancia o la presencia de partículas tóxicas. Estas células anárquicas no están sanas, pero son inofensivas si se las considera de forma aislada. El magnesio combate estas células mediante el fortalecimiento y la revitalización de las células sanas.

El magnesio puede frenar un poco el crecimiento del tumor, pero puede no curar el cáncer. En cambio, es excelente como preventivo y evita la formación de los tumores. Además de evitar los alimentos carcinógenos es importante mantener el equilibrio mineral tomando cloruro de magnesio en dosis mínimas de prevención. Basta con que el organismo esté correctamente mineralizado para evitar casi todas las enfermedades.

Ficha informativa n.º 30

La EAV

El análisis por electroacupuntura de Voll (también conocido como organometría funcional) es un método de diagnóstico y orientación terapéutica difundido en Alemania desde el año 1950 y que se aplica en Italia desde el momento en que se tradujeron los libros de su descubridor, el médico alemán Rheinard Voll, experto en acupuntura tradicional china e ingeniero electrónico. Rheinard descubrió que en los puntos cruciales de la acupuntura, localizados sobre la piel del cuerpo humano, se registra una alteración de la conductividad eléctrica. Identificó entonces la posibilidad de aplicar este método para confirmar algunos aspectos clínicos y terapéuticos.

Fase de diagnóstico: Voll desarrolló una herramienta que, después de enviar un estímulo eléctrico hacia el punto de acupuntura, controla el cambio en la resistencia eléctrica de la piel y proporciona una medición repetible en el tiempo del valor registrado. A partir de la medición de esos valores se obtiene información sobre el funcionamiento de los órganos y sistemas a través de los cuales pasa el meridiano.

Los meridianos terminan, o se inician, en las manos y los pies, así que ahí es donde se efectúan las mediciones.

Después de haber aplicado esta metodología para detectar el estado de los órganos y sistemas del cuerpo, se integran los datos con los de la anamnesis y las pruebas de laboratorio, y se formula un diagnóstico.

En este momento se realiza la prueba de medicamentos: en el circuito hombre-máquina se colocan los viales que contienen medicamentos, homeopáticos o no, que se consideran útiles para el tratamiento, se vuelven a medir los valores y se registran aquellos que han cambiado. Se repite la verificación para comprobar si los productos preseleccionados son eficaces para el paciente; si los fármacos son adecuados, la EAV da resultados en el rango normal y ya no alterados: los medicamentos son adecuados para el paciente y lo sabemos antes de administrárselos.

Esto garantiza «a priori» una individualización óptima del tratamiento y nos protege de los efectos secundarios negativos.

Con el mismo sistema, se evalúa también la influencia de los alimentos en las personas con intolerancias y alergias alimentarias, la de las toxinas ambientales o profesionales, el mercurio para los dentistas y los pacientes, el benceno para las gasolineras, los plaguicidas para los agricultores, y así sucesivamente. La EAV permite la identificación de las sustancias responsables de la aparición de la enfermedad y los medicamentos que contribuyen a la mejora.

Ficha informativa n.º 31
Publicación de Tommaso Errico, astrólogo

Cuidado y armonía con piedras y cristales

Los cristales y las piedras son poderosos aliados, dones preciosos de la Tierra que nos pueden ayudar de muchas maneras para mantener el equilibrio de la energía y sanar y purificar nuestros cuerpos sutiles. Podemos usarlos junto con cualquier técnica de relajación y meditación, o bien para «masajear» nuestra aura; o podemos, simplemente, aplicarlos durante unos minutos sobre los siete chakras durante la meditación, para activar y armonizar nuestra energía vital. Pero también podemos, sencillamente, llevar nuestras gemas con nosotros.

La purificación y la programación

Antes de iniciar cualquier tratamiento, las piedras y los cristales deben ser limpiados y «programados». La forma más fácil de limpiar un cristal es dejarlo durante unos minutos bajo el grifo, concentrando nuestros pensamientos en el poder de limpieza del agua. La operación se puede completar mediante la colocación de los cristales en el suelo o exponiéndolos durante unas horas o un día a los rayos del sol y al influjo de la luna. Las gemas también se pueden limpiar después de su uso en cristaloterapia, colocándolas sobre una drusa de amatista. La auténtica programación consiste, en cambio, en ponerse en contacto con el cristal, relajarse y, con confianza, confesar a la piedra nuestra intención, nuestra solicitud de ayuda. Con nuestros pensamientos y nuestras energías positivas podemos visualizar, por ejemplo, un estado de la salud y bienestar (si la piedra está destinada a proteger y purificar nuestro entorno). Las maneras de limpiar y programar una piedra son diversas. Cada uno puede elegir aquella con la cual se sienta más a gusto. No hay que olvidar que el poder de las piedras no se produce de una manera mecánica, como si se tratase de un medicamento, sino que se expresa en concordia y armonía con nuestros sentimientos, nuestra intención y nuestros deseos más profundos.

El uso de piedras para armonizar los chakras

Los chakras son vórtices de energía que cruzan nuestra aura y conectan nuestro cuerpo físico con el más sutil. Las piedras y los cristales, oportunamente limpios y programados, son de gran ayuda para armonizar y activar estos centros de energía. Hacerlo uno mismo no es difícil: hay que apoyar la piedra adecuada en cada chakra, visualizando su acción de luz, de reequilibrio, de apertura. Como en todas las cosas, las primeras veces es útil disponer de la ayuda de un instructor, o de un amigo experto. La piedra base, que puede ser utilizada sola o combinada con otras gemas, es el cuarzo hialino: todos los cuarzos son potentes acumuladores de energía vital, piedras «vibrantes» capaces de contener las vibraciones de nuestra intención de cuidado y la armonía, restituyéndola, a continuación, de forma continua, como lo haría un espejo.

Sahasrara Chakra de la corona	Índigo o blanco	DIAMANTE CUARZO HIALINO CELESTINA
Ajna Chakra del tercer ojo	Azul marino o púrpura	AMATISTA LAPISLÁZULI FLUORITA
Vishudda Chakra de la garganta	Azul	AGUAMARINA TURQUESA ÁGATA AZUL
Anahata Chakra del corazón	Verde	CRISOPRASA JADE CUARZO ROSA
Manipura Chakra del plexo solar	Amarillo	CUARZO CITRINO OJO DE TIGRE PIRITA
Svadhishthana Chakra de lo sagrado	Naranja	ÁMBAR TOPACIO CORNALINA
Muladhara Chakra de la raíz	Rojo	RUBÍ JASPE ROJO GRANATE

Ficha informativa n.º 32
Supervisada por el Dr. Lorenzo Acerra

La prueba MELISA

(Memory Lymphocyte Immuno-Stimulation Assay)

Es una prueba que se realiza después de la extracción de sangre. En Europa se practica en Alemania, Suecia, Bélgica e Inglaterra; en América, en Estados Unidos.

En un individuo que presenta alergias de tipo IV (reacción de hipersensibilidad retardada) mediada por los linfocitos CD4, el contacto con el antígeno desencadena la proliferación de células T, las células de memoria, hacia las sustancias clasificadas como extrañas para el organismo aun cuando no estén presentes en el sistema corporal (incluso después de años de exposición al antígeno). En otras palabras, la persona que desarrolla una alergia, por ejemplo a un metal, seguirá siendo alérgica a ese metal para el resto de la existencia.

Esta reacción inmune de «tipo celular» se puede medir con la prueba MELISA, en la cual los linfocitos de individuos sensibilizados responden in vitro con una notable proliferación tras el contacto con el metal-alérgeno. Esta respuesta de los linfocitos se puede cuantificar en un análisis de la proliferación optimizado (a través de la incorporación de ácidos nucleicos marcados radiactivamente).

La medida se da como un índice de estimulación. Se aíslan linfocitos de la sangre periférica, se incuban durante 4-6 días con el antígeno en diferentes concentraciones, lo cual sigue el registro cuantitativo de la proliferación antígeno-específica de los linfocitos sobre la base del porcentaje de incorporación de la H3-timidina.

Con la prueba MELISA se pueden detectar alergias de tipo IV (por tanto, no están mediadas por la IgE), que incluyen los siguientes antígenos:

- metales (por ejemplo, paladio, plata, titanio, mercurio, níquel, etc.);
- fármacos (por ejemplo, antibióticos, etc.);

- alimentos (por ejemplo, grupos de alimentos como la leche, la mantequilla, el queso, la caseína, la carne bovina, etc.);
- hongos (por ejemplo *Candida*, *Monilia* etc.).

El coste de la prueba MELISA se sitúa entre los 400 y los 600 euros, dependiendo del número de alérgenos probados. En Alemania, la prueba MELISA está disponible desde hace algunos años (en 2 versiones) y su coste es reembolsado por el servicio de salud pública. La MELISA todavía no está disponible en muchos países.

En Italia, por ejemplo, para las alergias a los metales se utiliza tradicionalmente el *patch test*. Una de las limitaciones de esta prueba se relaciona con las respuestas, que pueden ser «falsos negativos». De hecho, debemos tener en cuenta que a menudo las reacciones celulares provocadas por metales pueden actuar de forma sistémica y que la reacción celular, por ejemplo, al mercurio, puede no ser manifestada por el órgano «piel».

También hay que señalar que la aplicación del alérgeno sobre la piel (como es el caso con la práctica de *patch test*) puede empeorar una sensibilidad existente en sujetos gravemente intoxicados y alérgicos a los metales. No son raros los casos de *patch test* con resultados negativos, pero con una importante exacerbación de los síntomas en el paciente y sorprendentes confirmaciones de positivo por la prueba MELISA.

Por último, muchas sustancias pueden dar lugar a una reacción local «irritante» en la piel, incluso en ausencia de la respuesta inmune celular («falso positivo»).

Por último, el *patch test* reduce su sensibilidad y precisión durante el verano debido a factores climáticos.

Aquellos que quieran realizar la prueba para la detección de alergias a los metales, pueden dirigirse al:

Laboratorio A. FLEMING de análisis clínicos, Milán, tel. 02 76020693.

Ficha informativa n.º 33

La pranoterapia

«Pranoterapia» es una palabra que deriva de *prana*, término sánscrito que significa «espíritu, aliento, viento, vitalidad, energía cósmica», y el griego *therapeia*, «terapia», método de tratamiento, por lo que pranoterapia quiere decir «método de tratamiento con el prana». Esta energía vital que impregna a todos los seres vivos, desde las plantas a los seres humanos, tiene la capacidad de transmitir un movimiento beneficioso y estabilizador, de un ser humano especialmente dotado (operador) a otro ser humano que necesita ayuda (paciente); por tanto, podemos decir que un ser humano especialmente dotado de prana es un pranoterapeuta.

La pranoterapia actúa en muchísimas distonías, ya que es una técnica que puede influir positivamente y de forma simultánea en todos los niveles del ser humano: físico, emocional, psicológico y espiritual.

A través de una reequilibración energética de pranoterapia, que actúa principalmente en los siete chakras (puntos vitales ubicados en el interior del cuerpo, descritos como ruedas de poder, vórtices de energía), se obtiene rápidamente un bienestar general.

Cada ser vivo es un campo electromagnético dinámico que tiene interdependencia con el ambiente interno y externo del cuerpo y que depende de la energía que utiliza para su nutrición (espiritual, mental, emocional y física). Este campo especial es modulado por el espíritu/pensamiento, por la emotividad y por la alimentación; modular quiere decir, en electrónica, variar la frecuencia o la amplitud de una onda portadora con el fin de imprimir en ella la información que queremos reparar o enviar a otra parte.

Esto significa que nuestro campo electromagnético contiene información de lo más variada y que se puede transmitir a través de las manos, ya que éstas son las antenas de transmisión.

Controles realizados con equipos bioelectrónicos (EAV, Mora, Vincent, etc.) antes y después de la imposición de manos o de la pranoterapia confirmaron las variaciones energéticas que intervienen.

ANEXO

El sistema gastrointestinal y su relación con todo el organismo

La función fundamental del sistema digestivo es digerir los alimentos, absorber los nutrientes y eliminar lo que no se va a utilizar con fines nutricionales. Podemos imaginar el tracto gastrointestinal como una barrera que se interpone entre la organización autónoma de la vida y lo que viene desde el exterior en forma de alimentos u otras sustancias que se ingieren accidental o intencionadamente. Los diversos nutrientes presentes en los alimentos pueden pasar la barrera de la mucosa intestinal sólo en la forma químico-física adecuada, lo que significa una serie de procesos que tienen lugar durante la digestión, por los que las sustancias químicamente complejas se descomponen en formas más simples. Después de la absorción, resultan disponibles para el organismo las unidades más elementales (glucosa, aminoácidos, ácidos grasos, vitaminas y minerales) mediante las cuales se implementan las conocidas funciones energética, plástica y de regulación propias de los alimentos. El mantenimiento de la autonomía de la integridad bioquímica del ser vivo implica también la asunción por parte del tracto digestivo de las funciones que genéricamente podrían ser definidas como de defensa. De particular importancia son, en este sentido, los mecanismos inmunes que tienen lugar a nivel de la pared intestinal y los procesos de neutralización de sustancias tóxicas que se producen en el hígado (funciones de desintoxicación). La relación entre la nutrición y el sistema digestivo es más estrecha que la que existe con cualquier otro sistema. Un mal funcionamiento debido a una enfermedad puede conducir a cambios en la digestibilidad de los alimentos, en la absorción de los nutrientes y en la eliminación de desechos [*Dietologia Clinica. Alimenti e malattia*, vol. 4, Medi, 1999, página 490].

Las patologías implicadas en la alteración de la función intestinal son muchas, entre las más comunes las alergias y las intolerancias alimentarias.

El *Manual de Merck de diagnóstico y terapia* [1990] en su parte dedicada a las alergias e intolerancias alimentarias dice lo siguiente:

- «**Alergia alimentaria:** síntomas reproducibles que se manifiestan después de la ingestión de un alimento específico, contra el cual existe una reacción inmunológica comprobada o presunta».
- «**Intolerancia alimentaria:** reacciones gastrointestinales clínicas, en las que el mecanismo no se conoce o no reconoce causas inmunes».

El mismo manual explica:

«Muchas de las reacciones adversas comunes a los alimentos, tal vez sobre la base psico-fisiológica, se atribuyen a alergias alimentarias allí donde no hay evidencias convincentes de causa-efecto, al menos con respecto a las alergias detectables mediante pruebas cutáneas, y, por tanto, vinculadas a la presencia de anticuerpos IgE específicos para los alimentos mismos. Algunos datos, sin embargo, son controvertidos: por ejemplo, el hecho de que la intolerancia (o alergia) a los alimentos o a los aditivos alimentarios pueda provocar un comportamiento hiperactivo en el niño, el «síndrome tensión-fatiga» y enuresis.

En ocasiones no disponemos de datos, como las alergias alimentarias en casos de artritis, obesidad, depresión... a veces queilitis, úlceras bucales, pilorospasmo, estreñimiento espástico, prurito anal y eczema perianal».

Parece muy diferente el enfoque sobre el tema que se aporta en *Dietologia Clinica Alimenti e Malattia*, en el parágrafo «Las dietas de eliminación y las dietoterapias vegetarianas», que dice lo siguiente: «Desde hace tiempo, observaciones anecdóticas han reportado casos de algunas personas en las que la sintomatología dolorosa articular de la artritis reumatoide ha mejorado después de la eliminación de la leche y los productos lácteos, los cereales (gluten) o proteínas de origen animal en general; por otro lado, el dolor de las articulaciones puede ser una manifestación de la alergia alimentaria a la leche, a los nitratos, al gluten, de donde se sigue que su eliminación de la dieta podría conducir a la desaparición de los síntomas. De hecho, estudios epidemiológicos han demostrado que ciertos alimentos, como la leche y los cereales (gluten), pueden conducir al empeoramiento de los síntomas articulares de la AR, pero también de otras enfermedades autoinmunes como el lupus eritematoso y la enfermedad de Behçet.

Una dieta vegetariana ingerida durante mucho tiempo es capaz de mejorar significativamente el cuadro clínico de los pacientes con artritis reumatoide y puede influir de manera positiva en los parámetros biohumorales, como el recuento de glóbulos blancos y el factor reumatoide IgM [...], y puede reducir la actividad anti-alfa lactoalbúmina de anticuerpos que pertenecen a las clases IgG e IgA [...], reduce la permeabilidad intestinal alterada y la deficiencia de IgA secretora detectada en algunos pacientes con artritis reumatoide. También modifica la flora bacteriana intestinal que resultaría alterada en la artritis reumatoide y que se ha relacionado con la patogénesis de la artropatía».

Es interesante señalar que precisamente en el *Manual de Merck, diagnóstico y terapia* [1990] en la entrada «Intolerancia a los carbohidratos» (intolerancia a la lactosa, déficit de lactasa, déficit de disacaridasa, mala absorción de glucosa-galactosa, alactasia), se describe lo siguiente: los disacáridos se escinden en monosacáridos por la lactasa, la maltasa, la isomaltasa y la invertasa del intestino delgado. La lactasa escinde la lactosa en glucosa y galactosa.

- Los disacáridos que no se escinden se mantienen en el lumen y retienen los líquidos osmóticamente, causando de este modo la diarrea. La fermentación bacteriana del azúcar en el colon conduce a la formación de heces gaseosas y ácidas. Puesto que las enzimas se localizan en las células en cepillo de la mucosa, se verifican, por tanto, déficits secundarios en las enfermedades que se asocian a alteraciones morfológicas de la mucosa yeyunal, por ejemplo, celiaquía, esprue tropical, infecciones intestinales agudas, intoxicación por neomicina. [...]
- Los monosacáridos glucosa y galactosa se absorben como resultado de un proceso de transporte activo en el intestino delgado. El sistema de transporte para estos monosacáridos es deficiente en el intestino delgado debido a la mala absorción de glucosa-galactosa; los síntomas se desarrollan después de la ingestión de la mayoría de los tipos de azúcares.

Incidencia

«La deficiencia de lactasa normalmente se produce en aproximadamente el 75 % de los adultos de todos los grupos étnicos, excepto los de origen europeo noroccidental, para los que la incidencia es de aproximadamente del 20 %. Aunque las estadísticas no son fiables, la mayoría de los estadounidenses no blancos pierden la eficiencia digestiva de la lactasa entre los 10 y los 20 años. Esta enfermedad afecta al 90 % de los orientales y al 75 % de los afroamericanos y de los indios, con una alta incidencia entre los pueblos del Mediterráneo».

A partir de declaraciones de un libro con tanta autoridad es fácil deducir que no hay muchas personas en este mundo que no sufran alergias o problemas metabólicos causados por deficiencias enzimáticas atribuibles al tracto gastrointestinal.

¡Entonces debe investigarse más y tratar de comprender mejor el tema!

Hay que entender lo que realmente puede suceder en algunos casos, cuando, sin saberlo, comemos de forma incorrecta. En la página 573 de *Dietologia Clinica. Alimenti e Malattia*, se dice lo siguiente: «Investigaciones recientes sobre la influencia de la dieta en la inmunidad y en algunas situaciones dependientes de ambas (cáncer, enfermedades autoinmunes, infecciones y envejecimiento) han mostrado profundas alteraciones de la reactividad inmunitaria, tanto en condiciones de desnutrición, como en términos de excesiva ingesta de alimentos. En muchas situaciones, fisiológicas o patológicas, relacionadas con la involución tímica, se crea una carencia de las funciones inmunorreguladoras, que es el fondo para el desarrollo de muchas enfermedades. Con toda probabilidad, el mantenimiento de las funciones inmunes intactas es la piedra angular para la prevención o el control de las situaciones clínicas mencionadas anteriormente. En los seres humanos se ha documentado un aumento de la resistencia a las infecciones virales y al cáncer en condiciones de restricción de alimentos... Las condiciones de sobrepeso (obesidad) e hiperalimentación (especialmente de lípidos), además de promover marcadamente la carcinogénesis, pueden producir un efecto de facilitación neoplásica a través de la activación o inactivación de las enzimas clave y, en especial, a través del desequilibrio de sustancias inmunomediadoras. Por tanto, parece razonable prever la posibilidad de limitar la aparición de tumores mediante racionales y controladas restricciones en la dieta».

Y, sin embargo, el doctor Massimo Cocchi, en el texto *Nutrizione e donna*, de 1997, escribe: «Algunos autores han descubierto que una sobrealimentación general contribuye a una mayor incidencia del cáncer de mama, ovario, endometrio y próstata. Un estudio realizado por una compañía de seguros estadounidense halló una mayor mortalidad por cáncer en hombres y mujeres con un sobrepeso del 20 % y superior. Por el contrario, una moderada restricción calórica reduce la incidencia de cáncer, como se ha demostrado en varios experimentos de laboratorio. En cuanto a los lípidos, se encontró una asociación directa entre el alto consumo de grasa y el aumento en la incidencia de cáncer de mama, ya relacionado con una alta aportación calórica en la que la parte lipídica parece representar el factor de riesgo predominante...

Además de cáncer de mama, los lípidos de la dieta están estrechamente relacionados con la aparición de cáncer del colon/recto. El porcentaje de grasas de la dieta influye tanto en la variación de la concentración de sustratos esteroides como en la composición de la microflora que actúa sobre estos sustratos».

En el *Médico de sí mismo*, sobre el cáncer, Naboru Muramoto afirma: «Esta enfermedad se debe, principalmente, a un consumo muy prolongado de alimentos de mala calidad, en los que están presentes sustancias químicas. Al igual que la comida produce nuestro cuerpo, también produce el cáncer, la enfermedad de nuestra civilización moderna. Si consumimos alimentos preparados por los fabricantes de alimentos, la sangre producida por el cuerpo ya no contiene todos los elementos necesarios para transportar los nutrientes adecuados a cada parte del organismo. Cuando se altera así el equilibrio, debido a la falta de nutrientes esenciales en la dieta, se puede desarrollar cáncer. Para que la célula cancerosa vuelva a la normalidad de nuevo, hay que proporcionar los elementos que le faltan en la sangre».

Un informe muy claro y detallado sobre el tema en cuestión es el que la Omeopiacenza publicó el 1 de septiembre de 2001 en el periódico *Aggiornamenti di medicina integrata* bajo el título de «Apparato gastrointestinale: correlazioni neuroinmunoendocrine», magistralmente tratado por la doctora G. Rapacioli y por el doctor Taccagni.

La primera vez que leí el artículo obtuve una confirmación más de lo que los médicos orientales a menudo se repiten en una síntesis que a muchos les podría parecer que está escrita en «código», es decir, «Tracto intestinal => (relacionado) lazos cerebrales».

El artículo revela muy bien ese «código» y responde a muchas de las mismas preguntas que yo me hacía a mí misma en el momento de mi «oscuro medievo», que era cuando mi hija no podía comer nada, y ni siquiera podía respirar, con continuos ataques de asma, bronquitis y mucha mucosidad; respuestas a por qué de repente ya no se arrastraba por el suelo, a la poliuría y la polidipsia, a los muchos e intensos dolores de cabeza, a las continuas febrículas y fiebre e infecciones bacterianas; respuestas a la causa del eczema y la dermatitis, llamada atópica; a los problemas vasomotores continuos; al repentino y grave agotamiento, etc.

Aquí está el artículo:

Antes de analizar el aparato gastrointestinal entendido en el contexto de la medicina funcional, es útil identificar las estructuras y peculiaridades.

Desde un punto de vista estrictamente anatómico, hay que considerar la estructura del tracto digestivo y los órganos que apoyan la función: las glándulas exocrinas (glándulas salivales, páncreas), el hígado, las vías biliares y la vesícula biliar. Todas estas estructuras se consideran un *unicum* que conduce a la realización de diversas funciones que no se limitan a la simple actividad digestiva, sino también a otras acciones importantes que veremos más adelante. El tracto digestivo que desempeña las tareas más complejas es el intestino delgado (IT).

Las funciones del intestino delgado son:

- DIGESTIVA, ya que completa la digestión de los alimentos, que se inició en la boca y en el estómago, mezclando el quimo gástrico con el jugo intestinal, el jugo pancreático y la bilis.
- ABSORBENTE, ya que permite el paso a la sangre y a la linfa de los productos de la digestión y otras sustancias ingeridas (agua, sales y vitaminas).
- MOTORA, ya que causa la mezcla de los contenidos intestinales y su progresión.
- INMUNE, porque a este nivel se encuentra la mayor concentración de células inmunes y tejido linfático de nuestro cuerpo. Es el área de nuestro organismo con mayor contacto con el ambiente externo, donde ocurren reacciones de los antígenos que puedan favorecer el desarrollo y la modulación de la respuesta inmune en todo el organismo.
- NEUROENDOCRINA, ya que, como veremos más adelante, se pueden identificar en la pared intestinal células que producen sustancias

(hormonas gastrointestinales) que se vierten en el torrente sanguíneo y que pueden de esta manera modular la respuesta del organismo en relación a lo que se produce a este nivel, y un conjunto de plexos nerviosos que pertenece al sistema nervioso autónomo, que pueden ser considerados en conjunto como una estructura independiente, que recibe el nombre de sistema nervioso entérico (SNE).

A estas funciones hay que añadirle la actividad de conservación del sistema mantenido por microorganismos eubióticos que, a través de su metabolismo, no permiten la proliferación de patógenos y posibilitan actividad digestiva e inmunitaria normales.

La mucosa gastrointestinal, en su componente epitelial, puede ser vista como un complejo de células organizadas en epitelios de revestimiento y glándulas que tienen, respectivamente, funciones de absorción y secreción exocrina.

En la mucosa gastrointestinal se encuentran, sin embargo, numerosas células endocrinas que no liberan sus productos de secreción en el lumen del canal alimentario sino que, como hemos visto anteriormente, lo vierten en la sangre. Antiguas observaciones ya identificaron estos elementos endocrinos como células argentafines o enterocromafines, y se les atribuyó la función de producir una amina, la serotonina.

Estas células pueden ser consideradas mecanorreceptores sensibles a los cambios en las presiones que se producen en la pared intestinal. La serotonina contenida en estas células se invierte de forma espontánea en el nivel de la lámina propia de la mucosa: en esta zona hay quince receptores diferentes para la serotonina que excitan las neuronas de los plexos nerviosos, y activan localmente la motilidad del tracto intestinal por ellas inervado.

Como se ha visto, la liberación de serotonina se estimula por una variación en la presión intraluminal, pero otros factores pueden inducir esta liberación: la estimulación vagal, la acidificación del lumen duodenal, la exposición a la norepinefrina, a la acetilcolina, a toxinas bacterianas y a productos químicos.

En pacientes sometidos a radioterapia, por ejemplo, el exceso de serotonina que se libera conduce a la activación de receptores del subtipo 5-HT3 de los nervios efectores, lo que provoca náuseas y vómitos. Las neuronas serotoninérgicas probablemente inactivan la amina mediante un mecanismo que está presente incluso a nivel del sistema nervioso central (SNC): la reabsorción. Este hecho también es importante para explicar los efectos de ciertos antidepresivos, que reducen la recaptación de serotonina, y que causan en el sistema digestivo síntomas tales como las náuseas y la diarrea. El uso prolongado de estos fármacos conduce a una desensibilización, con el consiguiente viraje hacia el estreñimiento.

Las relaciones entre el SNE y SNC no se limitan sólo a la serotonina, sino también al hecho de que los neurotransmisores que están presentes en el primero también se encuentran en el segundo (los más importantes aparte de la serotonina son la dopamina, la acetilcolina, la noradrenalina, algunos opioides endógenos, las encefalinas y un conjunto de sustancias psicoactivas que actúan como las benzodiazepinas). También hay que recordar que entre ambas estructuras hay una derivación embriológica común a partir de la cresta neural, y la diferenciación del SNE se produce sólo en el momento en que las células que llegan a su destino entran en contacto con el ambiente intestinal y con factores de crecimiento presentes en esa etapa.

Juntos en la pared intestinal pueden, a su vez, diferenciarse en neuronas o en estructuras de apoyo que, a diferencia de las otras estructuras del SNE, se forman por las células gliales, exactamente como en el SNC.

Por tanto, puede afirmarse que el SNE tiene algunas similitudes notables con el funcionamiento del sistema nervioso central, y, por tanto, puede ser considerado a todos los efectos, como describe Gershon en su libro, como el *cerebro abdominal*.

Desde un punto de vista de sistematización, las células endocrinas del sistema gastropancreático (GEP) y otras células con propiedades metabólicas similares se han combinado en un sistema que se llama convencionalmente APUD.

Entre las células del sistema APUD se encuentran:

- Las células del sistema GEP.
- Las células endocrinas de la mucosa traqueobronquial.
- Las células endocrinas del tracto urogenital.
- Las células endocrinas de la piel (melanocitos).
- Estructuras endocrinas multicelulares (células parafoliculares de la glándula tiroides, células de la médula adrenal, células principales de las glándulas paratiroides).

Volviendo a las células del sistema GEP, hay que decir que producen ciertas hormonas (motilina, colecistoquinina) que regulan la motilidad del tracto gastrointestinal y del tracto biliar; otras (gastrina, somatostatina, serotonina, secretina) regulan la secreción gástrica exocrina y pancreática.

Veremos ahora un aspecto importante del intestino, el inmunológico.

MALT – El sistema inmune asociado a las mucosas

El MALT puede ser considerado un compartimento separado en el ámbito especializado en los órganos linfoides periféricos asociado a la mucosa para garantizar protección (respuesta inmune) a la mucosa de los órganos cavos. Se le atribuye especialmente el control de la respuesta inmune a nivel del tracto gastrointestinal (GALT). Tiene dos diferencias principales con respecto a las respuestas inmunes evocadas en otras sedes:

- Alto nivel de IgA producida en las membranas mucosas.
- Tendencia de la inmunización por vía oral a inducir tolerancia T en lugar de activación.

La mayoría de los conocimientos en la materia se obtienen a partir de estudios sobre el tejido linfoide del tracto gastrointestinal, pero se sabe poco de la respuesta a nivel bronquial.

El GALT, junto con el BALT (Broncus Associated Lymphoid Tissue) y los elementos de la mucosa genital inmunocompetentes, las glándulas salivales, de la faringe y mamarias, pasan a formar un «sistema mucosal común» que opera a nivel de las superficies mucosas que tienen contacto con el ambiente externo. Este sistema de defensa específico es de alguna manera independiente del sistema inmune clásico. Alrededor del 40 % de las células inmunes de todo el organismo se localiza en el intestino.

Las células inmunes presentes en el intestino son parte de un sistema definido como *gastrointestinal-associated lymphoid tissue* (GALT) para cuya formación contribuyen los siguientes elementos básicos:

- Los linfocitos intraparietales.
- Los folículos linfoides solitarios.
- Las células plasmáticas de la lámina propia.
- Las placas de Peyer.

Estas células pueden mantener el contacto recíproco a través de una red de citoquinas.

Al GALT también se le atribuye una función diferente de la puramente represiva sobre el crecimiento microbiano; en particular, las relaciones establecidas con los antígenos alimentarios (trofoalérgenos) y las consecuencias relacionadas con la calidad de la relación son responsables de la tolerancia o de la intolerancia alimentaria.

Componentes del GALT

Los linfocitos que constituyen el GALT se encuentran repartidos principalmente en los siguientes tres grupos:

- LINFOCITOS INTRAEPITELIALES: son especialmente células T CD8+, de las cuales aproximadamente el 90 % expresa TCR (receptor de células T) tipo αβ, con un repertorio limitado de receptores de antígenos; el 10 % expresa los receptores de tipo γδ; este porcentaje de los receptores de tipo γδ es definitivamente mayor que los presentes en cualquier otro lugar del organismo, y también presenta un repertorio limitado de receptores de antígenos.

  Estos datos parecen sugerir una especificidad limitada de estas células T, que pueden haber evolucionado para reconocer ciertos antígenos encontrados con más frecuencia en el lumen intestinal.

  La ubicación de estas células en la mucosa puede ser mediada por una *integrina* recientemente descubierta, la HML-1 (*human mucosal lymphocyte antigen 1*).

- LINFOCITOS DE LA LÁMINA PROPIA: este lugar está lleno de una gran población de células inmunes (linfocitos, macrófagos, eosinófilos, células plasmáticas, mastocitos). Los linfocitos son predominantemente del tipo CD4+ y marcadores de activación de función. Es probable que estos linfocitos reconozcan antígenos a nivel de los ganglios linfáticos mesentéricos y devuelvan el tubo para rellenar la propia lámina intestinal.

- FOLÍCULOS LINFOIDES MUCOSOS: se encuentran principalmente en el nivel del apéndice vermiforme y en las placas de Peyer. Aquí, los linfocitos B tienen una zona central, a menudo organizados en folículos linfoides, y también contienen un número de células T CD4+, sobre todo localizadas en los espacios interfoliculares. La placas de Peyer están cubiertas de algunas células especializadas, llamadas células M, que no poseen microvellosidades, desarrollan una intensa actividad pinocítica y pueden transportar macromoléculas desde el lumen intestinal a los tejidos subepiteliales. Se cree que estos linfocitos tienen un papel importante en la mediación del transporte del antígeno a las placas de Peyer.

Inducción de la respuesta inmune en la mucosa del tracto gastrointestinal.

↓

Antígenos tomados por vía oral

↓

Llegan al lumen intestinal

↓

Absorción mediante células M

↓

Entran en los capilares y a través de éstos
a los ganglios linfáticos mesentéricos

↓

Activación de la respuesta inmune

↓

Los antígenos proteicos pueden ser transportados a las placas de Peyer directamente por las células M, activando de esta manera tanto la serie de los linfocitos T como la de los linfocitos B.

En cambio, no existe ninguna certeza acerca de la capacidad de las células del epitelio intestinal para presentar antígenos a los linfocitos T. Los linfocitos activados en los ganglios linfáticos mesentéricos y los activados en las placas de Peyer pueden migrar a la lámina propia y allí activar la respuesta inmune, o como alternativa pasar de allí a la circulación sistémica.

Producción de IgA

Se activa desde la entrada de los antígenos a nivel de las placas de Peyer, que activan las células T de las áreas interfoliculares, así como los linfocitos B de los folículos. Las dos citocinas responsables de la proliferación de linfocitos son el TGFβ (producido por los linfocitos T y células del estroma no linfoides) y el IL5 (que también es el mayor responsable de la activación de los eosinófilos).

Se cree que algunos linfocitos B activados migran a las placas de Peyer (empujados por la expresión en esta sede de moléculas de adhesión con función de *homing*, aún no identificadas, y por los el IL5, los linfocitos T que producen IL-5, más numerosos en las placas de Peyer que en los otros sitios), donde se enfrentan a la proliferación y a las mutaciones somáticas de los genes de las Ig, lo que resulta en la maduración de la afinidad de los anticuerpos. Después de su generación, las células B responsables de la producción de IgA pueden permanecer en la lámina propia o migrar a otro tejido linfoide asociado a las mucosas.

Las IgA se producen de dos formas:

- Secretora: las IgA son recogidas por las células epiteliales de la mucosa, gracias a una proteína transmembrana, llamada *componente secretor*, lo que permite en un primer momento la endocitosis en la célula epitelial, y, posteriormente, la secreción en el lumen intestinal.
- Sérica: es una forma monométrica que se vierte en el torrente sanguíneo.

MEMBRANA MUCOSA: recubre internamente los órganos cavos y se compone de revestimiento epitelial, lámina propia y la *muscolaris mucosae*. El epitelio de revestimiento representa la superficie expuesta a la acción de los antígenos y, básicamente, tiene una función de protección. En algunos casos, también tiene una función absorbente (intestino delgado), secretora (estómago) y especializada, dependiendo de la zona en la que se encuentre (mucosa olfativa). La lámina propia está muy vascularizada y tiene numerosos agregados de células linfoides que a veces pueden organizarse en verdaderos órganos; finalmente, en ella hay varios tipos de glándulas que vierten su producto en el lumen del órgano. A nivel profundo en la lámina propia se encuentra la *muscolaris mucosae*, que asegura a la mucosa, en su caso, una movilidad desvinculada de la general de ese órgano, a cargo de la capa muscular. Todavía más externamente se encuentra la túnica adventicia, y en algunos órganos el recubrimiento más exterior está formado por una túnica serosa. En cuanto a los epitelios, en algunos casos (mucosa respiratoria) están provistos de células ciliadas y células mucosas caliciformes; el epitelio de revestimiento de la mucosa gástrica (fondo y cuerpo) se compone de células en moco; la mucosidad producida por estas células juega un papel protector frente a la mucosa. La lámina propia puede estar dispuesta para formar el eje de pliegues y vellosidades o puede presentarse plana o por encima de la *muscolaris mucosae*. El tejido linfoide asume en la mucosa diferentes tipos de organización: puede formar agregados aislados, llamados nódulos solitarios, o presentar más montones cercanos entre sí para crear nódulos agregados: estas formaciones están presentes en el tracto digestivo y en las vías respiratorias. Hay formaciones llamadas placas de Peyer situadas en un segmento definido del intestino delgado, el íleon; estas formaciones presentan zonas T y B dependientes (folículos secundarios); en correspondencia con las placas de Peyer se interrumpe la organización característica de la mucosa intestinal (vellosidades + criptas) y tienen una zona plana formada por células especiales, las células M (*microfold*), en correspondencia con las cuales contamos con el ataque de los antígenos. Esta zona no tiene vellosidades y criptas y no se trata de un epitelio por lo general absorbente. El epitelio presenta una serie de células M (no está compuesto de ellas) que tienen una superficie luminal elevada en microplicas; la organización del tejido es la habitual, en zonas B y T dependientes. Si ahora consideramos estos agregados de tejido linfoide, podemos ver cómo, en algunos casos, se organizan para constituir verdaderos órganos, como las amígdalas.

El anillo linfático de Waldeier está formado por: amígdala palatina (istmo de las fauces), lingual, laríngea (a nivel de los pliegues ventriculares), faríngea (bóveda de la faringe) y tubárica (contorno orificio faríngeo de la trompa de Eustaquio).

Otro órgano del GALT es el apéndice, que es una extensión del intestino ciego, donde la lámina propia está ocupada por una gran cantidad de tejido linfoide. Las amígdalas tienen una superficie rugosa por la presencia de depresiones, llamadas *criptas amigdalinas*, cuya superficie está cubierta por un epitelio de revestimiento, característico de la zona en que se encuentra la amígdala (palatina: epitelio pavimentoso estratificado; faríngea: epitelio respiratorio, es decir, cilíndrico pseudoestratificado con células ciliadas). Junto a las amígdalas se encuentran las glándulas de secreción exclusivamente de mucosa; éstas son importantes porque crean una capa de mucosidad en la superficie del epitelio que captura a los agentes patógenos mediante la ampliación del período de permanencia de éstos en la superficie de la amígdala.

Por tanto, existen características fundamentales que distinguen a los órganos que constituyen el MALT: en primer lugar, la compartimentación.

Se trata de un complejo de formación que, por tipo de respuesta y sector de la defensa, constituye un compartimento distinto de los otros órganos linfoides periféricos. Esto se muestra por un factor: los linfocitos que se separan de la mucosa vuelven a las membranas mucosas; además, las respuestas humorales que se producen en estos órganos implican principalmente la producción de IgA, que tiene la propiedad de ser secretada desde la superficie del epitelio, y en esta posición contribuye a la primera defensa del organismo.

Producción y transporte de IgA a nivel de las mucosas

En los seres humanos, las IgA representan la clase de inmunoglobulina más abundante en las secreciones exocrinas, donde llevan a cabo la tarea de impedir la entrada de agentes patógenos a través de las barreras epiteliales.

En la superficie exterior de la mucosa produce una pátina de IgA capaz de reconocer específicamente esos patógenos que habían estimulado una respuesta inmune a nivel de las placas de Peyer.

Existen órganos como las glándulas salivales, con un conjunto abundante de células plasmáticas. A través de este tipo de transporte de las células plasmáticas del estroma, las IgA son transportadas directamente en la secreción; las IgA son secretadas en la boca a través de los conductos excretores de estas glándulas, mientras que en el caso anterior, una respuesta inmune que comience a partir de las placas de Peyer produce una pátina de IgA sobre la superficie del intestino, no sólo en la zona de la placa de Peyer, sino también en las áreas circundantes. Otro ejemplo se da en la glándula mamaria: de las células plasmáticas estromales, las IgA terminan en gran número en el calostro, pero también en la leche; las IgA en la leche ayudan al sistema inmunológico del bebé, que aún no está del todo formado.

En correspondencia con las criptas amigdalinas encontramos numerosos folículos linfoides secundarios (manto + centro germinal); esto se debe a que, junto con las criptas, permanecen los agentes patógenos y entonces llega la respuesta inmune. Hay que destacar que una respuesta inmune que traiga consigo un fenómeno inflamatorio puede causar infección en correspondencia con las criptas precisamente por el gran número de anticuerpos.

Equilibrio de la flora intestinal

La flora intestinal es el conjunto de microorganismos no patógenos, en equilibrio entre ellos, que colonizan el tracto gastrointestinal y que permiten el mantenimiento óptimo del ambiente luminal, para posibilitar el curso normal de sus funciones a este nivel. En el contexto de la flora intestinal se identifican gérmenes eubióticos y otros potencialmente patógenos.

Los gérmenes eubióticos son las piedras angulares de la flora, ya que garantizan el equilibrio (lactobacilos, bifidobacterias y estreptococos).

Las bacterias de esta flora se adhieren a células de la mucosa para formar una biopelícula en cuyo contexto las condiciones son adecuadas para garantizar su limitada supervivencia debido a la rápida renovación de las células intestinales.

La misma flora intestinal ha desarrollado mecanismos que limitan la proliferación indiscriminada de diversas especies microbianas. De hecho, el uso frecuente de diferentes nutrientes por una especie microbiana limita la disponibilidad de sustrato nutricional que es esencial para la proliferación de otras bacterias que pertenecen a la misma flora intestinal. Las especies que consumen oxígeno crean las condiciones microambientales favorables para el desarrollo de bacterias anaerobias. Sin embargo, de la fermentación bacteriana intestinal derivan diferentes ácidos grasos de cadena corta que son capaces de inhibir el crecimiento de muchas bacterias. Del mismo modo, la producción de bacteriocidinas determina el bloqueo de la proliferación bacteriana, que no se limita únicamente a otras especies, sino que se ejerce sobre las mismas bacterias productoras.

Además de los mecanismos mencionados anteriormente, las secreciones gastrointestinales y biliares, junto con la producción de lisozima, intervienen para modular y limitar el crecimiento bacteriano. Las funciones que se pueden atribuir a esta flora indígena son las relacionadas con la prevención del arraigo de otras especies microbianas también patógenas, con la digestión de algunos componentes alimentarios y con la producción de vitamina K. La presencia de esta flora bacteriana, sin embargo, presupone la existencia de otros mecanismos responsables del control de su capacidad proliferativa. Cumple con este propósito el sistema inmunológico gastrointestinal, cuya funcionalidad no se limita tan sólo al control de la proliferación bacteriana.

Alergia alimentaria

La alergia alimentaria es el efecto que tienen en nuestro organismo las sustancias contenidas en los alimentos que forman parte de nuestra dieta habitual, incluyendo aquellos alimentos que comemos de vez en cuando.

Hablar de alergia es hablar de una sintomatología desencadenada a los pocos minutos después de haber consumido un determinado grupo de alimentos (de 2-3 minutos a 30-120 minutos), lo que hace que intervenga nuestro sistema inmunológico.

Intolerancia alimentaria

La intolerancia alimentaria, en cambio, actúa con respecto a la cantidad de alimentos ingeridos y no tolerados con un fenómeno de acumulación de las llamadas «toxinas» en el organismo.

Este fenómeno determina la aparición de síntomas a menudo similares a los de las alergias, pero que se diferencian en que no involucran al sistema inmunológico. Por ejemplo, para mejorar el sabor, el aspecto y conservación de los alimentos, se añaden sustancias particulares como conservantes, colorantes, antioxidantes y aromas correctores. Las sustancias añadidas (aditivos), así como los propios alimentos, pueden ser causa de manifestaciones que afecten tanto a los órganos internos, por ejemplo el intestino, como a los externos, como la piel. Los acontecimientos orgánicos que ocurran después de la ingestión de alimentos son definidos generalmente con el término de «reacciones adversas a los alimentos», e incluyen todos los efectos secundarios determinados por la ingesta de ciertos alimentos con aditivos o contaminantes.

Durante las últimas décadas (desde 1940), estas reacciones se han hecho cada vez más frecuentes, en parte porque ha habido muchos cambios que han ocurrido en el contexto de los hábitos alimenticios, en particular en el mundo occidental.

Uno de los cambios que tiene mayor importancia deriva del hecho de que hay menos madres que amamantan a sus hijos; de hecho, sustituir la leche materna por leche de otro origen, animal o vegetal, puede allanar el camino para una sensibilización frente a los antígenos de los alimentos, ya que en los primeros meses de vida, el sistema gastrointestinal del bebé aún no ha alcanzado su plena madurez funcional.

El uso indiscriminado, además, de insecticidas, herbicidas y plaguicidas, utilizados en el cultivo de los alimentos, a menudo provoca reacciones orgánicas desagradables. El uso excesivo de aditivos alimentarios o comer cantidades excesivas de alimentos exóticos contra los cuales el organismo no ha sido capaz de desarrollar todos los mecanismos de defensa, sin duda puede empeorar aún más la situación.

Hoy puede haber productos químicos bastante sofisticados en los alimentos lo cual, junto a un mayor conocimiento del tracto gastrointestinal y métodos específicos de diagnóstico en la práctica clínica, permite conocer con mayor claridad los mecanismos que subyacen en las reacciones adversas a los alimentos.

Las reacciones adversas a los alimentos se pueden clasificar de la siguiente manera:

- REACCIONES TÓXICAS Y PREDECIBLES, que pueden afectar a cualquier individuo, ya que se deben a la presencia de sustancias tóxicas en los alimentos naturales, o de toxinas producidas por bacterias u hongos que han contaminado los alimentos durante el procesamiento de la cadena alimentaria que, como es sabido, incluye diversas etapas: producción, procesamiento, almacenamiento y transporte. Estas reacciones están íntimamente relacionadas no sólo con la dosis, sino también con la toxicología de la sustancia.

  Ejemplo de estas reacciones son los envenenamientos por las toxinas de las setas venenosas, la gastroenteritis causada por toxinas bacterianas contenidas en alimentos en mal estado (botulismo), o las manifestaciones neurológicas debidas a la intoxicación alcohólica o por cafeína.

- REACCIONES NO TÓXICAS Y NO PREVISIBLES, que afectan a unos pocos individuos, susceptibles, y que se pueden dividir en:

  - Alergia a los alimentos.
  - Intolerancia a los alimentos.

La alergia alimentaria está mediada inmunológicamente y los síntomas se desencadenan a partir de la ingestión incluso de pequeñas cantidades de alimentos de manera responsable, mientras que la intolerancia a los alimentos siempre está relacionada con la cantidad de alimento ingerido, depende de la dosis y está determinada por moléculas específicas que son farmacológicamente activas y que están presentes en los alimentos, o por disfunción digestiva, un trastorno de la digestión de las cadenas enzimáticas derivado de la absorción de los componentes activos principales de los alimentos o bloques de enzimas capaces de metabolizar sustancias ingeridas (aldolasa).

Manifestaciones clínicas de la alergia y la intolerancia alimentaria

Los alimentos, al estimular la producción de IgE específica frente a los antígenos proteicos, determinan la aparición de las manifestaciones clínicas polimórficas que involucran a diversos órganos. Las reacciones más frecuentes implican la cavidad bucal y el tracto digestivo en general, pero pueden verificarse síntomas incluso en otros órganos, como la piel, las membranas mucosas y las vías respiratorias. La consecuencia más temible de la alergia alimentaria es la anafilaxis que, en algunos casos, también puede ser provocada por pequeñas cantidades de alimento. Las manifestaciones clínicas pueden dividirse en dos categorías:

- Mediadas por IgE (mecanismos inmunes).
- No mediadas por IgE (mecanismos no inmunes).

Mediadas por IgE

SÍNDROME ORAL ALÉRGICO. Se caracteriza por síntomas que afectan principalmente a la cavidad bucal, en asociación o no con los síntomas en otras zonas que ocurren al cabo de unos minutos, o como mucho una hora después del contacto oral con el alimento al que el sujeto es sensible, representados esencialmente por picor y hormigueo orofaríngeo, con la aparición de pápulas/úlceras en la mucosa y edema labial. Todos los alimentos pueden causar este síndrome. En la mayoría de los pacientes se trata de un cuadro de polinosis y particularmente de polinosis al abedul.

GASTROENTEROPATÍA AGUDA. Si el paciente ingiere el alimento, además de las reacciones locales pueden aparecer manifestaciones de contacto con la mucosa gastrointestinal, tales como diarrea y vómitos, o reacciones sistémicas que van desde la urticaria al edema de glotis (diarrea, distensión abdominal, síndrome peritoneal o regresión suboclusiva espontánea en menos de 24 horas).

SÍNDROME URTICANTE – ANGIOEDEMA. Se sabe que la urticaria aguda y el angioedema son algunos de los síntomas más comunes de las reacciones a los alimentos. Los alimentos causantes de esta alteración en los adultos son el pescado, los mariscos, los cacahuetes y, en los niños, la leche y los huevos.

MANIFESTACIONES RESPIRATORIAS. No son frecuentes e incluyen la rinitis (a veces asociada a conjuntivitis, sinusitis y otitis media serosa) y el asma bronquial. El asma puede ser causado por mecanismos inmunológicos y no inmunológicos; la alergia mediada por IgE es menos común que la intolerancia como desencadenante del asma. En la mayoría de los casos, el asma inducido por alimentos puede ser observado en la primera infancia y puede, por tanto, deberse a la alergia a la leche (aunque parece que aumenta en los casos de niños alérgicos al huevo, la harina y los cacahuetes). El asma también puede producirse después de la inhalación de ciertos alimentos, tales como harina, soja, especias, clara de huevo y mariscos.

La enfermedad puede configurarse como asma ocupacional en los pacientes que participan en estos procesos. En personas sensibilizadas, la inhalación de los vapores de la cocción de las verduras, el pescado y los mariscos puede provocar síntomas de asma.

DERMATITIS ATÓPICA. Reviste particular interés el notable aumento entre los niños pequeños, por el cuadro grave de eczema que puede presentar, por el grado de alergia a los alimentos que cada vez se demuestra con más frecuencia en estos niños (niveles elevados de IgE total y específicos a diversos alérgenos). Esta enfermedad va significativamente en aumento, y afecta con más frecuencia a las mujeres, también persiste sobre el 10 % de los casos, incluso después de la pubertad, y se acompaña de asma bronquial en más del 20 % de los casos.

ALERGIA GASTROINTESTINAL. El tracto GI, por diversas razones, parece que representa una ubicación de elección para las reacciones alérgicas: en primer lugar, constituye una de las superficies mayores del organismo y también es estimulada cada día por miles de antígenos de fuentes alimentarias tales como proteínas, aditivos alimentarios, y también por el polen y otros agentes inhalatorios ingeridos inconscientemente. La mucosa intestinal está, sin embargo, dotada con un importante sistema inmune (GALT), que comprende alrededor de dos tercios de todos los linfocitos y contiene importantes células de la inflamación alérgica, que, no obstante, se encuentran en el tracto gastrointestinal fisiológicamente normal.

Se puede sospechar la alergia gastrointestinal cuando existen náuseas posprandiales, vómitos, dolor abdominal, distensión abdominal, esteatorrea, pérdida de peso en adultos o retraso del crecimiento en niños, infiltración eosinofílica de la mucosa muscular y serosa del estómago y del intestino delgado con pérdida de vellosidades, diarrea, mala absorción, sangrado gastrointestinal oculto, enteropatía perdedora de proteínas.

ANAFILAXIS. Es una reacción sistémica severa, una emergencia médica en la que las manifestaciones clínicas pueden ser fatales sin el tratamiento oportuno y urgente. Una forma particular de la anafilaxis se desencadena por el esfuerzo físico a diferentes niveles, precedido por la ingestión de alimentos a los que el paciente es alérgico que, sin el esfuerzo posterior, no causa reacciones.

No mediada por IgE

- Gastroenteropatía crónica (enteritis, proctitis, mala absorción).
- Manifestaciones cutáneas.
- Vasculitis.
- Síndrome nefrítico.
- Hidrartrosis.
- Síndrome de tensión-fatiga.
- Cefalea.
- Migraña.
- PIMS (depresión, colon alternante, migraña, astenia, malestar general).
- Enteropatía por sensibilidad al gluten.
- Dermatitis herpetiforme: es probablemente una consecuencia de la enteropatía por gluten.
- Gastroenteritis eosinofílica.
- Enteropatía transitoria por gluten u otros alimentos (leche, huevos, pescado, pollo, etc.).

Reacciones pseudo-alérgicas (PAR)

Cualquier reacción no deseada provocada por la ingestión de uno o más alimentos se puede definir como intolerancia a los alimentos: en este caso, la reacción es reproducible y depende de la dosis. También difiere de la alergia a los alimentos, ya que no pasa a través de mecanismos inmunológicos.

La intolerancia puede depender tanto de un defecto en la enzima como de la acción, en individuos predispuestos, de ciertas sustancias con actividad farmacológica a veces presentes en los alimentos o producidas por el intestino por los mismos alimentos. En el primer caso hablamos de intolerancia enzimática, mientras que en el segundo, se hace referencia a las intolerancias farmacológicas.

Se diferencian de las reacciones alérgicas por su mecanismo de acción que es no-inmune. Muchos alimentos pueden dar lugar a reacciones pseudo-alérgicas, como los ricos en histamina o tiramina, o porque contienen sustancias que liberan histamina.

ALIMENTOS RICOS EN HISTAMINA Y/O TIRAMINA ORDENADOS SEGÚN SU CONTENIDO
Queso fermentado
Queso curado
Hígado de cerdo
Sardina
Salmón
Tomate
Espinaca
Arenque
Atún
Boquerón
Embutido
Bebidas fermentadas
Caballa

ALIMENTOS QUE CONTIENEN SUSTANCIAS LIBERADORAS DE HISTAMINA
Tomate
Fresa
Pescado y marisco
Clara de huevo
Chocolate
Algunos tipos de pescado y alimentos enlatados

Hay muchos otros factores que pueden causar síndromes pseudoalérgicos:

- Aditivos tales como el metabisulfito de sodio, amarillo de tartrazina (E102), benzoato de sodio, ácido 4-hidroxibenzoico, vainillina, ASA presente de manera natural en diversos alimentos como arándanos, albaricoques, plátanos, manzanas, ciruelas, patatas, guisantes.

- Sustancias inhaladas, como tabaco, hongos, polvo, madera, fibras de algodón, lino, cáñamo, polvos minerales.
- Agentes físicos.
- Factores neuropsicológicos.
- Focos infecciosos o parasitarios.
- Venenos.

Cuadros clínicos

Reacciones cutáneas

La piel es uno de los órganos involucrados con mayor frecuencia en las reacciones mediadas por IgE a los alimentos, y la ingestión de alimentos puede conducir rápidamente a la aparición de síntomas en la piel o agravar las afecciones crónicas. La dermatitis atópica es de particular interés por su amplia difusión entre los niños pequeños, por los cuadros también severos de eczema que pueden presentar y por el grado de alergia alimentaria, que es cada vez más frecuente en estos niños (altos niveles de IgE total y específico a diversos alérgenos). Esta patología está aumentando en gran medida, y afecta con más frecuencia a las niñas, persiste en más de aproximadamente el 10 % de los casos, incluso después de la pubertad y se acompaña de asma bronquial en más de 20 % de los casos.

Los síntomas pueden tener su origen antes de la ingestión de un alimento específico tomado por la madre durante el embarazo por la efectiva posibilidad de sensibilización durante la vida fetal, o pueden ser activados a través de la leche materna después de la ingesta de alimentos de los que el bebé se alimenta a través del pecho. Hay que tener en cuenta que el sistema inmune del feto es competente, capaz de producir IgE a partir del tercer mes de gestación y se ha demostrado por el hallazgo, en la sangre del cordón umbilical, que existe IgE específico ausente en la madre. El bebé es capaz no sólo de producir IgE específico, sino también de fijarlo a los mastocitos, creando las condiciones necesarias para una respuesta de hipersensibilidad de tipo 1; ya 39 días después de nacer, el cien por cien de los niños presentan IgE unidos a los mastocitos.

Es importante en este punto enfatizar el hecho de que hay sustancias alimentarias que pueden crear reacciones y síntomas sistémicos también muy graves.

Las sustancias que más comúnmente conducen a estas reacciones son la caseína (sobre todo de la leche de vaca) y el gluten. Si se hacen pruebas de alergia a esas sustancias rara vez resultan positivas en las personas que tienen problemas relacionados con la ingesta de estos alimentos. Esto se debe al hecho de que, especialmente para la leche de vaca, la reacción en el 75 % de los casos es retardada.

Los síntomas que con mayor frecuencia dan lugar a la hipótesis de la intolerancia son en un principio de tipo intestinal, cólicos, aerocolia, sangrado del tracto gastrointestinal, y más tarde se pueden ver algunos de los síntomas sistémicos, que van desde una particular susceptibilidad a las enfermedades inflamatorias de las vías respiratorias y en especial de las orejas, a reacciones de vasodilatación (enrojecimiento de la piel, dolores de cabeza, botones, etc.), trastornos del sistema nervioso central (hay que recordar la estrecha relación entre los mediadores químicos del cerebro y el sistema nervioso entérico), como disforia, dificultades de concentración en los estudiantes, hasta la hipótesis de una implicación en la patogénesis de la epilepsia y el autismo.

Los trastornos y las respuestas inmunes en el intestino no son necesariamente para estimular la reactividad de SNE.

El SNE puede controlar y gestionar de manera autónoma los cambios que se producen a nivel del sistema gastrointestinal, pero también puede enviar información importante a nivel del sistema nervioso central, a través de la liberación de neurotransmisores, y a través de las fibras aferentes vagales (se estima que más o menos el 80 % de las fibras vagales son aferentes). El área del SNC que recibe las aferentes abdominales a través de las fibras vagales, vía núcleo solitario, es la amígdala y, en parte, la zona insulínica. La amígdala y la insulina envían, a su vez, a través del nervio vagal motor y del hipotálamo, la información de vuelta al intestino.

Este circuito neural puede justificar en parte lo que muestran con frecuencia los estudios clínicos y que es el hecho de que existen asociaciones entre la epilepsia, especialmente la temporal, y los trastornos abdominales: la epilepsia a menudo comienza con un aura abdominal (malestar epigástrico, dolor, ruidos intestinales, diarrea) que puede seguirse o no de la propia convulsión. Sin convulsiones, la diferencia entre esta sintomatología y la vinculada a un colon irritable se establece por la duración de la misma que, en el primer caso, es breve, y el grado de fatiga y confusión posterior. En cuanto a la relación entre los trastornos intestinales y el autismo, varios trabajos afirman que en los niños autistas con frecuencia aparecen síntomas atribuibles al tracto gastrointestinal.

Murch y otros [1998] informaron de que hasta 47 de los 50 niños autistas estudiados tenían trastornos intestinales graves y que, después de una limpieza intestinal simple, los síntomas mentales mejoraron.

Victoria y Gary Beck estudiaron la importancia de la secretina en el autismo cuando vieron que un paciente autista al que se le realizó una gastroscopia mejoraba desde un punto de vista relacional. Esta mejora fue criticada por el hecho de que antes del examen el paciente había tomado una pequeña dosis de secretina para reducir la secreción excesiva de ácido gástrico. Después de este episodio comenzó el tratamiento de los pacientes autistas, seleccionados entre los que presentaban trastornos intestinales acusados (estreñimiento, diarrea), con secretina, y el resultado fue que aproximadamente la mitad de ellos alcanzó una mejora en los síntomas; más allá de tener la función de regular la secreción de los ácidos gástricos, la secretina es también un neurotransmisor para el hipotálamo. En la medicina funcional, en la lectura de los síntomas experimentados por el paciente, nos encontramos con trastornos frecuentes que afectan al tracto gastrointestinal. Están asociados a otros síntomas que en apariencia no tienen nada que ver con eso. Pero a la luz de los datos que han surgido de este informe, sin embargo, se pueden justificar muchas enfermedades, incluso la más oscura e incomprensible, como la causa del mal funcionamiento del tracto gastrointestinal.

Tuve la gran suerte de recibir de un amigo muy querido la última gran obra del Dr. Massimo Montinari, titulada *Autismo* [publicada por Macro Edizioni, 2002]. En el texto queda claro el papel importante que ejercen los neuropéptidos y la efectividad de la terapia homotoxicológica aplicada. El trabajo explica, con gran rigor científico, las relaciones que existen entre la intolerancia y las enfermedades, sobre todo entre la intolerancia al gluten y las enfermedades autoinmunes, nerviosas y endocrinas.

El Dr. Montinari dice: «Durante la última década, en los países industrializados se ha ido documentando el aumento exponencial de casos de autismo y de problemas de absorción, de modo que, no pocas veces, las dos enfermedades han sido asociadas la una a la otra y tratadas en numerosos artículos científicos. La celiaquía y la epilepsia, la celiaquía y el autismo, la celiaquía y la esquizofrenia han sido asociaciones recurrentes que han llevado a muchos investigadores a formular hipótesis y establecer terapias de recuperación etiopatogénicas».

Y continúa: «En los casos en que una enfermedad autoinmune se asocia a la celiaquía, el diagnóstico de esta última se ha hecho casi siempre después de la de la enfermedad asociada. La enfermedad autoinmune se desarrolla entonces en un paciente con celiaquía no diagnosticada. Esto sugiere que la relación entre la celiaquía y las enfermedades autoinmunes no sólo está fundada sobre un sustrato genético común, sino que la celiaquía no tratada puede tener un papel causal en el desarrollo de las enfermedades autoinmunes asociadas». Esta hipótesis fue confirmada por un reciente estudio italiano en colaboración [Ventura, A., *et al.*, *Gastroenterologia*, 1999].

«El desorden del sistema inmune intestinal glutendependiente conduce a un enfrentamiento alterado entre el organismo y el medio ambiente, con un alto riesgo de desarrollar enfermedades debido a la respuesta inmune alterada (enfermedades autoinmunes)». Para enfatizar lo descrito anteriormente y captar los factores más sutiles, el Dr. B. Marichal, profesor belga de la Escuela de Homeopatía, en la publicación *Inmunología Homeopática* (1990) escribe a propósito de los neuropéptidos: «Existe una comunicación entre el sistema nervioso central, el sistema inmunológico y las emociones de los hombres. El triángulo psicología–neurología–inmunología ha dado origen a una nueva rama de la ciencia: la psico-neuro-inmunología».

Cabe destacar, también en palabras del Dr. Marichal, qué son los neuropéptidos: «Los neuropéptidos son sustancias peptídicas secretadas por numerosas células del sistema nervioso central y del sistema inmunológico. Su actividad principal consiste en la transferencia de información de cualquier tipo: esta información es esencial para el adecuado funcionamiento fisiológico del cuerpo y para la eventual recuperación en caso de un equilibrio roto por diferentes patologías. Existe una comunicación entre el sistema nervioso central, el sistema inmune y la emotividad de los hombres. La información puede iniciarse en uno de los tres niveles y en ambas direcciones del triángulo; por ejemplo, un estado emocional puede afectar, a través del sistema nervioso central, al estado inmune del paciente; por el contrario, una alteración emocional puede inducir cambios inmunes o alteraciones en la actividad cerebral. La comunicación entre estos tres sistemas es suficientemente rápida como para explicar los repentinos cambios en la salud en general y las transformaciones orgánicas súbitas (infarto después de emociones de rabia, diarrea por miedo, etc.).

El sistema inmunológico está conectado al sistema de lo consciente y lo inconsciente: saber lo importantes que son estos aspectos en la experiencia del sujeto es un hecho esencial de la vida. Cualquier tratamiento que esté bien definido sobre esta base puede inducir razonablemente la esperanza de la mejora de un estado grave. Un segundo protocolo basado en el estudio del inconsciente está en progreso en una serie de pacientes con enfermedades inmunológicas severas. La respuesta de la célula que recibe la información depende de la cantidad secretada de neuropéptidos; por tanto, la información depende de la dosis. Esto demuestra la gran importancia que desempeña en la homeopatía la dilución del remedio (por lo general, las altas diluciones frenan y las bajas diluciones estimulan el sistema inmune).

Los neuropéptidos parece que permiten un ajuste más fino y más completo del citado triángulo funcional con respecto a la sola inmunoterapia que se dirige más específicamente al sistema inmunológico. De hecho, los neuropéptidos son secretados en los tres niveles y son capaces de actuar sobre sus receptores.

En la experiencia clínica es notorio que la categoría de pacientes en los que son frecuentes los fallos está representada por aquellos a los que la enfermedad aporta tales beneficios secundarios que no necesitan la curación y que utilizan su estatus como un escudo contra el medio ambiente. Quien no quiere curarse no puede curarse».

Con estas declaraciones un médico, sin embargo, no está obligado a lavarse las manos frente a un fallo, y precisamente por esta razón, el Dr. Marichal afirma: «Mi deber es reanudar de manera humilde la búsqueda de la causa del fracaso de una terapia. ¿Cuáles son las piezas que faltan en el rompecabezas? En primer lugar, la higiene de vida, entendiendo por esto y en primer lugar, la alimentación (muy importante), las bebidas, el sueño, por no hablar de la tensión innecesaria que debe evitarse [...] Carencias en las cifras biológicas de vitaminas y minerales y, como ya se ha mencionado, el estudio de los neuropéptidos.

Los investigadores señalan la influencia de diferentes sistemas endocrinos sobre esto: ya se habla de la psico-neuro-endocrino-inmunología. En un futuro no muy lejano, este término se extenderá más allá: nuestros investigadores se comprometerán a considerar el concepto de *hombre total*».

Si te estás preguntando: «¿Y qué hay que hacer para saber si estoy corriendo cierto riesgo?», las respuestas pueden ser: no hay que subestimar ningún trastorno gastrointestinal, hormonal, neurológico, inmunológico o endocrino que se sufra durante un tiempo considerable; también se tendrá que visitar a un especialista en medicina funcional que hará un análisis de sangre para proporcionar un diagnóstico adecuado.

¿Qué pruebas detectan las alergias o las intolerancias alimentarias?

Por lo general, se utilizan dos tipos de pruebas:

- Pruebas de provocación.
- Análisis.

Las pruebas de provocación requieren una gran motivación.
Las categorías de las pruebas de provocación alimentarias son dos:

- Dieta de eliminación, seguida de reintroducción.
- Ayuno con agua durante unos días, seguido de la prueba alimentaria.

Las pruebas alimentarias nunca deben llevarse a cabo en las personas que tengan síntomas que amenacen su vida, como el espasmo respiratorio provocado por reacciones alérgicas graves.

Métodos de laboratorio

Prueba de Prick o test de Prick

Se trata de un método para el diagnóstico rutinario de las alergias por inhalación, por alimentos, por fármacos e insecticidas. Consiste en la introducción de una pequeña cantidad de alérgenos más allá de la capa basal de la epidermis, donde están los IgE específicos adheridos a los mastocitos. Para una rápida detección de los alérgenos se utilizan en una solución glicerosalina.

La positividad se registra cuando la piel forma una reacción de tipo histamínico mayor de 3 mm. La negatividad implica que la alergopatía no está mediada por IgE.

Estas pruebas alimentarias no son muy fiables, por lo que los resultados deben ser refrendados por otras investigaciones [Bonari-Deambrogio-Oliaro, *Interpretación de los datos de laboratorio*, Cuarta edición, Minerva Medica, 1999].

Dado que sólo el 10-15 % de las alergias alimentarias son mediadas por IgE, esta prueba no permite obtener las mejores garantías para un diagnóstico certero.

El Rast (Radio-Allergo-Sorbent Test)

El Rast es un método radioinmunológico para la determinación de anticuerpos IgE específicos a un alérgeno en particular.

La radiactividad asociada refleja la concentración de IgE específica de alérgeno.

Esta prueba se realiza después de una toma emética. Está contraindicada en individuos con pruebas cutáneas negativas, que presentan niveles de IgE total inferiores a 10 U/ml, o que tengan enfermedades no mediadas por IgE. Cuando el Rast es positivo, indica una enfermedad alérgica con mecanismo mediado por IgE.

Test ELISA (Enzyme Linked Inmuno-sorbent Assay)

Es un método inmunoenzimático que utiliza anticuerpos conjugados con una enzima.

El examen se lleva a cabo después del muestreo de sangre. Puede dar respuestas a las alergias alimentarias no mediadas por IgE. El coste de la prueba es bastante alto.

La lectura de los resultados se lleva a cabo con el microscopio óptico, las preparaciones se pueden conservar durante bastante tiempo y pueden examinarse en el microscopio electrónico.

Breath-Test (BT)

El análisis de la respiración es un examen indirecto que puede proporcionar información acerca de lo que ocurre en el tracto gastrointestinal.

Se basa en el principio de que los procesos inflamatorios y las reacciones metabólicas se pueden estudiar monitorizando la aparición de un metabolismo particular en aire exhalado después de la administración de una sustancia específica (lactosa, maltosa, glucosa, galactosa, fructosa o lactulosa).

Se evalúa la concentración de iones de hidrógeno en el aire exhalado, producido en el intestino por la fermentación bacteriana de sustratos de azucares, o por el dióxido de carbono producido en los diferentes niveles.

Aplicaciones clínicas más importantes:

- Infecciones por HP.
- Mala absorción e intolerancia al azúcar.
- Contaminación bacteriana del intestino.
- Estudio de la función hepática y pancreática.

Entre las desventajas de este método debe mencionarse su falta de sensibilidad y especificidad. De hecho, en el 5-8 % de la población, la producción de hidrógeno es demasiado baja para poderse medir de forma fiable mediante este método, por lo que se registran datos negativos incluso con la existencia de una mala absorción manifiesta.

Pruebas de diagnósticos utilizadas por la medicina alternativa para la detección de alergias e intolerancias alimentarias también no mediadas por IgE

El test DRIA

El test DRIA es una nueva prueba que identifica la intolerancia a los alimentos midiendo, en condiciones controladas, la disminución de la fuerza muscular que se produce cuando el cuerpo entra en contacto con la sustancia adversa. Muchos médicos y centros médicos pueden realizar esta prueba. Para conocer la dirección, por favor, ponte en contacto con la ADRIA (Associazione di Ricerca Intolleranze Alimentari), con sede en Milán. En este sentido, el artículo en *Omeolink* de la Dra. M. Acanfora [1994] sobre «Las alergias e intolerancias alimentarias» proporciona algunas explicaciones y soluciones: «Cierto alimento puede hacerle daño a una persona sin su conocimiento. Muchos de ellos no están enfermos de una manera específica, pero sufren molestias persistentes, cuyo origen son incapaces de identificar. Bueno, muchos de ellos en realidad sufren intolerancias alimentarias, es decir, son intolerantes a uno o más de los alimentos que ponen en la mesa todos los días. Estas personas, por lo general, acusan estos trastornos durante años y años, probando todo tipo de curaciones (incluso las llamadas «alternativas»), sin ser capaces de darse cuenta de que todo puede depender de un determinado alimento mal aceptado por su organismo. La fatiga crónica, el dolor de cabeza, el asma, la dermatitis... pueden ser síntomas de una intolerancia alimentaria, es decir, una reacción de su cuerpo frente a los alimentos que normalmente están presentes en la dieta: alimentos comunes, insospechados, pero que constituyen un estímulo tóxico capaz de dar lugar a diversas teorías y numerosas dolencias. Prácticamente cualquier órgano o sistema puede ser afectado:

- Dolores de cabeza, migrañas, neuralgias.
- Alergias, asma, rinitis, eczema.
- Dermatitis, urticaria, psoriasis, acné.
- Sobrepeso, obesidad, celulitis.
- Colitis, síndrome del intestino irritable, distensión abdominal, estreñimiento, diarrea, anemia.
- Trastornos metabólicos, diabetes.
- Hipotiroidismo, hipertiroidismo.
- Infecciones por hongos, candidiasis.
- Dismenorrea, trastornos menstruales, flujo vaginal.
- Artritis reumatoide, artritis.
- Arritmias cardíacas, palpitaciones, hipertensión.
- Trastorno de conducta, de atención.
- Fatiga crónica, depresión, labilidad emocional.
- Mareos, insomnio, agitación nocturna.

La lista es realmente larga, porque ningún órgano es inmune a los daños causados por una hipersensibilidad de este tipo.

Por otro lado, no es fácil descubrir el alimento mediante el sentido común (por ejemplo: «Tan pronto como me como esto, me pongo malo»), ya que el efecto de la intolerancia no es inmediato (como es el caso de las alergias), se acumula con el tiempo y la comida que la causa no puede ser fácilmente rastreada. Así que la relación entre la comida y el trastorno no es tan evidente como en las alergias, sino que es sutil y difícil de identificar, y se necesitan métodos especiales de investigación.

La intolerancia a los alimentos no es exactamente una alergia, pero puede provocar una alergia verdadera (al polen, a los ácaros, etc.). Por ejemplo, una persona puede sufrir asma alérgico a las gramíneas sin saber que en realidad es intolerante a un alimento determinado, tal vez al tomate o al trigo, que estimula su sensibilidad alérgica. Pero entonces, ¿por qué las pruebas comunes de la alergia no lo han revelado? ¿Por qué las intolerancias que no están mediadas por IgE, es decir, que siguen unos mecanismos bioquímicos distintos a los de las alergias, sin producción de IgE, escapan a las pruebas estándar? A menudo, análisis como el Prick, el Rast, etc. no siempre son adecuados para descubrir este tipo de hipersensibilidad. Sin embargo, hay nuevos métodos que pueden identificar este tipo de trastornos; de hecho, ahora es posible identificar qué alimentos son realmente perjudiciales para nuestro organismo a través del test de intolerancia a los alimentos.

La prueba se basa en principios de kinesiología aplicada, la rama de la medicina que estudia y mide el tono muscular en diferentes condiciones fisiológicas y patológicas. La medición de los cambios en el tono muscular (que se producen cuando el paciente ingiere la sustancia a ensayar o está en contacto con ella) puede determinar con gran precisión el grado de sensibilidad a la misma sustancia. Un equipo electrónico controlado por ordenador permite amplificar y resaltar la respuesta. La prueba permite investigar con más de 120 alimentos y sustancias con las que comúnmente estamos en contacto cuando comemos, y también tiene una serie de ventajas con respecto a las pruebas comunes:

- Es totalmente inocua.
- Es indolora.
- No requiere un análisis de sangre.
- No requiere la escarificación de la piel.
- Es de ejecución rápida y sencilla.
- Se puede repetir a voluntad.
- El resultado es inmediato.
- Es muy sensible (se puede obtener información que no puede conseguirse con las pruebas comunes, ya que descubre sensibilidades ocultas y enmascaradas).

Las intolerancias alimentarias, además de ser diagnosticadas, también pueden ser curadas mediante una terapia individualizada que consiste en:

- Eliminación de los factores de predisposición (hay muchos, y deben ser identificados cuidadosamente durante la visita, por ejemplo, el mercurio de las amalgamas, o el mercurio etílico contenido en las vacunas);
- Dieta de eliminación (suspensión durante un período limitado de 1 o 2 meses del consumo del alimento involucrado hasta la próxima reintroducción del mismo);

- Tratamiento homeopático de fondo (la medicina homeopática facilita la recuperación de la función normal y fortalece el sistema inmunológico, así como la reconstitución del paciente);
- Suplementos nutricionales (suplementos vitamínicos y oligoterápicos).

Los trastornos pueden desaparecer muy rápidamente, ya en el inicio del período de corrección de la dieta, y no vuelven a aparecer, incluso si el paciente reanuda sus hábitos alimenticios anteriores (si, obviamente, se han eliminado las causas). A veces, las mejoras son increíbles, y a medida que mejora la salud, el paciente gana confianza, el sistema inmunológico se fortalece y el organismo se vuelve menos sensible al estrés, en beneficio de su calidad de vida. Al cabo de algunos meses, el cuerpo se «limpia» de la «información» patológica provocada por el alimento, y la persona se alimenta poco a poco con tranquilidad con aquellos alimentos que antes hacían que enfermara».

RESUMEN

Alergia alimentaria

- Reproducible.
- Reacción inmunológica evidente.

Intolerancia alimentaria
(Reacción a un alimento o a uno de sus componentes: sucede incluso si la comida está enmascarada)

- Reproducible.
- No hay evidencia de reacción inmunológica.
- No hay factores psicológicos.

Aversión alimentaria

- Reacción a los alimentos sobre una base psicológica.
- No tiene lugar si la comida es irreconocible.

Mecanismos de intolerancia

- Deficiencias enzimáticas (por ejemplo, lactasa).
- Efecto farmacológico (por ejemplo, cafeína).
- Exagerada producción de histamina (por ejemplo, fresas de invernadero).
- Efecto irritante sobre la mucosa inflamada.
- Fermentación anómala de alimentos en el colon.

Alergia alimentaria

- **Tipo I: síntomas anafilácticos** pocos minutos después de la ingestión de alimentos. La presencia de IgE específico con anticuerpos mesurables con el test Rast. No participación intestinal.
- **Tipo II:** reacción intestinal aguda (diarrea, dolor abdominal y distensión, náuseas, mala absorción). No IgE mesurable.
- Dietas de exclusión.

Gastroenteritis eosinofílica
Criterios para el diagnóstico:

- Infiltración eosinofílica de la mucosa.
- Eosinófilos en sangre periférica.
- Síntomas después de ciertos alimentos.

Cuadros clínicos:

a) Enfermedad predominantemente mucosa

- Anemia sideropriva.
- Mayor pérdida de sangre en las heces.
- Hipoproteína de proteinodispersión.
- Signos de mala absorción.

b) Enfermedad predominantemente muscular

- Estreñimiento y estenosis pilórica.
- Obstrucción intestinal incompleta tenue.
- Granuloma eosinofílico (pólipos).

c) Enfermedad predominantemente serosa

- Ascitis eosinofílica.

[Resumen extraído de *Dietologia Clinica Alimenti e Malattia,* Medi Ed, vol. 4, 1999]

Exámenes diagnósticos:

- Test de provocación.
- Test de Prick.
- Test Rast.
- Test ELISA.
- Test de respiración (BT).

Pruebas diagnósticas utilizadas por la medicina alternativa para la detección de alergias e intolerancias.

- Test DRIA.
- Test kinesiológico.
  (*Véase* también la información con respecto a la EAV y el test MELISA para el diagnóstico de alergias no mediadas por IgE).

Referencias

Acerra, L., *Denti tossici*, Macro Edizioni, Cesena, 1999.

— *Fluoro*, Macro Edizioni, Cesena, 2000.

— *Sugar Blues 2. Nuovi veleni senza calorie aggiunte*, Macro Edizioni, Cesena, 2000.

— *Vaccinazioni, istruzioni per l'uso*, Demetra, Firenze, 2002.

Agradi, E., *Dieta mediterranea, alimentazione e salute*, 1998.

Anzalone, V.; Consonni, F., *Le alghe. Vita scienza futuro*, Consonni Corona Corporation Edizioni, 1997.

Associazione Italiana Celiachia, *Il libro bianco della celiachia*, Blu International Studio, Borgofranco d'Ivrea, 2002.

— *Il vademecum del celiaco* (a cura di Annamaria Giunta, Adriano Zagato), 1994.

— *Prontuario prodotti senza glutine in commercio, farmaci senza glutine*, aggiornamento, 1995.

Associazione Società Culturale Ortho-bio-nomy, *Cos'è l'orthobionomy*, 1998.

Barone Inghilleri, P., *Lettera al teologo*, Ripostes Edizioni, 2001.

Baule V., *Amaranto. I ricettari volanti della cucina biologica italiana a cura del Baule Volante.*

— *Grano kamut da agricoltura biologica. I ricettari volanti della cucina biologica italiana a cura del Baule Volante.*

— *I cereali. I ricettari volanti della cucina biologica italiana a cura del Baule Volante*, n.º 1.

— *Il latte di riso. I ricettari volanti della cucina biologica italiana a cura del Baule Volante.*

— *Il riso. I ricettari volanti della cucina biologica italiana a cura del Baule Volante*, n.º 11.

— *La prima colazione. I ricettari vo lanti del-la cucina biologica italiana a cura del Baule Volante*, n.º 4.

— *Le alghe. I ricettari volanti della cucina biologica italiana a cura del Baule Volante*, n.º 9.

— *I dolci. I ricettari volanti della cucina biologica italiana a cura del Baule Volante*, n.º 2. Bigatti P., *Vaccinazioni, l'altra faccia della medaglia*, Macro Edizioni, Cesena, 1991.

Bighignoli, C., *Cibi fermentati*, Macro Edizioni, Cesena, 1994.

Bonari, R.; De Ambrogio, V.; Oliario, A., *Interpretazione dei dati di laboratorio*, Minerva Medica, Turín, 1999.

Brigo, B., *Dieta e gruppi sanguigni*, Tecniche Nuove, Milán, 2000.

Buona cucina della salute, La, las guías de «Pratica», octubre 1992.

Chiassone, G., *Dal cancro si può guarire*, Mediterranee, Roma, 1989.

Cibo sicuro?, en «National Geographic Italia», mayo 2002.

Cocchi, M., *Nutrizione è donna*, Il Segnale Editore, Roma, 1997.

Colbin, A., *Cibo e guarigione*, Macro Edizioni, Cesena, 1995.

D.P.R. 22/12/1963, n.º 1518 art. 23, «Divieto di introdurre nelle scuole alimenti non autorizzati e testati dal medico sanitario».

D'Adamo, J.P.; Whitner C., *L'alimentazione su misura*, Sperling e Kuptfer, Milán, 1977.

Dall'Anese, E., *Alimentazione naturale del bambino*, La Casa Verde, Bussolungo, 1990.

Daunderer, M., *Amalgam*, Ecomed, Landsberg, Germania, 2000.

Dietologia clinica. Alimenti e malattia, volumen 3, Medi Edizioni, 1999.

Dietologia clinica. Alimenti e malattia, volumen 4, Medi Edizioni, 1999.

Dietologia clinica. Alimenti e malattia, volumen 5, Medi Edizioni, 1999.

Dietologia clinica. Principi generali di scienza dell'alimentazione, volumen 1, Medi Edizioni, 1998.

Dietologia clinica. Scienza dell'alimentazione nell'uomo, volumen 2, Medi Edizioni, 1998.

Enciclopedia della medicina alternativa, Gruppo Editoriale Futura, Presso, 1995.

Falcolini, R.R., *Alimentazione e nutrizione*, Angelo Signorelli Editore, Roma, 1994.

Fare Dolci, 1000 ricette per 1000 dolcezze, Fabbri Editori, Milán, 1989.

Graf, E., *La cucina a base di cereali*, Natura e Cultura, Alassio, 1987.

Greer, R., *La cucina tenera,* Macro Edizioni, Cesena, 2000.

Guarire con le erbe, Demetra, Bussolengo, 1989.

Guglielmo Roggero, E., *Cucinare per il corpo e lo spirito*, Macro Edizioni, Cesena, 1993.

Guglielmo, C., *Alimentazione e Natura*, La Finestra sul Cielo, 1993.

— *Alimentazione macrobiotica, fonte di salute*, La Finestra sul Cielo, 1993.

— *Alimenti artigianali di oriente e occidente*, La Finestra sul Cielo, 1993.

Guida pratica alla salute, International Master Publishers s.r.l., Mondadori Printing, 1999.

Il Giornale della natura, n.º 145, febrero 2002, in «Aggiornamenti di medicina integrata», en «Apparato gastrointestinale: correlazioni neuroimmunoendocrine», *Invito all'alimentazione naturale*, La Finestra sul Cielo, 1996.

Kousmine, C., *La tavola della salute*, Giunti, Florencia, 1989.

— *Salvate il vostro corpo!*, Tecniche Nuove, Milán, 1992.

Kushi, M., *Guardarsi dentro*, Mediterranee, Roma, 1983.

— *Il libro dei rimedi macrobiotici*, Mediterranee, Roma, 1986.

— *Medicina macrobiotica*, Mediterranee, Roma, 1986.

L'ABC delle piante, Edizioni Romart, 1996.

Ledvinka, F., *Consigli pratici per una vita macrobiotica*, Macro Edizioni, Cesena, 1988.

— *Macrobiotica*, Pianeta Terra Editrice, Florencia, 1986.

Libralon, B., *Come ti mangio l'allergia*, Zirtec Editore.

Lorini, L., *La cucina del 2000. Oltre 200 ricette di cucina regionale in chiave macrobiotica*, Mediterranee, Roma, 1991.

Macrobiotica. Ricette classiche, Demetra, Colognola ai Colli, 1999.

Manuale Merck di diagnosi e terapia, Stampa Medica, S. Donato Milanese, traducción de la 15.ª edición del Merck Manual.

Mascia, G., *Shiatsu*, Ohashi Institute, 1999.

Michieletto, N.; Barzanò, C.; Neuroni M., (colaboración A.I.C.), *Senza glutine*, Tecniche Nuove, Milán, 2000.

Miclavez, A., *Prontuario tecnico pratico di odontoiatria naturale*, Marrapese, Roma, 1998.

Minelli, E., *La dietetica cinese*, in «Riza Scienze», n.º 112, mayo 1997.

Montinari, M., *Autismo*, Macro Edizioni, Cesena, 2002.

Muramoto, N., *Il medico di se stesso*, Feltrinelli, Milán, 1983.

Murray, M.T., *Il potere curativo dei cibi*, Red, Como, 1996.

«Natura e Benessere», año 2, n.º 4, enero/marzo 2002.

— año 3, n.º 7, octubre/diciembre 2002. «Nuova Era», a cargo de la Accademia Nazionale Tecniche Energetiche e Olistiche, internet: www.anteonuovaera.it. Omeopiacenza [1.º septiembre 2001], Dra. G. Rapacioli y Dra. Taccagni, en «Aggiornamenti di Medicina integrata», en el párrafo «Apparato gastrointestinale: correlazioni neuroimmunologiche».

Ohsawa, G., *Dieta Macrobiotica*, Astrolabio, Roma, 1966.
Padre Romano, Zago, *Di cancro si può guarire*, Adle Edizioni, Padua, 1998.
Panfili, A., *Medicina ortomolecolare*, Tecniche Nuove, Milán, 1996.
Panfili, A.; Mangani, V., *Candida. L'epidemia silenziosa allergia al XX secolo*, Tecniche Nuove, Milán, 1997.
Petrocca, S., *Naturalmente Vegetariani*, I Ricostruttori Ed., 2001.
«Podologia», año I, n.º 0, II semestre 2000.
Proteine vegetali, amiche a tavola, L'Orto biologico, SA, 1992.
Quinoa, storia e ricette, Edizioni Sonda-CTM Altromercato, Turín, 1998.
Ricettario dell'alimentazione naturale, Ki, Collegno (TO), 1995.
Ricette della nonna, Le, Polaris Edizioni, Roma, 1994.
Rosele, D., *Il cucchiaio di legno*, Edizioni Probios, 1998.
— *Saper mangiare*, Edizioni Pegasus, Chiasso, 1990.
Schwab, G., *La cucina del diavolo*, Macro Edizioni, Cesena, 1997.
Still Osteopathic, *L'odontoiatria, correlata alla medicina osteopatica*, Bérgamo, 1999.
— *Vega Test, per capire meglio*, Bérgamo, 1999.
Tara, W., *Macrobiotica e psicologia*, Mediterranee, Roma 1987.
Teitel, M.; Wilson, K., *Incroci pericolosi*, Il Punto d'Incontro, Vicenza, 2000.
Tremante, G., *Maggiorenne e vaccinato o diritto alla vita*, Macro Edizioni, Cesena, 2001.
Tutto Bio. Guida completa al biologico, Ecoeditoria distilleria, Forlì, 1999.
Ushio M., *Umeboshi,* Happiness Press, 1992.
Vanoli, G.; Taum, A., *Guida alla salute naturale*, Vanoli Editore, 1997.
Vera, «Annabella in cucina», Rizzoli, marzo 1974.
Wilxiams, D., *Il mio e il loro autismo*, Armando, Roma, 1998.
Wolfram, K., *Disintossicarsi con l'olio di girasole*, Macro Edizioni, Cesena, 2000.
Wollner, A., *Il libro della pasticceria naturale & macrobiotica*, Macro Edizioni, Cesena, 1993.

Direcciones útiles

Associazione Universo Bambino C/O Di Latte Antonio Via Doria 4/6 17051 Andora (SV) Tel. 0182 88763 E-mail: dilatteandrea@hotmail.com

Para más información sobre la prueba de los péptidos opioides:
K. Reichelt – Pediatric Research Institute N-0027 Oslo, Norway Tel. 0047 23 07 29 85 Fax 0047 23 07 27 80 E-mail: k.l.Reichelt@klinmed.uio.no

Para conseguir la gofrera eléctrica especial para hacer rápidamente los gofres de arroz integral, dirigirse a:
CBE ELETTRODOMESTICI Via C. Colombo, 60 Moscufo (Pescara) Tel: 085 975413

Para realizar el examen del mineralograma que revela los metales tóxicos a través del análisis del cabello, dirigirse a:
Servizi medici associati Milano Tel. 02 48008454

Para obtener información sobre el dosaje de la enzima PST, ausente en quienes presentan intolerancia a los fenoles, dirigirse:
Reader in Human Toxicology School of Biosciences University of Birmingham Dr. Rosemary Waring Birmingam B152TT England Tel. 0044 (0)121 414 5421 Fax 0044 (0)121 414 5925 Sito Internet: www.bham.ac.uk/ E-mail: r.h.waring@bham.ac.uk

Para conseguir información sobre la dieta Feingold, consultar el sitio web:
http: //www.feingold.org

Para saber más sobre la toxicidad de los metales usados en odontología:
Associazione ADOM Tel. 081 8240155 E-mail: acerral@arrotino.it

Para más información sobre los productos orgánicos con o sin gluten:
PROBIOS
Via Fratelli Rosselli

Campi Bisenzio
50010 Firenze
Tel. 055 8985932
Fax 055 8985946
Sito Internet: www.probios.it
E-mail: mail@probios.it

LA FINESTRA SUL CIELO
Tel. 0161 455106
Fax 0161 455107
Sito Internet: www.lafinestrasulcielo.it
E-mail: info@lafinestrasulcielo.it

SENDO (KI GROUP)
Tel. 011 7176700
Fax 011 725983
E-mail: kigroup@kigroup.com

BAULE VOLANTE
Tel. 051 6008411
Fax 051 538869
E-mail: baule@baulevolante.it

PASTIFICIO BACCHINI S.N.C.
Via Bastia, 253 - Lavezzola (Ravenna)

IL FIOR DI LOTO
Tel. 011 4018511
Fax 011 4037186
Sito Internet: www.fiordiloto.it
E-mail: marketing@fiordiloto.it

ECOR S.p.A.
Via Palù, 23 Z.A. Zoppè
31020 S. Vendemmiano (Treviso)
Tel. 0438 7704
Fax 0438 770447
E-mail: info@ecor.it

SAN-RI
Tel. 0544 986138
Fax 0544 986450

Cascine Orsine
Via Cascine Orsine n.º 5
27021 Bereguardo (PV)
Tel. 0382 920283
Fax 0382 920563
E-mail: aldopar@tin.it

ÍNDICE

CAPÍTULO 3
LAS RECETAS

FICHAS INFORMATIVAS

Fichas informativas

PARTE 1
NOTICIAS PARA CELÍACOS

PARTE 2
INFORMACIÓN PARA UNA COCINA SALUDABLE

PARTE 3
AGRESIONES AMBIENTALES Y QUÍMICAS

PARTE 4
MÉTODOS NATURALES PARA MEJORAR LA SALUD

ÍNDICE DE RECETAS

LOS DESAYUNOS

SIN LECHE DE VACA, SIN LEVADURA, SIN HUEVOS, CON CEREALES BIOLÓGICOS SIN GLUTEN

Con huevos, sin leche de vaca, sin levadura, con cereales biológicos sin gluten

Cereales con gluten. Desayuno con avena, sin leche de vaca

LAS ENSALADAS

APERITIVOS Y ACOMPAÑAMIENTOS

RECETAS SIN HUEVOS, SIN PROTEÍNAS DE LECHE DE VACA, CON CEREALES BIOLÓGICOS SIN GLUTEN

CON CEREALES BIOLÓGICOS SIN GLUTEN, SIN DERIVADOS DE LA LECHE DE VACA, PERO CON HUEVOS Y QUESO DE OVEJA

SIN HUEVOS, SIN PROTEÍNAS DE LECHE DE VACA, PERO CON QUESO DE OVEJA O DE CABRA

ALIMENTOS ESPECIALES

LAS SOPAS

Sopas de *miso* de arroz

Sopas de *miso* con gluten

Sopas de verduras con proteínas y cereales biológicos sin gluten

Sopas con proteínas y cereales con gluten

LAS PIZZAS DE PAN Y SIN GLUTEN

Masa para pizza y otros productos para hornear integrales biológicos y sin gluten

IDEAS PARA LA COBERTURA DE LAS PIZZAS

PIZZAS DE MIJO

VARIOS

Pizzas fritas

LOS CEREALES INTEGRALES EN GRANO

Cereales integrales en grano biológicos sin gluten

Mijo

Alforfón

Maíz

Quinoa

Amaranto

Cereales integrales biológicos en grano con gluten

PRIMEROS PLATOS

Sin proteínas de leche de vaca, sin huevos, con cereales biológicos en grano sin gluten o pastas elaboradas con cereales biológicos sin gluten

PASTA 100 % DE ARROZ, PASTA 100 % DE MAÍZ, PASTA 100 % DE MAÍZ Y ARROZ, PASTA 100 % DE MAÍZ Y ALFORFÓN, TODAS ESTRICTAMENTE BIOLÓGICAS Y SIN GLUTEN

PRIMEROS PLATOS DE CEREALES BIOLÓGICOS SIN GLUTEN, RECETAS CON HUEVO Y REQUESÓN Y QUESO DE CABRA O DE OVEJA, SIN PROTEÍNAS DE LECHE DE VACA

PRIMEROS PLATOS CON QUESO DE CABRA U OVEJA (PECORINO), RECETAS SIN HUEVO, SIN PROTEÍNAS DE LECHE DE VACA, CON CEREALES ORGÁNICOS SIN GLUTEN

PRIMEROS PLATOS CON CEREALES ORGÁNICOS CON GLUTEN, SIN PROTEÍNAS DE LECHE DE VACA NI HUEVO

ALGAS

SIN LECHE NI HUEVO, CON CEREALES ORGÁNICOS SIN GLUTEN

PROTEÍNAS

PROTEÍNAS VEGETALES SIN GLUTEN, SIN LÁCTEOS VACUNOS NI HUEVO

SIN LECHE DE VACA NI LEVADURA NI HUEVOS, CON CEREALES ORGÁNICOS SIN GLUTEN

TEMPEH

TOFU

Sin leche de vaca ni levadura, con cereales orgánicos sin gluten

Proteínas vegetales con gluten, sin lácteos vacunos ni huevo

Proteínas animales, recetas sin gluten ni proteínas de leche de vacuno

Huevo

Preparación artesanal de requesón y de queso de cabra u oveja

LA CESTA PARA PASAR UN DÍA FUERA DE CASA

Sin proteínas de leche de vaca ni huevo, con cereales orgánicos sin gluten

Recetas con huevo, sin proteínas de leche de vaca, con cereales orgánicos sin gluten

Pizzas diversas de cereales orgánicos sin gluten

Albóndigas con cereales orgánicos sin gluten

Dulces sin leche de vaca elaborados con cereales orgánicos sin gluten

DULCES Y APERITIVOS

Dulces sin leche de vaca ni huevo ni levadura, con cereales orgánicos sin gluten

Dulces con levadura, sin huevo ni leche de vaca, con cereales orgánicos sin gluten

Dulces con huevo, sin leche de vaca ni levadura, con cereales orgánicos sin gluten

DULCES CON HUEVO Y LEVADURA, SIN LECHE DE VACA, CON CEREALES ORGÁNICOS SIN GLUTEN

HELADOS

Helados sin leche de vaca ni huevo ni azúcar blanquilla, con cereales orgánicos sin gluten

Helados con huevo, sin leche de vaca ni azúcar blanquilla, con cereales orgánicos sin gluten

HELADO CON REQUESÓN DE OVEJA Y CEREALES ORGÁNICOS SIN GLUTEN NI AZÚCAR NI LECHE DE VACA

CONSERVAS

CONFITURAS

BEBIDAS

REMEDIOS NATURALES